预防医学基础

主　编　李　新　赵淑华
副主编　王　瑞　隋小宇　王　丹
编　者　(以姓氏笔画为序)
王　丹　长春医学高等专科学校
王　瑞　长春医学高等专科学校
王璐璐　长春医学高等专科学校
吕冠薇　长春医学高等专科学校
刘明清　沧州医学高等专科学校
李玉芳　黑龙江护理高等专科学校
李　雪　长春医学高等专科学校
李　新　长春医学高等专科学校
宋艳红　衡水市食品和市场监督管理局
赵淑华　吉林大学公共卫生学院
梁龙彦　大庆医学高等专科学校
隋小宇　齐齐哈尔医学院

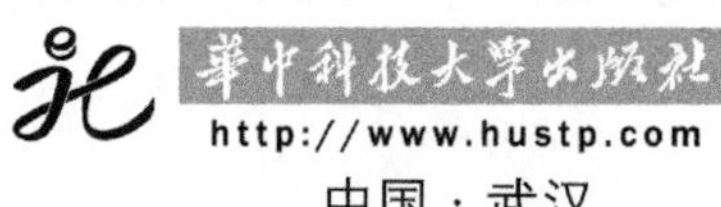

中国 · 武汉

内 容 简 介

本书是全国高等卫生职业教育专业课程改革"十三五"规划教材。

本书共分五篇，包括环境与健康、预防保健策略与措施、疾病预防与控制、流行病学原理与方法、医学统计方法。书后附有预防医学相关标准、统计表等内容。

本书主要供临床医学、护理、口腔等专业使用，也可供相关专业人员参考。

图书在版编目(CIP)数据

预防医学基础/李新，赵淑华主编. —武汉：华中科技大学出版社，2015.7(2024.7 重印)
ISBN 978-7-5680-1041-2

Ⅰ.①预… Ⅱ.①李… ②赵… Ⅲ.①预防医学-高等职业教育-教材 Ⅳ.①R1

中国版本图书馆 CIP 数据核字(2015)第 170000 号

预防医学基础 李 新 赵淑华 主编
Yufang Yixue Jichu

策划编辑：史燕丽
责任编辑：程 芳 童 敏
封面设计：原色设计
责任校对：曾 婷
责任监印：周治超
出版发行：华中科技大学出版社(中国·武汉) 电话：(027)81321913
武汉市东湖新技术开发区华工科技园 邮编：430223
录 排：华中科技大学惠友文印中心
印 刷：武汉邮科印务有限公司
开 本：787mm×1092mm 1/16
印 张：26.5
字 数：576 千字
版 次：2024 年 7 月第 1 版第 3 次印刷
定 价：68.00 元

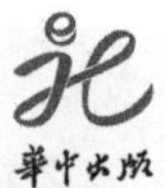

前 言

本书是根据教育部关于“十三五”职业教育教材建设若干意见的总体部署和要求，结合现代医学高等职业教育特点编写而成的。本书依据高等卫生职业教育人才培养目标、公共卫生工作范畴，以及岗位需求、工学结合的理念进行整体优化组合。

全书编写的原则：①顺应现代医学模式转变趋势，贯穿三级预防的主线，加强预防战略思想教育，突出“预防为主”的基本思想；②加强创新科学意识和综合素质能力教育，启迪学生独立思考，促进辩证思维能力发展；③突出专科教材的特色与个性，致力于阐述预防医学领域的新要求；④适当融入现代预防医学新理论、新知识、新技能，增强教材的时代感。

全书共分五篇，包括环境与健康、预防保健策略与措施、疾病预防与控制、流行病学原理与方法、医学统计方法，结合实际增加了学校环境与健康新知识，并融入了学校常见病的预防等内容，以加强群体预防的思想，培养学生在预防医学领域中的实际应用能力，充分运用新理论、新技术、新知识强化社会预防理念，健全流行病学基础理论与社会实际调查的内容。书后附有预防医学相关标准、统计表等内容，真正做到了教材的规范性、前瞻性和可操作性。本书适合高等卫生职业教育临床医学、护理、口腔等专业学生使用。

本书的编写得到了各编者所在院校的支持，在此表示衷心的感谢。

由于本书涉及内容广泛，而我们的学识水平有限，经验不足，书中难免存在不妥、错误和疏漏之处，恳请广大读者和师生提出宝贵意见和建议。

编 者

目录

第一章　绪论

第一节　预防医学概述

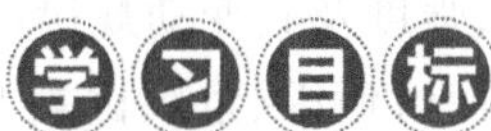

1. 掌握预防医学研究的内容、方法和特点。
2. 熟悉我国卫生工作方针和卫生工作成就。
3. 了解预防医学发展简史，了解医护学生学习预防医学的意义。

一、概念

预防医学(preventive medicine)是一门综合性应用医学学科，它以人群为重点研究对象，侧重宏观与微观相结合的方法，分析研究不同环境因素对人群健康的影响乃至疾病的发生、发展和流行的规律，探讨改善和利用环境因素，改变不良行为生活方式，减少危险因素，合理利用卫生资源的策略与措施，以达到预防疾病、促进健康的目的。

二、预防医学研究内容

预防医学内容包括医学统计学、流行病学、环境医学、社会医学、行为科学与健康促进、卫生管理学(包括卫生系统功能、卫生决策和资源配置、筹集资金和健康措施评价等)以及在临床医学中运用三级预防措施。具体内容如下：

(一) 研究环境因素对人群健康的影响规律

研究人类与环境的对立统一关系，阐明生活环境因素、职业有害因素、社会心理因素以及行为生活方式对人群健康和疾病的作用规律。改善利用环境因素有益的方面，控制消除有害的方面，维持与促进人群健康。

(二) 分析人群疾病分布与健康水平动态变化趋势

采用人群健康研究的统计学和流行病学方法分析人群中疾病谱、死亡谱的变化，了解疾病分布规律、发生条件，阐明并评价健康危险因素，制定和评价疾病防治措施。

(三) 预防疾病与促进健康的策略和措施

依据存在的重要人群健康问题，提出有效的个体和群体预防措施以及控制危险因素的具体卫生要求。除一般人群外，特别要研究脆弱人群，如妇女、儿童和老年人的保健问题。

（四）卫生保健与疾病防治的组织和管理方法

为了有效预防疾病、增进健康，研究如何充分利用卫生资源的合理配置和科学管理卫生服务系统，发展初级卫生保健和社区卫生服务，为卫生工作决策提供科学依据和咨询建议。

三、预防医学的研究方法

（一）调查研究

通过观察了解环境因素性质、强度及其变动规律，判明不同条件下人群生物学反应或行为方式，查明人群健康水平，探讨病因、危险因素及影响疾病分布频率的原因。调查研究的对象通常采用抽样方法确定。通过问卷、文献数据资料、理化分析、体格检查等来收集资料，再经过对数据资料的统计学处理，减少与避免偏差，最后对结果作出分析解释。例如，20 世纪 60 年代在德国等国家，通过回顾调查孕妇的药物接触史，查明妊娠早期服用止吐药沙利度胺，可使胎儿产生畸形。在调查研究中，研究者只是被动地进行观察描述，研究的影响因素是客观已存在的情况，无法人为控制（仅可通过合理分组、对照等办法，尽可能减少非研究因素的干扰）。

（二）实验研究

在实验研究中，实验者能主动给予研究对象某种干预措施，根据研究的环境和实验对象不同分为实验室（实验）研究和现场实验研究。

实验室研究是在严格控制的实验条件下，排除非研究因素的干扰，研究者能够对受试对象进行随机分组，人为设置研究因素的条件，模拟环境因素的作用条件施加于受试对象。工作场所主要在实验室，以实验动物或实验样品为对象，采取理化分析和微生物检验对各种环境介质（空气、水、土壤、食品）样品及生物材料中污染物进行测定，或采用动物实验方法了解环境因素的生物学效应。可通过精密的仪器设备和高科技手段，探明环境因素对机体的作用机制。如预防医学研究中常用的毒理学实验，即在一定期限内，采用灌胃、饲喂、呼吸道吸入或皮肤涂敷等不同方式，给予实验动物一定剂量的受试化学物，然后观察不同剂量组动物出现的效应差别，判断化学物的毒作用，通过动物实验的资料可推测化学物对人体的作用（但由于动物与人类存在着种属差异，这种推论应谨慎进行）。

现场实验研究的工作场所是在现场，如社区、家庭、工厂、学校等，可按随机分配原则，将现场研究人群分为两组。实验组给以某因素，对照组不给该因素，然后观察人为改变环境条件，消除或加入可疑因素后两组发病率的变化，以证实可疑因素的作用。在临床环境下，以病人为研究对象进行的随机双盲对照试验也属此类。

调查研究和实验研究是预防医学的两类基本研究方法。调查与统计分析的广泛应用，是预防医学工作的一项基本功。通常把针对人群的调查与实验研究统称为宏观研究方法，而使用生物进行的整体与离体试验研究称为微观研究方法。

四、预防医学的特点

与临床医学相比，预防医学的特点主要体现在：工作贯穿于疾病发生发展的全过程，但侧重于疾病预防和健康促进；工作对象包括个体和群体，病人和健康人，但侧重于健康人群；研究重点为人群健康与环境的关系，注重微观和宏观相结合的研究方法；卫生部门起骨干作用，更需要全社会参与和多个部门协调工作。这里人群（population）是指研究所关注的全部个体的集合，可以是某国家或某地区全体居民，也可以是某一地区或具同一特征（如性别、年龄、职业或疾病）的人群。群体预防必须建立在个体预防基础上，预防医学也重视针对个体的预防。

预防医学与临床医学的区别在于：

（1）预防医学的工作对象包括个体及确定的群体，着眼于健康者和无症状病人。

（2）研究方法上注重微观和宏观相结合，侧重于影响健康的因素与人群健康的关系。

（3）采取的对策更具积极的预防作用，具有较临床医学更大的人群健康效益。同样，尽管预防医学在目的和许多方面与公共卫生有重叠，但它也不等同于公共卫生。公共卫生主要通过组织社会的力量来保护和促进人群的健康，其对象是全社会整个人群，实施的措施更为宏观和广泛。

五、预防医学发展简史

预防医学的发展具有悠久的历史，主要经历了以下五个阶段。

（一）个体预防阶段

人类在与自然界作斗争的过程中，通过医治疾病和创伤，掌握了防病养生之道，逐步形成了以个体为对象进行预防的医学。我国第一部古典医著《黄帝内经》中早已指出："圣人不治已病治未病，不治已乱治未乱。夫病已成而后药之，乱已成而后治之，譬犹渴而穿井，斗而铸锥，不亦晚乎！"。从而奠定了预防医学的思想基础。希腊医圣希波克拉底（Hippocrates，公元前 450—370 年）在《空气、水和地域》一书中系统地阐述了人与环境的关系，并提出"医师应医治的不仅是病，而是病人"的正确主张。16 世纪欧洲文艺复兴、17 世纪的工业革命，推动了基础医学的发展。人们开始利用解剖学（1543 年）、生理学（1628 年）、微生物学、病理学（Virchow，1858 年）等研究人类与环境的关系。随着人类对生物病因的认识逐步深入，临床医学得到了飞跃发展，与此同时，工业革命与都市化发展，物理和化学因素所致的人类职业危害逐渐显现出来，随之出现了以个体为对象进行疾病预防的卫生学（hygiene）。

（二）群体预防阶段

自 19 世纪末到 20 世纪初，生物医学尤其是传染病学、寄生虫学、流行病学迅猛发展，人们认识到病因、宿主和环境之间必须保持平衡的关系，提出了改善环境、控制病因、保护宿主的科学思想，采取了免疫接种、隔离消毒、检疫监测、消灭病媒动物、处理垃圾粪便、重视食物和用水安全等措施，战胜了天花、霍乱、鼠疫等烈性传染病。取得了卫生保健史上的第一次革命的胜利。人们逐渐认识到仅从个体预防疾病，收效甚微，必须以群体为对象进行预防，于是卫生学的概念扩大为公共卫生(public health)，从个人摄生防病扩大到群体预防措施。

(三) 社会预防阶段

20 世纪中叶以来，疾病谱、死亡谱发生了改变，急性传染病基本得到控制，心脑血管疾病、恶性肿瘤等逐渐上升成为主要死因。这类慢性非传染性疾病主要与不良的饮食习惯、不良的生活方式以及不良的环境因素关系密切。因此，防止这类疾病，单靠生物预防是不能奏效的，必须依靠改善社会环境、改善生活方式、改善社会行为等措施。这种由生物预防向社会预防的转变，称为卫生保健史上的第二次革命。

(四) 社区预防阶段

1977 年 5 月第 30 届世界卫生大会提出“2000 年人人享有卫生保健”的全球卫生战略目标。实施初级卫生保健(primary health care，PHC)，开展社区卫生保健是实现 HFA/2000 全球卫生战略目标的关键措施。社区卫生保健是由卫生及相关部门向社区居民提供的医疗、预防、康复及健康指导等保健活动的总称。其基本内容即初级卫生保健。因此预防医学又进入了社区预防阶段，有人将这一转变称为卫生保健史上的第三次革命。

(五) 全球(人类)预防阶段

由于世界经济迅速发展，国际交往日益频繁，交通发达，人口流动等因素，以致任何国家单独采取的疾病(特别是传染病、由行为生活方式引起的一些社会病以及环境污染引起的公害病等)防治措施，都不可能有效地予以控制疾病的发生、传播和保证人群安全。于是产生了国际间卫生合作的意愿。自 1851 年巴黎第一次国际环境卫生会议开始，至 1921 年第一次世界大战后成立国际联盟卫生组织时，人们均试图“在预防和控制疾病的国际事务中尽量采取措施”。但直到第二次世界大战后，1948 年成立了世界卫生组织(World Health Organization，WHO)，国际间合作和交流才得以实现和发展。WHO 的目标是“使所有的人都尽可能地达到最高的健康水平”。这就更新了医学的目的，即医学不仅是治疗和预防疾病，还有保护健康和促进健康的功能。这个目标，已超过了以某特定人群为对象的范畴，进入到以全人类为对象进行预防的医学时代，即人类预防。

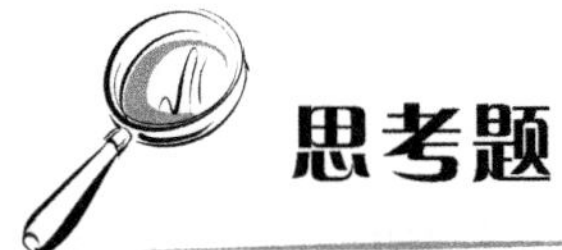

一、解释下列名词

预防医学、公共卫生、调查研究、卫生革命

二、问答题

1. 试述预防医学的概念、研究的主要内容。
2. 试述预防医学的发展简史。
3. 预防医学与临床医学的主要区别是什么?
4. 举例说明预防医学的特点有哪些。

第二节 医学模式与健康

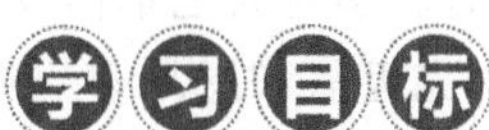

1. 掌握概念:健康、三级预防措施、医学模式、卫生革命。
2. 掌握三级预防措施、影响健康的决定因素。
3. 明确医学模式的转变过程及其对医学科学的影响,生物-心理-社会医学模式对医学理论和实践的指导作用。

一、医学模式

(一) 概念

模式为数理逻辑概念,即用一系列公式来表达形式逻辑理论。后引入到其他各学科,成为总结各学科世界观和方法论的核心。模式可以理解为人们认识和解决问题的思想和行为方式。医学模式(medical model)是指在不同历史阶段和科学发展水平条件下,人类为保护健康与疾病作斗争时观察、分析和处理各种问题的标准形式和方法。医学模式的核心就是医学观,它研究医学的属性、职能和发展规律,是哲学思想在医学中的反映。

医学模式是人类获取健康和与疾病作斗争的经验总结,而不是由少数人头脑中臆造出来的。医学模式也不是一成不变的僵死教条,而是随着医学科学的发展与人类健康需求的不断变化而转变着。

（二）医学模式发展

1. 神灵主义医学模式

神灵主义医学模式认为先民们认为人类的生命与健康是上帝神灵所赐，疾病和灾祸是天谴神罚。

原始医学（确切地讲还不能算作一门科学）与原始宗教结缘，是因为生产力低下，思想蒙昧，人类祖先无法解释疾病、死亡、梦等生理现象。受梦中景象的影响，产生一种观念，即思维和感觉不是人类的自身活动，而是独立于身体之中的灵魂活动。梦是灵魂活动的反映；死亡是灵魂离开肉体，肉体死亡而灵魂不死；造成疾病看不见摸不着的原因是魔鬼幽灵或逝者游魂侵入。

2. 自然哲学医学模式

自然哲学医学模式是指把健康、疾病与人类生活的自然环境、社会环境联系起来观察和思考的朴素、辩证、整体的医学观念。无论是古希腊医学，还是中医学说，都属于自然哲学医学模式范畴。

宗教是对自然力的屈服，并将其神秘化的结果；医学则是对自然力的征服，并将其明朗化的过程。随着生产力的提高，人类终于从主客浑然一体的自然界中脱颖而出，产生了自我意识，成为能认识客体的自主体，对健康与疾病的认识也随之发生改变。

古希腊兴盛的哲学思想与当时医学对人之本体及疾病本原的认识是相一致的。那时的哲学家常常也是医生，如阿尔克迈翁和恩培多克勒即是古希腊著名的自然哲学家和医生。

中医学通常被认为是以儒学、道学的认识论和方法学为基础构筑起来的医学，“易”为医理之母。“易”有三项基本原理：易简、变易和不易。《黄帝内经》及其以后中医学理论，继承并发展了阴阳学说，建立了阴阳五行病理学说及外因“六淫”（风、寒、暑、湿、燥、火）、内因“七情”（喜、怒、忧、思、悲、恐、惊）等病因学说。

3. 机械论医学模式

机械论医学模式是指基于机械唯物主义观点，以机械运动来解释一切生命现象的医学观和方法论，它否定唯心主义医学观，把医学引向实验医学时代，对医学进步发挥了重要作用，但它忽略了人的生物复杂性、心理和社会性。

14—16世纪的文艺复兴运动，是一场伟大的反对经院哲学的思想解放运动，带来了资本主义工业革命和商业繁荣，造就了一大批献身于科学事业的人，他们举起人文主义的旗帜，倡导用实验、归纳和数学方法对自然进行研究，使得科学不再成为神学的奴婢，有力地推动了科学技术的进步，为近代实验医学的兴起创造了条件。

人们研究的思维方法是还原论和归纳法，认为一切知识可被还原为某种对所有现象都适用的原则，如：器官病理学认为每种疾病都有与它相对应的一定器官损害；细胞病理学认为每种疾病都有与它相对应的细胞损害；物理学还原到电子，化学还原到分子等。人们的学术观点都局限在从机械论的角度来解释生命活动是机械运动，保护健康就是保护机器,疾病是机器失灵,需要医生对其修补,从而忽视了生命的生物复杂性以及社会复杂性,产生了对人体观察的片面性与机械性。机械论医学模式可视为生物医学的初级阶段。

4. 生物医学模式

生物医学模式是指从生物学宿主角度认识健康和疾病,反映病因、宿主和自然环境三者内在联系的医学观和方法论。

资产阶级工业革命浪潮一方面造就了城市化,另一方面带来了传染病的蔓延。19世纪 40 年代霍乱、伤寒大流行,促使法国化学家巴斯德和德国微生物学家科赫等人开始了细菌学的开拓性研究,奠定了疾病的细菌学病因理论。人们对生命、健康与疾病有了新的认识:健康就要维持宿主、环境和病原体三者之间的动态平衡,平衡破坏就会生病。这就是符合以传染病为主的疾病谱的著名"流行病学三角模式"。这种保持生态平衡的观念,称为生态学模式(图 1-1),它是从纯生物学角度考虑的生态平衡,病因是微生物,宿主是动物或人,而且只观察宿主的生理和病理变化,环境局限于自然环境。

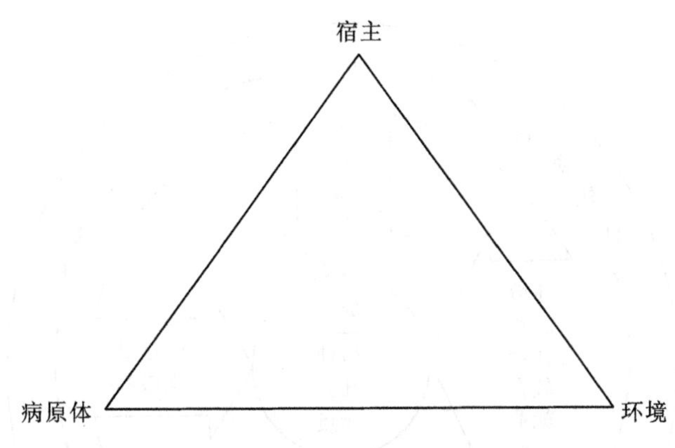

图 1-1 生态学模式

生物医学的发展,为解决临床医学和预防医学的一些重大难题提供了基础。例如:在外科治疗上,攻克了手术的疼痛、感染和失血三大难关,大大地提高了手术的成功率;对疾病的诊断,特别是借助于细胞病理学,目前仍然是临床诊断的决定性标准;在疾病预防领域,采用杀菌灭虫、预防接种和抗菌药物三个主要武器,取得了人类第一次卫生革命的胜利,使急、慢性传染病和寄生虫病发病率大幅度下降,平均期望寿命显著延长。

生物医学模式认为每种疾病都必然并且可以在器官、细胞或分子上找到可以测量的形态学或化学改变,都可以确定出生物的或理化的特定原因,都应该能够找到治疗的手段。但是随着疾病谱和死因谱的转变,心脑血管疾病、恶性肿瘤、呼吸系统疾病已成为危害人类健康的主要疾病,此外,还有许多社会环境因素、个人行为与生活方式因素等也影响着人类的健康。生物医学模式已无法完全解释和有效解决这些疾病的发生与发展,即使是以生物因素为主要因素的传染性疾病(如性病、艾滋病和结核病)的流行与防治,也受到社会心理、行为方式等诸多因素的制约,有许多疾病的生物因素要通过社会与心理因素而起作用。疾病的表现形式，已由单因单果向多因单果、单因多果的形式转变。医学的进一步发展强烈呼唤着更加完善的医学模式理论的提出。

5. 生物-心理-社会医学模式

生物-心理-社会医学模式(bio-psycho-social medical model)是指从生物、心理等方面来观察、分析、思考，以及处理健康和疾病相关问题的医学观和方法论。生物-心理-社会医学模式的研究对象不仅是自然的人，还包括人的状态和人所处的环境。医学必须建立在人与其生存环境的和谐适应的基础上，改善人的生存状态，而不仅仅是简单的治病、防病和促进健康。

(1) 布鲁姆的环境健康医学模式　布鲁姆(1974 年)提出了环境健康医学模式。他认为环境因素，特别是社会环境因素对人们健康、精神和体质发育有重要影响，提出了包括环境、遗传、行为与生活方式及医疗卫生服务等四个因素的环境健康医学模式。环境因素包括社会环境因素和自然环境因素，是影响健康的最重要因素。各因素的箭头粗细表示了它们对健康作用的强弱程度(图 1-2)。

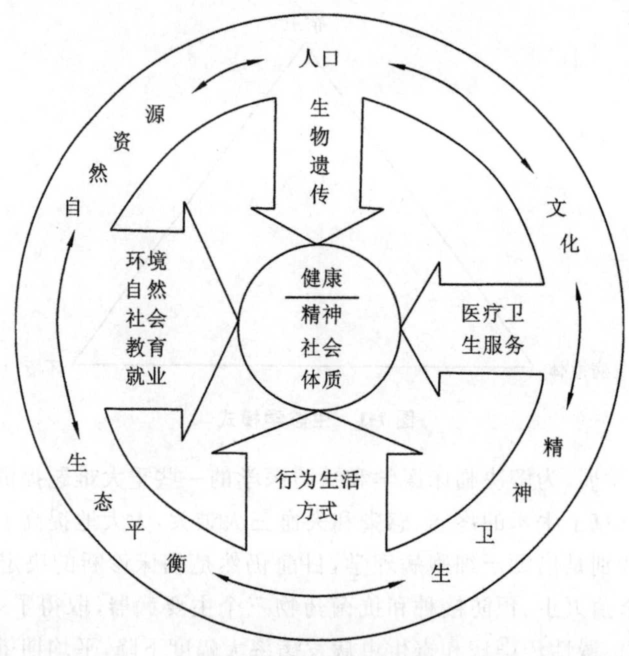

图 1-2　环境健康医学模式

(2) 拉隆达和德威尔的综合健康医学模式　为了更加广泛地说明疾病发生的原因，拉隆达和德威尔于 20 世纪 70 年代对健康医学模式加以修订和补充，提出了卫生服务和政策分析相结合的综合健康医学模式，系统地论述了疾病流行学和社会因素的相关性(图 1-3)。

按照综合健康医学模式，影响人类健康及疾病的主要因素有四大类。

①环境因素：人群的健康与疾病总是与环境因素密切相关。自然环境因素，无论是

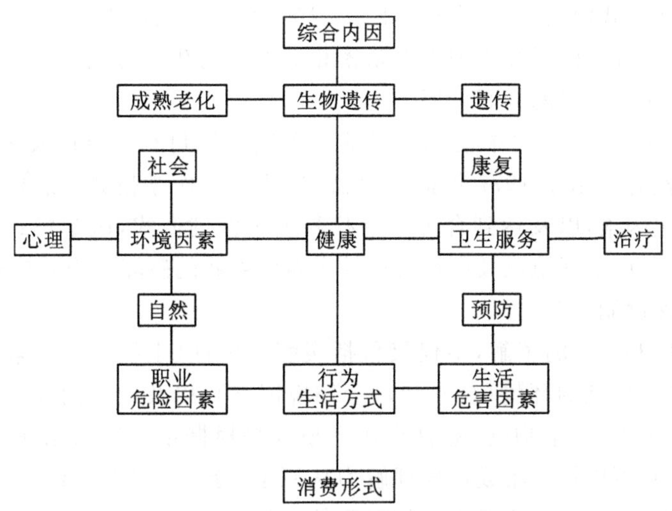

图 1-3 综合健康医学模式

原生环境还是次生环境，都存有大量的健康有益因素或危险因素，生态破坏会导致失去有益因素而增加危险因素，使水、空气、土壤、食物等受到病原微生物、化学物质污染；生产环境中的职业性危害、噪声及不安全的公路设计等均构成对人们健康的威胁。人们在改造环境的同时，也往往制造出诸多新的危害健康的因素。社会环境因素，包括社会地位、经济收入、居住条件、营养状况、文化程度等，均对健康有着重大的影响。贫困者所面临的健康危险要超过富裕者；文化程度低的人所受健康危险因素的侵害要超过文化程度高的人。社会带来的工作紧张、生活压力以及人际关系矛盾等均能危害健康。

②生活方式及行为因素：个体的生活方式和行为习惯对健康有重要的作用。良好的习惯和行为促进健康，不良习惯和嗜好危害健康。在美国人群前 10 位死亡原因中，有 7 种死亡原因与生活方式和行为危险因素有关。改变生活方式和行为，如不吸烟、少饮酒、参加体育活动、注意合理营养、保持乐观情绪等，可明显降低心脑血管疾病、恶性肿瘤的发病率和死亡率。至于滥用药物、不良性行为、酒后驾车等社会越轨行为给健康带来的危害以及对社会造成的危害更是有目共睹。

③生物遗传因素：生物遗传因素是理解生命活动和疾病损伤及康复过程的基础。有些疾病如血友病、镰状细胞性贫血症、蚕豆病、精神性痴呆等直接与遗传因素有关。但多数疾病如精神障碍性疾病、心脑血管疾病、糖尿病和部分肿瘤则是遗传因素与环境因素、生活方式及行为因素综合作用的结果。

④医疗卫生服务因素：医疗卫生服务是防治疾病、增进健康的有效手段，服务质量直接影响人群的健康水平。卫生政策是否正确，医疗卫生机构布局是否合理，群众就医是否及时、方便，医疗技术水平以及卫生服务质量的高低，都会影响疾病的转归。因此，必须充分发挥医疗卫生系统在保护人群健康方面的重要作用。

根据这一模式对全球的主要死因进行归类，2008 年 WHO 调查显示，50％的死亡是由于行为生活方式因素、30%为环境因素、10%为生物遗传因素、10%为医疗服务因素所致。可见,与社会因素和心理因素紧密相关的行为生活方式已成为引起死亡的主要危险,成为新医学模式的客观佐证。

(3) 恩格尔的生物-心理-社会医学模式　美国纽约州罗彻斯特大学医学院精神病学和内科学教授恩格尔于 1977 年提出生物-心理-社会医学模式。恩格尔指出:"为了理解疾病的决定因素,以及达到合理的治疗和卫生保健模式,医学模式必须考虑到病人、病人生活在其中的环境以及由社会设计来对付疾病的破坏作用的补充系统,即医生的作用和卫生保健制度"。

人们对健康和疾病的了解,不仅仅包括疾病的生理(生物医学因素),还包括病人(心理因素)、病人所处的环境(自然和社会环境因素),以及帮助治疗疾病的保健体系(医疗卫生服务因素)。生物-心理-社会医学模式是根据系统论的原则建立起来的,在这个系统框架中,可以把健康或疾病理解为从原子、分子、细胞、组织系统到个体,以及由个体、家庭、社区、社会构成概念化相联系的自然系统。在这个系统中不再是二元论和还原论的简单线性因果模型,而是互为因果、协同制约的立体化网络模型。健康反映为系统内、系统间高水平的协调。恢复健康不是回到病前状态,而是代表一种与疾病前不同的系统的新的协调。

二、健康及其影响因素

(一) 当代健康观

健康是人体的一种状态,在这种状态下人体查不出任何疾病,其各种生物参数都稳定地处在正常变异范围以内,对外部环境(自然的和社会的)日常范围内的变化有良好的适应能力。

受传统观念和世俗文化的影响,长期以来传统的健康观,把健康单纯地理解为"无病、无残、无伤"。在 1948 年世界卫生组织提出了健康的定义:"健康(health)是身体、心理和社会幸福的完好状态(well-being),而不仅是没有疾病和虚弱"。1986 年 WHO 在《渥太华宪章》中对健康的定义进一步延伸,指出:"健康是日常生活的资源,而不是生活的目标。健康是一个积极的概念,它不仅是个人身体素质的体现,也是社会和个人的资源";"为达到心身健康和社会幸福的完美状态,每一个人都必须有能力去认识和实现这些愿望,努力满足需求和改善环境"。

现代健康的含义是多元的、广泛的,包括生理、心理和社会适应性三个方面,其中社会适应性归根结底取决于生理和心理的素质状况。心理健康是身体健康的精神支柱,身体健康又是心理健康的物质基础。良好的情绪状态可以使生理功能处于最佳状态,反之则会降低或破坏某种功能而引起疾病。身体状况的改变可能带来相应的心理问题,生理上的缺陷、疾病,特别是痼疾,往往会使人产生烦恼、焦躁、忧虑、抑郁等不良情绪,导致各种不正常的心理状态。作为身心统一体的人,身体和心理是紧密依存的两个方面。

（二）影响健康的主要因素

影响健康的因素主要分为四类：社会经济环境、物质环境、个人因素以及卫生服务。

1. 社会经济环境

社会经济环境包括个人收入和社会地位、文化背景和社会支持网络、受教育程度、就业等。

2. 物质环境

物质环境因素对健康影响的分类：①按有害物的性质分为生物因素、化学因素和物理因素；②按物质的来源分为来自自然环境中的各类物质、来自工业生产的有害物质以及在农业耕种等条件下产生的各种有害因素；③按所存在的载体分为空气、水、土壤和食物中的各类有害物质；④按接触的地点分为家庭、学校、工作场所和社区；⑤按接触的途径分为呼吸道吸入、消化道消化吸收、皮肤渗入和被咬伤等。

3. 个人因素

个人因素包括健康的婴幼儿发育状态、个人的生活行为方式和生活习惯、个人的能力和技能以及人类生物学特征和遗传因素。

4. 卫生服务

卫生服务包括拥有促进健康、预防疾病、治疗和康复等服务健全的卫生机构，完备和具备质量保证的服务网络，一定的经济投入，公平合理的卫生资源配置以及保证服务的可得性。

（三）健康决定因素的生态学模型

健康生态学模型（health ecological model）强调个体和人群健康是个体因素、卫生服务以及物质和社会环境因素相互依赖和相互作用的结果，且这些因素间也相互依赖和相互制约，以多层面的交互作用来影响个体和群体的健康。作为一种思维方式，它是总结和指导预防医学和公共卫生实践的重要理论模型。

三、三级预防原则

三级预防（three level prevention）是预防医学工作的基本原则与核心策略。随着现代医学的发展，预防医学与临床医学也在相互渗透和相互促进。现代预防的概念已融入疾病发生、发展、转归的全过程。在疾病的病前（易感期）、病中（发病前期）和病后（发病期和转归期）各个阶段采取相应的预防措施，称为三级预防。

（一）第一级预防

第一级预防又称病因预防，是在临床易感期，针对健康人采取的控制和消除健康危险因素，减少有害因素接触的预防措施。例如：通过健康教育，减少不健康的行为和生活方式；提供安全有效的疫苗，推广计划免疫；保护环境，降低污染物接触浓度；提倡使用安全套，切断性传播疾病的传播途径等。

（二）第二级预防

第二级预防又称疾病前期预防，是针对早期可疑、临床表现不明显的病人，采取的

“三早”(早发现、早诊断、早治疗)预防，以控制并减缓病情发展，促使病变逆转，缩短病程。普查、筛检、定期健康检查，以及高危人群重点项目检查、职业健康监护都有助于早期发现疾病。例如，宫颈涂片、乳房X线摄影和乙状结肠镜检都是常见的肿瘤筛检方法。

（三）第三级预防

第三级预防又称发病期预防，是针对已明确诊断的病人，采取的适时、有效的处置，以防止病情恶化、预防并发症和伤残，并促使功能恢复，这也是一种“疾病的管理”措施。例如：消除哮喘病人的变应原物质；服用抗凝血药，防止心脏病发作；糖尿病病人的肾、眼与足部的常规检查护理；脑卒中病人通过物理疗法促使功能恢复等。

三级预防措施的落实，可根据干预对象是群体或个体，分为社区预防服务和临床预防服务。社区预防服务是以社区为范围，以群体为对象开展的预防工作。临床预防服务是在临床场所，以个体为对象实施的个体预防干预措施。

公 共 卫 生

与预防医学密切相关的学科是公共卫生(public health)。公共卫生常作为同义词，与预防医学伴随出现、交叉使用。公共卫生是以预防医学的观念、理论和技能为基础，针对疾病预防、健康促进而采取的社会实践的总称。美国公共卫生先导者、耶鲁大学教授温斯洛(Winslow C. E. A.)早在1923年即指明“公共卫生是通过有组织的社会努力，达成预防疾病、延长寿命、增进健康和效能的一门科学和艺术”。公共卫生已超出传统医学范畴，融合了各种人文社会科学(伦理学、管理学、政治学、经济学、法学、社会学)及工程技术等其他学科的知识和技能。由于需要动员社会各部门的力量，并由政府直接采取行动，因而它带有明显的行政管理特色。

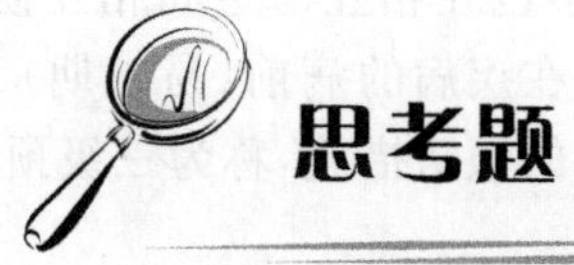

一、解释下列名词

医学模式、三级预防、现代预防医学模式、健康

二、问答题

1. 现代预防医学的思维模式是什么？

2. 简述医学模式的发展历史。
3. 影响健康的主要因素有哪些?
4. 试述健康与疾病的关系。

（李　新）

第一篇

环境与健康

第二章 人和自然环境

第一节 人类与自然环境

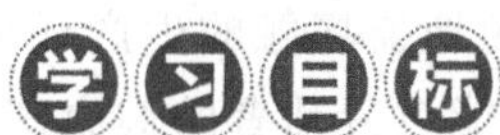

1. 掌握环境的概念和分类。
2. 熟悉生态系统与生态平衡对环境的重要意义。
3. 了解人类与环境的关系以及常见的环境因素。

人类在漫长的进化发展过程中依赖环境，同时又不断地适应和改造环境。环境与人之间是对立统一的整体，它们既相互对立又相互依存，既相互制约又相互转化。

一、环境的概念

环境是人类赖以生存的物质基础，为人类提供空气、食物、水、土壤，以及人类在智力、精神等方面获得发展机会。

（一）环境的分类

1. 自然环境

自然环境是指环绕在人类周围，能直接或间接影响人类生活、生产的一切自然形成的物质和能量总体。人类的自然环境可以划分为四个部分。

（1）大气圈　是指围绕地球周围的大气层，分为对流层、平流层、中间层和逸散层。

（2）水圈　以气态、液态、固态三种形式存在于空气、地表以及地下的水分别称为大气水、海水和陆地水，这三者一起构成了水圈。

（3）土壤岩石圈　土壤是岩石经过生物和风化共同作用形成的地表疏松层，为动植物生存提供了必要的空间和物质。

（4）生物圈　是地球上所有生命物质及其生存环境的整体，范围包括了 12 km 深的地壳、海洋和 15 km 以内的地表大气层。

根据人类活动对自然环境的影响不同，可以将其分成原生环境和次生环境两个部分。

原生环境是指天然形成的、没有受到人为因素影响或者很少受到人为因素影响的环境。这种环境存在着对人体健康有益的因素，比如适宜的气候、清洁的空气、茂盛的森林等；也存在着对人体健康不利的因素，主要是由于地质结构等原因而引起的生物地球化学性疾病，比如地方性甲状腺肿、地方性氟中毒等。

次生环境是指受到人为因素影响或者在人为因素影响下形成的环境，是当今人类生存的主要环境，也是发生了重大变化的自然环境。这种变化对人类可产生有利或有害的影响。人类的活动如能维持环境中物质、能量的平衡，就会带来良好的影响，给人类带来财富以及生活的便利；否则就会造成环境污染，使环境质量下降，对人体健康造成危害。自 20 世纪初到现在，随着工业、农业和交通运输事业的发展，人类生活环境的质量急剧恶化，因环境污染对人体健康造成的重大危害事件达数十起，比如马斯河谷烟雾事件、伦敦烟雾事件、日本水俣病事件等。此外，生产劳动不仅是保证人类生存的基本条件，也造成了劳动者不可避免地要接触的生产环境。在生活环境和生产劳动过程中存在的某些因素及有害物质可能对劳动者的健康产生不良影响，因此次生环境的恶化及其后果是当今要研究和解决的重点问题。

2. 社会环境

社会环境是在自然环境基础上，人类通过长期有意识的社会劳动，加工和改造自然所创造的物质生产体系，它包括人类在生产、生活和社会活动过程中形成的各种关系，如生产关系、阶级关系和社会关系等。社会环境不仅直接影响人群或个体的健康状况，而且还可以影响自然环境和人的心理环境，从而间接影响人的健康。因此，社会环境对人类健康影响的重要性，已经越来越受到人们的重视。

二、环境因素

（一）化学因素

化学因素包括天然形成和人工合成的各种化学成分，对人类健康存在着有益、有害或两者兼有的影响。天然形成的岩石风化、地形地貌和气候不同，在土壤形成过程中，使不同地理位置的化学成分各有差异，导致某种化学元素过多或过少，从而引起当地居民患相应的地方病，如地方性甲状腺肿、地方性氟中毒等。但是目前，环境中对人类有害的化学因素主要是由人工合成的，如二噁英等，它们在环境中难以被降解和消除，可能使人体发生急、慢性中毒。

（二）物理因素

物理因素包括存在于环境中的气象条件、噪声、振动、电离辐射以及非电离辐射等。这些物理因素都可使环境物理性状发生改变，对人体健康造成危害。比如：异常的气象条件，可对机体的热平衡产生影响；电离辐射（如 X 射线）对机体可产生致癌、致突变作用等。

（三）生物因素

生物因素包括动物、植物与微生物，与人类健康关系最为密切的生物因素主要是细菌、真菌、寄生虫等，它们对维持生态系统的平衡起着重要作用。同时，生物因素也是人类疾病发生的主要原因之一，比如：生活污水、垃圾、粪便等污染食物和饮用水后能引起消化道传染病的流行；密闭空间中病原微生物的污染可引起呼吸道传染病的流行。近年来，艾滋病、禽流感、非典等一些新发传染病的出现，使人们意识到生物因素的重要性。

（四）社会因素

社会因素是通过人们的生活、生产环境影响人们的心理状态，进而导致疾病的。随着健康观念和医学模式的转变，社会因素对人类健康的影响逐渐受到人们的关注，不良的社会因素可使人精神紧张，诱发某些疾病。

三、生态系统与生态平衡

1. 生态系统

生态系统是指在一定范围内，由生物群落和环境构成的综合体。生态系统是一个广泛的概念，有大有小，在不同的范围内，通常按照自然环境的特征来划分。比如，海洋、森林、湖泊、大陆等都可以看成是一个生态系统，所有这些无数小的生态系统构成了最大的生态系统即生物圈，而人类也是这个生态系统中的一部分。

（1）构成　通常来说，生态系统由三部分构成，即生产者、消费者和分解者。

①生产者：指一部分能进行光合作用的细菌和制造有机物的绿色植物，它们利用太阳能把某些无机物转化成有机物供本身需要，并且同时作为消费者的能量来源。

②消费者：指依赖于生产者而生存的生物，主要是指动物，分为一级、二级、三级，其中一级消费者为草食动物，二级消费者为肉食动物，三级消费者为大型肉食动物。

③分解者：指所有具有分解能力的细菌、真菌等微生物。

在生态系统中，一种生物被另一种生物吞食，后者再被第三种生物吞食，彼此形成一个由食物联系起来的链锁关系，称为食物链。食物链是在生态系统中维持生物种群间物质和能量流动的纽带和渠道。食物链对环境中物质的转移和蓄积有重要的影响，在自然界中某些不能降解的有害物质，在环境中最初的浓度并不一定很高，但是可通过食物链使浓度逐渐增加，并显著高于环境介质中的浓度，这种现象称为生物富集。例如，农药 DDT 在环境中有很强的生物富集作用，经过食物链的四级生物富集，最终水鸟类体内的 DDT 含量是水中的 151 万倍（表 2-1）。环境中的污染物也可通过食物链的生物富集作用危害人类的健康。

表 2-1　农药 DDT 在环境中的富集作用

环境状态	环境中浓度/10^{-6}	富集系数
水	5.00×10^{-5}	—
藻类植物	4.00×10^{-2}	8.00×10^{2}
鱼类	2.07	4.14×10^{4}
水鸟类	75.50	1.51×10^{6}

(2) 基本功能　生态系统的结构决定了它的基本功能，即生物生产、能量流动、物质循环和信息传递。

①生物生产：包括初级生产和次级生产，前者是生产者把太阳能转变为化学能的过程，后者是消费者的生命活动将初级生产品转化为动物能的过程。在一个生态系统中，这两个过程彼此联系，但又彼此独立进行。

②能量流动：指能量通过食物网络在系统内的传递和耗散过程。它是依靠食物链来完成的，食物链彼此交错又连接成食物网。食物链是相对稳定的，某一环节的变化都会影响到整个链索，甚至整个生态系统的结构。

③物质循环：指维持生命活动正常进行所必需的各种营养元素。这些物质是通过食物链传递和转化的，没有外界物质的输入生命将停止，生态系统也会解体。物质也是能量的载体，没有物质，能量也会散失。生态系统的能量流动和物质循环紧密联系、共同进行，维持着生态系统的生长发育和进化演替。

④信息传递：在沟通生物群落与其生存环境、生物群落内部各生物种群之间的关系中起重要作用。主要包括营养信息、物理信息、化学信息、行为信息，通过基因和酶的作用，并以激素和神经系统为中介体现出来，对生态系统的调节起着重要作用。

2. 生态平衡

在生态系统内部各种生物间相互制约，相互影响。在一定条件下和一定时间内，生物群落之间不断发生的能量、物质和信息的交换与转移如处于相对平衡的状态则称为生态平衡。它是一种动态的平衡，当生态系统内部的自然因素或社会因素发生改变，这种平衡就可能遭到破坏。如大量污水排入水体中，由于营养物过多，水生生物大量繁殖而消耗水中的氧气，致鱼类缺氧死亡，厌氧微生物的大量繁殖又使水体发黑、发臭，从而使生态平衡遭到破坏。如果有机物停止排入水体，水中的生物群体又将逐步恢复原来状态。生态系统对外界的干扰具有一定的自身调节能力，通过这种调节生态系统保持着相对的稳定。因此，生态系统总是处于平衡—不平衡—平衡的反复循环过程中，并以此推动着自身的进化和发展。然而这种自身调节能力并不是无限的，当外界干扰大于生态系统自身调节能力时，就会造成生态平衡失调。生态平衡严重失调会威胁人类和生物的生存。

影响生态平衡的因素有自然因素和人为因素。前者的破坏常是突发的、局部的，出现的频率并不高；而后者对生态平衡的破坏是常见和主要的，其影响是渐进的和具有长期效应的。

四、人类与环境的关系

环境是人类赖以生存和发展的基础，人创造环境，同时环境也创造人。人与环境之间是辩证统一的关系，主要表现在以下三方面：

1. 人与环境间的物质和能量交换

人的生命活动就是机体通过新陈代谢与周围环境不断进行物质、能量、信息的交换和转移，进而使机体与周围环境之间保持着动态平衡。机体从环境中摄取生命所必需的物质后，通过一系列过程合成细胞和组织的各种成分，并释放出热量，保证生命活动的需要。同时，机体进行分解代谢后所产生的分解产物经各种途径排泄到外环境中，被生态系统的其他生物作为营养成分吸收利用，如此周而复始，循环往复。

2. 人对环境的适应能力

人类的生存环境在不断变化，为了生存发展，人体从内部不断调节自己的适应能力，从而与不断变化的环境保持平衡关系。人体对环境的适应经过了长期的发展过程，从各器官、系统及其生理功能逐步完善到具备神经体液调节功能，使机体成为一个完整的统一体。因此，能够在环境异常变化时产生相应的改变，维持人体的平衡状态，保障生命的延续。但人体对环境的适应能力是有限的，当环境异常变化的程度超出人体的适应能力时，就会使某些结构和功能发生异常改变，以至于造成永久性的健康损害。

3. 人类改造环境的主观能动作用

在生存过程中，人类有意识地利用及改造环境并取得了巨大的成就，如改良土壤、培育优良品种、控制洪水泛滥、开发能源、建设舒适的居住环境等，这些都极大地丰富了人们的生活，反映了人类从适应环境逐渐变为在环境中居于主导地位。但必须清楚地看到，人类在改变环境的同时，也导致环境质量下降，破坏了人类与环境之间的动态平衡关系。因此人类应尽可能地运用自然规律来改造环境，使之更加适应人类的需要。地壳岩石和人体血液中化学元素丰度一致性见图 2-1。

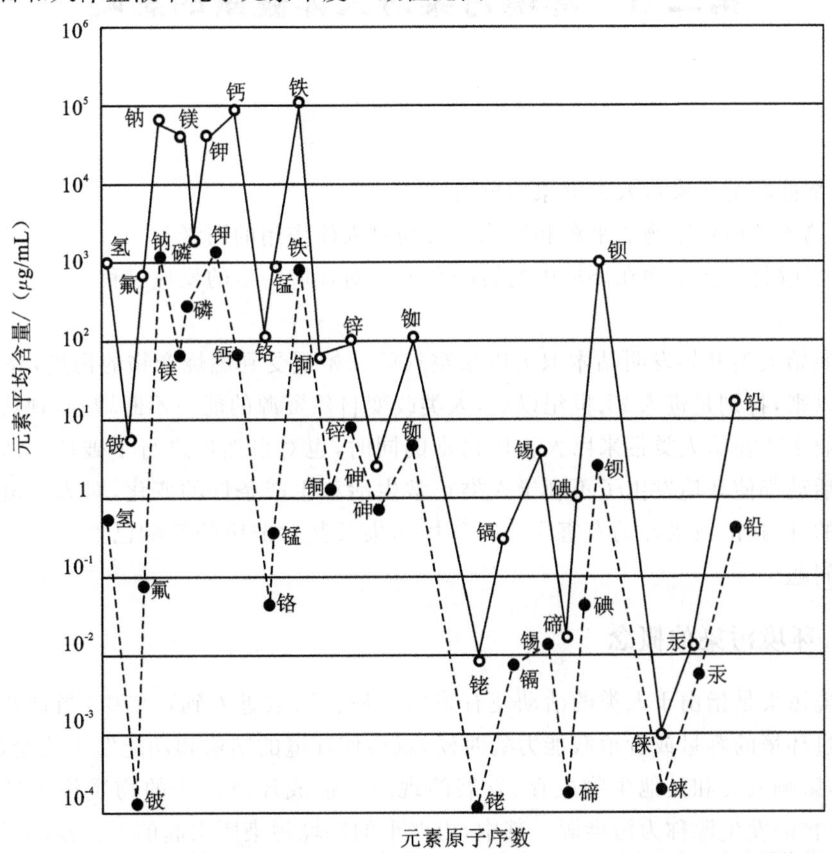

图 2-1 地壳岩石和人体血液中化学元素丰度的一致性

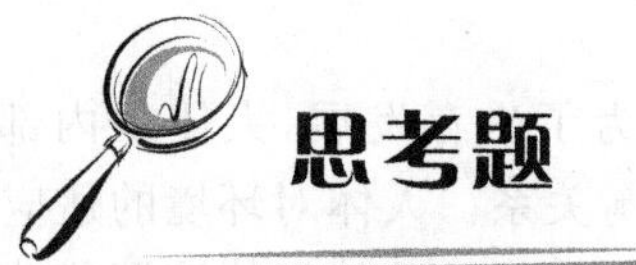

思考题

一、解释下列名词

环境、生物富集

二、问答题

1. 简述生态系统的基本功能。
2. 简述环境的分类。

第二节　环境污染对人体健康的影响

学习目标

1. 掌握环境污染对人类健康的危害。
2. 熟悉环境污染物的来源和影响污染物对人体作用的因素。
3. 了解化学污染物在环境中的转归和人体对环境污染的反应过程。

从原始人类开始发明钻木取火以来空气就开始遭受到燃烧产物的污染，18 世纪工业革命以来，特别是进入 21 世纪以后，人类改变自然资源的能力不断增强，现代大规模的工农业生产在给人类带来巨大物质财富的同时，也对自然界进行了破坏。所有的这些人类活动都使环境发生了不利于人类正常生活和生产条件的变化，对人类健康造成了直接的、间接的或潜在的有害影响。环境污染及其对健康的影响已经成为人类关心的重大问题。

一、环境污染的概念

环境污染是指由于人类的活动使有害的物质或因素进入到环境中，当这些物质或因素超过环境的容量或者承载能力的时候，就会使环境的结构和功能发生改变，环境质量下降，影响人类和其他生物生存、发展的现象。造成环境污染的物质称为环境污染物，污染物的发生源称为污染源。其中，由严重的环境污染所引起的对公众的损害称为公害，由环境污染所引起的地区性疾病称为公害病，所有这些严重的环境污染事件统称为公害事件。

二、环境污染的特点

（一）广泛性

环境污染影响的人群十分广泛，包括青壮年、老年人、幼儿以及胎儿在内的整个人群；影响的地区也非常广泛，可以是一个区域或整个乡镇，也可能是全球性的。

（二）长期性

环境污染的剂量和浓度一般较低，需要长期作用，所产生的危害以慢性和潜在性为主，在短期内不易觉察出来，对人体健康的影响时间也比较长。

（三）多样性

一种污染物可能具有不同的生物效应，对人体健康的影响也是多样的。其损害作用表现可为局部的或全身的、近期的或远期的、危机当代或下一代的等。

（四）复杂性

影响人体健康的环境污染因素比较复杂，往往是多种环境因素、多种污染物同时存在，通过多种途径进入人体，对机体产生综合作用。

三、环境污染物的来源

随着生产力的发展，为了得到更多的耕地，滥伐森林而不注意养护、过度开垦草原又没有防风林网，会导致土地沙漠化，造成严重的水土流失。同时，大量能源的开发和利用，使环境遭到了严重的污染。归纳起来，环境污染的主要来源有以下三方面：

1. 生产性污染

生产性污染包括工业生产和农业生产两个方面。

工业生产所形成的“三废”(即废气、废水、废渣)，如果未经处理或处理不当就大量排入环境中会造成污染。工业“三废”数量大，种类繁多，成分复杂，危害也严重。大部分著名的公害事件都是由工业生产引起的。

农业生产对环境的污染主要是农药长期及广泛的使用，它们在动植物体内的残留以及对自然环境的污染，同样会对人类健康造成极大的威胁。

2. 生活性污染

生活“三废”主要包括垃圾、污水和粪便。随着生活水平的逐渐提高，生活“三废”的性质也发生了变化，如果处理不当，同样会对环境造成严重的污染。比如，含有大量洗涤剂的生活污水排入水体中，会形成大量的泡沫，泡沫浮于水面，从而使水质恶化，失去使用价值。还有，用户生活炉灶所使用的燃煤或生物燃料(包括木材、木炭、农作物秸梗、动物粪便)，可造成室内空气污染，还会加重城市取暖季节的大气污染。

3. 其他污染

交通运输工具(包括汽车排放的尾气、噪声、船舶油污染等)、微波、电磁辐射、放射性废弃物等都属于特殊的污染来源。

由污染源直接排入环境，其物理和化学性状都未发生改变的污染物，称为一次污染物，如 SO_2、CO、CO_2 等；由一次污染物造成的环境污染称为一次污染。进入环境的一次污染物，在物理、化学、生物等因素作用下发生变化，或与环境中的其他物质发生反应，形成物理、化学性状与一次污染物不同的新污染物，称为二次污染物，如光化学烟雾、酸雨等；由二次污染物造成的环境污染称为二次污染。通常二次污染物对健康的危害比一次污染物严重。

四、化学污染物在环境中的转归

（一）自净作用

自净作用是指少量污染物同时进入环境中，可以经过自然过程消除或减少，使环境复原的过程。包括以下几个方面：

1. 物理作用

部分污染物可以通过扩散、沉降、吸附、蒸发等途径使浓度降低而达到净化作用，如烟尘。

2. 化学作用

部分污染物可以通过氧化、还原、分解等方式与其他物质结合，使其化学结构发生改变而达到净化作用，如水中的重金属离子可在碱性条件下形成氢氧化物沉淀。

3. 生物作用

生物作用包括生物氧化、植物的吸收与光合作用等，如有机污染物在微生物和氧气的作用下，分解为简单的化合物，做到无害化。

需要指出的是，环境的自净作用是有限的，当大量污染物在不同时段进入环境，超出环境的自净能力时，就会造成严重的环境污染。

（二）迁移作用

进入环境中的污染物会在生物圈的不同介质中进行迁移转化，环环相扣，互相影响。如土壤中的污染物一部分可以通过地面水进入到地下水中，一部分可以蒸发进入大气，一部分可以被植物根系所吸收，进入到水中的污染物经过食物链一部分又可进入其他动物或人体内，进入到大气中的污染物一部分则经过降水又进入到土壤中。

（三）转化作用

转化作用是指一部分污染物可以通过环境的转化作用，生成二次污染物，从而使毒性增加。如以石油为能源所产生的废气中的氮氧化物和碳氢化合物与工厂烟囱排放的废气经紫外线照射产生光化学反应形成的一种浅蓝色烟雾，称为光化学烟雾，它属二次污染物，是在太阳能照射后引起光化学反应而产生的、与一次污染物的理化性质完全不同的新的大气污染物，毒性一般比一次污染物更高，超过一定浓度时，具有强烈的刺激性，如对眼、鼻、咽、喉、气管及肺都有强烈的刺激作用。

（四）生物富集作用

食物链对环境中物质的转移和蓄积有重要影响。如环境中某些重金属和有毒物质的浓度不高，但通过食物链可逐渐提高几倍、几百倍甚至几十万倍，这种现象称为生物富集作用。生物富集作用是指环境中的有毒物质在食物链的传递过程中浓度逐渐提高，最终显著高于环境介质中浓度的现象。这些污染物多为脂溶性物质，易被吸收。

五、人体对环境污染的反应过程

环境构成及状态的任何异常改变，都会不同程度地影响到人体的正常生理活动，但是，人类具有调节自己的生理功能以适应不断变化着的环境的能力。如果环境的异常改变不超过一定范围，人体是完全可以适应的。例如，人体可以通过体温调节适应环境中气象条件的变化，通过红细胞数和血红蛋白含量的增加而在一定程度上适应高山上氧分压低的环境等。如果环境的异常变化超出了人类正常生理调节的范围，则可能引起人体某些功能和结构发生异常的甚至病理的改变。这种能使人体发生病理变化的环境因素称为环境致病因素(environmental pathogenic factor)。人类的疾病大部分是由环境致病因素引起的，在环境致病因素中环境污染又占重要的位置。仅以人类肿瘤为例，人类癌症 80％～90％与环境因素有关，其中与环境化学污染有关的至少占 90％。

疾病是机体在致病因素作用下，功能、代谢及形态上发生病理性改变的一个过程，这些变化达到一定程度后才会显示出疾病的特殊临床症状和体征。人体对致病因素引起的损害有一定的代偿能力，在疾病发展过程中有些变化是属于代偿性的，有些变化则属于损伤，二者同时存在。当代偿过程相对较强时，机体还可能保持着相对的稳定，暂时不出现疾病的临床症状，这时如果致病因素停止作用，机体可能向着恢复健康的方向发展，但代偿能力是有限度的，如果致病因素继续作用，代偿功能逐渐发生障碍，机体则以病理变化的形式反应，从而表现出各种疾病所特有的临床症状和体征(图 2-2)。

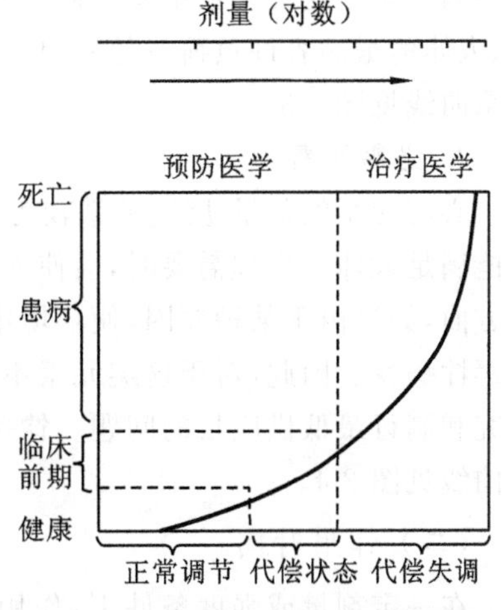

图 2-2　人体对环境异常变化的反应

根据 WHO 对健康所下的定义，处于代偿状态暂时尚未表现出临床症状的人，不能认为是健康的人，实际上已经处于疾病的早期，即临床前期(preclinical)。因此，从预防医学的观点，不能以人体是否出现疾病的临床症状来评价有无环境污染及其危害的严重程度，而应当观察各种环境因素对人体正常生理及生化功能的影响，及早地发现临床前期的变化，以防止疾病的发生。

六、影响污染物对人体作用的因素

环境污染物对人体健康能否造成危害以及危害的程度如何，取决于一系列条件，它不仅受污染物本身的特性、剂量、作用时间和环境条件的影响，而且与人体的状况（如人口的年龄、性别组成、健康状况、遗传因素等）也有密切关系。

（一）剂量或强度

剂量(dosage)是指进入机体的化学污染物的数量，一般以 mg/kg 表示；强度是指物理性有害因素作用于机体的数量，各种物理因素都有其特殊的强度单位。污染物引起的生物效应直接取决于剂量或强度。一定的剂量能引起一定的生物效应，这是化学物对生物毒作用的基本规律之一。这一规律可以从两个方面加以表达：一是剂量-效应(dose-effect)关系，它表示化学物的摄入量与某一生物体呈现某种生物作用强度之间的关系；二是剂量-反应(dose-response)关系，它表示一定剂量的化学物与在接受其作用的一组生物体中呈现某一效应并达到一定强度的个体数，以百分数表示。不同的化学污染物有不同类型的剂量-反应关系，主要有以下两种情况：

1. 有毒元素、非必需元素

因环境污染而进入人体的剂量超过一定程度即可引起异常反应，甚至进一步发展成疾病。对于这类元素主要是研究制订其最高容许限量的问题（环境中的最高允许浓度、人体的最高容许负荷量等）。甲基汞中毒症状发生率与人体总负荷量的剂量-反应关系曲线见图 2-3。

2. 必需元素

必需元素的剂量-反应关系较为复杂。一方面，环境中这种必需元素的含量过少，不能满足人体的生理需要时，会使人体的某些功能发生障碍，形成一系列病理变化；另一方面，如果由于某种原因，使环境中这类元素的含量增加过多，也会引起程度不同的中毒性病变。因此，对于这类元素不仅要研究和制订环境中最高容许浓度问题，而且要研究和制订最低供应量的问题。饮用水中氟含量和龋齿数、斑釉齿指数的剂量-反应关系曲线见图 2-4。

（二）作用时间

在一定剂量或强度条件下，作用持续时间长短对作用的结果好坏具有重要影响。首先，许多环境污染物是具有蓄积性的，对于这类物质，只有作用时间达到一定阶段，毒物在体内的蓄积才能达到一定水平（中毒阈或其他作用阈），才能产生一定的损害。化学污染物在体内蓄积是呈现其慢性毒作用的前提。

蓄积量受摄入量(intake)、污染物的生物半减期(biological half life)和作用时间三个因素的影响。其中，摄入量多少主要取决于污染物在环境中的浓度；生物半减期是指污染物在生物体内浓度减低一半所需要的时间，某一化学物对某种生物的生物半减期是一个相对稳定的常数。若每日摄入量为 A，生物半减期为 $t_{1/2}$（单位为天），则体内的最大蓄积量(L)为

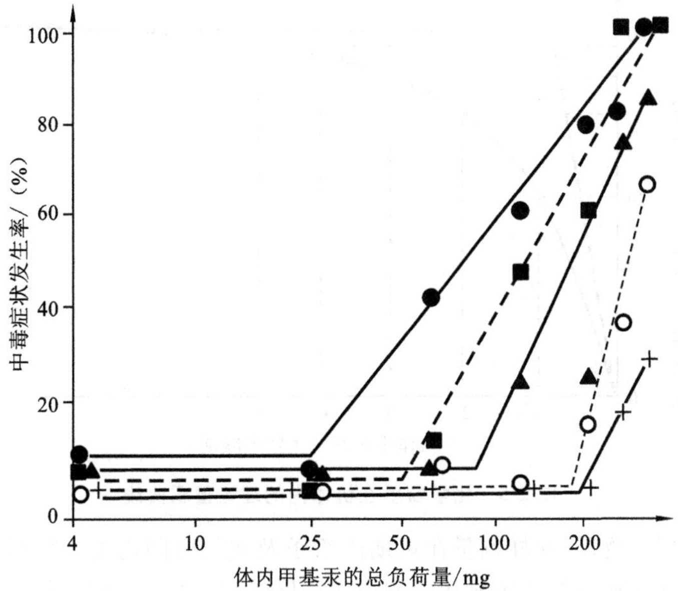

图 2-3 甲基汞中毒症状发生率与人体总负荷量的关系

●感觉异常 ■运动失调 ▲发音困难 ○耳聋 +死亡

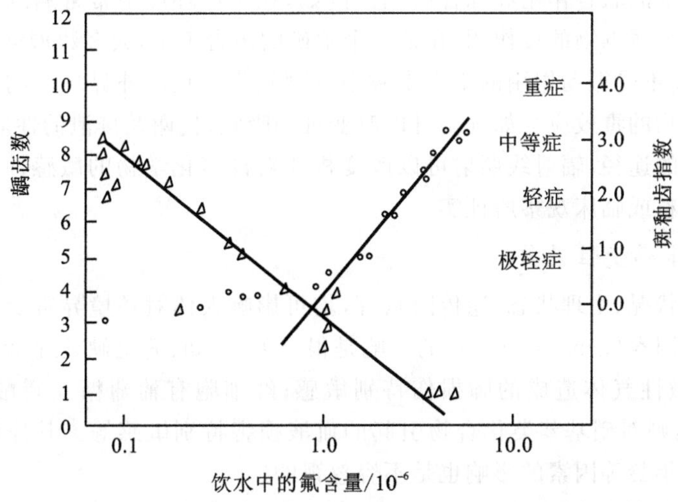

图 2-4 饮用水中氟含量和龋齿数、斑釉齿指数的关系

△龋齿 ○斑釉齿

$$L=A\times t_{1/2}\times 1.44$$

作用时间一般达到 6 个生物半减期时，该物质在体内的蓄积量达最大蓄积量的 98%，接近最大蓄积量，此后，吸收和排泄大致达到平衡(图 2-5)。

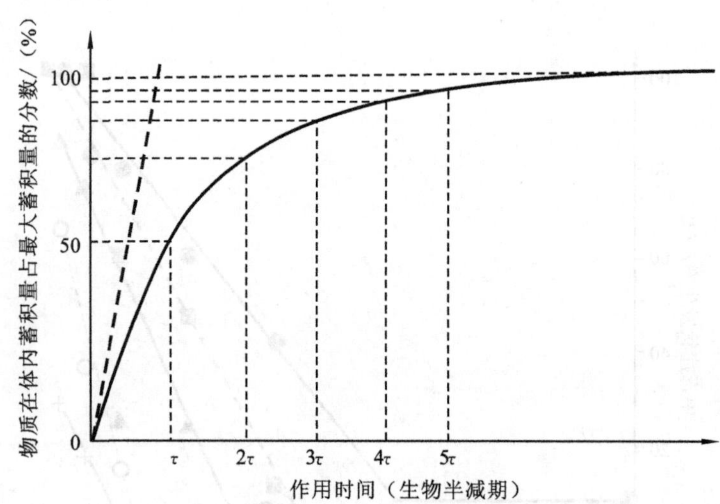

图 2-5　化学物质在机体内的理论蓄积曲线

蓄积性较弱的物质，同样剂量在短期内给予及在长时间内给予所得到的效应是不相同的。前者在血液和组织中所达到的最大浓度较高，而后者则较低。

（三）多种因素的综合影响

环境污染物常常不是单一的，而是经常与其他物理、化学因素同时作用于人体，必须考虑这些因素的联合作用和综合影响。例如，在生产环境中常常遇到的振动可以促进锰、铅、汞等金属毒物的毒作用，在某一个汞矿的凿岩工中，大多数振动病病人都具有汞中毒症状，而不受振动作用的工人中汞中毒则较为少见。外界环境的许多物理因素也能影响污染物的毒效应。如气温可以改变毒物吸收、代谢及排泄的性质和数量，可以改变毒物进入的途径；辐射线照射可以改变机体对许多化学物的敏感性等。这些都已为许多实验资料或临床观察所证实。

（四）个体感受性差异

人的健康状况、生理状态、遗传因素等，均可影响人体对环境异常变化的反应强度和性质。遗传因素(genetic factor)的影响是很显著的，如：完全缺乏血清抗胰蛋白酶因子的人，对刺激性气体造成的肺损伤特别敏感；红细胞有葡萄糖-6-磷酸脱氢酶(G-6-PD)缺陷的人，则对硝基苯类化合物引起的血液损害特别敏感等。其他因素如营养缺乏，不同性别、年龄等因素的影响也是不容忽视的。

环境污染物影响人群，其中包括了由于上述种种个体因素不同而对该物质特别敏感的人，即所谓高敏感人群(high-susceptibility group)。高敏感人群更易于受到损害(图 2-6)。

七、环境污染对人体健康的影响

当环境污染物突破机体的防御系统，并且在体内达到一定浓度时，就会对机体造成

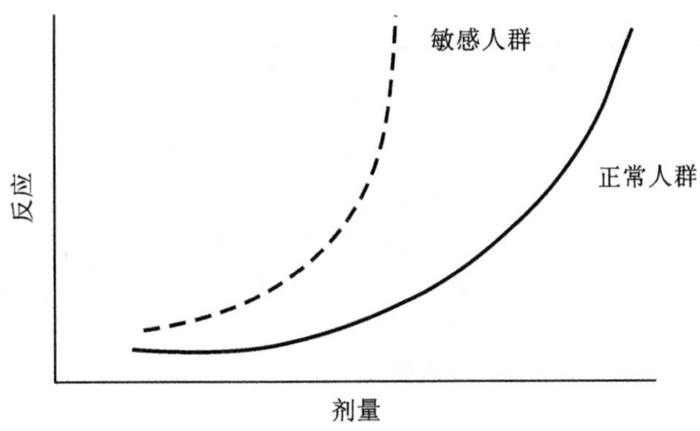

图 2-6 敏感人群和正常人群的剂量-反应关系曲线比较

病理性损害，而表现为疾病状态。这种危害主要表现在以下几个方面：

1. 急性危害

由日常生活、工农业生产、交通运输以及各种特殊设备或特定条件排入环境中的各种污染物，如果在短时间内多次暴露或一次大剂量暴露，会使机体发生急剧的毒性危害甚至死亡，称为急性危害。通常其表现快速、剧烈，呈明显中毒症状。一般来说，由环境污染所导致的人群急性中毒较少发生，其发生往往与比较严重的污染和意外事故排放有关，典型的例子见于世界各国大气污染中毒的公害事件。环境污染引起的急性危害事件主要包括以下类型：

（1）大气污染的烟雾事件　工业革命后，煤炭、石油、核能的开发和利用在改善人们物质生活的同时，也带来了严重的大气污染，并多次导致烟雾事件的发生。如比利时马斯河谷烟雾事件、英国伦敦烟雾事件、美国多诺拉镇烟事件等均为燃煤导致的急性危害事件，暴露人群主要表现为肺部疾病、心血管系统疾病的病人病情加重甚至死亡；再如美国洛杉矶和纽约等地发生的光化学烟雾事件则是由燃烧石油及其分馏产物引起的急性危害事件，暴露人群主要表现为眼和上呼吸道黏膜的刺激症状以及呼吸功能障碍。当大气污染事件发生时，除了污染源释放大量的污染物外，还存在不利于污染物扩散的气象条件和地形条件。历史上各地发生的著名大气污染烟雾事件如表 2-2 所示。

表 2-2 历史上几次著名的大气污染烟雾事件

名　称	时　间	原　因	后　果
马斯河谷烟雾事件	1930 年	比利时马斯河谷工业区含硫矿石冶炼厂、炼焦厂等排出的二氧化硫等有害气体蓄积在大气中，一般认为是几种有害气体和粉尘对人体的综合作用	上千人发生胸疼、咳嗽、流泪、咽痛、呼吸困难等症状，一周内有 60 多人死亡

续表

名称	时间	原因	后果
伦敦烟雾事件	1954 年、1956 年、1957 年、1962 年	英国伦敦市自 1873 年以来，发生七次之多，主要是燃煤产生的烟雾不断蓄积，并促使二氧化硫氧化产生硫酸泡沫，凝结在烟尘或凝源上形成酸雾	四天时间内死亡了 4000 多人，在之后的两个月时间内，又有约 8000 人陆续死亡
洛杉矶光化学烟雾事件	1943 年、1955 年	美国洛杉矶市大量汽车排放的碳氢化合物、氮氧化物、一氧化碳废气在紫外线作用下形成以臭氧为主的光化学烟雾	数千人出现红眼病及呼吸道炎症，死亡人数达 400 多人

(2) 生产事故性排放事件　由于工业设计不合理、管理不善、生产负荷过重等原因，工业“三废”大量进入环境，使大气、水体严重污染，导致污染区的人群发生急性中毒、生态环境严重破坏，如印度博帕尔事件、切尔诺贝利核泄漏事件、瑞典莱茵河事件、米糠油事件等。历史上各地发生的几次著名的生产事故性排放事件如表 2-3 所示。

表 2-3　历史上几次著名的生产事故性排放事件

名称	时间	原因	后果
博帕尔事件	1984 年	印度博帕尔市农药厂储气罐泄露的异氰酸甲酯污染厂周围居民区	中毒 15 万多人，死亡约 2500 人，5 万多人失明
切尔诺贝利核泄漏事件	1986 年	苏联核电站 4 号反应堆因管理不善，发生爆炸，引起大火，反应堆内放射性物质外泄，造成厂周围被放射性物质污染	30 人死亡，300 多人受严重辐射，周围的人受到不同程度的辐射。放射性尘埃飘落到邻国，也导致在较长时间内受到损害
米糠油事件	1968 年	日本九州爱知县某一食用油厂用多氯联苯作热载体，而导致食用油产生污染	1 万多人中毒，16 人死亡

(3) 生物性污染引起的急性传染病　空气或饮用水被微生物污染时，可发生呼吸系统传染病、介水传染病、红眼病等急性传染病。如：2003 年春季世界范围的严重急性呼吸系统综合征流行，主要是由空气中的 SARS 病毒污染引起的；1993 年在美国威斯康辛州暴发了由隐孢子虫引起的介水传染病等。

2. 慢性危害

慢性危害是指环境中的污染物浓度较低，长期反复作用于机体并在体内蓄积后所产生的危害。它是由于毒物在体内蓄积（物质蓄积）或由于毒物对机体微小损害的逐渐累积（机能蓄积）所引起的。慢性危害的潜伏期长，病情进展不明显，因此容易被忽视。但是此种损害方式更为常见，且影响较广。其中，病因最明确的是日本的水俣病和痛痛病以及慢性阻塞性肺疾病。虽然还有其他毒物的慢性中毒，但是由于毒物的污染范围广、地区性差异不是非常突出，因此，并没有引起人们的足够重视，比如，有机氯农药也可导致机体的慢性中毒，但却很难引起全社会的广泛重视。另外，生产环境中的慢性职业中毒更为多见。历史上各地发生的几次著名的慢性公害事件如表 2-4 所示。

表 2-4　历史上几次著名的慢性公害事件

名　称	时　间	原　因	后　果
水俣病事件	1953—1956 年	日本熊本县水俣湾沿岸被石油化工厂含汞废水污染，鱼体中含汞量甚高，人通过进食鱼而中毒	数百人患病，50 多人死亡
痛痛病事件	1955—1972 年	日本富山县神通川流域下游的锌、铅冶炼厂排放含镉废水污染了神通川水体，使当地的饮用水及稻米含镉	数百人患病，死亡 34 人，100 多人出现可疑症状
四日市哮喘病事件	1955 年以来	日本四日市、大阪市等石油化工企业排放的废气严重污染大气	500 多百人患哮喘病

3. 远期危害

某些环境有害因素除能引起急、慢性危害外，还可能使人体遗传物质发生变化，成为某些先天性疾病、肿瘤和畸胎等发生的原因，由于此种作用的后果在数年、数十年，甚至下一代才能显现，故称为远期危害。主要包括以下几种：

（1）致癌作用　近几十年来，许多国家的死因谱都发生了重大改变，恶性肿瘤、心脏病、心脑血管疾病已成为死因谱的前三位。在 35～59 岁年龄的人口中，所有年龄组的第一位死因都是肿瘤，只有在 60 岁以后心脑血管疾病才上升为第一位死亡原因。

癌症是严重威胁人类健康和生命的疾病之一。癌症的发生是宿主与环境之间复杂的、动态的相互作用的过程。癌症的病因问题至今虽尚不明确，但已证实 80%～90% 的癌症与环境因素有关，主要致癌因素有三类：①物理性因素：如放射性的外照射或吸入放射性物质引起白血病、肺癌，紫外线长期强烈照射引起皮肤癌等。②化学性因素：约占 90%，目前已知的化学致癌物有 1000 多种，如苯并[a]芘（BaP）可致肺癌、石棉可致肺癌及间皮瘤、联苯胺可致膀胱癌等；工业生产过程中使用或产生的致癌物不断污染环境，使与环境因素有关的癌症发病率不断上升，流行病学资料表明，肺癌发生率与大气污染程度相关，水和土壤的砷污染可以诱发居民的皮肤癌等。③生物因素：如乙肝病毒可导致肝癌、EB 病毒可诱发鼻咽癌等。

(2) 致突变作用　突变是指机体的遗传物质在一定条件下发生的突然变异，可表现在两个方面：染色体突变，即染色体数目和结构的异常；基因突变，即 DNA 分子上的损伤。现已证明，绝大部分致癌物都是致突变物。

突变可由化学因素、物理因素及生物因素引起，其中化学致突变物占重要地位。无论是染色体畸变，还是基因突变，大多数均对机体产生不利的影响，突变如果发生在体细胞则引起体细胞的异常增殖，形成肿瘤；如果发生在生殖细胞，则可能导致不孕、早产、死胎、畸胎、遗传性疾病等。

(3) 致畸作用　致畸是指母体接触环境有害因素后干扰胚胎或胎儿的生长发育过程，引起胎儿先天畸形，表现为机体形态结构异常。致畸与遗传因素和环境因素有关，多数是环境因素与遗传因素共同作用的结果。研究表明，环境污染是先天性畸形发生率升高的一个重要原因，如：工业应用的溶剂苯系化合物、二硫化碳和农药敌枯双等多种化合物都有致畸作用；放射线照射、某些药物（如反应停）以及风疹病毒等，已经肯定可以造成胎儿畸形；还有一些动物实验发现，工农业生产环境中的某些毒物、农药也有致畸作用。

反应停事件

1959 年，西德各地均出生过手脚异常的畸形婴儿。有人对这种怪胎进行了调查，于 1961 年发表了"畸形的原因是催眠剂反应停"的观点，使人们大为震惊。反应停是妊娠女性为治疗失眠症所服用的一种药物，它就是造成畸形婴儿的主要原因。这种婴儿手脚比正常人短，甚至根本没有手脚。截至 1963 年在世界各地诞生了 12000 多名这种形状如海豹一样的可怜婴儿。根据基因上的生命密码，在正常情况下，手脚的长度、5 个手指等都应当按照指令有规律地形成，可是反应停能使这种指令在某一部位受到障碍，其结果就是产生了畸形儿。

4. 间接危害

由于全球环境的变化对人类健康的影响是间接性的，故称为间接危害，其影响广泛，已成为人们共同关注的焦点问题。

(1) 温室效应　燃料的大量燃烧，产生大量 CO_2，使大气中 CO_2 含量增加，而 CO_2 能吸收红外线等长波辐射，使气温变暖，并起到温室保护层的作用，直接妨碍地面热量向大气中扩散，致使地球表面气温上升，这种现象称为温室效应。

除 CO_2 外，制冷剂氟利昂（CFCs）能破坏臭氧层，也是强有力的温室气体，气候的变暖必然影响到人类的生存环境和生活条件，对人类健康产生广泛的影响。一些与温度和湿度变化关系密切的传染病，如疟疾、登革热、乙型脑炎、麻疹等发病率会增加，因为它们的病原体主要由生物性传染媒介(蚊、蚤和虱等)所传播。此外,全球变暖后,炎热地区扩大、程度增加、天数增多,危重病人和老年人受到炎热应激反应而死去的数目也会明显增多。

(2) 酸雨　通常是指 pH 值小于 5.65 的酸性降水,包括雨、雪、雹和雾。影响降水酸度的酸性物质很多,起主要作用的是 H_2SO_4 和 HNO_3,生成这两种强有机酸的气体主要是 SO_2 和 NO_x,它们主要来源于人类生产和生活活动。SO_2 和 NO_x 等酸性污染物溶于大气的水汽中,经过氧化可形成酸雨。酸雨会使土壤酸化,使土壤中铅、锰、汞、镉等重金属转变为可溶性化合物,这些可溶性化合物易被冲刷而转入水体,引起水质污染,再通过食物链在粮食、蔬菜、水产品内积累,间接危害人体健康。同时,酸雾对眼和呼吸道黏膜也具有刺激性,可对人体健康造成直接危害。

(3) 臭氧层的破坏　臭氧层位于地球表面上 20～50 km 的平流层中,所含臭氧(O_3)是太阳光中的紫外线作用于氧分子而产生的。臭氧层能吸收对人类健康和生态系统有害的较短波紫外线。如果平流层中臭氧浓度降低,平流层吸收紫外线的能力就会相应地减弱,到达地球表面的紫外线辐射就会增加。

臭氧层的破坏主要是由于人类大量生产与使用氟利昂(CFCs)所引起的,CFCs 主要用作制冷剂、气溶胶喷雾剂、发泡剂等。CFCs 排放到大气层后,受到较短波长紫外线作用而发生光降解,产生 NO、HO_2 等活性物质,这些活性物质能破坏臭氧分子,从而破坏大气的臭氧层甚至形成臭氧层空洞,其结果是减弱了臭氧层遮挡吸收短波紫外线的功能,人群由于接触过多的短波紫外线而导致患皮肤癌和白内障等疾病的机会增加。

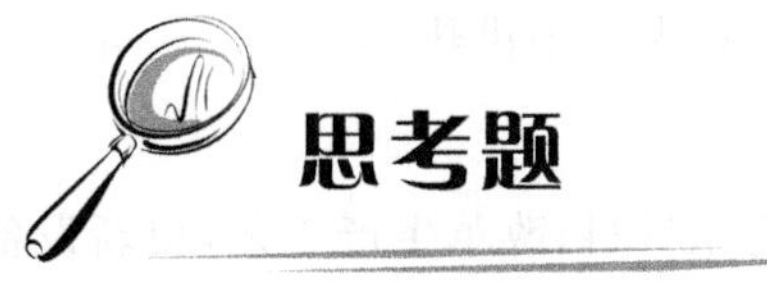

一、解释下列名词

环境污染、生物富集、酸雨

二、问答题

1. 结合案例谈谈环境污染对人类健康的危害。
2. 简述环境污染的来源。
3. 简述影响污染物对人体作用的因素。

第三节　环境污染预防措施

1. 熟悉环境规划措施和技术措施。
2. 了解环境立法与管理。

一、环境规划措施

国家制定的环境规划重要的是，把环境保护的内容和要求纳入国民经济和社会发展的总体规划之中。在城市和区域规划中注意实行功能区分和合理布局，排放“三废”的企业安排在风向的上风侧和水源的下游，工业区则应远离居民区，要种植一定数目的草地，加强绿化。

二、技术措施

（一）合理利用能源和资源

在工业生产中，把环境保护纳入企业生产经营管理轨道中。节能减耗，回收利用工业“三废”，建立闭合生产流程，实现生产过程的自动化、机械化和密闭化，提高设备完好率，防止事故排放。同时，提高燃料燃烧效率，优质煤优先供给居民，采用少污染的能源，逐步实现燃气化和电气化，扩大集中供热。

（二）清洁生产

使用低杂质无毒或低毒的原材料，改革生产工艺，更新设备，研究无公害、少污染的生产技术，发展绿色产品，减少废弃物排出量。调控产业结构，对消耗高、效益低以及污染重的工业企业采取调整措施。研制和使用能耗低的交通工具。

（三）废弃物处理

对暂无利用价值的工业“三废”进行净化处理，达到国家排放标准后排放。城市生活垃圾、人畜粪便及污水等集中进行无害化处理，医院污水必须经专门的消毒处理方可排放。

（四）发展生态农业

重点是防止农业污染，应适量施用有机肥、农家肥，研制作物新品种，以及高效、低毒、低残留的农药，大力开发研制无污染的绿色食品。同时，合理调整农业生产的结构和布局，实行全面发展多种经营，促进农业资源的多层次利用，形成良性循环。

三、环境立法与管理

1973 年，我国在第一次环境保护工作会议上提出了“全面规划、合理布局、综合利用、化害为利、依靠群众、大家动手、造福人民”的环境保护方针。1989 年，我国正式颁布了《中华人民共和国环境保护法》。继而制定了《中华人民共和国大气污染防治法》、《中华人民共和国水污染防治法》、《中华人民共和国食品卫生法》等一系列法律法规，同时还出台了如《生活饮用水水质卫生标准》、《食品生产通用卫生规范》、《工业企业设计卫生标准》等一系列卫生标准。从此，一个环境管理法制体系在我国逐步形成，有效地控制了环境中的有害因素，提高了全民健康素质。

环境管理是为了更好地贯彻执行环境法规，对破坏环境的人为活动进行控制。因此，我国制定了相应的政策与制度，如城市环境综合整治定量考核制度、污染集中控制制度、排放污染物许可证制度、《环境保护目标责任制》等。此外，环境管理规划的主要职责还包括制定环境保护发展规划和进行卫生监督。

垃圾分类

可回收垃圾：根据《城市生活垃圾分类及其评价标准》，可回收物是指适宜回收循环使用和资源利用的废物。主要包括：①纸类：未严重沾污的文字用纸、包装用纸和其他纸制品等，如报纸、各种包装纸、办公用纸、广告纸片、纸盒等。②塑料：废容器塑料、包装塑料等塑料制品，比如各种塑料袋、塑料瓶、泡沫塑料、一次性塑料餐盒餐具、硬塑料等。③金属：各种类别的废金属物品，如易拉罐、铁皮罐头盒、铅皮牙膏皮、废电池等。④玻璃：有色和无色废玻璃制品。⑤织物：旧纺织衣物和纺织制品。

不可回收垃圾：指除可回收垃圾之外的垃圾，常见的有在自然条件下易分解的垃圾，如果皮、菜叶、剩菜剩饭、花草树枝树叶等，还包括烟头、煤渣、建筑垃圾、油漆颜料、食品残留物等废弃后没有多大利用价值的物品。

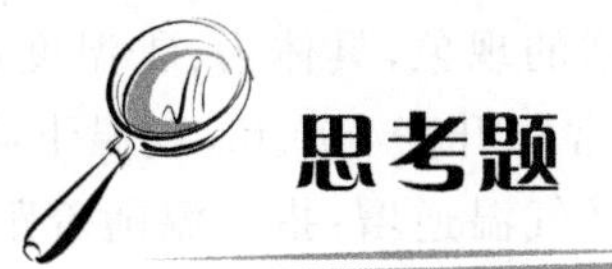

思考题

一、问答题

简述预防环境污染的技术措施。

（王　瑞　李　新）

第三章 生活环境与健康

第一节　大气卫生与健康

学习目标

1. 掌握大气污染对人类健康的危害。
2. 熟悉大气的物理性状与健康的关系。
3. 了解大气的卫生学特征和化学组成。

大气是人类赖以生存的外界环境因素之一，其理化性状对人体可产生各种有利或有害的影响。地球表面围绕的空气层称为大气圈，其厚度为 2000～3000 km。

一、大气环境的卫生学特征

按照气温的垂直变化特点可将大气圈分为五层，即对流层、平流层、中间层、热层和散逸层，其中对流层和平流层是大气圈比较靠近地球表面的一层，和人类生命活动的关系最密切。

(一) 对流层

对流层的范围在两极距地面 7～9 km，在赤道距地面 15～18 km。该层空气重量占大气圈全部空气重量的 3/4 以上，有雨、雾、雷、风等各种气象现象，并集中了几乎所有的水蒸气、尘埃、微生物等各种夹杂物，也即排入大气的污染物绝大多数在此层活动。

在对流层有温度递减和气温逆增的现象，具体为：①温度递减：指气温随着距离地面高度的增加逐渐下降的现象。通常每升高 100 m，气温下降 0.65 ℃。当温度递减时，污染物的稀释、扩散速度较快。②气温逆增：指气温随着距离地面高度的增加逐渐上升的现象。出现此现象时不利于污染物的稀释和扩散。

(二) 平流层

平流层的范围是从对流层顶到 55 km 的大气，离地面 12～55 km 的高空。此层空气和水蒸气极少。在距地面 25～35 km 处，有一厚度约 20 km 的臭氧层，能吸收短波紫外线和其他宇宙射线，使地球上的生物免受射线的伤害。在 35 km 以下，温度低而恒定，为－55～60 ℃，故称同温层。由此 35 km 向上的范围气温开始升高。

二、大气的化学组成与健康

大气主要由氧气、氮气、氩气三种化学成分组成，三者在空气中所占的比例分别为20.93%、78.10%、0.93%。除此之外，大气中还混有其他气体和一定杂质，比如CO_2约占0.03%。任何环境因素都可以使大气的成分发生改变，但可以通过大气运动和氧的循环等作用，使大气的基本组成保持相对平衡的状态。

1. 氧含量

大气中氧含量的波动范围很小，细微的幅度一般人感觉不到，当大气中氧含量降至10%时，会使人恶心、呕吐、记忆力减退等，当降至7%～8%时，可引起死亡。但是当氧含量超过40%时，也可对人体造成危害，特别是氧压力过大或时间过久，会引起机体发生气管炎、肺炎和肺水肿等。

2. CO_2含量

大气中燃料燃烧、生物呼吸等产生的CO_2可以通过植物的光合作用而被吸收利用，但是近年来，由于燃料的大量开采，大面积森林被砍伐，大气中的CO_2含量大幅度上升，形成温室效应。在一些通风不良的密闭环境中，CO_2浓度越高，对人体健康影响越大，当浓度达到5%时，会有发闷、不舒适的感觉，当浓度增至8%时，呼吸开始抑制，浓度超过8%时，会发生呼吸麻痹导致死亡。

三、大气的物理性状与健康

大气的物理性状是指与人类关系密切的太阳辐射、空气离子化以及各种气象因素。

（一）太阳辐射

太阳辐射是地球上所有光和热的来源，是地球上生命发生和发展的决定因素，也是产生各种天气现象的直接原因。适量的太阳辐射对人体的健康有益，可以使机体的代谢能力增强，同时增加抵抗传染病的能力。从太阳表面发射的太阳辐射包括紫外线、红外线和可视线，当太阳辐射通过大气层时，短波紫外线绝大部分被臭氧层吸收，红外线大部分被空气中的水蒸气和CO_2所吸收，只有可视线变动最小。组成太阳辐射的各部分对机体均有重要作用。太阳辐射通过大气层后的消耗情况见图3-1。

1. 紫外线

总波长为200～400 nm的电磁波是紫外线（UV）。根据波长不同，紫外线可分为UV-A（400～320 nm）、UV-B（320～290 nm）、UV-C（290～200 nm）。各波段的生物学作用不同，主要表现在以下几个方面：

（1）色素沉着作用　主要是UV-A段的作用，可防止短波射线损伤深层皮肤组织，是人体对光线刺激的一种防御反应。此外，UV-A还有增强机体免疫力、促进生物氧化过程、加速创伤愈合等作用。

（2）红斑作用　主要是UV-B段的特异反应，皮肤接触紫外线1～7 h后，局部出现的潮红的现象称为红斑，也称晒伤。若24 h内消退，无疼痛，继而转变为色素沉着，为1

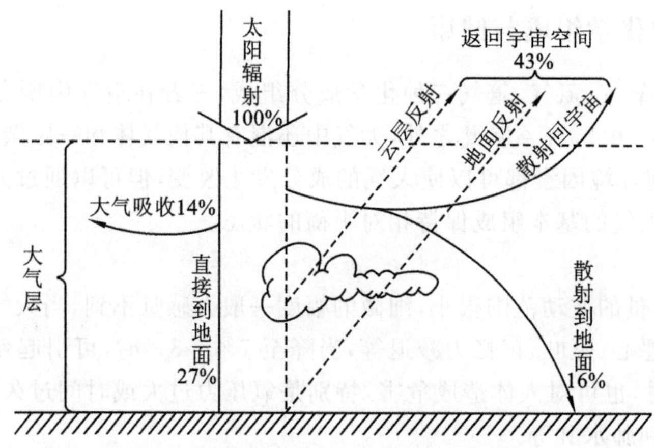

图 3-1　太阳辐射通过大气层后的消耗情况

度反应；若有疼痛和水肿，皮肤脱屑后自愈，为 2 度反应；出现水疱则为 3 度反应。

(3) 抗佝偻病作用　也是 UV-B 段的作用，UV-B 能使皮肤中的麦角固醇和 7-脱氢胆固醇转变成维生素 D_2 和维生素 D_3，促进钙磷代谢和骨骼的正常生长发育。所以说，婴幼儿和孕妇在使用维生素 D 预防佝偻病的同时，还需接受适量的紫外线的照射才能获得良好的效果。

(4) 杀菌作用　主要是 UV-C 段的作用，能使蛋白质分子分解、DNA 分子破坏，从而引起核蛋白变性、凝固，导致细菌细胞死亡，起到杀菌的作用。紫外线波长越短，杀菌效果越好。中午 12 点至下午 2 点紫外线强度最大、波长最短，此时空气中的细菌数量也最少。

虽然紫外线的益处很多，但过多、过强的紫外线直接照射，可导致电光性眼炎、日光性皮炎甚至皮肤癌等。

2. 红外线

波长为 760～1000 nm 的电磁波是红外线，是地表最主要的热源和热能，主要生物学作用是使机体产生热效应。适当的红外线照射，可使局部组织温度升高，血管扩张充血，促进新陈代谢和细胞增生，具有消炎、镇痛的作用。但过强的红外线照射，可导致皮肤烧伤、日射病、白内障等疾病。

3. 可视线

波长为 400～760 nm 的电磁波是可视线，主要作用于高级神经系统，能使人的视觉器官产生光和色的感觉，在这个波长范围内视觉器官对不同的波长会相对应地产生不同单色光的感觉，即七色光谱。可视线能够提高视觉功能，防止眼睛疲劳，提高工作效率，平衡兴奋与镇静作用，调节情绪和影响工作效率，是人类生存必不可少的条件之一。

适量的阳光照射能使物质代谢旺盛，增强机体的抵抗力。阳光照射过强或不足，均能对机体造成不良影响。因此，太阳辐射是预防疾病、促进健康的自然因素，是不能以人工光线来代替的。

（二）空气离子化

空气中的各种气体分子和原子在正常状态下呈中性，在受到外界因素如放射线、紫外线等理化因素的强烈作用下，空气分子失去外层电子而形成阳离子（或正离子），游离的电子附着在另一个中性气体分子上而形成阴离子（或负离子），这个使空气形成正负离子的过程就是空气离子化。空气中的负离子可以调节中枢神经系统，具有使机体镇静、催眠，止痒，止汗，增进食欲，降低血压，集中注意力等有利的作用。天然环境中，通常在海滨、森林、瀑布、喷泉附近等地区的大气中，负离子含量较多，但是正离子却恰恰相反，能对机体产生很多有害的作用。

（三）气象因素

气象因素包括气温、气流、气湿和气压等，这些因素的变化可使大气产生光、热、电、晴、雨等现象。合适的气象条件可使机体处于良好的状态，但是当气象条件超过机体自身的调节能力时，比如严寒或者酷暑时，就会对人体健康造成影响，导致出现疾病状态。

四、空气中的微生物

空气中的微生物主要来源于土壤、水体表面、动植物、人体，以及生产活动、污水污物处理等，种类多样，有细菌、真菌、病毒、噬菌体等。它们主要以气溶胶的形式存在，即固态或液态微粒悬浮在气体介质中所成的分散体系。空气中悬浮的带有微生物的尘埃、颗粒物或液体小滴，就是微生物气溶胶。空气中微生物的多少是空气质量好坏的重要标准之一。

空气传播的微生物通常与发生在植物、动物和人类的一些疾病有关。植物病害的70％都是由如小麦锈病菌这样的真菌所引起的。也有大量空气传播的病原微生物可感染动物，如口蹄疫病毒。而许多空气传播的病原体如结核分枝杆菌、汉坦病毒等都和人类感染和疾病有关，例如，含流感病毒的液体气溶胶经过咳嗽、打喷嚏等进入空气，并在空气中进行传播，附近的人若吸入，并沉积在肺部，就有可能开始新的感染。

五、大气污染

（一）大气污染来源

自然因素的变化常影响大气的组成，如火山爆发、地震，产生的大量的粉尘和 SO_2 气体会引起当地空气污染，但这种大气污染是局部的、暂时的、人类无法控制的。然而，随着现代工业的发展，向大气中排放的物质的数量越来越多，种类越来越复杂，导致了严重的空气污染，对地球上的生物产生了极为不良的影响。因此，人为污染来源是主要研究对象。

1. 工业企业

工业企业排放的污染物是大气污染的主要来源。由于企业的性质、规模、工艺过程、原料和产品种类等不同，对大气的污染程度也不同。工业企业排放大气污染物主要来自于两个环节：

一是燃料的燃烧，目前我国主要使用的工业燃料是煤和石油，它们在燃烧过程中可排出大量的有害物质，主要有烟尘、SO_2、NO_x、CO、CO_2、烃类、重金属等。

煤燃烧后产生的主要杂质是硫化物；石油燃烧后产生的主要杂质是硫化物和氮化物，它们在紫外线的作用下可以进行光化学反应，产生光化学氧化剂，这种氧化剂即使浓度很低，也有较强的毒性和刺激性。

目前我国的燃料构成中，仍以煤炭为主，石油次之。用煤最多的部门有电力、冶金、化工、轻工、机械、建材等，这些部门燃煤量占总耗煤量的70%以上，所以，在这些工业集中的地区，污染情况则较严重。我国煤炭的含硫量一般在0.2%～4%，燃煤排放的SO_2和颗粒物占总排放量的80%和60%以上，是我国大气污染的主要来源。

二是生产过程中排放出的污染物，在工业企业生产过程中，由原材料进厂到成品出厂，各个生产环节都可能会排放出有害的物质和气体，在工业生产过程中这些污染物的种类主要取决于生产工艺过程，不同类型工业企业排放的大气污染物见表3-1。这种污染物的排放往往是长期的、低浓度的，但事故性排放可严重污染大气。工业生产过程中排放污染物的方式主要有两种：

(1) 有组织排放　通过烟囱或排气筒，把污染物排放到一定高度后，在大气中逐渐扩散、稀释，并到达距排出口一定距离后，才开始接触地面，而污染地面空气。一般烟气排出后，在相当于有效排放高度的10～20倍距离处，为烟波着陆点。这种排放方式的特点是污染物集中排放，便于采取控制措施。

(2) 无组织排放　指生产过程中，无密闭设备或设备不完善，无排气筒或烟囱，污染物通过门、窗自然排出，或从露天作业场所、废物堆放场所等扩散出来。当无组织排放时，污染物在低空扩散，距离污染源越近，污染物浓度越高，并随着距污染源距离的增加而降低。其特点是污染物分散排放，不易控制。

表3-1　不同类型工业企业排除的大气污染物

工业企业名称	主要污染物
发电厂	烟尘、二氧化硫、二氧化碳、多环芳烃
灯泡厂	汞、烟尘
玻璃厂	氟化氢、二氧化硅、硼
农药厂	砷、汞、氯
水泥厂	水泥、烟尘
石油化工厂	二氧化硫、硫化氢、氯化物、氮氧化物

2. 生活炉灶和采暖锅炉

生活炉灶主要使用蜂窝煤和煤球，采暖锅炉一般采用煤或者石油产品作为燃料。如果这些燃料燃烧不完全，燃烧效率低，没有烟囱或者烟囱的高度不够，都会造成大气污染物的低空排放，容易对居民健康造成较大的危害。尤其是采暖季节，用煤量较大，可使居住区大气污染加剧。

3. 交通运输

交通运输所产生的污染是指飞机、火车、汽车和轮船等交通工具排放的各种污染物。目前，随着汽车数量的增加，交通工具所产生的废气已经成为大气污染的主要来源。交通工具使用的主要燃料是石油制品，燃烧后会产生大量的颗粒物、一氧化碳和多环芳烃等气体。

同时，汽车尾气中有害物质的排放量因发动机的种类、燃料的性质和成分、行驶的状态等情况的不同而异。比如在加速和等速行驶时，NO_x 的排放量高；而减速和空挡时，CO、醛、烃类等物质的浓度高。

4. 其他

大气污染物还可由其他环境介质转入，并危害人体健康，如：土壤和水体中的某些挥发性化合物转入大气；绿化面积小、垃圾堆积引起地面尘土飞扬；狂风将农药等化学性污染物转入大气；工厂爆炸、火灾等意外事件等。这些都可能引起严重的大气污染事件。

（二）大气污染物的种类及其存在形式

大气污染物根据性质不同可分为物理性（如噪声、电离辐射、电磁辐射等）、化学性和生物性（如病原微生物、植物花粉等）三种。其中以化学性污染物种类最多、污染范围最广。

1. 污染物在大气中的存在形式

污染物主要以气态和颗粒物两种形式存在于大气中。

（1）气态污染物　包括气体和蒸气，其中气体污染物约占所有污染物的 90%。

①气体污染物：指在常温常压下，只能以气体形式存在的污染物，如 SO_2、CO、NH_3、H_2S 等。其中 SO_2 含量最高，危害也最严重。

②蒸气污染物：指在常温常压下是固态或液态的物质，受热后，固体升华或液体蒸发为蒸气形式的污染物，如汞、苯、硫酸蒸气等。

（2）颗粒物　通常是指微小的固体或液体物质分散在气体中而形成的分散体系，又称气溶胶。在环境科学中，常以颗粒物来统称悬浮在大气中的固体和液体物质。其卫生学特征有：①长时间呈悬浮状态，不易下沉；②能自动凝集和形成絮状物；③从周围介质中吸附分子和离子，浓集在颗粒的表面；④因吸附离子而带电；⑤化学活性大，可使空气的某些化学反应速度加快，促进某些物质转化等；⑥使液体的蒸发速度增加。

2. 大气污染物的种类

到目前为止，可能产生危害或引起人们注意的大气污染物有 100 种以上，常见的污染物种类有颗粒物、含硫化合物、含氮化合物、碳氧化合物、碳氢化合物、放射性物质等。

各类污染物从排放源进入大气后成分并非一成不变，可以在各种因素作用下发生变化。有些变化使污染物的毒性下降，如：BaP 在紫外线的作用下分解，失去致癌性；有些变化则使污染物的毒性增强。所以,又可将污染物分为:①一次污染物:直接从排放源进入大气的各种气体、蒸气和化合物。②二次污染物:各种一次污染物在大气中相互作用、与大气中的正常组分发生化学反应或在紫外线的作用下发生光化学反应而产生的,与一次污染物的理化性状完全不同的、新的污染物。一般来说,二次污染物比一次污染物的毒性大。表 3-2 中为各类一次污染物及其二次污染物。

表 3-2 各类一次污染物及其二次污染物

污染物种类	一次污染物	二次污染物
颗粒物	炭粒、ZnO 等	无
含硫化合物	SO_2、H_2S	SO_2、H_2SO_4、MSO_4
含氮化合物	NO、NH_3	NO_2、HNO_3、MNO_3
碳氧化合物	CO、CO_2	无
碳氢化合物	醇、醛	酮、酸、过氧酰基硝酸酯类
卤素化合物	HF、HCl	无

(三) 影响大气污染物浓度的因素

大气污染物的浓度不仅仅受排放源排放污染物的多少的影响,还受大气本身的特性及地形、建筑物、地表植被等的影响。影响大气污染浓度的主要因素如下:

1. 排放源的排放情况

(1) 排出量 排出量是决定大气污染物浓度的最基本因素,取决于生产性质、工艺过程、净化设备及净化效率等因素。在其他影响因素相同时,排出量越大,污染物浓度越高。此外,更换燃料和原料、改革工艺过程以及事故性排放等,都可使排出量发生显著变化。

(2) 排放高度 当其他条件相同时,大气中污染物的浓度取决于烟囱的高度。烟囱越高,排出口遇到的风速越大,污染物稀释得越充分(图 3-2)。

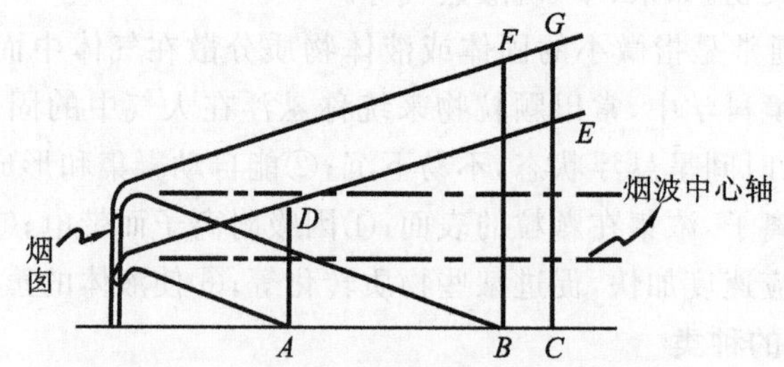

图 3-2 排出高度不同时的烟波示意图

注:排出高度高时,其烟波断面(*BF* 和 *CG*)比低时(*AD* 和 *CE*)大。

(3) 与污染源的距离 与污染源的距离不同,污染物的浓度也不同。

2. 气象因素

(1) 风和湍流　风和湍流在大气污染物的扩散和稀释过程中扮演了重要角色，起着决定性的作用。当大风和湍流旺盛时，污染物很快被稀释；当两者减弱时，空气质量就变坏。

①风：指空气的水平流动，状态常常以风向和风速来表示。风向是指风吹来的方向，是不断变化的；风速是指单位时间内空气的流动速度，以 m/s 或 m/min 表示。将某一地区、某一时期内(月、季、年或更长)各种风向出现的次数占各种风向次数总和的百分比，按罗盘方位绘制的几何图形称为风向频率图。根据风向频率图，可判断当地某一时期的主导风向。

风的作用主要有两个：a. 对污染物的输送作用：污染物排入大气后，就随空气作水平移动，由于风的输送作用，污染区总是在污染源的下风侧。b. 对污染物的冲淡和稀释作用：风速越大，从污染源排放出的污染物被拉长的速度越快，外界混入的清洁空气则越多，污染物浓度就越低。所以，在其他条件相同的情况下，污染物的浓度总是与风速成反比。

②湍流：风速时大时小，并在主导风向的下风向上下、左右出现不规则的运动状态。当空气流过粗糙的地表时，气流随地表的起伏而抬升和下沉所产生的垂直方向的湍流称为机械湍流。这种机械或动力作用的湍流，随着风速的增大而增强。

进入大气的污染物由于湍流的混合作用而进一步得到扩散和稀释，所以说，湍流的作用主要是使气团得以充分混合。

因此，污染物在大气中的扩散、稀释程度取决于大气的运动状态——风和湍流。它们是污染物在大气中扩散、稀释的直接因素，风速越大、湍流越强，扩散、稀释的速度就越快，污染物的浓度也就越低。就扩散、稀释而言，其他一切气象因素都是通过风和湍流作用影响空气污染状态的。

(2) 气温　太阳辐射是气温变化的根本原因。太阳辐射通过大气层时，一部分辐射能被大气吸收，但这部分辐射只能将空气每小时加温 0.02 ℃，其余的通过直射和散射的方式到达地面，土壤吸收辐射能转变为热能，使空气加温。所以，太阳辐射是大气的主要热源。各处地表情况、海拔、地形、纬度等不同，从而使气温产生地区性差异。

气温的垂直分布决定着大气的稳定度，而大气的稳定度又影响着湍流的强度。因而，大气的稳定度与大气污染关系十分密切。通常，在大气圈的对流层内，气温是随着高度的增加而降低的，大约每上升 100 m，气温就降低 0.65 ℃，这种气温随高度降低的快慢程度称为垂直温度递减率，用 γ 表示。γ 是一个变化的数值，依当时大气稳定度而定。气块在上升或下降过程中，与周围空气不产生热交换，即气块不把热量传给周围大气，也不从周围大气获得热量，这种大气运动形式称为绝热运动。在绝热运动的情况下，气块每上升 100 m，气温降低 1 ℃，这个数值在气象上称为干绝热温度递减率，用 γ_d 表示。大气稳定度取决于 γ 与 γ_d 的比较：①当 $\gamma \geqslant \gamma_d$ 时，大气处于不稳定状态，湍流系数大，烟波扩散快，底层空气上浮，把污染物带到高空，使近地面空气层中的污染物浓度降低;②当 $\gamma<\gamma_d$ 时,若 $\gamma>0$,大气比较稳定,湍流系数较小,湍流受到一定的限制,若 $\gamma\leqslant 0$,大气处于等温或逆温状态,逆温层像“盖子”一样,阻止向上的湍流。因此若大气稳定,则污染物扩散慢,大气污染加重。一年之中,夏季 γ 较大,冬季较小;一日之间,白天 γ 较大,夜间较小,甚至出现逆温,夜间逆温在日出前达到高峰。

(3) 气湿　露天水体(海洋、河流、湖泊等)、潮湿的土壤和植物表面等蒸发的水分是空气中水分的主要来源。接近蒸发表面的空气中水分最多,随着海拔的增高,气湿也随之降低。空气中水分的多少与当地的地表起伏状况、季节、昼夜、天气等有关。

当湿度较高、气温较低时,水蒸气可以以烟尘为凝结核形成雾,使污染物粒子变重而下沉,并积聚在低层大气中,阻碍烟气扩散,从而加重大气污染的程度。所以,当有雾时,大气中污染物的浓度往往显著增高。同时,在空气中水分的作用下,大气中的某些污染物可发生化学变化。例如,高湿度能使大气中的 SO_2 易氧化成硫酸雾;也能使氯气易水化成氯化氢,从而变为毒性更强的物质。

(4) 气压　包围在地球表面的空气,因地球引力的作用,以其本身的重量对地球表面产生的压力,称为气压。气压随着海拔高度的增加而降低,对污染物的影响主要是通过它对空气稳定度的影响来实现的。

①气旋:在一个地区,如果中心气压低,四周气压高,空气由四周向中心流动而形成的大气涡流,称为气旋。正常情况下,气旋的气流方向在北半球是逆时针方向,在南半球是顺时针方向,此时,气流以上升为主,地面温度下降,水汽易凝结析出。其特点是垂直温差大,风大,污染物易被稀释混合,有利于净化。

②反气旋:当局部空气冷却时,可形成下沉增温,气压由外围向中心逐渐增高,产生高压区。在北半球,低层空气由中心向外围按顺时针方向流动的气团称为反气旋。在此期间,天气平静,气温逆增,风速较小,污染物不易稀释、扩散,大气污染加重。反气旋如出现在夏季,则天气晴朗、温和;如出现在冬季,会造成致密的层积云层,天空呈暗灰色。

3. 地形

地形对大气污染物浓度的影响主要是通过影响、改变气流和气象条件来实现的。

(1) 山谷风和地形风　在山区,日间山坡上的增温比同一高度的自由空气增温要快得多,空气顺坡上升,风由山谷吹向山峰,称为谷风(或上坡风);夜间,空气冷却而变得稠密,顺坡向下流入谷地中,风自山顶吹向山谷,称为山风(或下坡风)。在有稳定的山谷风的环流地区,由于局地气流的影响,夜间寒冷的空气聚集在山谷中,形成滞止的冷气团,而其上层有热气流,因此形成了上温下冷的逆温层。如果此时没有阳光直射或热风劲吹,这种情况可能持续一整天。尤其是在 100～200 m 的浅山谷,位于谷地的烟囱排出的污染物,遇到山风被压回谷底,加上山风冷空气沉入谷底形成逆温,更加重了污染。著名的马斯河谷烟雾事件中,就是由于地形逆温起了重要作用。

(2) 海陆风及城市热岛效应　在海岸地带,白天有自海上吹向陆地的风,称为海风。海风形成的原因是白天陆地上增温比海面快,因此,白天陆地上温暖的空气就上升，并在某种高度上从陆地流向海上，在海面上下沉。这样，陆地上的气压减小，而海上气压就有所增加，结果就产生了由海面向陆地的气压梯度，空气就从海面流向陆地，造成海风；夜间则相反，可产生由陆地指向海面的气压梯度，地面上的风即由陆地吹向海面，这就叫陆风（图 3-3）。海风和陆风总称为海陆风。在海风影响地区，当沿海有污染物排放源时，白天可能污染岸上的居住区。

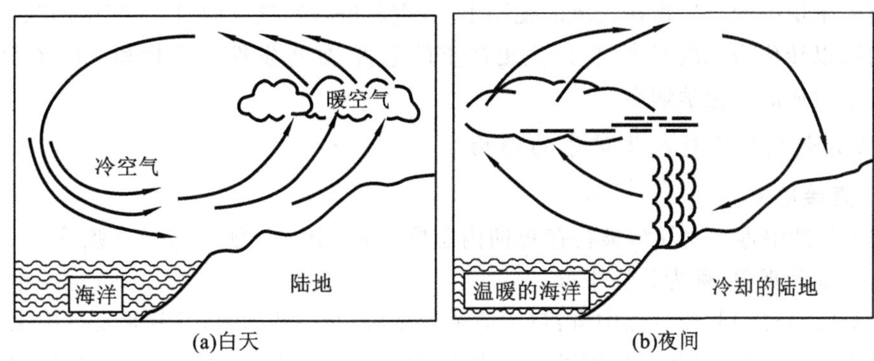

图 3-3 海洋空气的流动

城市和乡村间也有类似的现象发生。因城市存在着大量的人工热源，且城市表面相当大的面积为建筑物和人工路面所覆盖，构成路面的石料、沥青和金属的导热性强，而蒸发少，因此，白天城市增温比城郊快，而夜间特别是傍晚，建筑物和路面又逐渐把热量释放回空气中，使得城市夜间降温比城郊、农村慢；此外，城市夜间因空气污染物大量存在，强烈吸收和反射地面的长波辐射，减少了城市的热量损失，因此，城市温度总比城郊和农村高，平均高约 1 ℃，最高可达 8 ℃。若郊区有污染源存在，可使城市空气污染加重。

（四）大气污染物的转归

1. 自净

大气中的污染物在物理、化学和微生物的作用下逐渐减少或转变为毒性较小或无害的物质的过程称为自净。自净的方式有以下几种：

（1）扩散和沉降　扩散和沉降是大气净化的主要方式。大气污染物在风和湍流的作用下，与清洁的空气混合，使污染物浓度明显下降，并将污染物转移至其他地方；有些污染物可以依靠本身重力，从空气逐渐降落到水体、土壤等环境介质中。

（2）氧化和中和作用　如 CO 可以被氧化为 CO_2，SO_2 可以与氨或其他碱性灰尘发生中和反应，使其毒性减弱。

（3）被植物吸附和吸收　如：绿色植物通过光合作用吸收 CO_2 而释放出氧气；柑橘树、芹菜、黄瓜等吸收 SO_2 的能力很强；西红柿和扁豆吸收氟；一般树木均吸收铅等。

2. 转移

（1）向下风侧转移　主要通过风的输送作用，将污染物带到下风侧，但可能对下风侧形成污染。

(2) 向平流层转移　超音速飞机在平流层下层排放的尾气、氯氟烃类化合物等可转移至平流层,并破坏臭氧层。

(3) 向其他环境介质转移　如酸雨、颗粒物等可降落至水体和土壤中。

3. 形成二次污染和二次污染物

有些转移至其他环境介质的污染物,在适当条件下可再进入大气中形成二次污染。如降落入土壤中的微生物在大风的搅动下,可重新进入空气。同时,大气中的某些一次污染物可以转化为二次污染物,产生更严重的危害,如挥发性有机物和 NO_2 在紫外线的作用下生成的光化学烟雾。

(五) 大气污染对人体健康的影响

1. 直接危害

(1) 急性中毒　大气污染物在短期内急剧增加,引起接触人群某些疾病发病率和死亡率增加的现象,称为急性中毒。

①烟雾事件引起的急性中毒:自工业革命以后,在一些国家,尤其是发达国家,曾发生过多次烟雾事件,引起大量居民急性中毒,甚至死亡。烟雾事件可分为两类,其特点如下:

煤烟型烟雾事件:自 1873 年以来,伦敦曾发生 12 起较大的烟雾事件,最严重的一次为 1952 年 12 月。类似的烟雾事件还有比利时的马斯河谷烟雾事件、美国的多诺拉镇烟雾事件等。其特点是:污染源排出大量的煤炭燃烧产物,蓄积在下风侧的居住区;地处河谷盆地,高纬度;气象条件不利,如寒冷、逆温、无风或微风、日光微弱、多雾等;居民普遍出现呼吸道刺激症状。

石油型烟雾事件:自从 20 世纪 30 年代中期,在美国洛杉矶地区开发石油以来,飞机制造等军事工业迅速发展,人口激增,洛杉矶成了美国西部地区的重要港口城市。从 1940 年起,洛杉矶出现了一种浅蓝色的刺激性烟雾,使许多人喉头发炎、眼黏膜和鼻黏膜出现明显的刺激症状、咳嗽等。经多方面调查,发现当时在洛杉矶有 250 万辆汽车,每天有 1000 多吨 HCT 排入大气,这些 HCT 与石油挥发物(以 NO_x 为主),在紫外线的作用下,发生光化学反应,形成了这种烟雾,即光化学烟雾。继洛杉矶之后,光化学烟雾在世界许多城市都出现过,如东京、大阪、伦敦及澳大利亚和西德等国的一些城市。其特点是汽车数量大,废气多,炼油的工业企业排放大量的 HCT 及 NO_x;地处盆地、海岸,海拔 60 m,北纬 32°～45°之间;特殊的气象条件,如夏秋季、气温高、逆温、日光紫外线强、无风等;居民普遍出现黏膜刺激症状,如眼睛红肿、流泪、呼吸困难等。

②生产事故性排放:当废气处理设备发生故障,或生产过程中管理不善,或原材料、成品的储存和运输不当,导致大量污染物质排入空气中,会引起附近居民的急性中毒。

切尔诺贝利核爆炸事故:1986 年 4 月 26 日凌晨 1 时许,苏联切尔诺贝利核电站 4 号机组发生爆炸,对周围环境造成了严重的核污染。3 年后的调查发现,距核电站 80 km的地区,皮肤癌、舌癌、口腔癌等癌症病人增多,畸形家畜也增多。

印度博帕尔事件:1984 年 12 月 3 日,在印度博帕尔市有一家美国投资的农药厂所用原料——异氰酸甲酯，约41吨泄漏入大气，该原料为剧毒，使当地50余万居民暴露于毒气中，2500人因急性中毒而死亡，致病、致残者难计其数，目前还在受着病痛的折磨。

我国重庆开县“12·23”特大天然气井喷事件：2003年12月23日21时55分，位于重庆高桥镇境内的中石油天然气井发生井喷，至少3000吨硫化氢喷出。在井喷周围1 km^2 内的山坡上，家禽、家畜及野生动物全部死亡，9.3万人受灾，中毒27011人次，243人死亡。

知识链接

伦敦烟雾事件

1952年12月5日开始，逆温层笼罩伦敦，城市处于高气压中心位置，垂直和水平的空气流动均停止，连续数日空气寂静无风。当时伦敦冬季多使用燃煤采暖，市区内还分布有许多以煤为主要能源的火力发电站。由于逆温层的作用，煤炭燃烧产生的二氧化碳、一氧化碳、二氧化硫、粉尘等气体与污染物在城市上空蓄积，引发了连续数日的大雾天气。

当时在正在伦敦举办一场牛展览会，参展的牛只首先对烟雾产生了反应，350头牛有52头严重中毒，14头奄奄一息，1头当场死亡。不久伦敦市民也对毒雾产生了反应，许多人感到呼吸困难、眼睛刺痛，发生哮喘、咳嗽等呼吸道症状的病人明显增多，进而死亡率陡增，据史料记载，从12月5日到12月8日的4天里，伦敦市死亡人数达4000人。根据事后统计，在发生烟雾事件的一周中，48岁以上人群死亡率为平时的3倍，1岁以下人群的死亡率为平时的2倍，在这一周内，伦敦市因支气管炎死亡的达704人，因冠心病死亡的达281人，因心脏衰竭死亡的达244人，因结核病死亡的达77人，分别为前一周的9.5、2.4、2.8和5.5倍，此外肺炎、肺癌、流行性感冒等呼吸系统疾病的发病率也有显著性增加。这是第一次因环境污染引发的大气污染中毒事件。

（2）慢性危害

①慢性呼吸道疾病：一般情况下，大气中的有害物质的浓度是较低的，但可长期存在于大气中，长期吸入可减弱甚至破坏呼吸道防御功能，导致慢性呼吸系统疾病，如咽炎、喉炎、眼结膜炎、支气管炎和一些肿瘤等。此外，由于一些炎症反复发作，会形成慢性阻塞性肺疾病（COPD，是具有气流阻塞特征的慢性支气管炎、肺气肿的统称）。我国城市居民的COPD的患病率及死亡率是美国的4倍以上，空气污染所导致的COPD比吸烟还强。

②慢性化学中毒：大气中很多有害物质可引起慢性中毒，如砷、铅、汞等，从而使各种慢性疾病的患病率增加。

③免疫功能异常：

机体免疫功能下降：免疫系统对大气污染的变化是很敏感的，它可以反映出大气污染的早期影响。据调查，在大气污染严重的地区，居民体内的唾液溶菌酶、SIgA 含量均可明显下降，血清中的免疫指标也明显下降，使机体的整体免疫水平也随之下降。

变态反应性疾病：空气中的许多污染物质具有致敏作用，导致机体发生变态反应性疾病，如过敏性鼻炎、过敏性皮炎、支气管哮喘等。日本的四日市哮喘，就是典型的由大气污染引起的变态反应性疾病。

(3) 致癌作用　目前，空气污染是继吸烟之后，最受重视的一个致癌因素。其根据是：①空气污染物中能检出致癌物，如砷、BaP 的致癌性已被动物实验证实；②肺癌的患病率和死亡率与大气污染程度成正比，但大气污染与肺癌的因果关系还有待深入研究。

(六) 大气中主要污染物对人体健康的影响

1. 可吸入颗粒物

直径≤100 μm 的颗粒物称为悬浮性颗粒物(SPM)。悬浮性颗粒物中，粒径≤10 μm的颗粒物可进入呼吸道，故称为可吸入颗粒物(IP)。

(1) 来源　①自然来源：如岩石风化、火山爆发、森林火灾等。②人为来源：主要是火力发电厂、钢铁和有色金属的冶炼、水泥和石油化工企业的生产过程、采暖锅炉、家庭炉灶和汽车尾气等排出的颗粒物。固体颗粒物中，天然来源的数量较大，但人为来源的颗粒物的危害要远大于天然颗粒物。

(2) 理化特性　可吸入颗粒物的化学成分很复杂，可能含无机物，如石棉、石英、金属及其化合物，也可能含有机物，如各种烃类特别是多环芳烃等碳氢化合物。其来源不同，成分也不一样。其理化特性有：①具有很强的吸附性：可吸附水蒸气和各种有害气体形成雾，也可能吸附致癌性很强的 BaP 等烃类化合物。②金属烟尘具有催化作用：能促使其所吸附的 SO_2、NO_x 等气体转化为硫酸雾和硝酸雾。

(3) 对人体的危害　颗粒物的粒径不同，滞留在呼吸道的部位也不同。粒径为5～10 μm 者大部分被上呼吸道滞留，随咳痰排出体外；粒径为 1～5 μm 者，可随气流到达呼吸道深部，并有部分到达肺泡，在肺泡内扩散、沉积下来；粒径小于 0.4 μm 的颗粒物可以较自由地进出肺部，在肺内的沉积较少。总结起来，主要有以下几种危害：

①载体作用：可吸入颗粒物吸附能力较强，可吸附有害的气体和液体，并将它们带入肺深部，从而导致更严重的危害。

②沉积作用：颗粒物沉积在呼吸系统内，可损害肺内具有吞噬和清除异物作用的巨噬细胞系统，并可降低肺内淋巴组织的各种免疫功能。

③联合作用：可吸入颗粒物可促使其他有害物质的毒性加强，与其他污染物产生协同作用。

④影响肺功能：大量的可吸入颗粒物进入肺部，可使局部通气性支气管的通气功能下降，特别是黏稠性较大的可吸入颗粒物，会加重局部损伤。

⑤间接影响：导致心血管疾病发病率增加，心血管疾病病人的死亡率增加。

⑥致癌作用:颗粒物的致癌性与其多环芳烃含量相关。

2. 二氧化硫

(1) 污染来源　一切含硫燃料在燃烧过程中都会产生二氧化硫(SO_2)。大气中SO_2的70%来自固定污染源,26%来自生产工艺过程的排放,剩下的来自其他部分(如汽车尾气等)。

(2) 理化性质　SO_2为无色、有刺激性、腐蚀性且吸湿性很强的气体,易溶于水和乙醇,在潮湿或有雾的空气中,能与水结合,形成亚硫酸,继而形成硫酸,使其刺激作用增强。

(3) SO_2的危害

①SO_2对上呼吸道的刺激和腐蚀作用:SO_2易溶于水,易被上呼吸道和支气管黏膜的富水性黏液吸收,因而它主要作用于上呼吸道。低浓度时,可使呼吸道阻力增加;高浓度时,可造成局部炎症或腐蚀性组织坏死。

②SO_2可吸附在颗粒物上而进入肺深部,使其毒性增加3～4倍,尤其是含有Fe_2O_3等金属氧化物的飘尘,可催化SO_2转变为SO_3并迅速生成硫酸雾,它的刺激作用比SO_2大10倍。

③SO_2与BaP的联合作用增强了BaP的致癌作用。

④SO_2吸收入血后还可通过与维生素B_1结合,而影响维生素B_1的代谢,从而影响人体的正常代谢和生长发育。

3. 氮氧化物

氮氧化物(NO_x)是N_2O、NO、NO_2、N_2O_3、N_2O_4和N_2O_5等的总称。大气中的NO_x主要以NO和NO_2的形式存在,NO_2主要由NO氧化而来。

(1) 污染来源

①自然来源:大气中的氮受雷电或高温激活,易氧化生成NO_x;火山爆发、森林火灾可产生NO_x;土壤中的微生物分解含氮化合物可产生NO_2。通过自然界的氮循环过程向大气中释放的NO_x约占总排放量的90%,但因其广泛分布于大气层中,因此大气中的本底浓度很低。

②人为来源:占总排放量的10%。各种燃料在高温条件下的燃烧,可生成NO_x,温度越高,生成量越大,其中以工业炉窑和汽车排放最多。人为来源的NO_x中,2/3来源于汽车等流动性污染源,1/3来源于工业等固定污染源。

(2) 理化性质　从N_2O到N_2O_5颜色逐渐加深。在高温条件下NO_2是红褐色气体,低于0 ℃时,则几乎仅有N_2O_4存在,它是无色晶体。NO为无色气体,遇氧则变为NO_2。

(3) NO_x对人体的损害　NO_x难溶于水,易进入呼吸道深部,并与肺泡表面活性物质发生脂质过氧化作用而损害肺组织。缓慢溶于肺泡表面水分中的NO_x,可形成亚硝酸、硝酸,对肺组织产生强烈的刺激和腐蚀作用,引起肺水肿;亚硝酸进入血液后,可生成高铁血红蛋白,导致组织缺氧。

当空气中的 NO_x 以 NO 为主时，以高铁血红蛋白血症及中枢神经系统损害为主；以 NO_2 为主时，其毒性比 NO 高 4～5 倍，对机体的多种组织均有损害，但以肺损害尤为明显。

4. 光化学烟雾

(1) 概念　光化学烟雾是排入大气中的氮氧化物和碳氢化合物受太阳的紫外线作用，发生光化学反应所产生的含有 O_3、过氧酰基硝酸酯(PAN)和醛类等多种具有强氧化作用和刺激性的混合性烟雾。

(2) 成分　O_3 占 85%以上，各种 PAN 占 10%左右，其他物质(如醛类、过氧化烃、氧化氢、原子氧等)所占比例较小。此外，还存在气溶胶成分，如硫酸雾和硫酸盐类物质，以及挥发性较小的碳氢化合物。

(3) 危害　最突出的危害是刺激眼睛和上呼吸道黏膜，引起眼睛红肿和喉炎。这主要是 PAN、醛类和各种自由基及过氧化物作用的结果，其中 PAN 是极强的催泪剂，其催泪作用是甲醛的 200 倍，而 PBN 的催泪作用是 PAN 的 100 倍，所以，PBN 的含量虽不如 PAN 高，但其强烈的催泪作用却不可低估。同时，甲醛又是致敏物质，能引起流泪、打喷嚏、咳嗽、呼吸困难、头痛、无力等。在光化学烟雾事件中，大批居民出现了这些症状。损害深部呼吸道黏膜和组织，主要是光化学烟雾中的 O_3 所为。低浓度 O_3 长期作用，可引起慢性呼吸道疾病及其他慢性病，如乏氧、甲状腺功能受损，诱发淋巴细胞染色体畸变、溶血反应等，并加速人体衰老。同时，光化学烟雾中的气溶胶能降低大气能见度，使交通事故增多。

厄尔尼诺现象

相传，很久以前，居住在秘鲁和厄瓜多尔海岸一带的古印第安人，很注意海洋与天气的关系。他们发现，如果在圣诞节前后，附近的海水比往常格外温暖，不久，便会天降大雨，并伴有海鸟结队迁徙等怪现象发生。古印第安人出于迷信，称这种反常的温暖潮流为“神童”潮流，即“厄尔尼诺”潮流。

厄尔尼诺现象是指赤道东太平洋海水温度大范围、长时间、不间断的异常增温现象。“厄尔尼诺”一词源自西班牙，意即“圣婴”。厄尔尼诺现象常发生在赤道东太平洋。秘鲁渔民最早注意到由于海水水温的变化影响了正常的鱼汛，就根据这种现象常发生在圣诞节前后这一特点，称之为“厄尔尼诺”，意思是“圣婴降临，情况有变”。实际上厄尔尼诺现象的发生时间可以在一年中的任何月份。一般认为，这一海域的水温比正常温度高出 0.5 ℃以上就可以判定发生了厄尔尼诺现象。大面积的海水温度增高，造成东太平洋上空水蒸气量加大，西向信风减弱，改变了大气环流的常态，从而引起全球气候反常。1997 年的厄尔尼诺现象为第 14 次，它始于 3 月份，突出的特点是来势凶猛、发展迅速。1997 年 11 月中旬，日本气象厅厄尔尼诺监视预报中心宣布，太平洋赤道附近海水温度垂直分布图的颜色越来越红，其面积也越来越大，水温正在不断升高。11

月份洋面平均水温比平常年份高出 3.3 ℃，是 20 世纪以来的最高纪录。该中心认为，太平洋赤道附近东部地区发生了 20 世纪以来最为严重的厄尔尼诺现象。

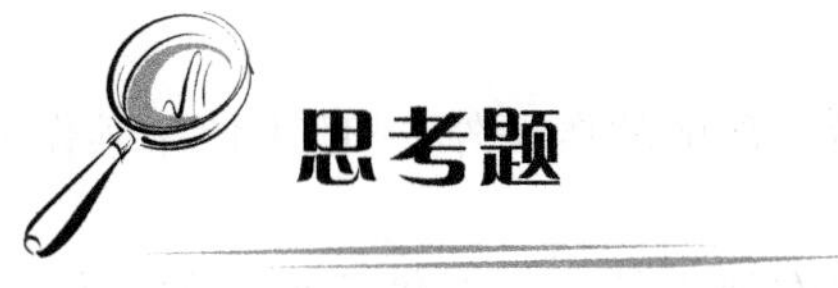

一、解释下列名词

空气离子化、二次污染物、可吸入颗粒物

二、问答题

1. 简述紫外线的生物学作用。
2. 简述大气污染对健康的危害。
3. 简述大气中主要污染物对人体健康的影响。

第二节　生活饮用水卫生与健康

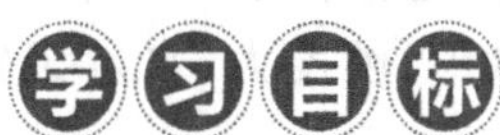

1. 掌握水质污染对健康的危害。
2. 熟悉生活饮用水的基本卫生要求。
3. 了解生活饮用水的水质规范与检验标准、水质净化与消毒方法。

水是生命之源，自然之本，是地球上一切生物赖以生存的物质基础。据统计，淡水占全球水总储量的 2.53%，其中可利用的淡水仅占淡水总量的 0.34%。1996 年联合国发出警告：21 世纪将面临严重缺水现象。我国人口众多，全国总用水量约为 4776 亿立方米/年，用水量居世界第二位，而人均占有淡水资源径流量仅为世界人均占有年径流量的 25%，此外，我国城市污水处理厂的年处理率仅为 2.43%，全国每年有 369 亿立方米工业废水和城市污水被排放入江河。据报道，我国 430 个城市有 90%以上的饮用水遭到污染。

一、概述

(一) 水资源

水资源是指人类生存可以利用的淡水水量，地球上的水资源可以分为以下三大类：

1. 降水

降水是指雨水、雪水，其特点如下：

（1）污染机会多，差异比较大；

（2）水质浑浊，水量无保证；

（3）细菌含量高，水质较地下水软；

（4）溶解氧含量高。

因此，除干旱地区和沿海岛屿的居民外，一般不使用其作为生活饮用水的来源。

2. 地面水

地面水是指雨水、雪水在地表径流和汇集后形成的水体，包括水库水、湖泊水和江河水等。其特点如下：

（1）水量大，水质软，取用方便；

（2）微生物含量相对较少；

（3）容易受到污染，但自净能力较强；

（4）溶解氧含量低。

同时，地面水与地下水有相互补充关系，通常作为生活饮用水的良好来源。

3. 地下水

地下水是指降水和地表水渗透到地层以下形成的水体，可分为浅层地下水、深层地下水和泉水三种。

（1）浅层地下水　浅层地下水是指位于地表下第一个不透水层之上的水体，其特点是水质性状较好、细菌数较地面水少、水质硬度增加，是我国农村常用的水源。

（2）深层地下水　深层地下水是指位于第一个不透水层之下的水体，其特点是水质透明无色、水量较大、细菌数量少、硬度大、水量比较稳定，常被用来作集中式供水水源。

（3）泉水　泉水是指通过地表缝隙自行涌出的地下水，其水质较好，可以作为农村分散式给水和城市集中给水的水源（图 3-4）。

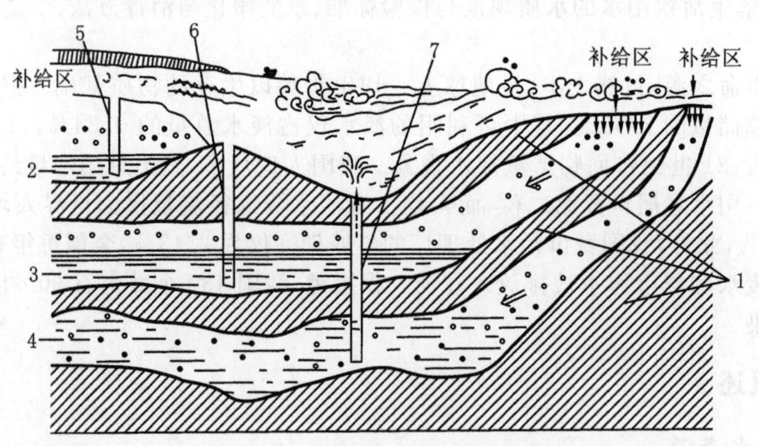

图 3-4　地层含水情况示意图

1. 不透水层　2. 浅层地下水　3. 不承压的深层地下水　4. 承压的深层地下水

5. 浅井（由浅层地下水补给）　6. 深井（由不承压深层地下水补给）　7. 自流井（由承压层地下水补给）

中国水资源

我国是一个干旱、缺水严重的国家。我国的淡水资源总量为28000亿立方米，占全球水资源的6%，仅次于巴西、俄罗斯和加拿大，位列世界第四。但是，我国的人均水资源量只有2300立方米，仅为世界平均水平的1/4，是全球人均水资源较贫乏的国家之一。然而，中国又是世界上用水量最多的国家。仅2002年，全国淡水取用量达到5497亿立方米，大约占世界年取用量的13%，约是美国1995年淡水供应量(4700亿立方米)的1.2倍。

目前全世界的淡水资源仅占其总水量的2.5%，其中70%以上被冻结在南极和北极的冰盖中，加上难以利用的高山冰川和永冻积雪，有86%的淡水资源难以利用。人类真正能够利用的淡水资源是江河湖泊和地下水中的一部分，仅占地球总水量的0.26%。目前，全世界有1/6的人口约10亿多人缺水。专家估计，到2025年世界缺水人口将超过25亿。

(二) 水体污染的自净和污染物的转归

人类活动将污染物排放进入江、河、湖、海等水体中，当其数量超过水体的自净能力时，使水质和底泥的理化性质以及水环境中的生物特性等发生变化，降低水体的使用价值，造成水质恶化，危害人体健康或破坏生态环境的现象称为水体污染。某些自然因素也可使水体成分发生改变，如水中氟含量过高会产生健康损害，但水体污染主要是指人为污染。目前，水体污染是一个重要的环境问题，据统计，我国54条主要河流中有27条被污染，44个城市中有41个地下水源受到污染，可见水体污染程度非常严重。

1. 水体主要污染源和污染物

(1) 水体主要污染源

①工业废水：水体污染的主要来源，在工业生产过程中的各个环节都会产生废水，其水质和水量根据生产工艺和生产方式不同而异，比如钢铁厂排出含酚的废水、造纸厂排出含有机物的废水、发电厂排出含无机物的废水等等。工业废水的特点是：a. 水质和水量因生产工艺和生产方式的不同而异；b. 除冷却水外，都含有多种与原料有关的物质。

②生活污水：指居民在日常生活中产生的污水，包括洗涤和粪尿污水等。这些污水中含有肠道致病菌、病毒、寄生虫卵病原体，还含有大量的有机物和无机物，造成水质恶化，并且为各种致病微生物提供生存和繁殖条件。同时，有一些工业废水也排入城市污水管道中，使生活污水的成分和数量增加。还有来自医疗机构的医疗废水等特殊的生活污水，主要引起居民的肠道传染病。近年来，由于洗涤剂的大量使用，其中含有的氮、磷等营养盐类进入水体后，使某些浮游生物和藻类大量繁殖，死亡后可使水中氧含量降

低，发生水体的富营养化。生活污水污染水体的特点是水质、水量具有明显的昼夜和季节周期变化特点。

③农业污水：指农产品加工、饲养牲畜、降水或灌溉水流过农田过程中排出的污水，主要含有化肥、农药、多种病原体等，可以加速水体富营养化的过程。近30年来，随着化肥、农药用量的剧增，农业污水污染环境的现象普遍存在。特别是农药污染水体可对人体健康带来危害。

(2) 水体污染物

①物理性污染物：主要是指放射性污染和热污染。天然水体中一般不含放射性物质，水中的放射性物质主要来源于天然放射性核素、核试验的沉降物、核工业的“三废”以及核研究和核医疗等单位排放的废水；热污染主要来源于工业冷却水，以动力工业如核电站、火力发电厂排放最多，其次是冶金、化工、石油和机械工业等。

②化学性污染物：进入水体中的化学污染物种类繁多，数量也在不断增加。水体中的化学污染物主要有两大类，即无机物（如铅、汞、镉、铬、砷等）和有机物。据统计水体中已被鉴别出的有机物高达两千多种。

③生物性污染物：生活污水、医院污水、屠宰厂污水及垃圾的地面径流，都含有大量的微生物，其中更含有很多病原体。此外，水体富营养化造成的藻类大量繁殖也是生物性污染的来源。

2. 各种水体污染的特点

(1) 江河水　流经地域广，污染机会和污染途径多。但其流量大，流速快，易稀释、扩散，且溶解氧含量高，自净能力较强。河流的污染与河流的径污比密切相关，径污比大，则受污染的可能性小。

(2) 湖泊、水库水　水面广阔，水流迟缓，沉淀作用显著，混合稀释能力较差，泥沙及污染物易于积累而增多。风向的变换可使同一水域产生不同的稀释和污染情况，故污染物的分布具有不均一性，自净作用比流动的江河水差。湖泊、水库污染的主要现象是水体富营养化，可引起水体变色、发臭，透明度降低，溶解氧含量下降，水质恶化，鱼类及其他水生物大量死亡。同时，藻类及其他生物残体的分解，又释放出氮、磷等营养素，供新一代藻类利用。因此，即使切断了氮、磷污染的来源，富营养化的水体也难于自净和恢复到正常状态。

(3) 海洋　具有巨大的容量和沉降作用，且通过环流、潮汐、重力流等作用使海水很好地混合，自净能力强。但海洋的污染物多而复杂，污染物可在海水中长期积累富集，具有持续性强、危害大、扩散范围广、控制复杂的特点。

(4) 地下水　污染机会少，但地层可能存在有溶洞、断层和裂隙等情况，地面污染物仍有可能进入，特别是补给区如受污染，其水质更易发生变化。而且地下水流动极其缓慢，溶解氧含量低，微生物少，故自净能力差。一旦污染不易恢复，更新期长，污染物可通过溶洞或砾石层进行远距离的转移和扩散，不易查清污染来源和途径，污染难以治理。

3. 水体污染的自净

水体自净是指受污染的水体通过物理、化学、生物学的作用,使污染物的浓度降低,逐渐恢复到污染前的水平(状态)的过程。影响水体自净过程的因素很多,如水温、溶解氧含量、微生物的种类和数量以及污染物的性质和浓度等。水体按其净化机制,可分为以下几类:

(1) 物理净化　物理净化是指通过稀释、扩散、沉淀等作用使水体污染物浓度降低的过程。稀释作用是一种重要的物理净化过程,污水的稀释程度可用稀释比来表示,对河流来说,即参与混合的河水流量与污水流量之比。一些颗粒物可沉入水体底质,使水质得到改善,但在特殊情况下可造成二次污染。一些污染物还可被水中的固体物质吸附,而随固相迁移和沉降。物理净化并不减少污染物的绝对量,却在很大程度上有利于后续的化学和生物净化过程的进行。

(2) 化学净化　化学净化是指通过氧化、还原、分解、化合等作用使水体污染物浓度降低的过程。该过程取决于污水与水体的具体情况,如在一定的条件下,水体中难溶性硫化物可氧化为易溶性硫酸盐;可溶的二价铁可转化为几乎不溶的三价铁的氢氧化物而沉淀下来;酸碱污染物可发生中和作用等。

(3) 生物净化　生物净化是指由于水生生物的存在,通过有机物的氧化分解作用而引起的污染物质浓度降低的过程。温度、营养物质比例和溶解氧含量是影响水体自净作用的主要环境条件。许多水生、沼生植物,如芦苇对水体中悬浮物质、氯化物、有机氮、硫酸盐等均有一定的自净能力,凤眼莲、菱角等有吸附水中重金属元素的能力。

有机物的自净过程常分为三个阶段:一是易被氧化的有机物的化学氧化分解,本阶段污染物的分解可在数小时内完成;二是有机物的生物化学氧化分解,其持续时间与微生物的种类和数量、水中有机物浓度等因素有关;三是含氮有机物的消化过程,一般需1个月左右。

4. 水体污染物的转归

(1) 污染物的迁移

①不易分解的无机物流向下游,并被水体水量稀释。

②悬浮物质沉降于水底。

③挥发性物质逸入大气。

④被水生生物吸收而产生生物富集作用,富集后还可通过食物链产生生物放大作用,对人类健康造成极大危害。

(2) 污染物的转化　有机物可通过氧化、还原、水解、光化学和生物学等作用使污染物原有的形态或分子结构发生改变,以至于污染物本身固有的化学性质、毒性和生态学效应也发生改变。如在还原条件下,五价砷可转化成三价砷,微生物可将无机汞转化成甲基汞等。

二、生活饮用水的基本卫生要求

饮用水的质量直接关系到居民的生活和身体健康,为了减少疾病的流行,国家制定了相关的生活饮用水水质标准，其基本要求有以下几点：

(1) 要求水体中不含有致病微生物，不引起介水传染病的流行；

(2) 对健康有害的化学物质含量应在安全范围内，同时对健康有好处的化学物质也应有适宜含量；

(3) 要求水质感官性状良好；

(4) 水量充足和取用方便。

三、生活饮用水的水质规范与检验指标

我国现行的生活饮用水水质标准是卫生部颁布的于 2007 年 7 月 1 日起实施的《生活饮用水卫生规范》(GB 5749—2006)。水质检验项目可以归为以下四类指标。

(一) 物理和感官性状指标

物理和感官性状指标是比较直观的指标，一般人均能分辨，水体受污染后这些指标会发生改变。其缺点是要准确定出数值指标比较困难。

1. 色

纯净的水浅时无色，深时为浅蓝色。受污染时随着污染物质的不同而发生变化，如含高铁化合物的水呈黄色、富于藻类的水呈绿色等。

2. 臭

清洁的水没有任何气味，而被污染的水常产生一些不正常的气味。闻臭气追查污染源常是一种好办法，臭是评价水质的一项主要感官指标。工业废水污染水体时，可出现各种不同的臭气。

3. 味

纯净的水是无味的，水中如溶解不同物质会产生不同的味道。如氯化物可产生咸味、硫酸盐可产生苦味等。通过调查品尝水味，可以对水质进行初步鉴别。但对污染水域进行检测时，因水中有毒物，不适宜进行水味鉴定。

4. 浑浊度

清洁的水是透明的，浑浊是由于水中悬浮物质和胶体颗粒产生的散射现象。也有用透明度来评价水质的。

5. 水温

水温主要受日照的影响。地面水水温波动较大，地下水则较恒定。大量冷却水进入地面水时，可使水温增高，即所谓的热污染。

6. 总固体

总固体是水中悬浮物和溶解物质的总称，总固体多则水质浑浊。取过滤后的水，在一定温度下蒸干，所得的残留物称为溶解性固体，溶解性固体由水中矿物盐和有机物组成。当水体受污染时，总固体含量增加。

（二）化学性状指标

1. pH 值

天然水的 pH 值一般在 7.2～8.5 之间。水体被有机物污染时，有机物分解后产生游离的 CO_2，可使 pH 值下降。工业废水污染水体后，pH 值变化明显，如矿区排出的酸性废水，造纸、化纤、制碱等工业排出的碱性废水等，都可影响地面水的 pH 值。

2. 硬度

硬度是指溶于水中的钙、镁等盐类的总量，以 $CaCO_3$ 含量(mg/L)表示。硬度分为：碳酸盐硬度(暂时硬度)，由钙、镁的碳酸盐和重碳酸盐组成，水煮沸后重碳酸盐放出 CO_2 而变成碳酸盐沉淀；非碳酸盐硬度(永久硬度)，由钙、镁的硫酸盐、硝酸盐和氯化物组成。水煮沸后可以除去的硬度称为暂时性硬度，不能除去的硬度称为永久性硬度。

3. 含氮化合物

含氮化合物包括有机氮、蛋白氮、氨氮、亚硝酸盐氮和硝酸盐氮。有机氮是含氮有机化合物的总称。蛋白氮是指蛋白质已分解后的较简单的有机氮。两者主要来源于动植物体，显著增高时表明水体新近受到明显的有机物污染。氨氮是水体被人畜粪便污染后经微生物分解形成的最初产物，水中出现氨氮增高，表示新近有人畜粪便污染。亚硝酸盐氮是氨硝化过程中的中间产物，其含量增高预示着水中有机物的无机化过程尚未完成，污染仍存在。硝酸盐氮是含氮有机物氧化分解的最终产物，含量增高时表明污染物分解已结束，自净过程完成，水体流经硝酸盐含量较高的地层结构时硝酸盐的含量也会增加，此时无卫生学意义。

4. 氯化物

天然水中都含有氯化物，是水中主要的阴离子，含量随地区的不同而异，但在同一地区内，水体中氯化物含量常是恒定的。水源水流经含有氯化物含量较高的地层时，水中氯化物含量可增高。受生活污水或工业废水污染、沿海地区海水侵入土壤可使地面水氯化物含量升高，如含氮化合物同时增加，更能说明水被污染，特别是被粪便污染。

5. 硫酸盐

硫酸盐的主要来源是土壤和岩石成分的溶解。地下水中常含有来自地层矿物质的硫酸盐，且多以硫酸钙、硫酸镁的形态存在，含有大量硫酸盐的水的永久性硬度很高。水中硫酸盐含量突然增加时，表明水体有被生活污水、工业废水或化肥硫酸铵污染的可能。

6. 溶解氧(DO)

DO 是指溶解于水中的氧，水中 DO 与大气中氧分压和水温有关。水温低则 DO 含量增加；有藻类繁殖时，在光合作用下 DO 含量升高。

DO 是评价有机物污染的重要间接指标，有机物污染时水中 DO 含量减少，甚至出现缺氧，导致水体发黑、发臭；DO 对鱼类生存有很大的影响，当 DO 含量低于 4 mg/L 时，可影响鱼类生存。

7. 化学耗氧量(COD)

COD是指在规定的条件下,用氧化剂(高锰酸钾、重铬酸钾)氧化水中有机物所消耗的氧量。它是评价有机物污染的间接指标,能反映水中能被氧化的有机物和还原性无机物的总量。水中有机物种类繁多,不能直接测定,也不能区别是动物性还是植物性污染,该法只能测定含碳的有机物,所以COD只能用来表示水中容易被氧化的物质含量。

8. 生化需氧量(BOD)

BOD是指水体中有机物在有氧条件下,被微生物分解时所消耗的溶解氧量。有机物含量增高时BOD上升,温度高可促使生物氧化过程时间缩短。为使BOD具有可比性,在实际工作中以20 ℃培养5日后,1 L水中减少的溶解氧量为5日生化需氧量。

9. 总有机碳和总需氧量

总有机碳(TOC)是指水体中总有机物的含碳量;总需氧量(TOD)是指1 L水中的还原性物质(无机物和有机物中的碳、氢、氧、硫等)在一定条件下被氧化为水、CO、SO_2、NO时所需的氧量。

(三)生物学性状指标

细菌学检查,特别是肠道菌检查,可作为水受到动物性污染物污染的有力依据。但直接检查水中各种病原体,方法复杂,时间较长,即使得到阴性结果,也不能保证水质的绝对安全。所以,在实际工作中,常以细菌总数和大肠菌群作为指示菌,来间接评价水质受到人畜粪便等的污染情况,再结合其他理化分析,来综合判断水质状况。

1. 细菌总数

细菌总数是指1 mL水在普通琼脂培养基中经37 ℃、24 h培养后所生长的细菌菌落总数。该项指标不能反映水中所有细菌的存在情况,仅反映了适合实验条件下生长的菌株的情况。所以该指标只能用于相对地评价水体是否被污染,当人畜粪便污染时细菌总数急剧升高。

2. 大肠菌群

大肠菌群是指一群需氧和兼性厌氧的在37 ℃生长时能使乳糖发酵、在24 h内产酸产气的革兰氏阴性无芽胞杆菌。人和温血动物肠道内存在大量的大肠菌群,自然环境中也存在大肠菌群,为了区别不同来源的大肠菌群,可用提高培育温度(44 ℃±0.2 ℃)的方法来进行鉴别。自然环境中的大肠菌群在此条件下不能生长,只有来自人和温血动物粪便内的大肠菌群才能生长,称为粪大肠菌群,它是理想的指示菌。大肠菌群是评价水体受人畜粪便污染情况的一项重要的卫生学指标。但其缺点包括:天然水体中大肠菌群的自然死亡一般比肠道病毒快;对消毒剂的抵抗力比肠道病毒、致病性原虫包囊等低;在含有丰富营养物质的水体中大肠菌群也可能再生长;水样中其他杂菌较多时有可能影响大肠菌群的生长。

3. 游离性余氯

游离性余氯是指氯化消毒时,加氯并接触一定时间后,水中所剩余的氯量。为保证饮水具有持续消毒能力及饮用水安全性，标准规定，加氯消毒持续接触 30 min 以上，游离性余氯应不小于 0.3 mg/L，管网末梢不低于 0.05 mg/L。在此种情况下，肠道致病菌、钩端螺旋体均已被杀灭。

（四）放射性指标

正常情况下，生活饮用水中放射性浓度很低。核能的开采、利用，以及放射性核素的加工、使用等，可使水源遭受放射性废水、废渣的污染，而存在放射性损伤的危险。水质标准中规定，总 α 放射性不超过 0.5 Bq/L，总 β 放射性不超过 1.0 Bq/L。

四、水质污染对健康的危害

（一）生物性污染的危害

含有病原体的人畜粪便、污水污染水体后，水中会存在大量的致病微生物，主要有细菌（如伤寒杆菌、副伤寒杆菌、痢疾杆菌、致病性大肠杆菌等）、病毒（如甲型和戊型肝炎病毒、脊髓灰质炎病毒、柯萨奇病毒和腺病毒等）、原虫（如贾第虫、溶组织内阿米巴原虫、血吸虫等）。当居民饮用或者接触被病原微生物污染的水体后，会发生各种以水为媒介的传染病，而产生介水传染病。一般来说，产生的原因有两个：一是水源被污染后，不经消毒处理即供居民饮用；二是经过处理后的饮用水再次被污染，比如自来水管网系统漏水。

介水传染病的流行特点有：①污染后即可有暴发流行；②病例的分布和供水范围一致；③在采取污染治理措施后能迅速得到控制。

（二）化学污染的危害

水体受到有毒化学物质污染后，其中的各种有毒的化学物质如汞、砷、酚、氰化物和多氯联苯等通过饮用水或食物链进入人体，使人体发生急、慢性中毒，甚至诱发癌症。世界上著名的公害事件中，与水污染有关的有镉污染引起的痛痛病、汞污染引起的水俣病。由于水中的化学污染物种类繁多，因此着重介绍酚类化合物和多氯联苯。

1. 酚类化合物

(1) 污染来源　酚(C_6H_5OH)又称苯酚或石炭酸，有特殊气味。酚的挥发性小，加热时可产生大量的酚蒸气。酚类化合物可来自炼焦、炼油、纺织、制药、造纸以及以酚为原料的工业，蒸馏煤焦油时产生的甲酚称为煤酚。含煤酚 50%的肥皂溶液为煤酚皂液（来苏儿），它可用作外用消毒剂。酚有多种化合物，按其化学结构不同可分为单元酚和多元酚，按其性质不同可分为挥发性酚和不挥发性酚。酚易溶于水，易被氧化，因而在自然界中易被分解。

(2) 代谢及毒作用机制　酚及其化合物可经皮肤、呼吸道及消化道吸收。酚进入机体后，一部分氧化为对苯二酚及邻苯二酚，一部分与硫酸盐及葡萄糖醛酸结合由肾脏排出，其余以原形由肾脏排出。对苯二酚和邻苯二酚的氧化产物使尿呈棕黑色，称为“酚尿”。酚及其化合物一般不在体内蓄积。

酚及其化合物为细胞原浆毒，呈中等毒性，能使细胞蛋白质发生变性和沉淀，而且酚还能从变性或沉淀的蛋白质中分离出来，透入深部组织，引起全身中毒。产生的病理改变取决于酚的浓度。高浓度酚可引起急性中毒，病理变化为：脏器及脑水肿，浅层出血；肾小球、肾小管和心肌变性；口腔、食道和胃黏膜充血且呈暗红色，且有灰色斑状坏死。低浓度酚主要使细胞变性，低浓度时由于渗透力较强，可深入到深层组织。

被机体吸收后的酚可引起中枢神经系统的改变，表现为先兴奋后抑制的过程，特别是对呼吸中枢、血管舒缩中枢和体温调节中枢作用明显。此外，对心肌和毛细血管有直接的损害作用，可引起广泛的肾小管损害。长期饮用低浓度的含酚水，可以造成慢性中毒。

(3) 临床表现　经消化道引起的急性中毒者可有口腔、咽喉、食管及胃部的烧灼感，口腔黏膜糜烂，表面呈灰白色，以后变为棕黑色，并有口渴、恶心、呕吐、腹痛、腹泻等症状，呼吸有酚味。中毒后常继发肝、肾损害和肺炎，也可造成皮肤和眼的灼伤。酚能使接触部位的浅表血管发生凝结，局部组织坏死，呈白色皱缩现象，愈后可留下棕黄色的斑迹。酚的致死量为 8～15 g，多因呼吸麻痹或循环衰竭而死，病情较迟缓者，也可因急性肾功能衰竭、肺水肿和吸入性肺炎而死亡。

饮用含酚水产生的中毒，常表现为记忆力减退、头晕、头痛等神经衰弱的症状，食欲不振、吞咽困难、呕吐、腹泻等消化道症状，以及受害人群出现黑尿、口腔灼热感、口腔炎等症状，皮肤可有皮疹、瘙痒等。测定尿中酚的含量有助于对慢性酚中毒病人作出正确诊断，正常人 24 h 内尿酚含量为 20～50 mg。

2. 多氯联苯(PCBs)

(1) 理化性质　PCBs 又称氯化联苯，为有机氯化合物，通常以混合物的状态存在，其共同的要素是具有苯核、氯元素，氯元素少的为液态，随着氯元素的增加其黏稠性也增加，继而成为树脂状固体。几乎不溶于水，可溶于有机溶剂，极易溶于乙烯，脂溶性高。在强酸、强碱中极为稳定，具有优异的电绝缘性。

(2) 污染来源　自然界中的 PCBs 均来源于人为污染，使用最多的是作为绝缘材料，如用于变压器、电容器等。此外，也用于塑料增塑剂、涂料、墨水添加剂、有机氯农药的辅助剂等。

1966 年瑞典的 Jensen 在鱼、鱼卵以及鹫的羽毛中最早发现并报告了 PCBs。此后各国相继报告从环境生物标本中检出了 PCBs，说明 PCBs 污染已遍及了全世界。PCBs 在水体中极为稳定，具有长期残留性、生物蓄积性、半挥发性和高毒性，是一类广泛存在的持久性有机物。其分布特征为：在地理上，大城市与工业区污染较重；在生物界，鱼类污染较显著，所以食鱼的鸟、兽体内的蓄积浓度也较高。

(3) 毒物的吸收及毒作用机制　PCBs 可经皮肤、呼吸道及消化道吸收，消化道的吸收率约为 50%，多在脂肪中蓄积，肝、肾上腺、消化道亦较多。经胆汁从粪便中排泄为主要排泄途径，其次从皮脂腺、眼垢中有少量排出，也可经乳汁排出，或经胎盘转移给胎儿。含氯元素少的 PCBs 易从动物体内排泄，含 5 个氯元素以上的 PCBs 则易蓄积。

PCBs是典型的具有内分泌干扰效应的环境雌激素样化学污染物，具有拮抗雄激素睾酮的作用；可通过与雌激素受体结合，干扰雌激素的正常代谢；干扰神经系统的正常发育。此外，还可能导致脂代谢障碍和肝脏酶的代谢障碍，并导致组织脂质过氧化。

（4）临床表现

①急性中毒：PCBs进入人体后，中毒者首先出现倦怠、头痛、多汗、四肢麻木疼痛、恶心等胃肠道功能紊乱、上眼睑水肿等症状。随着中毒的加重，出现眼垢增多，颜面、颈部、躯干部等体表部分发生酒刺样皮疹。女性中毒者可出现月经不调、性欲减退、黄疸等全身症状。严重者可有肝脏损害，甚至出现肝昏迷而死亡。PCBs还可通过胎盘、乳汁转移给胎儿或婴儿。

②致癌作用：动物实验及人群调查表明，PCBs与乳腺癌、肝癌、胆囊癌、胆管癌的死亡率可能有关联。国际癌症研究机构(IARC)将PCBs列为"人类可以致癌物质"。

③慢性作用：人类长期暴露于PCBs可引起肝脏损害、生殖系统损伤、免疫功能受损、生长发育障碍等。

④对子代的影响：出生前暴露于PCBs，可导致新生儿生殖系统的发育和功能异常以及神经行为异常。

（5）生态毒性　PCBs对水生生物（如藻类、鱼贝类等）的毒性较大，水中浓度为0.1 mg/L时，幼虾48 h可全部死亡，浓度为2.4～4.3 μg/L时，17～53天内可杀死成虾。

由于地质原因，地壳表面元素分布不均衡，使部分地区水中某些元素含量过多或者过少，导致该地区人群发生特异性的疾病，即引起生物地球化学性疾病，多见的有碘缺乏病、地方性氟中毒、地方性砷中毒等。

（三）物理性污染的危害

1. 热污染

工业冷却水没有经过降温处理就排放出来是水体热污染的主要来源，其危害是使水体温度升高，有毒物质、重金属对水生生物的毒性增加，水中溶解氧浓度降低，影响水的生态环境，不利于水发挥自净作用，从而加剧水体富营养化，改变水生生物原有的生活环境。

2. 放射性污染

含有放射性物质的污水会使水体受到污染，如^{131}I、^{137}Cs、^{226}Ra和^{32}P等，分布于对其亲和力较强的组织和器官而产生辐射损伤，主要危害是引起放射病、癌症和遗传变异等，影响青少年的生长发育，影响灌溉的农作物的产量。

五、水质净化与消毒

选做水源的水，特别是地面水，不能达到生活饮用水水质标准的要求，需经过常规处理，即混凝沉淀、过滤和消毒，以去除原水中的悬浮物质、胶体物质和细菌等杂质。对于水质较好的地下水可直接消毒便可饮用。有的原水尚需进行特殊处理。

（一）混凝沉淀

原水中含有的杂质可分为两大类：一类是悬浮在水中的悬浮颗粒和胶体物质；另一类则是溶解在水中而肉眼看不到的溶解物质。悬浮在水中的胶体微粒是使水产生浑浊的主要原因，特别是一些细小的黏土颗粒、腐殖质和蛋白质等，很难通过自然沉降消除，需要加入混凝剂混凝后，使之相互黏附集聚成较大颗粒而从水中沉降下来，该过程称为混凝沉淀。

1. 混凝沉淀的原理

（1）压缩双电层作用　悬浮在水中的胶体颗粒具有稳定性，胶粒表面吸附有离子，这种离子分成两层，靠近胶粒的一层离子随胶体一起移动，称为吸附层或固定层，厚度只有 2～3 nm。吸附层内正电荷离子和负电荷离子并不相等，水中胶体杂质带负电荷就是因为吸附层负电荷离子比正电荷离子多。外面一层为扩散层，厚度约为固定层的几百倍，该层厚度可随原水水质变化，并决定胶体的电性斥力大小。吸附层和扩散层总称双电层。双电层内的正、负电荷数相等，使胶体颗粒呈中性。为保持胶粒的正、负电荷数目相等，双电层厚度便相应压缩，扩散层变薄，这种作用称为压缩双电层作用。压缩双电层作用的结果是胶体颗粒间的吸引经碰撞使小颗粒黏附成为大颗粒，生成肉眼可见的絮凝体（或称矾花、绒体），胶体颗粒的稳定性破坏而容易沉淀下来。

（2）电中和作用　电中和作用是指带正电荷胶体和带负电荷胶体因电荷中和而吸附的过程。一些混凝剂加到水中后，可以水解成带正电荷的胶体，它能中和原水中带负电荷的胶体颗粒。由于两者的电荷不同，颗粒相互吸引结合成较大的絮凝体。铝盐、铁盐和阳离子型高分子混凝剂均具有这样的作用。

（3）吸附架桥作用　一些高分子混凝剂或金属盐类混凝剂能在水中形成长链型高聚物，这些高聚物具有强大的吸附能力，其链节可吸附胶粒，在胶粒和胶粒之间起到架桥作用，使原来相互排斥的胶粒相互凝聚。

通过上述作用，胶体的稳定性受到破坏，胶体颗粒相互结合成较大的絮凝体沉淀下来，这种使胶体失去稳定性的过程称为脱稳，所用的方法称为混凝。混凝的结果是降低了水中的悬浮物质，还能吸附部分细菌和溶解性物质。

2. 混凝剂和助凝剂

（1）混凝剂　目前各国使用的混凝剂种类繁多，既有有机的和无机的，又有天然的和人工合成的。尤其是人工合成的高分子混凝剂的种类特别多，其中 80%以上是聚丙烯酰胺类产品。

（2）助凝剂　在水处理过程中为了提高混凝剂的混凝效果而加入的某些药剂称为助凝剂。助凝剂的作用大致分为两种。一是调节或改善混凝条件。如原水的 pH 值低，碱度不足，可加入石灰、碳酸钠或氢氧化钠等；用氯将硫酸亚铁中的亚铁氧化成高铁。二是改善絮凝体的结构、比重。如原水的浊度太低，可加入黏土或活化硅酸等；铝盐产生的絮凝体质地松散而细小，低温时不易生成易沉淀的颗粒，可用活化硅酸或聚丙烯酰胺助凝。许多野生植物也可用来作助凝剂，它们可以提高铝盐或铁盐的混凝效果，如马齿苋全草、贯众根、仙人掌和榆树皮、木棉树皮、梧桐树皮、木槿和肉桂等都有助凝作用。

混凝是一个较复杂的过程，影响因素也很多，因此，需要通过混凝试验(搅拌试验或沉淀筒试验)来选择混凝剂的品种、最佳 pH 值和合适的投药量。

(二) 过滤

过滤是原水通过颗粒介质(如无烟煤、石英砂或硅藻土等)以去除其中悬浮杂质和微生物而使水澄清的过程。过滤后水中的残留细菌、病毒失去悬浮物的保护，为下一步的消毒创造条件。因此在生活饮用水净化过程中过滤是不可缺少的。

过滤净化的原理：①筛除作用：水通过滤料层时，大于滤料孔隙的悬浮颗粒首先被阻留，随后滤层的空隙逐渐变小，较小的颗粒也被阻留。②接触凝聚作用：水中微小颗粒在经过滤料孔隙时，与滤料接触而吸附(依靠滤料和颗粒间的范德华力)在滤料表面，产生凝聚，由于这种凝聚是以滤料为接触介质的，所以称为接触凝聚作用。滤料吸附微小絮凝体后，被滤料滞留的颗粒也可以吸附另外的颗粒，其吸附作用会进一步加强。

当原水水质比较好，常年的浑浊度在 100°以下时，可以不用进入沉淀池而直接进入滤池过滤。但是一般认为，只有沉淀没有过滤是不合适的，因为滤池的作用不仅仅是降低水的浑浊度，同时还可以除去水中的有机物、无机物、细菌和病毒等，这种效果沉淀池不能代替(图 3-5)。

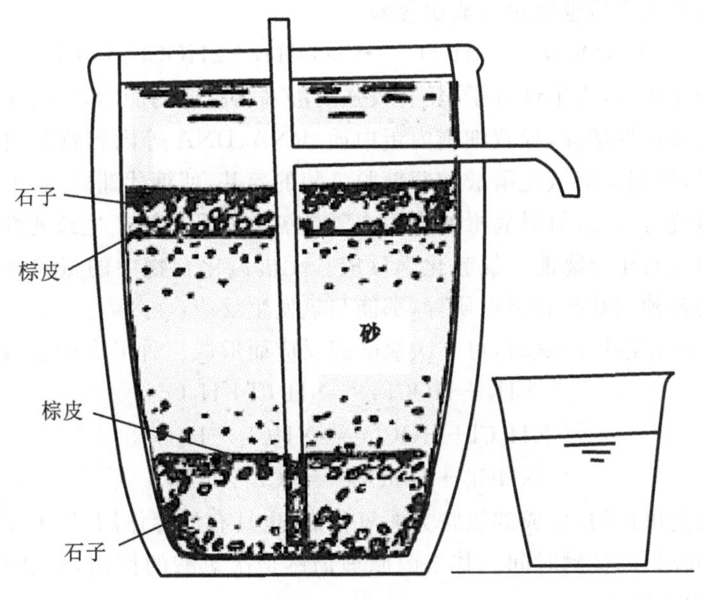

图 3-5　砂滤缸(桶)

(三) 消毒

经过混凝沉淀和过滤后，水中的微生物大部分都已被除去，其去除率可达 90%以上，但还有相当数量的致病微生物存留在水中。所以为了保证饮用水在流行病学上安全，达到安全饮用的目的，净化处理后还必须消毒。某些地下水可不经净化处理（如一些浅层地下水），但仍需消毒。因此，在水厂中加氯消毒这一工艺过程是不可缺少的。

饮用水消毒有物理法（煮沸、紫外线消毒等）消毒和化学法（利用氯、二氧化氯、臭氧、碘等消毒）消毒两类。

1. 氯化消毒

氯化消毒是指应用氯或氯制剂对饮用水进行消毒的方法。氯是一种氧化能力很强的黄绿色有毒气体，在 0 ℃和 98 kPa 时，1 L 氯气重 3.2 g，比空气重 2.5 倍。在 0 ℃和 329 kPa 时，氯气转变成液体，体积缩小 457 倍，可装入钢瓶，以便于储存、运输和使用。

除氯外，应用于饮用水消毒的含氯化合物还有漂白粉（$Ca(OCl)Cl$）、漂白粉精（$Ca(OCl)_2$）和氯胺（NH_2Cl 和 $NHCl_2$）等几种。含氯化合物的种类虽然很多，但在水处理中它们都有一个共同的特点，最终都会完成还原反应，生成化合价为－1 价的氯化物离子，消毒作用也随之消失。所以，含氯化合物中所含化合价大于－1 价的这部分氯称为“有效氯”。有效氯是氯化合物所含氯中可起氧化作用部分所占的比例，是以化合价为 0 的 Cl_2 为 100%进行比较的，只有这部分氯才有杀菌能力。漂白粉含有效氯 25%～30%，漂白粉精含有效氯 60%～70%。

（1）氯化消毒的原理　氯加入水中后，很快水解生成次氯酸，反应式为

$$Cl_2 + H_2O \longrightarrow HOCl + H^+ + Cl^-$$

漂白粉加入水中后也能水解成次氯酸：

$$2Ca(OCl)Cl + 2H_2O \longrightarrow Ca(OH)_2 + 2HOCl + CaCl_2$$

次氯酸的体积小，为中性分子，具有较强的渗入细胞壁的能力，同时又是强氧化剂，可使细胞壁的通透性增强，导致细胞内蛋白质、RNA、DNA 等内容物漏出，并能干扰和影响多种酶系，特别是能氧化磷酸葡萄糖脱氢酶的巯基，使糖代谢障碍，而使细菌死亡。病毒对氯的抵抗力较强，氯对病毒的作用主要是氯对病毒核酸产生致死性损害。

天然水中含氮化合物能与氯起化学反应。无机氮化合物中的氨和亚硝酸盐、有机氮化合物中的各种氨基酸和蛋白质等，都能与氯发生反应。

水中含有一定浓度的氨时，可与次氯酸起反应而形成三种形态的氯胺。

$$NH_3 + HOCl \rightleftharpoons NH_2Cl + H_2O$$

$$NH_2Cl + HOCl \rightleftharpoons NHCl_2 + H_2O$$

$$NHCl_2 + HOCl \rightleftharpoons NCl_3 + H_2O$$

上述反应是可逆的，生成的氯胺为弱氧化剂，也具有消毒作用，但不如次氯酸强，需较高的浓度和较长的接触时间。其杀菌原理仍然是次氯酸的作用，只是在次氯酸被消耗后，反应才向左进行。

（2）影响氯化消毒效果的因素　一是地面水中含有各种各样的杂质，既有有机物又有无机物；二是水中加氯以后，发生非常复杂的化学反应，可影响氯化消毒的效果。主要影响因素如下：

①加氯量：对水进行消毒时，加氯量除了要满足需氯量外，还应有一定量的剩余氯，

即加氯量=需氯量+余氯量。需氯量是指因灭菌、氧化有机物和还原性无机物及某些氯化反应等所消耗的氯量。水中剩余的氯即余氯,余氯有两种,一是游离性余氯(或称为自由性余氯),指 HOCl 和 Cl^-,另一种为化合性余氯,主要是指 NH_2Cl 和 $NHCl_2$。加氯量与水质和制水成本有关:加氯量过多,剩余氯量也高,不但浪费药剂,也会使水产生氯臭味,影响使用;加氯量少则达不到水质标准要求。加氯量的多少与水中消耗氯的物质数量有密切关系,水中的有机物和还原性物质多,加氯量将会增加(图 3-6、图3-7)。

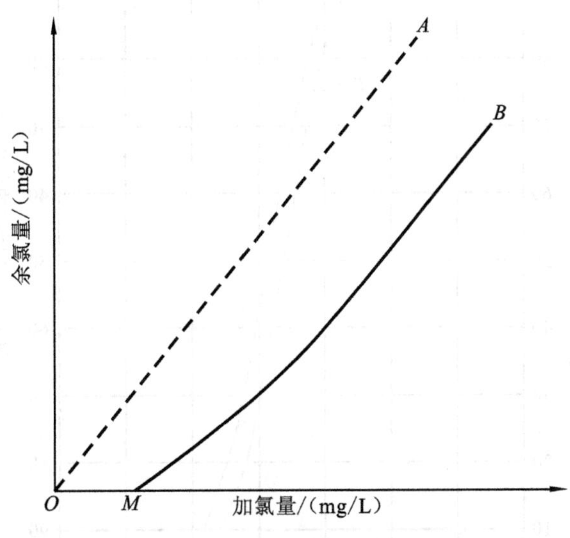

图 3-6 水中无氨时加氯量与余氯量的关系

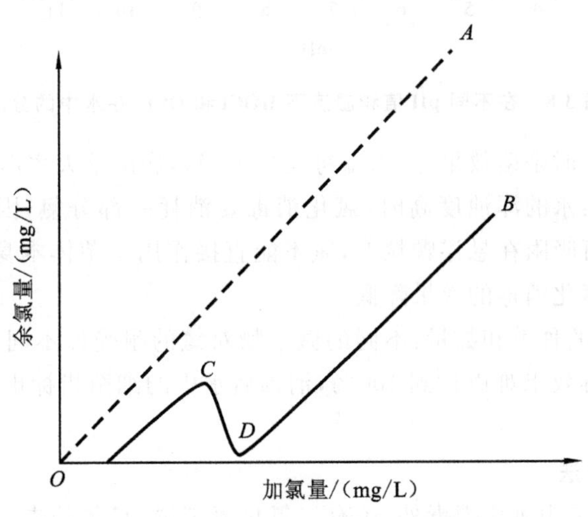

图 3-7 水中有氨时加氯量与余氯量的关系

②接触时间:加氯以后,应有一定的接触时间,使氯和水中杂质及微生物起反应,从

而达到消毒的目的。加氯后接触时间不应少于 30 min，用氯胺消毒时的接触时间不应少于 2 h。接触时间不够，消毒效果差，反之，接触时间过长，可能会降低剩余氯量。

③水的 pH 值：HOCl 为弱电解质，在水中可以解离为 H^+ 和 OCl^-，解离常数随水温和 pH 值的改变而变化。在 pH＜7 的水中，加氯后主要形成 HOCl，pH＞9 时，OCl^- 接近 100％。HOCl 的杀菌效率要比 OCl^- 高 80 倍(图 3-8)。

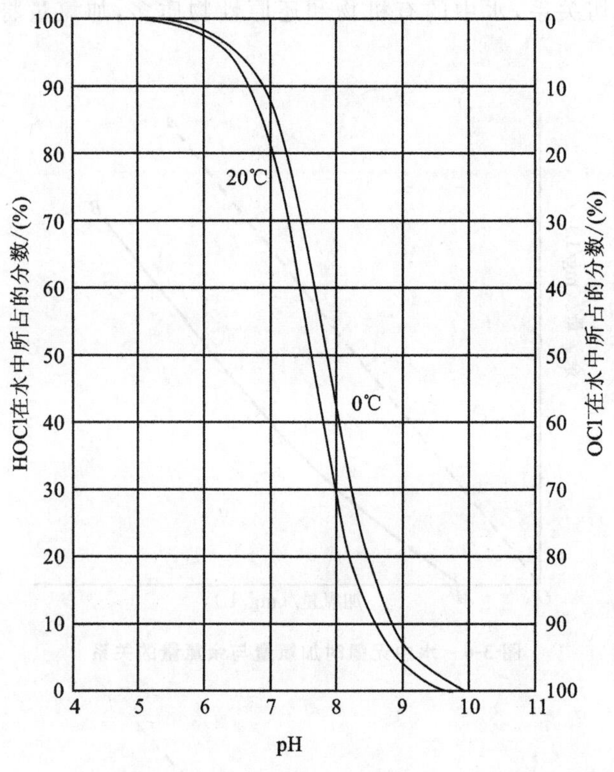

图 3-8　在不同 pH 值和温度下 HOCl 和 OCl^- 在水中的分配

④水温：水温高时杀菌效果好，水温每提高 10 ℃，病菌杀灭率提高 2～3 倍。

⑤水的浑浊度：水的浑浊度高时，氯化消毒要消耗一部分氯，因此应增加投氯量。另外，一些微生物可吸附在悬浮颗粒上，氯不能直接作用于菌体本身，对病原微生物起到了保护作用，使氯化消毒的效果降低。

⑥水中微生物的种类和数量：不同的微生物对氯的耐受性不同。如果消毒前水中细菌数量过多，消毒效果难以达到 100％，消毒后水中的细菌指标也较难达到卫生标准要求。

2. 其他消毒方法

饮用水消毒除采用氯化消毒外，还有二氧化氯消毒、臭氧消毒、碘消毒和紫外线消毒等，各种消毒方法都有其各自的特点和局限性。

(1) 二氧化氯(ClO_2)消毒　ClO_2 是很有效的饮用水消毒剂，对细菌、病毒和真菌孢子的杀灭能力均很强。其优点是：可减少氯化副产物的形成；当水中含氨时不与氨反应，故消毒作用不受影响；消毒作用不受水质酸碱度的影响；消毒后水中余氯稳定持久；可除去水中的色和味，不与苯酚形成异臭味；对铁、锰的去除效果好，且水溶液可安全使用。缺点是：水中 ClO_2 浓度大于 30%、空气中 ClO_2 浓度大于 10%时，具有爆炸性，故必须现场配制、立即使用；使用成本高；歧化产物可引起动物的溶血性贫血和变性血红蛋白血症等中毒反应。

(2) 臭氧(O_3)消毒　O_3 是极强的氧化剂，加入水体后即放出新生态氧[O]，可杀灭细菌和病毒，并且可氧化有机物。消毒效果好于 ClO_2 和 Cl_2；用量少，接触时间短；pH 值在 6.0～8.5 之间均有效；不影响水的感官性状，同时有除色、臭、铁、锰和苯酚的作用；不产生氯化副产物；用于前处理时可降低混凝剂的用量。其缺点是：投资大，费用高；水中 O_3 不稳定，需要一定的控制和监测技术；对管道有腐蚀作用；出厂水无剩余 O_3，需加第二消毒剂；与铁、锰和有机物反应会产生微絮凝，使水的浑浊度升高。

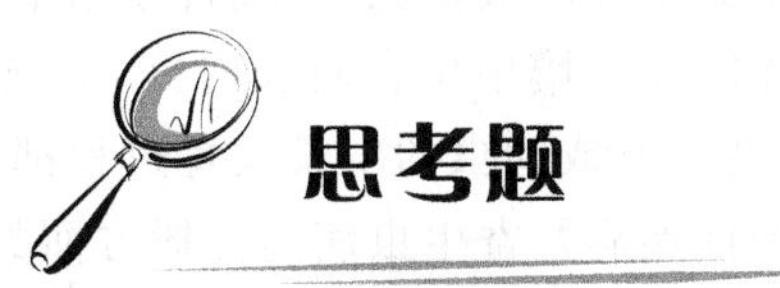

一、解释下列名词

大肠菌群、水资源、酸雨

二、问答题

1. 简述水质污染对健康的危害。
2. 简述生活饮用水的基本卫生要求。
3. 简述影响氯化消毒效果的因素。

第三节　土壤地质环境与健康

1. 掌握地方病的概念和常见地方病的临床表现以及预防措施。
2. 熟悉土壤污染对健康的影响以及常见地方病的流行特点和发病原因。
3. 了解土壤污染与自净和如何进行土壤卫生防护。

土壤和空气、水一样，是人类生活环境的基本要素之一。土壤是地壳表面的岩石经过长期风化和生物学作用形成的,是由矿物质、水分和有机质等组成的综合体。人类的生产、生活和生存都与土壤有着密切的关系,如果土壤受到污染,破坏了其自净能力,土壤的有害因素就可以通过水、食物和空气等途径进入人体,继而影响人类的健康。

一、概述

(一) 土壤污染与自净

1. 土壤污染

(1) 概念　土壤污染是指由于人类活动使有害的物质或因素进入土壤中,引起土壤结构和功能发生变化,超过土壤的自净能力,影响农作物的生长发育,危害人类健康的现象。

(2) 土壤污染类型及其来源

①生物性污染:污染物主要是病原体,来自生活污水、垃圾和人畜粪便。

用未经无害化处理的人畜粪便和垃圾作肥料,或直接用生活污水灌田,都会导致土壤病原体的污染。这些病原体能在土壤中生存较长时间,如肠道致病菌、结核杆菌、厌氧芽胞杆菌属等。同时,一些蠕虫卵或幼虫的生长发育过程都必须在土壤环境中进行。所以,土壤受到污染后,在细菌性疾病及寄生虫病的传播方面具有重要意义。

②化学性污染:主要污染物为重金属和农药,可分为以下几型。

水型污染:包括工业废水和生活污水的污染,这些废水不经过处理直接灌溉农田会污染土壤,通过植物根系进入植物体中。某些污染物还可由地上向地下扩散,以致污染地下水。这些废水污染物成分复杂,可能含有各种化学毒物、病原体和寄生虫虫卵等,是土壤污染的主要来源,占土壤污染面积的80%。

固体废弃物型污染:城市生活垃圾、农药和工业废渣等污染物直接排入土壤,或因不合理的堆放后,通过风的吹散和降雨冲刷等途径污染周围土壤。其特点是污染范围比较局限和固定,并且影响长久。

气型污染:由大气中污染物沉降至地面或随雨雪水降落进入土壤,各种废气中含有汞、砷、铅、锰等有毒的烟尘,污染土壤,破坏生态环境。这种土壤污染常呈现以污染源为中心的椭圆形或带状分布,范围可达很远的距离。

农业型污染:主要来自农药和化肥,污染途径主要有直接施入土壤、向农作物喷洒时一部分直接喷入土壤、悬浮于空气中的农药随降水进入土壤。在土壤中的化肥和农药可通过食物链危害人类健康。

2. 土壤自净

土壤受污染后,由于受土壤物理、化学以及生物学的作用,病原体死灭、有机物分解为无机盐类或中和成能被植物利用的腐殖质,即各种有害物质转化到无害的程度,土壤可逐渐恢复到污染前的状态,这一过程称为土壤自净。净化方式包括以下几种:

(1) 病原体的死灭　病原菌进入土壤后,在日光的辐射下,由于土壤中不适宜的生活环境、土壤微生物间的拮抗作用和噬菌体作用以及一些植物根系所分泌的植物杀菌素等不利因素的作用而逐渐死亡。

蠕虫卵在土壤中有很强的抵抗力，促使蠕虫卵死亡的因素是干燥、温度和日光。蠕虫卵耐低温，0 ℃可保持 4 年不死，30 ℃时经 24 h 可死亡。

(2) 有机物的净化　进入土壤的有机物主要在微生物的参与下发生一系列生物化学变化，从而达到净化的目的。

①有机物的无机化：一是含氮有机物的无机化，土壤中的含氮有机化合物包括蛋白质、多肽、核酸、肽多糖、几丁质等。这类化合物可通过氨化和硝化作用分解为无机物。

氨化作用：含氮有机物在需氧和厌氧条件下分解而产生氨的过程。参与这一过程的微生物称为氨化微生物，其中有各种需氧菌、厌氧菌、放线菌及霉菌等。作用的结果是形成铵盐化合物。

土壤中氨的形成是有机物无机化的第一阶段，此时如果乏氧，其产物除氨外，还有一些恶臭物质，如 H_2S、硫醇、芳香族化合物；如果氧气充足，则分解过程继续进行，有机酸被氧化成 CO_2、H_2O。

硝化作用：氨化过程产生的氨进一步氧化成亚硝酸盐和硝酸盐的过程。硝化过程包括两个阶段，即亚硝化过程和硝化过程：前者是在亚硝酸盐菌的作用下进行的；后者是在硝酸盐菌的作用下进行的，在土壤自净过程中占有很重要的地位，应尽量创造条件使硝化作用快速进行。

二是不含氮有机物的分解，不含氮有机物（包括碳水化合物和脂肪类化合物）可在需氧和厌氧两种条件下进行。厌氧条件下的最终产物为 CH_4、H_2、CO_2 等，这些中间产物可改变土壤的空气状态和 pH 值；需氧条件下的最终产物为 CO_2 和 H_2O，当通风良好时，此过程进行得较快。

②有机物的腐殖化：土壤有机质经过土壤微生物分解后合成的一种褐色或暗褐色的大分子胶体物质，称为腐殖质，形成腐殖质的过程称为有机物的腐殖化。土壤有机质除可被无机化外，还可被腐殖化而形成一种在卫生上无害的腐殖质。它是一组复杂的高分子物质，其中含有木质素、蛋白质、碳水化合物、脂肪和腐殖酸等。腐殖质的化学性质稳定，其中的病原菌和寄生虫卵被杀灭，不再发生腐败分解、不放散臭气、不招引苍蝇。因此，在农业上它是一种安全的肥料。有机污染物可通过人工的方法转化为腐殖质，从而达到无害化的目的。

二、生物地球化学性疾病

不同地区地壳化学成分不同，使某些元素过多或不足并影响到人体的总摄入量，导致当地人群出现特异性的地方病，称为生物地球化学性疾病。目前，明确的有碘、氟、砷、铜、硒等 10 余种元素可引起此种疾病，最典型的是碘缺乏病、地方性氟中毒和地方性砷中毒。

(一) 碘缺乏病

碘缺乏病(IDD)是指机体在不同发育时期碘摄入不足而引起的一组相关疾病，包括地方性甲状腺肿、地方性克汀病、流产、早产等，其中，甲状腺肿和克汀病是最常见的表现形式。

1. 流行病学特点

IDD是一类分布广泛的地方性疾病，几乎所有国家都有不同程度的流行。调查表明，由于所有的碘化合物都溶于水，碘在陆地的迁移性很强，土壤、水质、气象条件及食物对IDD的流行都有重要影响。所以该病有明显的地区性，降雨量集中、地面缺乏植被或地下水位高的地区容易形成缺碘环境。一般来说，其特点为：①内陆高于沿海；②山区高于平原；③农村高于城市；④女性高于男性；⑤在病区任何年龄均可发病，但以青春期发病率最高。

2. 临床表现形式

(1) 甲状腺肿　甲状腺肿是IDD最常见的表现形式，主要是颈部变粗，严重者可出现气短、呼吸困难等局部压迫症状。按肿大性质可以分为：①弥漫型；②结节型；③混合型。

(2) 克汀病　主要表现为智力障碍。通常可以分为三种类型：①神经型：大部分病人属于此种类型，以神经精神缺陷为主，表现为痴呆、聋哑、下肢痉挛性瘫痪等。②黏肿型：以甲状腺功能低下为主，表现为黏液性水肿、发育迟滞、身材矮小等。③混合型：兼有前面两型的特征。

3. 发病原因

(1) 缺碘　缺碘是引起本病流行的主要原因。人体碘的主要来源为食物，其次为饮用水，当碘的摄入量低于40 μg/d或水中含碘量低于10 μg/L时，由于碘摄入不足会影响甲状腺素合成，使血液中甲状腺素水平下降，甲状腺上皮细胞增生，导致甲状腺代偿性增大。

(2) 致甲状腺肿物质　致甲状腺肿物质是指具有干扰甲状腺素合成作用的物质，包括有机硫化物、某些有机物和某些无机物，主要存在于木薯、杏仁、黄豆、萝卜、卷心菜等作物中。此类物质单独导致甲状腺肿大的情况比较少见，常与缺碘联合作用引起甲状腺肿大。

(3) 高碘　当碘摄入量在0.5 mg/d或食盐中碘含量达200 μg/kg以上、饮用水中碘含量达100～1000 μg/L时，机体摄入的过多的碘可占据过氧化物酶的活性基团，使酪氨酸酶氧化受到限制，导致甲状腺素合成受抑制，人群中甲状腺肿的发病率增加。

4. 预防措施

(1) 碘盐　食盐加碘是预防IDD的首选方法。做法是在食盐中加入碘化合物，混匀后即可食用。我国《食盐加碘防治地方性甲状腺肿暂行办法》中规定，食盐的含碘量为0.002%～0.005%。此法简便易行，是易于坚持的有效措施，但碘盐应防潮、防晒以及密闭保存。

(2) 碘油　碘油是以植物油加碘化合物制成的，分肌内注射和口服给药两种。此法副作用小、长效、起效快，但其缺点是投药复杂，适用于没有碘盐供应的偏远山区和重病区的育龄妇女。

（3）富碘食物　通过食物摄入补碘，如碘化面包、碘化饮用水、富碘海带或海鱼等。

（4）对缺碘地区查明原因，有针对性地预防。

（二）地方性氟中毒

地方性氟中毒又称地方性氟病，是由于环境中氟元素含量过高，长期氟摄入过多引起的一种慢性中毒性地方病。过量的氟进入人体可破坏钙、磷代谢，以主要侵犯骨骼和牙齿为特征，同时可累及中枢神经、心血管、胃肠道等，属于全身性疾病。凡是富氟地区都有本病流行，本病遍及世界各地。

1. 流行病学特点

由于携带氟的环境介质不一样，形成的高氟地区也不同，通常有以下三种类型：

（1）饮用水型　饮用水型是指由于饮用高氟水而引起的中毒类型，是最常见、分布范围最广的类型。自然界的氟都以化合物形式存在，绝大多数溶于水，导致饮用水中含氟量过高，达到 1.0～17 mg/L。氟中毒患病率与饮用水中氟含量呈明显正相关，主要分布在北方地区。

（2）燃煤型　燃煤型是指由于居民用当地高氟燃煤取暖、做饭、烘烤粮食等，严重污染室内空气和食品，机体吸入和摄入过多的氟而引起的中毒类型。此型多发生在气候寒冷、潮湿，烤火期较长的地区，如四川、贵州、云南、湖南、湖北、江西等地。

（3）饮茶型　饮茶型是指由于长期饮用含氟量过高的茶引起的中毒类型。我国红茶、绿茶及花茶的平均氟含量为 125 mg/kg，砖茶最高可达 1175 mg/kg。此型主要分布在内蒙古、西藏、甘肃、青海、新疆等习惯饮茶的少数民族地区。

2. 临床表现形式

（1）氟斑牙　氟斑牙是最早出现的体征，主要发生在生长发育中的恒牙。根据牙齿受损性质和程度不同分为三种类型：①着色型：釉面呈现淡黄色至深褐色斑纹。②白垩型：釉面呈白垩状且失去光泽。③缺损型：釉质剥脱，呈凹陷、浅窝、花斑样缺损（图 3-9）。

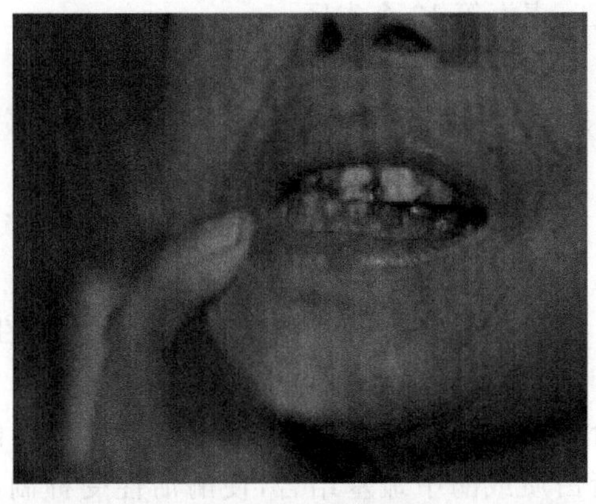

图 3-9　地方性氟病

(2) 氟骨症　发病率随年龄增长而增加，且病情严重。早期表现为四肢、腰背疼痛，与天气无关，呈持续性，活动后稍缓解；之后关节活动受限，肢体变形，肌肉萎缩，肢体麻木，最终关节僵硬固定、全身瘫痪。

3. 发病原因

高氟地区饮用水、食物、空气中含氟量高，长期摄入会导致氟在体内蓄积，引起慢性氟中毒。主要是由于过量氟进入体内结合血钙生成氟化钙，一是沉积于牙组织中，使牙釉质失去光泽，容易沉着色素、质脆易碎，形成氟斑牙，二是沉积于骨组织上，使骨质硬化，密度增加，韧带钙化，形成氟骨症。其患病率及病情轻重与氟摄入量密切相关，当水中含氟量为 1.6 mg/L 时，90%以上的人会发生氟斑牙；当水中含氟量超过 3.0 mg/L 时，人群中开始出现氟骨症。

4. 预防措施

(1) 改水降氟　采取的主要措施有：①改换水源：如打低氟深井水、饮用低氟地面水等。②饮用水除氟：如采用明矾、氯化铝等化学药物法或电渗析、反渗透等物理方法除氟。

(2) 改良炉灶、更换燃料　可通过加强排烟、改变落后的燃煤方式、更换高氟燃料等措施，减少空气中的氟污染。

(3) 控制食物中氟污染　如改良食物的干燥方法、研制低氟砖茶或降低砖茶中氟含量等。

(三) 地方性砷中毒

地方性砷中毒是由于某些地区居民长期饮用含砷过高的水而引起的一种慢性地方病。

1. 流行病学特点

砷在自然界中分布广泛，多以重金属砷化物或硫砷化物的形式存在于天然矿石中。某些地区可能由于地质条件特殊而使砷沉积，导致地下水含砷量升高，当水中含砷量高于 0.5 mg/L 时，长期饮用可导致慢性砷中毒。我国砷中毒病人多见于新疆、内蒙古、宁夏、山西、吉林、黑龙江、青海等 13 个省区。

2. 临床表现形式

(1) 皮肤色素沉着或出现脱色斑点　多发生在躯干或背部，呈弥散性棕褐色或灰褐色斑点。

(2) 周围神经炎　初期有蚁走感，后期发生四肢末梢感觉障碍，甚至行走困难。

(3) 皮肤过度角化　主要是手掌和脚跖皮肤高度角化。

(4) 皮肤癌　由于角化皮肤皲裂和破溃，长期不愈，最后发生癌变。

3. 发病原因

自然界中多为五价砷，深井水中多为三价砷，后者在体内蓄积性很强，毒性也较大。进入机体的三价砷与蛋白质或酶中巯基结合，使酶活性受抑制，引起相应的代谢功能障碍。

4. 预防措施

经过调查确认有本病流行的病区，可以采取以下措施：

(1) 改换水源　直接消除污染源。

(2) 饮用水除砷　通过修建沉淀过滤池、投加混凝剂、去除悬浮物等方式可获得良好的除砷效果。

三、土壤污染对健康的影响

(一) 生物性污染的危害

人畜粪便大量排入土壤，使大量的致病性微生物、寄生虫及虫卵进入土壤，可以经过人—土壤—人、动物—土壤—人和土壤—人三种途径引起各种疾病，比如肠道传染病、寄生虫病、钩端螺旋体病、炭疽病、破伤风、气性坏疽和肉毒毒素中毒等。抵抗力较强的细菌生存时间较长，并可通过适当的途径进入人体，引起感染性疾病。

1. 引起肠道传染病和寄生虫病(人—土壤—人)

人体排出的含有病原体的粪便通过施肥或污水灌溉而污染土壤。人如果生吃了在这种土壤中种植的蔬菜、瓜果可感染疾病，包括细菌性、病毒性及寄生虫性疾病。

2. 引起钩端螺旋体病和炭疽病(动物—土壤—人)

含有钩端螺旋体病和炭疽病病原体的动物粪便污染土壤后，人的皮肤或黏膜与污染的土壤接触而感染。

3. 引起破伤风、气性坏疽和肉毒毒素中毒(土壤—人)

天然土壤中含有致病菌，人(尤其有较深伤口时)与土壤接触时，易患破伤风、肉毒毒素中毒、气性坏疽等。

(二) 重金属污染对健康的危害

土壤中的重金属污染对居民健康的危害是通过水和农作物进入人体的，由于重金属不易被降解，所以易在土壤中积累，或转化为毒性更强的污染物，有的甚至可以通过食物链传递，使人体摄入高剂量的重金属，并严重危害人体健康，如铊中毒、铬中毒等均与土壤的污染直接相关。

1. 铊污染

(1) 对人体的危害　毛发脱落，呈斑秃或全秃；周围神经损害，可有双下肢感觉障碍、疼痛，甚至运动障碍；视力下降，可有视网膜炎、球后神经炎及视神经萎缩，甚至失明；生殖系统损害，男性中毒病人可见睾丸萎缩。

(2) 生态毒性　抑制农作物生长：浓度为 1 mg/L 时，可使甜菜、莴苣、芥菜种子停止生长。影响土壤的自净：可抑制硝化菌的生长而影响土壤的自净能力。可经食物链富集：土壤中的铊可通过水生生物、陆地生物富集，并可以较高剂量进入人体产生危害。

2. 铬污染

铬在土壤环境中主要以三价和六价的形式存在：三价铬主要存在于土壤颗粒和沉积物中；六价铬主要存在于土壤水分中，可进入农作物，并在人体内蓄积，危害人体健康。人群调查和动物实验表明，长期暴露于铬可使肿瘤发病率增加，动物实验可见三价铬具有致畸作用。

（三）农药污染的危害

农业生产过程中大量、反复多次使用农药，虽然增加了粮食产量，但因其高毒性、高生物活性以及在土壤中持久性的残留可导致诸多问题。土壤首先受到污染，农药污染后，通过饮食进入机体，可通过食物链进行生物放大而引起人体健康损害，产生急、慢性中毒，致突变、致癌和致畸（"三致"）作用。

1. 急性毒性

农药施入土壤，通过食物链所导致的急性中毒很少见，人们摄入含有高剂量残留农药的食物后，会造成急性或亚急性中毒事故。例如，1972 年美国用含汞杀菌剂处理粮食，在中东曾使数百人受害。

2. 慢性毒性

各种农药长期低剂量进入人体均可导致慢性毒性，农药种类不同，表现也不同。例如：有机氯类农药在体内积累到一定数量时，可产生脑、肝脏的损害，以及再生障碍性贫血等；有机磷类农药长期低剂量摄入可造成胆碱酯酶活性的持久性降低；其他农药的慢性毒性还可侵害神经系统、免疫系统、内分泌系统和生殖系统，有些农药还具有"三致"作用。

四、土壤环境卫生防护

为了防止土壤的污染，需要对固体废弃物进行处理，主要包括以下几个方面：

（一）粪便的无害化处理

粪便的无害化处理是控制肠道传染病和改良土壤的重要措施，适合我国国情的处理方法主要有粪尿混合发酵法、堆肥法和沼气发酵法，通过这些方式杀灭其中的病原微生物和寄生虫卵。

1. 堆肥法

堆肥法是一种适合我国国情、经济有效的粪便无害化处理方法。其基本方法是将粪便和有机垃圾、作物秸秆、叶等按一定比例堆积起来，在一定温度和微生物的作用下，分解有机物，产生高温（60～70 ℃），并维持一定的时间，从而使病原体、蝇蛆、病害虫等死亡并形成大量腐殖质。一般堆中温度越高（但不宜超过 80 ℃），持续时间越长，其杀灭效果也越好，腐殖质的形成也越迅速。高温堆肥一般需要 2 周，但在低温厌氧条件下，堆肥需要 1 个月以上的时间。

2. 沼气发酵法

将人畜粪便、垃圾、杂草、污水的废弃物放在密闭的发酵池中，在厌氧细菌的作用下，使之分解产生沼气（即甲烷气体），同时放出一部分热量的方法称为沼气发酵法。经过沼气池发酵，在许多不利因素（厌氧条件、缺乏营养、细菌拮抗、中毒、温度等）作用下，能够杀灭绝大多数寄生虫卵和病原菌，使寄生虫卵减少 95%以上，处理后的粪便不再孳生蝇蛆，形成的肥料不仅供给植物营养，还可改良土壤的物理性状；产生的沼气可引出，用于烧饭和照明（图 3-10）。

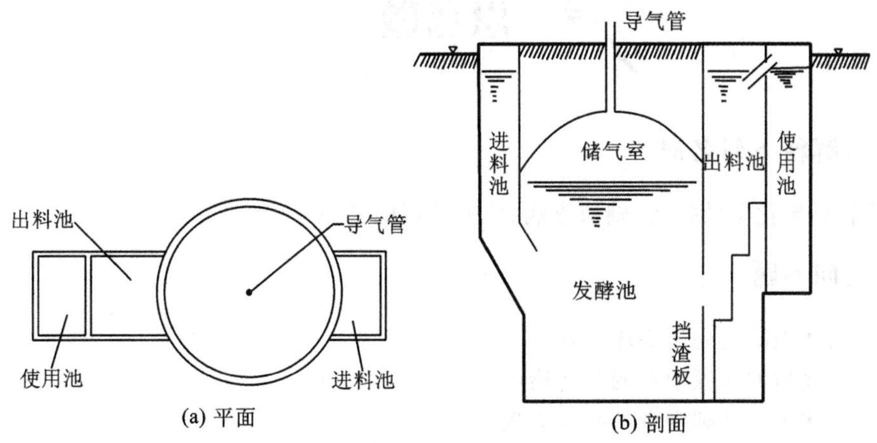

图 3-10　沼气池示意图

（二）垃圾的无害化处理

城市垃圾是居民生活所产生的废弃物，多为煤渣和土砂，以厨房垃圾为主，处理方法有压缩、粉碎、分选、填埋和焚烧等等。垃圾的成分比较复杂，基本上可分为两大类：

1. 有机垃圾

有机垃圾包括厨房废弃物（菜根菜叶、鱼肉骨头、蛋壳等）、果皮、树叶、杂草、动物尸体、牲畜粪便等。有机垃圾较易腐败，且含有病原菌，但含有较丰富的肥料成分，因此，要进行无害化处理后才可利用。处理方法主要是堆肥法。

2. 无机垃圾

无机垃圾包括大量的炉渣、煤灰，以及建筑工地留下的碎砖、瓦块等，还有橡胶废品、废塑料、废玻璃等。

(1) 垃圾的卫生填埋　卫生填埋是最常用的垃圾处理方法，已回填完毕的场地可用作绿化地、公园、游乐场等。在卫生填埋时，应解决渗漏、压实、覆盖、雨水导流、环境绿化等一系列问题。

(2) 垃圾的焚烧　将垃圾置于高温炉内，使其可燃成分充分氧化的一种方法称为垃圾的焚烧。焚烧法占地面积小，可产生热能、消灭病原体，但如果焚烧不充分，可产生二次污染物，如二噁英等。

农村的无机垃圾通常在卫生学上危害不大，可以用作建筑材料的原料，或用填埋法填垫水洼、埋在坑内，填埋的场地应远离水源。如果填地造田，则应注意是否含有有毒物质，以免危害农作物。

3. 有害工业废渣的处理

工业废渣种类繁多，性质各异。处理措施主要有安全土地填埋、化学法、生物法和焚烧法等。

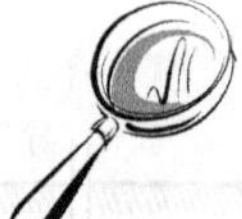

思考题

一、解释下列名词

生物地球化学性疾病、碘缺乏病、地方性氟中毒、氟斑牙

二、问答题

1. 简述碘缺乏病的临床表现。
2. 简述地方性氟中毒的预防措施。
3. 简述地方性砷中毒的临床表现。
4. 简述土壤污染对人类健康的危害。

第四节　住宅卫生与健康

1. 掌握室内空气污染与健康的关系。
2. 熟悉住宅卫生的意义和居室的卫生规模。
3. 了解住宅的采光和照明以及住宅的微小气候。

一、住宅卫生的意义

(一) 住宅是人们生活、学习、工作最重要的环境

随着现代科技和电脑网络的迅速发展，住宅已成为人们生活、学习、工作、娱乐等的活动场所，人类一生中大部分时间都在住宅中度过，因而住宅的卫生状况与人体健康有着密切的关系。

(二) 住宅的卫生条件和人类健康

(1) 良好的住宅环境对健康的有利作用　良好的住宅环境不仅可以防止疾病的传播，而且可以消除外环境中的不利因素，对机体可以起到良性调节作用，还可增强抵抗疾病的能力。

(2) 不良住宅环境对健康的不利影响　不良住宅环境对人具有一种恶性刺激，会降低机体各系统的功能和抵抗力，使生活质量和工作效率均有所下降。

(3) 住宅卫生状况对健康的影响　可能影响数代人和众多家庭的健康。

(4) 住宅环境对健康影响的特点　常表现为慢性、潜在性、功能上的不良影响，而且与人体健康的关系十分复杂。

二、居室的卫生规模

(一) 居室容积和进深

居室容积是指每个居住者所占有的居室空间容积。适当的居室容积与室内小气候、空气清洁度和生活舒适度有关。居室空气中 CO_2 含量可作为居室容积是否符合卫生学要求的重要指标之一。我国《住宅居室容积卫生标准》中规定，全国城镇住宅居室容积卫生标准为 20 m^3/人。

居室进深是指开设窗户的外墙内表面至对面墙壁内表面的距离，与室内日照、采光、通风和换气有关。居室进深大，远离外墙的室内空气滞留，使室内换气困难。一般居室进深与居室宽度之比不宜大于 2∶1，以 3∶2 为宜。

(二) 住宅的朝向和间距

住宅的朝向是指住宅建筑物主室窗户所面对的方向，它对住宅的日照、采光、通风、小气候和空气清洁度等都能产生影响。选择的原则是在节约用地的前提下，使居室在冬季得到尽量多的日照，夏季能避免过多的日照和有利于自然通风。

我国处于北纬 20°～50°之间，绝大部分在北纬 45°以南地区。从日照角度考虑，住宅楼的长轴应为东西走向，使建筑物主要房间朝南，辅助房间放在北面；从通风角度考虑，建筑物长轴最好与炎热季节的主导风向垂直。在寒冷地区则应考虑寒风方向与建筑物长轴成 45°角。前后两幢住宅间的距离称为卫生间距。足够的间距能保证住宅有良好的日照、采光和通风。一般可根据不同地区城市室内在大寒日日照时数要求进行计算，也可根据夏季通风的需要来确定。

为了保证居民的健康、住宅室内良好的居住和生活条件，防止疾病的传播，在住宅建筑上应符合下列基本卫生要求：

(1) 阳光充足，空气清洁卫生；

(2) 小气候适宜，冬暖夏凉；

(3) 卫生设施齐全；

(4) 生活方便，环境安静整洁；

(5) 合适的居住面积以及布局合理；

(6) 防止疾病传播；

(7) 尽量接近自然。

三、住宅的采光和照明

光线来自太阳光谱及人工光源中的可视光，是维持正常视觉功能的基本条件。合理的采光和照明可以保持大脑兴奋性，对机体生理状态产生良好的作用；反之，光线不足会导致视功能过度紧张,降低工作效率。自然采光是指以太阳光线为光源,室内采光状况可用采光系数和自然照度系数进行评价。

1. 采光系数

采光系数是指窗户玻璃面积与室内地面面积之比,一般应在1/10～1/8。

2. 自然照度系数

自然照度系数是指室内与室外水平面上散射光照度的百分比,一般规定主室最暗处的自然照度系数不低于1%。

当天然光线不足时应采用人工光源照明,卫生要求为照度足够、光谱适宜、分布均匀、避免炫目及使用安全。室内工作面照度要求不低于100 Lx(勒克斯),卧室、厨房等不应低于50～25 Lx。住宅投射角与开角示意图见图3-11。

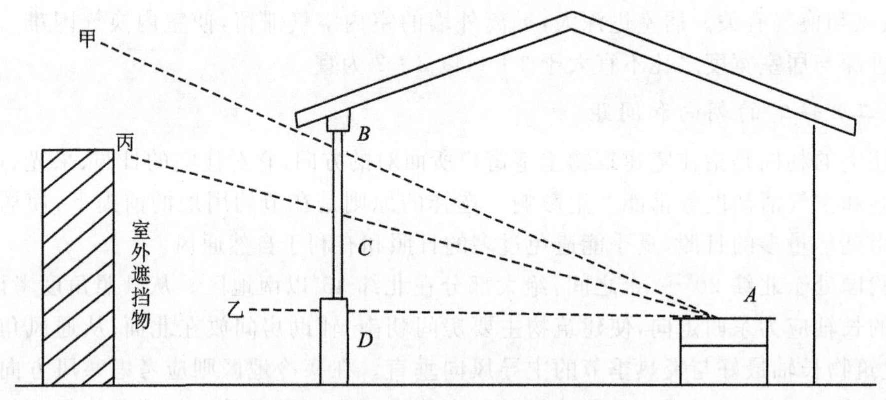

图3-11 住宅投射角与开角示意图

投射角:$\angle BAD$ 开角:$\angle BAC$

四、住宅的微小气候

住宅内部由于墙、房顶、地板等结构存在,形成了与室外不同的微小气候,称为室内小气候,它要能保证大多数居民在居室内的正常活动以及各项生理指标维持正常。室内小气候主要由气温、气湿、气流和热辐射等气象因素组成,综合影响人体的体温调节。

良好的室内小气候是维持人体热平衡,使体温调节处于正常状态的必要条件。而不良的室内小气候则会使体温调节处于紧张状态,并会影响机体其他系统的功能,使机体抵抗力下降,引发疾病。

对住宅微小气候的卫生要求依据季节变化:夏季居室内最适宜温度为24～26 ℃,相对湿度为30%～50%,气流速度为0.2～0.5 m/s;冬季居室内最适宜温度为18～20 ℃,相对湿度为30%～40%,气流速度为0.1～0.15 m/s。此外,一天内不同时间测定的居室内不同地点、不同高度的温度,应保持相对稳定,温差在2～3 ℃为宜。

室内小气候最常用的评价指标如下:

（一）有效温度

有效温度是在不同温度、湿度和风速的综合作用下，人体产生的冷热感觉指标，以风速为 0 m/s、相对湿度为 100%、气温为 17.7 ℃时产生的温热感觉作为评价标准，将其他不同气温、气湿和风速组成的小气候与之比较而得到的有效温度值。适用于评价气温适中的室内气象条件，但不能反映在室内逗留较长时间的温热感，在有热辐射条件下也不适用。

（二）校正有效温度

在有效温度的基础上，综合考虑热辐射对机体的影响，将干球温度改用黑球温度所得的有效温度称为校正有效温度。

五、室内空气污染与健康

（一）室内空气污染的来源和特点

1. 室外来源

（1）室外空气　来自工业企业、交通运输及住宅周围的各种生活炉灶或锅炉等排放到室外的大气污染物，通过机械通风系统或自然通风过程进入室内，常见的污染物有 SO_2、NO_x、CO、Pb、颗粒物等。此外还有植物花粉、孢子、动物毛屑等变应原。

（2）人为带入室内　人们在进出居室的过程中，可将滞留在衣物上的室外空气污染物或工作环境中的污染物带入室内，如颗粒物、苯、铅、石棉等。

（3）相邻住宅污染　如从邻居家排烟道进入室内的毒物或香熏杀虫剂等。

2. 室内来源

（1）室内燃烧或加热　主要指烹调食用油和食物加热以及各种燃料燃烧后的产物，都是经过高温反应引起的，污染物主要包括 SO_2、NO_x、CO、CO_2、烃类（包括具有致癌性的多环芳烃类）以及悬浮性颗粒物等。

（2）室内活动　居民在室内的各种活动都是室内环境的污染来源，比如说话、咳嗽、打扫卫生、吸烟等，同时呼吸道病人也会将各种病原体随飞沫喷出而增加室内污染，主要污染物包括 CO_2、氨类化合物、CO、苯胺、氯仿、H_2S、CS_2、甲醛、致病性微生物等。

（3）室内建筑装饰材料　有些建筑材料会释放放射性气体，如氡主要来自砖、混凝土、石块中，当以此类石材作建筑材料时就会使氡浓度增加。装修材料会释放有机挥发性气体，这些气体有强烈的刺激性，其中甲醛要特别引起注意，因为甲醛广泛存在于黏合剂、塑料和壁纸中。

（4）室内生物性污染　包括空调机冷却塔、淋浴器等形成的含有军团菌的气溶胶污染，以及室内潮湿、温热和密闭环境导致的真菌和尘螨等生物性变态反应原的孳生。

（5）家用电器　包括电视机、电脑、空调等可引起室内噪声污染、电磁波及静电干扰等。

3. 室内空气污染的特点

（1）来源于室外的污染物　这类污染物通常在进入室内过程中会被吸附和机械阻

挡，其浓度有较大衰减，即室内浓度低于室外。

(2) 室内外共存的污染物　这类污染物如 SO_2、NO_2、BaP 等，因室内空间较小、通风不良，尤其是采暖季节，其浓度往往是室内高于室外，甚至远远高于室外。

(3) 吸烟对室内的污染　香烟烟雾成分复杂，至少含有 3800 种成分，包括挥发性亚硝胺、腈类、氰化物、烃类、烟焦油、烟碱(尼古丁)、放射性元素等，其中多种成分在室外大气中是检测不到的。

(4) 建筑材料和装饰物品对室内的污染　建筑材料和装饰物品中含有大量有机污染物及放射性污染物，不仅室内独有，且对人体危害极大。

(5) 空调引起的室内污染　空调可从多个环节导致室内污染，包括室内新风量不足、室外污染物从采风口进入、室内致病因素不易排除、气流不合理形成局部死角、冷却水中军团菌通过空气传播等。

(二) 室内空气污染的危害

1. 化学性污染

(1) CO_2　主要来源于人体呼出气、动植物新陈代谢、燃料燃烧。当 CO_2 浓度低于 0.07%时，人体无不良感觉；随着其浓度的增加，人体出现不舒适感，当浓度达到 3%时，人的呼吸加深、加快；浓度达 4%时，人会产生头晕、头痛、耳鸣、血压上升；浓度达 8%～10%时，出现呼吸困难，脉搏加快，肌肉抽搐、痉挛，神志不清；浓度达 30%时可致死亡。

(2) 燃料燃烧产物　生活燃料包括固体燃料(如煤和焦炭)和气体燃料(如煤气、液化石油气、天然气)。这些燃烧产物包括燃料自身的杂质成分(如硫、砷、镉、灰分等)、燃料热解及不完全燃烧产物(如 SO_2、NO_x、CO、CO_2、甲醛、多环芳烃等有机物、可吸入颗粒物等)。它对人体的危害主要有：①燃料中的杂质成分可导致化学中毒，如砷中毒、氟中毒；②燃料热解及不完全燃烧产物对皮肤、黏膜具有刺激作用，产生呼吸系统炎症，还可引起慢性阻塞性肺疾病(COPD)，甚至肺癌。

(3) 烟草燃烧产物　吸烟方式包括主动吸烟和被动吸烟。烟草燃烧产物有 3800 余种，对人体呼吸、神经、循环、内分泌、生殖系统以及免疫系统均可产生损害作用。大量研究证实，吸烟除可引起肺癌外，还可引起喉癌、肾癌、胰腺癌、膀胱癌、子宫颈癌等。研究表明，烟草烟气中的"肯定致癌物"不少于44 种。

(4) 烹调油烟　食用油及食物再烹制过程中可产生油烟。油烟是一种混合性污染物，有 200 余种成分。烹调油烟是肺鳞癌、肺腺癌的危险因素，且微核试验、SCE、DNA合成抑制试验等均呈阳性结果。

(5) 甲醛及其他挥发性有机物化合物　挥发性有机化合物(VOCs)是一类重要的空气污染物，它来源于各种溶剂、黏合剂等化工产品，目前已鉴定出 500 余种。这类化合物各自的浓度并不高，但种类繁多，并同时存在于室内空气中，其联合作用不可忽视。常见的有甲醛、苯、甲苯、氯仿、三氯乙烯、萘、二异氰酸酯类等。甲醛来源广泛，它不仅存在于多种室内装饰物品中，还可来自建筑材料、生活燃料、化妆品、清洁剂、消毒剂、印刷油墨、纺织纤维等材料。通常室温在 19 ℃以上，物体中的甲醛就容易释放出来。一般住宅在新装修后甲醛的浓度峰值可达 0.2 mg/m^3，个别可达 0.87 mg/m^3，厨房使用煤炉和液化石油气时，甲醛浓度可达 0.4 mg/m^3 以上。苯类等芳烃化合物除存在于室内装饰物中外，还可来自燃料和烟叶的燃烧。

甲醛的嗅觉阈较低，有较强的刺激性，0.15 mg/m^3 即可引起流泪、咽喉干燥发痒、打喷嚏、咳嗽、声音嘶哑、胸闷、皮肤干燥、皮炎等，还可引起变态反应，主要是过敏性哮喘，甲醛浓度较高时可引起过敏性紫癜，长期接触甲醛，可出现神经衰弱、肝功能异常（中毒性肝炎）、呼气功能障碍等。遗传毒性研究还发现甲醛能引起基因突变和染色体损伤。2004 年国际癌症研究机构（IARC）将甲醛列为人类确定致癌物。VOCs 具有臭味，除甲醛外，其他种类也具有一定的刺激作用，可影响中枢神经系统功能，出现头晕、无力、食欲不振、恶心等，并能引起机体免疫功能失调，导致变态反应性疾病，甚至可损伤肝脏和造血系统。

2. 物理性污染

(1) 噪声　噪声是指人们不需要的声音，主要来源包括生产性噪声、生活噪声、交通噪声等。主要危害表现为影响休息、睡眠，以及生活质量和工作效率。噪声强度不同，影响也不同：①当噪声强度高达 70 dB(A)时可干扰谈话，导致精神分散、心烦意乱，影响学习和工作效率；可引起中枢神经系统损害，表现为兴奋和抑制的平衡失调，条件反射异常，神经衰弱综合征甚至精神病；导致心脑血管的损伤，主要是噪声可导致交感神经紧张，出现心率加快、血压波动以及心肌缺血性改变，脑血流图异常，血管弹性下降；噪声可导致胃肠功能下降，食欲减退；噪声可导致内分泌功能失调，表现为甲状腺功能亢进（甲亢）、月经紊乱等。②当噪声强度高达 80 dB(A)以上时，短时间接触，可使人感到耳鸣、听力下降、听阈提高 10～15 dB(A)，数分钟可恢复。③较长时间接触 90 dB(A)以上噪声，听力可明显下降，听阈提高 15～30 dB(A)，数小时后才能恢复，此时若继续接触强噪声，可发展为听力损伤和噪声性耳聋。

(2) 非电离辐射　非电离辐射是指波长大于 100 nm，能量低于 12 eV，不能引起水和组织电离的光和电磁辐射。室内非电离辐射的主要来源包括室外环境的非电离辐射源，主要是调频和电视广播（54～806 MHz）；室内环境的非电离辐射源主要来自各种家电，如微波炉、电视机、空调、移动电话等，这类辐射可随着与辐射源的距离增加，辐射强度迅速衰减。

非电离辐射对机体的危害可随辐射强度不同而有差异：强度达 10 mW/cm^2 时，呈现致热效应，长期接触强度在 1～10 mW/cm^2 的电磁波，对血液系统、免疫系统、神经系统、生殖内分泌系统均可产生影响，甚至可导致畸胎及癌肿的发生。

3. 生物性污染

室内常见的微生物种类繁多，各种致病性微生物如病毒、细菌、真菌等均可导致传染性疾病的流行，如流行性感冒、麻疹、白喉、百日咳、军团菌病以及尘螨引起的变态反应性疾病。

(1) 军团菌　军团菌主要存在于现代建筑物储水器水、冷却塔水、冷凝水、温水游泳池水、浴池水，以及淋浴喷头、医用喷雾器和空气调湿器的水中，其中空调系统（主要是冷却塔水）带菌是引起军团菌病流行的常见原因，该病主要经室内空气传播。

军团菌病主要表现为以肺部感染为主的全身性病变，表现为高热、寒战、咳嗽、胸痛，有些病人有中枢神经系统症状，如谵妄、幻觉，重症病人可发生急性呼吸窘迫综合征(ARDS)、肺脓肿、心内膜炎、肝功能改变、急性肾功能衰竭、休克等，也可仅表现为发热、咳嗽、头痛、胸痛、乏力等流行性感冒样症状，无肺炎表现，也可累及肝和肾，但症状较轻。

(2) 尘螨　尘螨是螨虫的一种，属于节肢动物，生存条件为温度在 20～30 ℃，相对湿度为 75%～85%。尘螨普遍存在于人类居住和工作的环境中，尤其在室内阴暗、潮湿、通风不良的情况下，床垫、被褥、地毯、挂毯、沙发罩等纺织物内极易孳生。在装有空调的住宅或有集中式空调的宾馆客房内，因气流较小，室内温湿度适宜尘螨孳生。世界各地家庭尘土样品中均可检出尘螨。

尘螨具有较强的变态反应原特性，本身及其代谢产物和排泄物均存在变应原。它可通过空气进入人体，导致过敏性哮喘、过敏性鼻炎以及皮肤过敏等，是室内主要的生物性变态反应原。

4. 放射性污染物

室内空气中主要的放射性污染物为氡(^{222}Rn)及其子体(^{218}Po、^{214}Po、^{214}Pb、^{206}Pb)，氡为气体，而其子体为固体。氡主要来源于地基土壤和建筑材料，烟草中也可能会含有氡的子体。若室内的氡来自地基土壤，则氡的浓度随住房层数的升高而降低；若来自建筑材料，其浓度与层高无关，则靠近建筑材料的地方氡的浓度高，而远离建筑材料的地方氡的浓度较低。氡进入呼吸道后，一部分被呼出体外，一部分黏附于呼吸道而被吸收，也有少部分进入消化道。氡及其子体对人体的危害主要是引起肺癌。

(三) 居室空气清洁度的常用评价指标

1. 二氧化碳(CO_2)

CO_2 主要来自人的呼吸和燃料燃烧。人体在呼出 CO_2 的同时，也呼出硫化氢、胺类、烯烃类、氨、醇、酮等数十种有毒物质，此时，人体的其他部位也不断排出污染物质，如汗液的分解产物和其他具有挥发性不良气味的产物。所有这些有害物质随室内 CO_2 浓度的增加而相应增加。当 CO_2 浓度达 0.07%时，敏感个体会感到不良气味并产生不适；当 CO_2 浓度达 0.1%时，可出现显著不良气味，人们普遍感觉不舒适。因此，室内 CO_2 的浓度可以反映室内有害气体的综合水平。我国《室内空气质量标准》中规定，居室内 CO_2 浓度≤0.1%(日平均)。

2. 微生物和悬浮颗粒

室内空气中的微生物（细菌、病毒等）可随飞沫和悬浮颗粒物飘浮在空中。在室内空气湿度大、通风不良、阳光不足的情况下，致病微生物可在空气中存在较长时间并保持其致病性，故应限制室内微生物和悬浮颗粒物的数量。由于室内空气中的致病性微生物种类繁多，且以病原体作为直接评价指标在技术上尚有困难，目前仍以细菌总数作为最常用的居室空气细菌学评价指标。我国《室内空气质量标准》规定，室内细菌总数≤2500 CFU/m^3。室内可吸入颗粒物浓度与房间结构、卫生条件、通风方式、居住人口和居住者活动情况有关，同时还与室内外风速和湿度有关。我国《室内空气质量标准》规定，室内可吸入颗粒物 PM_{10}浓度日平均值≤0.15 mg/m^3。

3. 一氧化碳(CO)

在用煤炉或煤气灶烹饪以及人们在室内吸烟时，室内 CO 浓度可高于室外的浓度。当空气中的 CO 浓度超过 10 mg/m^3 时，人血液中的碳氧血红蛋白比例会增加，会加重心血管疾病病人的缺氧症状，对有心肺疾病的病人产生不良影响。我国《室内空气质量标准》规定，室内 CO 浓度 1 h 均值≤10 mg/m^3。

4. 二氧化硫(SO_2)

室内燃料燃烧时，SO_2浓度通常高于室外浓度，对眼和鼻黏膜具有刺激和腐蚀作用，故我国《室内空气质量标准》规定，室内 SO_2浓度 1 h 均值≤0.50 mg/m^3。

5. 其他评价参数

我国《室内空气质量标准》规定：室内 NO_2浓度 1 h 均值≤0.24 mg/m^3；室内甲醛浓度 1 h 均值≤0.10 mg/m^3；室内 BaP 浓度日平均值≤1.0 ng/m^3；室内 TVOC 浓度 8 h均值≤0.60 mg/m^3；氡(^{222}Rn)浓度年平均值(行动水平)≤400 Bq/m^3。

室内空气质量标准

《室内空气质量标准》(GB/T 18883—2002)是由国家质量监督检验检疫局、国家环保总局、卫生部制定的。我国第一部《室内空气质量标准》于 2003 年 3 月 1 日正式实施。这部标准引入室内空气质量概念，明确提出“室内空气应无毒、无害、无异常臭味”的要求。其中规定的控制项目包括化学性、物理性、生物性和放射性污染。规定控制的化学性污染物质不仅包括人们熟悉的甲醛、苯、氨、臭氧等污染物质，还有可吸入颗粒物、二氧化碳、二氧化硫等化学性污染物质。

《室内空气质量标准》结合了我国的实际情况，既考虑到发达地区和城市建筑中的风量、温湿度以及甲醛、苯等污染物质，同时还根据一些不发达地区使用原煤取暖和烹饪的情况制定了此类地区室内一氧化碳、二氧化碳和二氧化氮的污染标准。《室内空气质量标准》与国家标准委以前发布的《民用建筑工程室内环境污染控制规范》、十种《室内装饰装修材料有害物质限量》共同构成我国较完整的室内环境污染控制和评价体系。

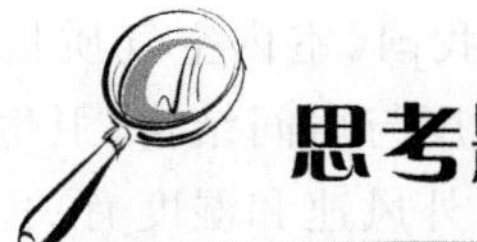

思考题

一、解释下列名词

居室日照、采光和照明、微小气候、住宅朝向、卫生间距

二、问答题

1. 明确住宅的卫生意义和基本卫生要求及其影响因素。
2. 简述室内空气污染对健康的危害。
3. 简述居室空气清洁度的常用评价指标。
4. 简述住宅建筑的基本卫生要求。

（王　瑞　赵淑华）

第四章 营养膳食与健康

第一节 食物营养成分及能量

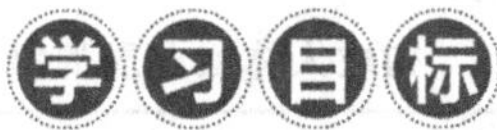

1. 掌握蛋白质的生理功能、食物来源及供给量，脂类的生理功能，膳食纤维的生理功能，三大产能物质的能量系数和占总能量的比值，影响钙、铁、碘吸收的因素，食物来源及缺乏对机体的影响。

2. 熟悉必需氨基酸的概念及种类，必需脂肪酸的概念和生理功能，糖类的生理功能及供给量，人体能量的消耗途径，各种维生素的生理功能、食物来源、缺乏症及供给量。

3. 了解蛋白质互补作用，脂类的食物来源及供给量，糖类的来源及分类，各种无机盐的生理功能及推荐摄入量。

机体为了维持生命和健康，保证生长发育、活动和生产劳动的需要，必须从食物中获取必需的营养物质，这些营养物质称为营养素。由此可见，食物是供给生物体热能及营养物质的重要载体。人们为了维持各种生命现象而摄取、消化、吸收和利用营养素的整个过程称为营养。

一、蛋白质

（一）蛋白质的生理功能

(1) 参与构成人体一切细胞组织，是人体不能缺少的构成成分。

(2) 参与构成代谢过程中具有催化和调节作用的酶和激素。

(3) 参与构成具有重要生理作用的物质，如运输氧的血红蛋白。

(4) 参与构成具有可以抵御外来微生物及其他有害物质入侵等免疫作用的抗体。

(5) 维持正常渗透压，使水分在体内正常分布。

(6) 维持体内酸碱平衡。

(7) 传递遗传信息。

(8) 提供能量，每克蛋白质在体内约产生 4 kcal 的能量。

（二）蛋白质的结构

人体蛋白质是由 20 种氨基酸按不同组合构成的，它们分别是亮氨酸、异亮氨酸、赖氨酸、蛋氨酸、苯丙氨酸、苏氨酸、色氨酸、缬氨酸、组氨酸、半胱氨酸、酪氨酸、丙氨酸、精氨酸、天门冬氨酸、天门冬酰胺、谷氨酸、谷氨酰胺、甘氨酸、脯氨酸、丝氨酸。

（三）必需氨基酸

1. 必需氨基酸的定义

必需氨基酸是指体内不能合成或合成速度不能满足机体需要，必须由食物提供的氨基酸。

2. 必需氨基酸的种类

构成人体蛋白质的氨基酸见表 4-1。

表 4-1 构成人体蛋白质的氨基酸

必需氨基酸	条件必需氨基酸	非必需氨基酸
亮氨酸	半胱氨酸	丙氨酸
异亮氨酸	酪氨酸	精氨酸
赖氨酸		天门冬氨酸
蛋氨酸		天门冬酰胺
苯丙氨酸		谷氨酸
苏氨酸		谷氨酰胺
色氨酸		甘氨酸
缬氨酸		脯氨酸
组氨酸		丝氨酸

3. 必需氨基酸的模式

人体蛋白质与各种食物的蛋白质在所含有的必需氨基酸种类和数量上存在差异，在营养学上通常把色氨酸定为 1，其他必需氨基酸与它的比例称为必需氨基酸的模式。所谓氨基酸模式，就是蛋白质中各种必需氨基酸的构成比例。

4. 限制氨基酸

食物蛋白质中缺乏一种或几种必需氨基酸，从而与人体蛋白质氨基酸模式差异较大，这就会影响该食物蛋白质被机体吸收利用，使蛋白质营养价值降低，这些缺乏的必需氨基酸称为限制氨基酸，根据缺乏的程度不同称为第一限制氨基酸、第二限制氨基酸等，例如玉米的第一限制氨基酸为赖氨酸，第二限制氨基酸为亮氨酸。

（四）蛋白质的营养分类

1. 完全蛋白质

完全蛋白质是一种质量优良的蛋白质，含必需氨基酸种类齐全，数量充足，相互间比例也适当，用此类蛋白质作为膳食蛋白质唯一来源时不但能维持人体的生命和健康，还能促进生长与发育。

2. 半完全蛋白质

此类蛋白质所含必需氨基酸种类齐全，但相互间比例不合适，有的过多，有的过少，氨基酸组成不平衡，当在膳食中作为唯一蛋白质来源时，只能维持生命，但不能促进生长。

3. 不完全蛋白质

这是一类所含必需氨基酸种类不全的蛋白质，若将此类蛋白质作为膳食蛋白质唯一来源，既不能维持机体健康也不能促进其生长，而且还会使正常生长的机体，出现日趋消瘦的现象。

（五）食物蛋白质营养价值评价方法

主要是从食物的蛋白质含量、消化吸收程度和被人体利用程度三方面来全面地评价食物蛋白质的营养价值。

1. 蛋白质的含量

虽然蛋白质的含量不等于质量，但是没有一定数量，再好的蛋白质其营养价值也有限，所以蛋白质含量是食物蛋白质营养价值的基础。

2. 必需氨基酸含量及必需氨基酸比值

食物蛋白质中的必需氨基酸含量及必需氨基酸比值越接近人体蛋白质，则越容易被人体吸收利用。

3. 蛋白质消化率

蛋白质消化率不仅反映蛋白质在消化道内被分解的程度，同时还反映消化后的氨基酸和肽被吸收的程度。由于蛋白质在食物中存在形式、结构各不相同，食物中含有不利于蛋白质吸收的其他因素的影响等，不同的食物或同一种食物的加工方式不同，其蛋白质消化率会有差异。

$$\text{蛋白质真消化率}(\%)=\frac{\text{食物氮}-(\text{粪氮}-\text{粪代谢氮})}{\text{食物氮}}\times 100\%$$

上式计算的是食物蛋白质的真消化率。在实际应用中，往往不考虑粪代谢氮。这样不仅实验方法简便，而且因所测得的结果比真消化率要低，具有一定安全性，这种消化率称为表观消化率。

$$\text{蛋白质表观消化率}(\%)=\frac{\text{食物氮}-\text{粪氮}}{\text{食物氮}}\times 100\%$$

4. 蛋白质的生物学效应

蛋白质的生物学效应可以用蛋白质生物价来表示。蛋白质生物价是反映食物蛋白质消化吸收后，被机体利用程度的指标。生物价的值越高，表明其被机体利用程度越高，最大值为100。计算公式如下：

$$\text{蛋白质生物价}=\frac{\text{储留氮}}{\text{吸收氮}}\times 100$$

$$\text{吸收氮}=\text{食物氮}-(\text{粪氮}-\text{粪代谢氮})$$

$$\text{储留氮}=\text{吸收氮}-(\text{尿氮}-\text{尿内源性氮})$$

蛋白质生物价对指导肝、肾病人的膳食很有意义。蛋白质生物价高，表明食物蛋白质中氨基酸主要用来合成人体蛋白质，极少有过多的氨基酸经肝、肾代谢而释放能量或由尿排出多余的氮，从而可大大减少肝、肾的负担。

5. 蛋白质功效比值

蛋白质功效比值是根据在实验期内生长阶段中的幼年动物体重增加值和摄入蛋白质的量的比值来反映蛋白质的营养价值的指标。由于所测蛋白质主要被用来提供生长之需要，所以该指标被广泛用来评价婴幼儿食品中的蛋白质。

（六）人体对蛋白质的需求量

蛋白质的供给量：成人的供给量，按体重计算，每日每千克体重为 1～2 g；按能量计算，占总能量的 11%～14%，其中儿童和青少年为 13%～14%，以保证膳食中有充足的蛋白质供给生长发育的需要，成年人为 11%～12%，以确保维持正常的生理功能。极重体力劳动者的能量补充，主要来自谷类食物，因而蛋白质所占的能量比例相对较低，但仍可达到总能量的 11%。

（七）蛋白质摄入过多或缺乏对机体健康的影响

（1）摄入过多的动物性蛋白的同时会摄入较多的动物脂肪和胆固醇，从而对机体的健康产生不利的影响。

（2）由于体内没有单独的蛋白质储存，蛋白质摄入过多会被分解，氮随尿液排出，这一过程需要大量水分从而加重了肾脏的负担，若肾功能本来不好，则会有更大的影响。

（3）过多的动物性蛋白摄入，会造成含硫氨基酸摄入过多，从而加速骨骼中钙的丢失，产生骨质疏松。

（4）摄入蛋白质过多与一些癌症相关，如结肠癌、乳腺癌、肾癌、胰腺癌和前列腺癌。

（5）蛋白质摄入不足可引起成人体力下降、水肿、抗病力减弱等。

（6）能量摄入基本满足而蛋白质严重不足的儿童可引起水肿型营养缺乏病，主要表现为腹腿部水肿，虚弱，表情淡漠，生长迟缓，头发变色、变脆和易脱落，易感染其他疾病等。

（7）蛋白质和能量摄入均严重不足的儿童可引起干瘦型营养缺乏病，患儿消瘦无力，因易感染其他疾病而死亡。

（八）蛋白质的互补作用

两种或两种以上食物混合食用，其中的必需氨基酸互相补充，使之接近人体所需要的必需氨基酸模式，提高了蛋白质的利用率，我们把这种作用称为蛋白质的互补作用，例如豆类食品和谷类食品混合食用时，豆类蛋白质中丰富的赖氨酸可补充谷类蛋白质中赖氨酸的不足从而提高了谷类蛋白质的利用率。

（九）蛋白质营养状况评价

人体蛋白质营养状况评价，实际应用时要结合膳食史和临床观察及检测指标进行综合评价。

1. 氮平衡

氮平衡的表示方法为

摄入氮＝尿氮＋粪氮＋通过皮肤及其他途径排出的氮

通常以氮平衡来测试人体蛋白质需要量和评价人体蛋白质营养状况。在一定时间(24 h)内若摄入与排出的氮量一致，则表示机体处于氮平衡状态，摄入氮量大于排出氮量时为正氮平衡，反之则为负氮平衡。

2. 蛋白质营养不良所表现的症状和体征

(1) 幼儿及青少年　首先出现负氮平衡，组织蛋白被破坏，表现为生长发育迟缓、消瘦、体重过轻、高级神经系统受影响，甚至智力发育障碍。

(2) 成人　出现疲倦、体重减轻、贫血、血浆白蛋白降低，并可出现营养性水肿。

3. 严重蛋白质营养不良临床上可出现的两种不同的类型

(1) 水肿型营养不良　主要是由于缺乏蛋白质所引起。

(2) 干瘦型营养不良　由蛋白质和能量均严重缺乏所引起。

4. 评价蛋白质营养状况的其他指标

(1) 血清蛋白质　血清蛋白质常用于评估人体营养水平，血清总蛋白质正常值为60～80 g/L。

(2) 上臂肌围　上臂肌围是评价总体蛋白质储存的指标。测量上臂中点处的围长和三头肌部皮褶厚度，用下列公式计算上臂肌围。

上臂肌围(mm)＝上臂中点处的围长(mm)－3.14×三头肌部皮褶厚度(mm)

(3) 上臂肌围评价标准　国际标准 25.3 cm(男)、23.2 cm(女)。测定值＞90%标准值为正常。

(十) 蛋白质的参考摄入量与食物来源

1. 参考摄入量

成人轻体力活动每天每千克体重至少应摄入 1 g 蛋白质，我国由于以植物性食物为主，所以成人蛋白质推荐摄入量为 1.169 g/(kg · d)。按热能需要的比例计算，我国成人蛋白质摄入占膳食总能量的 10%～12%，儿童及青少年以 12%～14%为宜。

2. 食物来源

优质蛋白质主要存在于动物性食物、大豆及其制品中。如瘦肉含蛋白质 16%～20%、鱼类含蛋白质 10%～12%、牛奶含蛋白质 3.4%、干大豆含蛋白质 30%～40%。粮谷类含蛋白质较少，多为半优质或非优质蛋白质。

二、脂类

脂类包括甘油三酯、磷脂和固醇类。

(一) 脂类的生理功能

(1) 储存和供给热能：1 g 脂类供给热能 9 kcal。当人体摄入能量过多时，就转变为脂肪而储存起来。当机体需要时，酯酶可分解甘油三酯，释放出甘油和脂肪酸，它们进入血液循环与食物中被吸收的脂肪一起释放出能量以满足机体的需要。

（2）构成身体组织，例如磷脂是细胞膜的主要结构成分。

（3）参与固醇类激素的合成。

（4）隔热保温、保护脏器及关节。

（5）促进脂溶性维生素的吸收，提供脂溶性维生素，如维生素 A、D、E、K 等。

（6）改善食物感官性状。脂肪作为食物烹调加工的重要原料，可以改善食物的色、香、味、形，促进食欲，增加饱腹感。

（7）植物固醇具有降低人和动物血清胆固醇的作用。植物固醇可以干扰肠道对膳食中胆固醇和胆汁中胆固醇的吸收。

（8）供给必需脂肪酸，调节生理机能，如亚油酸和其他一些多不饱和脂肪酸具有降血脂作用，可将胆固醇运往肝脏而被代谢分解。

（二）必需脂肪酸

1. 必需脂肪酸的概念

必需脂肪酸（EFA）是指人体不可缺少而自身又不能合成，必须通过食物供给的多不饱和脂肪酸。多不饱和脂肪酸为具有两个或两个以上不饱和双键的脂肪酸。

必需脂肪酸在人体内有调节人体生理功能的作用，如：它能促进人体发育，维持皮肤和毛细血管的健康，对皮肤有保护作用，合成磷脂，构成细胞膜和线粒体；增加乳汁的分泌，减轻放射线照射所造成的皮肤损伤，降低血胆固醇和减少血小板黏附性作用，防止血栓形成，有助于防止冠状动脉粥样化性心脏病；参与前列腺素和精子的形成。亚油酸缺乏时，会发生皮肤病、生长发育缓慢，出现毛发干燥或断裂，育龄男女青年严重缺乏亚油酸，可导致生育反常及乳汁分泌减少等现象。正常成年人每日最少需要供给亚油酸 6～8 g，以占总热量的 1%～2%为宜。

2. 必需脂肪酸的种类

目前比较肯定的必需脂肪酸为多不饱和脂肪酸中的亚油酸和亚麻酸，其缺乏会对机体造成不利影响。

（三）食物脂类营养价值评价方法

食物脂类的营养价值可从以下五个方面进行评价。

（1）必需脂肪酸的含量　食物中最主要的多不饱和脂肪酸为亚油酸和亚麻酸，主要存在于植物油中，其营养价值优于动物脂肪。

（2）脂肪的消化率　食物脂肪的消化率与其熔点密切相关。一般植物脂肪的消化率要高于动物脂肪。

（3）脂溶性维生素的含量　一般脂溶性维生素含量高的脂肪营养价值也高。植物油中富含维生素 E，特别是谷类种子的胚油（如麦胚油）中维生素 E 的含量更加丰富。动物脂肪几乎不含维生素，而器官脂肪如肝脏脂肪含维生素 A、D 丰富，奶和蛋的脂肪中维生素 A、D 含量亦较丰富。

(4) 某些有特殊生理功能的脂肪酸含量　如鱼类脂肪,尤其是鱼油中含有丰富的多不饱和脂肪酸,具有重要的营养价值。

(5) 所有植物性食物中均含有数量不等的植物固醇。

(四) 脂类摄入过多或缺乏对机体健康的影响

1. 脂类摄入过多对机体健康的影响

脂类摄入过多,可导致肥胖、心血管疾病、高血压和某些癌症发病率升高。

2. 脂类缺乏对机体健康的影响

脂类缺乏会影响脂溶性维生素的吸收。由于脂类摄入过少也会影响必需脂肪酸的摄入量,一般认为脂类应不少于总能量的3%;过去必需脂肪酸的缺乏主要发生在婴儿、以脱脂奶或低脂膳食喂养的幼儿,必需脂肪酸缺乏时,可发生皮肤湿疹样病变、脱发、婴儿生长发育迟缓等。

(五) 脂类的参考摄入量与食物来源

1. 参考摄入量

膳食中脂肪的供给量因受民族、地方习惯和气候等因素的影响而有所差别,目前一般认为以占每日热能供给量的20%～25%为宜,不宜超过30%。

2. 食物来源

食物来源包括烹调用油及食物本身含有的脂类。

(1) 动物性脂肪　如猪油、牛油、羊油、肥肉、奶油、蛋类。

(2) 植物性脂肪　如豆油、棉籽油、菜籽油、麻油、花生油、葵花籽油等。

值得注意的是,肉类、脑、内脏、蛋黄及奶油等食品含有较高的胆固醇。

(六) 脂肪对蛋白质的保护作用

当食物中提供满足需要的脂肪时可以促进碳水化合物的能量代谢,使其更有效地释放能量,减少蛋白质分解提供热能,使之发挥更重要的生理功能,从而节约了蛋白质。

三、碳水化合物

碳水化合物由碳、氢、氧三种元素组成,其中氢、氧之间的比例同水一样(2∶1),因此称作碳水化合物,它是绿色植物用水和二氧化碳作原料,利用太阳的光能作动力制造出来的。

(一) 碳水化合物的分类

1. 单糖类

食物中的单糖主要为葡萄糖、果糖、半乳糖和甘露糖等。

2. 双糖类

双糖是由两分子单糖缩合而成的。常见的天然存在于食品中的双糖有蔗糖、乳糖、麦芽糖和海藻糖等。

3. 多糖类

多糖是由10个以上单糖组成的一类大分子碳水化合物的总称。

可被消化吸收的多糖有淀粉、糊精、糖原，也称动物淀粉；不能被人体消化吸收的多糖有纤维素、半纤维素、木质素、果胶，以上合称膳食纤维，它们虽不能被人体消化吸收，但有重要的生理作用。

（二）碳水化合物的生理功能

（1）是热能的主要来源　1 g碳水化合物可提供约4 kcal的能量。

（2）是机体组织的重要成分　如结缔组织中的黏蛋白、神经组织中的糖脂及细胞膜表面具有信息传递功能的糖蛋白，DNA和RNA中也含有大量的核糖，在遗传中起着重要的作用。

（3）有节约蛋白质的作用　膳食中提供满足需要的碳水化合物可减少蛋白质分解供能，使之发挥更重要的功能，从而节约了蛋白质。

（4）抗生酮作用　脂肪在体内彻底被代谢分解需要葡萄糖的协同作用。若碳水化合物不足，脂肪酸不能被彻底氧化而产生酮体，过多的酮体可引起酮血症，影响机体的酸碱平衡。而体内充足的碳水化合物就可以起到抗生酮作用，人体每天需要50～100 g碳水化合物才可防止酮血症的产生。

（5）保护肝脏和解毒　当碳水化合物摄入不足时，则表现出热能缺乏，出现消瘦、生长缓慢、低血糖、头晕、无力甚至休克；碳水化合物摄入过量，可导致肥胖、血脂升高。

（6）膳食纤维可降低血胆固醇，促进肠道蠕动，降低结肠炎及结肠癌的发病率。

（三）碳水化合物在膳食供能中的作用和地位

（1）碳水化合物是机体的主要的热能来源，同时由碳水化合物供能也较经济，因为富含碳水化合物的谷类食物相对动物性食物价格较便宜。

（2）碳水化合物缺乏对机体的影响主要表现在供能不足、生长发育迟缓、体重减轻。

（四）参考摄入量与食物来源

1. 参考摄入量

中国营养学会推荐我国居民的碳水化合物的膳食推荐摄入量占总能量的55%～65%。

2. 食物来源

碳水化合物的食物来源主要是植物性食物，如谷类（含碳水化合物70%～75%）、薯类（含碳水化合物20%～25%）、豆类和根茎类蔬菜（含碳水化合物50%～60%）。其中含有大量的淀粉和少量的单糖、双糖，蜂蜜中碳水化合物含量也很多。蔬菜和水果除含少量的单糖外还是膳食纤维的主要来源。此外，动物性食物中的乳类、肝类也是碳水化合物的来源之一。

四、能量

所有生物都需要能量以维持生命活动。人体所需要的能量都是来自三大供能营养素，即蛋白质、脂肪、碳水化合物。作为人类能量来源的食物，不过是从太阳得来的热能以化学能的方式储存下来的物质。植物性食物利用太阳取得热能，动物性食物则从植物或其他动物中取得热能，这二者均为人类所利用。

（一）能量对人体的功用

（1）维持内脏器官的化学和物理学活动，如心脏跳动、血液循环、肺的呼吸、腺体分泌等。

（2）维持肌肉活动。

（3）维持体温。

（4）促进生长发育。

（5）供给脑力活动。

如果摄入热能不足，机体会使用自身储备的热能，相反，摄入过多热能时，机体也会将其储存起来。人体仅能储存很少的碳水化合物（糖原）和蛋白质，热能的主要储存方式是脂肪。从较长时间来看，一般情况下健康成人从食物中摄取的能量和所消耗的能量经常保持平衡状态，否则就会引起体重减轻或过重。但并非任何人在任何一天内摄入和消耗的能量都是相等的，一般则是 5～7 天摄入量与消耗量相当。

（二）能量单位

能量的单位是卡（cal），卡是指将 1 mL 水从 15 ℃升高到 16 ℃，即升高 1 ℃所需要的热量。在营养学实际应用中，这个单位过小，常以它的一千倍即千卡（kcal），为常用单位。国际上也常以焦耳（J）为热能的计量单位，1 kcal＝4.184 kJ，1 kJ＝0.239 kcal。

（三）三大供能营养素的热能系数及供热百分比

营养学上将每克供能营养素体内氧化产生的能量值称为生热系数（热能系数），三大供能营养素的供热百分比是指蛋白质、脂肪、碳水化合物占膳食总热能的适宜比例（表 4-2）。

表 4-2　三大供能营养素的热能系数及供热百分比

营　养　素	热能系数/（kcal/g）	供热百分比/（%）
蛋白质	4	10～14
脂肪	9	20～30
碳水化合物	4	55～65

（四）影响热能消耗的因素

1. 体表面积

基础代谢水平与体表面积成正比，体表面积越大，向外环境散热越快，基础代谢水平亦越高。因此，同等体重情况下瘦高者基础代谢水平高于矮胖者。

2. 人体瘦组织所占的比重

人体瘦组织（包括肌肉、心脏、肝脏和肾脏等）消耗的能量占基础代谢水平的70%～80%，所以瘦组织质量大、肌肉发达者，基础代谢水平高。

3. 生理状况

婴儿和青少年的基础代谢水平相对较高。成年后随年龄增长基础代谢水平不断下降。由于孕期孕妇的子宫、胎盘、胎儿的发育及体脂储备以及乳母合成乳汁均需要额外的能量补充，孕妇和乳母的基础代谢水平也较高。

4. 性别

在年龄和体表面积相同的情况下，男性的基础代谢水平比女性高5%～10%。

5. 病理状况和激素水平

甲状腺激素、肾上腺素和去甲肾上腺素等分泌异常可使能量代谢增强，直接或间接影响人体基础代谢的消耗。

6. 生活和作业环境

高温、寒冷、大量摄食、体力过度消耗以及精神紧张都可增高基础代谢水平，这一部分能量消耗称为适应性生热作用。另外，在禁食、饥饿或少食时，基础代谢水平也相应降低。

（五）人体能量的需要

人体能量的需要是与其能量的消耗相一致的，无论从需要或从消耗来说，都由三个方面组成，即

能量的需要＝基础代谢能量消耗＋体力活动能量消耗＋食物特殊动力学作用能量消耗（对于生长发育的儿童，还要增加生长发育所需要的能量）

1. 基础代谢

基础代谢是维持生命最基本活动所必需的能量需要，是在机体处于安静和松弛的休息状态下，清醒，静卧于舒适环境，室温在18～25 ℃，无体力与脑力负担，也无胃肠和消化活动（空腹、禁食12 h）时所需要的能量。此时能量仅用于维持体温、呼吸、血液循环及其他器官的生理活动需要，是维持生命的最低能量消耗。

在实际应用中，可根据体重、身高和年龄直接计算基础代谢能量消耗（BEE）。

男　BEE＝66.47＋13.57×体重（kg）＋5.00×身高（cm）－6.76×年龄（y）

女　BEE＝65.50＋9.46×体重（kg）＋4.85×身高（cm）－4.68×年龄（y）

2. 体力活动

日常体力活动是影响人体能量消耗的主要因素，也是人体控制能量消耗、保持能量平衡和维持健康的重要部分。通常情况下，由各种体力活动所消耗的能量占人体总能量消耗的15%～30%。

1985 年 WHO 在修订成年人能量推荐摄入量时,用基础代谢能量消耗和体力活动水平(PAL)的乘积估算成年人能量需要量(表 4-3)。

表 4-3 体力活动水平分级

活动水平分级	PAL	
	男性	女性
轻	1.55	1.56
中	1.78	1.64
重	2.10	1.82

3. 食物特殊动力学作用

食物特殊动力学作用又称食物热效应,是指人体在摄食过程中所引起的额外能量消耗,包括人体在摄食后,食物中营养素消化、吸收等一系列活动以及营养素和营养素代谢产物之间相互转化过程所消耗的能量。食物热效应一般为 24 h 基础代谢能量消耗的 10%。

(六) 不同体力活动的热能消耗

不同体力活动的热能消耗见表 4-4。

表 4-4 不同体力活动的热能消耗

体力活动分级	男子(65 kg) 能量消耗/(kcal/min)	女子(55 kg) 能量消耗/(kcal/min)	实例
轻体力劳动	2.5	2.0	办公室工作、营业员
中等体力劳动	5.0	4.0	钳工
重体力劳动	7.5	6.0	非机械化农田作业

(七) 三大营养素及热能的计算

根据如下案例完成计算:

王某,男,35 岁,轻体力活动,身高 1.70 m,体重 60 kg。在掌握三大供能营养素功能的基础上,计算一日三大供能营养素及总热能的需要量。

1. 首先计算一日总热能需要量

(1) 基础代谢能量消耗:1 kcal/(kg · h)×60 kg×24 h=1440 kcal。

(2) 体力活动能量消耗:2.5 kcal/min×60×8 h=1200 kcal。

(3) 食物特殊动力作用能量消耗:1440 kcal×10%=144 kcal。

(4) 一日总热能需要量:1440 kcal+1200 kcal+144 kcal-480 kcal×(1 kcal×60 kg×8 h 体力活动所包含的基础代谢能量消耗)=2304 kcal≈2300 kcal。

2. 根据总热能需要量计算三大供能营养素需要量

(1) 蛋白质:2300 kcal×10%=230 kcal;230 kcal/(4 kcal/g)=57.5 g。

(2) 脂肪:2300 kcal×25%=575 kcal;575 kcal/(9 kcal/g)=63.9 g。

(3) 碳水化合物:2300 kcal×65%=1495 kcal;1495 kcal/(4 kcal/g)=373.8 g。

五、维生素

维生素是维持机体生命活动过程所必需的一类微量的低分子有机化合物。维生素的种类很多,化学结构各不相同,在生理上既不是构成各种组织的主要原料,也不是体内的能量来源,但它们却在机体物质和能量代谢过程中起着重要作用。目前所发现维生素的化学结构不同,生理功能各异,根据维生素的溶解性可将其分为两大类,即脂溶性维生素和水溶性维生素。

(一) 维生素 A

1. 概念

狭义的维生素 A 是指视黄醇,广义的是指维生素 A 和维生素 A 原。理化性质:对酸、碱和热稳定,但易被氧化和被紫外线破坏。

2. 生理功能

(1) 维持正常视觉功能:促进视觉细胞内感光物质视紫红质的合成与再生。

(2) 维持上皮细胞的正常生长,若缺乏可造成皮肤丘疹、异常粗糙。

(3) 促进生长发育,缺乏可使儿童生长停滞、发育迟缓。

(4) 抑癌作用:可使肺癌等肿瘤细胞的生长和分化受到抑制,从而起到抗癌作用。

(5) 维持机体正常免疫功能。

3. 缺乏及过量对健康的影响

(1) 维生素 A 缺乏　最早的症状是暗适应能力下降,严重者可致夜盲症;维生素 A 缺乏可引起干眼病,进一步发展可致失明。儿童维生素 A 缺乏最重要的临床诊断体征是毕脱氏斑(为贴近角膜两侧和结膜外侧因干燥而出现皱褶,角膜上皮堆积形成的大小不等的形状似泡沫的白斑)。

维生素 A 缺乏引起机体不同组织上皮干燥、增生及角化,食欲降低,易感染。特别是儿童、老人容易引起呼吸道炎症,严重时可引起死亡,还可引起血红蛋白合成代谢障碍,免疫功能低下,儿童生长发育迟缓。

(2) 长期摄入过量维生素 A　可引起维生素 A 过多症,症状为头痛、厌食、长骨末端外周痛、肝肿大、皮肤瘙痒等,每人每天摄入 75000~500000 IU 3~6 个月后,即可出现上述中毒现象。

过量摄入维生素 A 可引起急性、慢性及致畸毒性。急性毒性产生于一次或多次连续摄入大量的维生素 A(成人大于推荐摄入量的 100 倍,儿童大于推荐摄入量的 20 倍)。

孕妇在妊娠早期每天大剂量摄入维生素 A,娩出畸形儿的相对危险度为 25.6。摄入普通食物一般不会引起维生素 A 过多,绝大多数系过多摄入维生素 A 浓缩制剂引起,也有食用狗肝或鳖鱼肝引起中毒的报道。

据报道一名体重为 2.25 kg 的 1 月龄男婴在 11 天内接受 1000000 IU 维生素 A 后

中毒死亡。

4. 营养水平鉴定方法

维生素 A 的营养状况应根据生化指标、临床表现，结合生理情况、膳食摄入情况综合予以判定。常用的检查方法如下：

(1) 暗适应试验　人从亮处进入暗处，因视紫红质消失，最初看不清楚任何物体，经过一段时间待视紫红质再生到一定水平才逐渐恢复视觉，这一过程称为暗适应。暗适应的快慢取决于照射光的波长、强度和照射时间，同时也与体内维生素 A 的营养状况有关。暗适应计测定适用于现场调查。维生素 A 缺乏者，暗适应时间延长。事先让 10 名健康人每天摄入 10000 IU 维生素 A，连续 7 天，然后测定暗适应时间，以 95%上限值作为正常值。

(2) 眼部症状检查　WHO 将维生素 A 缺乏的眼部症状予以分类，其中角膜干燥、溃疡、角化定为诊断维生素 A 缺乏有效的体征，毕脱氏斑用于儿童维生素 A 缺乏的诊断。

5. 参考摄入量与食物来源

(1) 我国成人维生素 A 推荐摄入量(RNI)　男性为 800 μg 视黄醇当量，女性为 700 μg 视黄醇当量。

(2) 来源　动物性食物，如肝、鱼肝油、奶、蛋等；植物性食物，如菠菜、芹菜、胡萝卜、红薯、杏等。

(二) 维生素 D

1. 概念

维生素 D 是指具有钙化醇生物活性的一大类物质。维生素 D_3 是由储存于皮下的胆固醇的衍生物——7-脱氢胆固醇，在紫外光照射下转变而成的。

2. 生理功能

(1) 促进钙吸收。

(2) 作用于骨骼，使钙、磷最终成为骨质的基本结构。

(3) 促进皮肤表皮细胞的分化并阻止其增殖，对皮肤疾病具有潜在的治疗作用。

3. 缺乏及过量对健康的影响

(1) 缺乏症　维生素 D 缺乏导致肠道吸收钙、磷减少，肾小管对钙和磷的重吸收减少。

①影响骨钙化：造成骨骼和牙齿的矿物质异常。牙齿方面，如出牙推迟，恒齿稀疏、凹陷，容易发生龋齿。

②佝偻病：婴儿缺乏维生素 D 将引起佝偻病。

③骨质软化症：成人尤其是孕妇、乳母和老人缺乏维生素 D 可使已成熟的骨骼脱钙而发生骨质软化症和骨质疏松症。骨质疏松症及其引起的骨折是威胁老年人健康的主要疾病之一。

④手足痉挛症：维生素 D 缺乏、钙吸收不足、甲状旁腺功能失调或其他原因造成血

清钙水平降低时可引起手足痉挛症，表现为肌肉痉挛、小腿抽筋、惊厥等。

（2）过多症　过量摄入维生素 D 可引起维生素 D 中毒，出现关节 X 线改变、肾脏钙质沉着等异常情况。

4. 营养水平鉴定方法

25-(OH)-D_3是维生素 D 在血液中的主要存在形式，其正常值为 25～150 nmol/L (10～60 ng/mL)。

5. 参考摄入量与食物来源

（1）参考摄入量　维生素 D 既可来源于膳食，又可由皮肤合成，因而较难估计膳食中维生素 D 的摄入量。在钙、磷供给量充足的条件下，儿童、少年、孕妇、乳母、老人维生素 D 的 RNI 为 10 μg/d，16 岁以上成人为 5 μg/d。

（2）食物来源　如动物性食物（海水鱼、肝、蛋黄等）。

（三）维生素 E

1. 概念

维生素 E 是黄色油状液体，溶于乙醇、脂肪和脂溶剂，对热及酸稳定，对碱不稳定，对氧极为敏感，油脂酸败可加速维生素 E 的破坏。食物中维生素 E 在一般烹调时损失不大，但油炸时维生素 E 活性明显降低。

2. 生理功能

（1）抗氧化作用　维生素 E 参与构成体内抗氧化系统，保护生物膜及其他蛋白质免受自由基攻击。

维生素 E 还具有防治动脉粥样硬化、肿瘤、衰老等与氧化损伤相关的疾病的作用。

（2）预防衰老　随着年龄增长，人体内脂褐质不断增加。脂褐质俗称老年斑，是细胞内某些成分被氧化分解后的沉积物。补充维生素 E 可减少细胞中的脂褐质形成；维生素 E 还可改善皮肤弹性，使性腺萎缩减轻，提高免疫功能。

（3）与动物的生殖功能和精子生成有关　维生素 E 缺乏时可出现睾丸萎缩和上皮细胞变性、孕育异常。临床上常用维生素 E 治疗先兆流产和习惯性流产。

（4）调节血小板的黏附力和聚集作用　维生素 E 缺乏时血小板聚集和凝血作用增强，增加了心肌梗死及中风的危险性。

（5）维生素 E 可降低血浆胆固醇水平。

（6）维生素 E 可抑制肿瘤细胞的生长和增殖。

3. 缺乏及过量对健康的影响

（1）缺乏　维生素 E 缺乏在人类较为少见，但可出现在低体重的早产儿、脂肪吸收障碍者。维生素 E 缺乏时，可出现视网膜退变、蜡样质色素积聚、溶血性贫血、肌无力、神经退行性病变、小脑共济失调等。

（2）过量　在脂溶性维生素中，维生素 E 的毒性相对较小。大剂量维生素 E（每天摄入 800 mg～3.2 g）有可能出现中毒症状，如肌无力、视觉模糊、复视、恶心、腹泻以及维生素 K 的吸收和利用障碍。补充维生素 E 制剂，应以每天不超过 400 mg 为宜。

4. 营养水平鉴定方法

(1) 机体营养状况评价　主要从血浆维生素 E 的含量和红细胞溶血试验两个方面来评价。

(2) 血清维生素 E 水平　血清(浆)α-生育酚浓度可直接反映人体维生素 E 的储存情况。健康成人若其血脂值正常,则血浆 α-生育酚的浓度范围为 50～200 mg/L。

5. 参考摄入量与食物来源

(1) 参考摄入量　我国现行成人的维生素 E 适宜摄入量是每天 14 mg 总生育酚。

(2) 食物来源　维生素 E 在自然界中分布甚广,一般情况下不会缺乏。维生素 E 含量丰富的食物有植物油、麦胚、坚果、种子类、豆类及其他谷类,蛋类、肉类、鱼类、水果及蔬菜中含量甚少,有些油制品中含 γ-生育酚多于 α-生育酚,食物加工、储存和制备过程可损失部分维生素 E。

(四) 硫胺素

硫胺素也称维生素 B_1、抗脚气病因子和抗神经炎因子,易溶于水,微溶于乙醇,故米在淘洗或蒸煮时,硫胺素常随水流失。在酸性环境下较稳定,加热 120 ℃ 仍不分解,在中性和碱性条件下遇热易破坏,所以在烹调食品过程中,加碱会造成硫胺素损失。

1. 生理功能

(1) 辅酶功能　硫胺素在机体代谢过程中具有重要的作用,它以辅酶的形式参与糖代谢,当硫胺素严重缺乏时,丙酮酸和乳酸在机体内堆积,对机体造成损伤。

(2) 非辅酶功能　硫胺素在神经组织中可能具有一种特殊的非酶作用,当硫胺素缺乏时可影响某些神经递质的合成和代谢,如乙酰胆碱合成减少和利用降低,导致胃肠蠕动变慢,消化液分泌减少,出现消化不良,所以临床上常将硫胺素作为辅助消化药。

2. 缺乏对健康的影响

硫胺素缺乏症又称脚气病,主要损害神经-血管系统,多发生在以精白米面为主食的地区。硫胺素缺乏早期症状较轻,有疲乏、淡漠、食欲差、恶心、忧郁、急躁、沮丧、腿麻木和心电图异常。症状特点和严重程度与硫胺素缺乏程度、发病急缓等有关,一般将其分成以下三类。

(1) 干性脚气病　以多发性周围神经炎症状为主,出现上行性周围神经炎,表现为指(趾)端麻木,肌肉酸痛、压痛,尤以腓肠肌为甚。膝跳反射在发病初期亢进,后期减弱甚至消失。向上发展累及腿伸屈肌、手臂肌群,而出现垂足、垂腕症状。

(2) 湿性脚气病　多以水肿和心脏症状为主。由于心血管系统障碍,出现水肿,右心室可扩大,有心悸、气短、心动过速,如处理不及时,常致心力衰竭。混合型脚气病的特征是既有神经炎又有心力衰竭和水肿。

(3) 婴儿脚气病　多发生于 2～5 月龄的婴儿,且多是硫胺素缺乏的乳母所喂养的婴儿。其发病突然,病情急,初期出现食欲不振、呕吐、兴奋和心跳快、呼吸急促和困难,晚期有发绀、水肿、心脏扩大、心力衰竭和强直性痉挛表现,常在症状出现 1～2 天后突然死亡。

婴儿先天性脚气病常由母亲孕期缺乏硫胺素引起，主要症状有精神萎靡、吮吸无力、嗜睡。

3. 营养水平鉴定方法

（1）临床检查　可发现硫胺素缺乏的症状和体征，但生化检查的变化常先于临床症状和体征的出现，而且更客观、明显。

（2）尿负荷试验　清晨先给被测者口服硫胺素 5 mg，然后收集 4 h 内排出的尿液，测定尿液中硫胺素的含量。如被测者硫胺素的营养状况良好，机体组织中有充足的硫胺素储备，当摄入量增大后，从尿中排出量增多；反之，被测者营养状况较差，机体组织中硫胺素储备很少，当摄入大量硫胺素后，机体组织将大部分或全部硫胺素潴留，所以尿中排出量较少。尿负荷试验也可用于其他水溶性维生素的营养水平评定。一般认为，4 h 尿中排出硫胺素少于 100 μg（相当于摄入量的 2%）为营养缺乏，100～199 μg 为不足，200～399 μg 为正常，400 μg 以上为充裕。

4. 参考摄入量与食物来源

（1）参考摄入量　人体对硫胺素的需要量与体内能量代谢密切相关，故硫胺素供给量应与机体热能供给量成正比，所以一般成人硫胺素的供给量定为 0.5 mg/4.18 MJ，孕妇、乳母和老年人较成人高，为 0.5～0.6 mg/4.18 MJ。中国营养学会 2000 年推荐硫胺素的 RNI 成年男性为 1.4 mg/d，女性为 1.3 mg/d。硫胺素的可耐受最高摄入量（UL）为 50 mg/d。

（2）食物来源　硫胺素广泛存在于天然食物中，含量丰富的食物有粮谷，豆类，干果，坚果，动物心、肝、肾、脑，瘦肉及蛋类。米、面碾磨过于精细、过分淘米或烹调中加碱，均可造成硫胺素大量损失，一般温度下烹调食物时硫胺素损失不多，高温烹调时损失可达 10%～20%。

（五）核黄素

维生素 B_2 又称核黄素，在中性或酸性溶液中稳定，水溶性较低，核黄素耐热，在碱性溶液中易被热和紫外线破坏，食物加工蒸煮过程中损失较少，水溶液呈现黄绿色荧光。

1. 生理功能

（1）参与体内生物氧化与能量代谢　核黄素是机体中许多重要辅酶的组成成分，通过呼吸链参与体内氧化还原反应与能量代谢，从而维持蛋白质、脂肪和碳水化合物的正常代谢，促进正常的生长发育，维护皮肤和黏膜的完整性。若体内核黄素不足，则物质和能量代谢发生紊乱，将出现生长发育障碍、物质代谢障碍。

（2）参与维生素 B_6 和烟酸的代谢　核黄素以 FMN 和 FAD 辅酶形式参与体内生物代谢活动，FAD 和 FMN 分别作为辅酶参与色氨酸转变为烟酸、维生素 B_6 转变为磷酸吡哆醛的过程。

（3）参与体内的抗氧化防御系统，维持还原性谷胱甘肽的浓度。

（4）FAD 与细胞色素 P450 结合，参与药物代谢。

(5) 提高机体对环境应激的适应能力等。

2. 缺乏及过量对健康的影响

(1) 缺乏　核黄素缺乏的主要临床表现为眼、口腔和皮肤的炎症反应。

①眼:眼球结膜充血,角膜周围血管增生,角膜与结膜相连处有时发生水疱。表现为睑缘炎、畏光、视物模糊和流泪等,严重时角膜下部有溃疡。

②口腔:口角湿白、裂隙、疼痛和溃疡(口角炎);嘴唇疼痛、肿胀、裂隙、溃疡以及色素沉着(唇炎);舌疼痛、肿胀、红斑及舌乳头萎缩(舌炎),典型者全舌呈紫红色或红紫相间,出现中央红斑,边缘界限清楚的如地图样变化(地图舌)。

③皮肤:脂溢性皮炎,常见于皮脂分泌旺盛部位,如鼻唇沟、下颌、眼外及耳后、乳房下、腋下、腹股沟等处。患处皮肤皮脂增多,轻度红斑,有脂状黄色鳞片。核黄素缺乏常干扰体内铁的吸收、储存及动员,致使储存铁量下降,严重时可造成缺铁性贫血。核黄素缺乏还会影响生长发育,妊娠期缺乏核黄素,可导致胎儿骨骼畸形。

核黄素缺乏的原因有膳食摄入不足、食物储存和加工不当导致核黄素破坏和丢失;机体感染;核黄素吸收不良、利用不良或排泄增加和酗酒。

(2) 过量　一般核黄素过量不会引起中毒。

3. 营养水平鉴定方法

尿负荷试验:清晨口服维生素 B_2 5 mg,4 h 尿中排出量在 400 μg 以下为缺乏,400～799 μg 为不足,800～1300 μg 为正常,超过 1300 μg 为充裕。

4. 参考摄入量与食物来源

(1) 参考摄入量　核黄素的需要量与机体能量代谢及蛋白质的摄入量均有关系,所以能量需要量增加、生长加速和创伤修复期,核黄素的供给量均需增加。我国成年人膳食核黄素的 RNI 男性为 1.4 mg/d,女性为 1.2 mg/d,婴儿、儿童及孕妇、乳母的供给量应适当增加。

(2) 食物来源　核黄素广泛存在于动、植物性食物中,不同食物中含量差异较大,动物性食物中含量较植物性食物高,动物肝脏、肾脏、心脏、乳汁及蛋类中含量尤为丰富,植物性食物以绿色蔬菜、豆类含量较高,而谷类含量较少。

(六) 维生素 C

维生素 C 又称抗坏血酸,为无色无味的片状晶体,易溶于水,稍溶于丙酮与低级醇类,不溶于脂溶性溶剂,0.5%的抗坏血酸水溶液,即呈强酸性($pH<3$)。结晶抗坏血酸稳定,其水溶液极易氧化,遇空气、热、光和碱性物质,特别是当氧化酶及微量铜、铁等重金属离子存在时,可促进其氧化进程。一般食物在储存过程中,抗坏血酸都有不同程度的损失。

1. 生理功能

(1) 抗氧化作用:维生素 C 是一种活性很强的还原性物质,参与机体重要的生物氧化还原过程。

(2) 参与细胞间质的生成,能维持牙齿、骨骼、血管、肌肉的正常功能和促进伤口的愈合。

(3) 增加抗体形成，提高白细胞的吞噬作用，增强对疾病的抵抗力，可减轻流感的病情，并缩短病程。

(4) 在临床上可用作解毒剂，大剂量维生素C能缓解汞、铅、砷、苯等重金属毒物中毒；对于进入人体内的有毒物质如某些药物和细菌毒素，给予大量的抗坏血酸可缓解其毒性；还可治疗肌肉疼痛。

(5) 在体内能阻断致癌物亚硝胺的形成。

(6) 能促进铁、钙和叶酸的利用和吸收，因而对缺铁性贫血的治疗有一定的辅助作用，防止发生巨幼红细胞性贫血。

(7) 抗坏血酸可以降低血清胆固醇的浓度，从而预防动脉粥样硬化的发生。

(8) 清除自由基:抗坏血酸是一种重要的自由基清除剂，具有抗衰老作用。

(9) 参与合成神经递质:只有在抗坏血酸充足时大脑中才能产生两种神经递质——去甲肾上腺素和5-羟色胺。如果抗坏血酸缺乏，则神经递质的形成受阻，故抗坏血酸缺乏的人会感到疲劳和虚弱。

2. 缺乏及过多对健康的影响

(1) 缺乏维生素C的主要病变是出血和骨骼变化，其症状是缓慢地逐渐出现的。维生素C缺乏后数月，病人感到全身乏力、食欲差、易出血，由于血管壁的脆性增加，全身可有出血点。皮下和骨膜下出血是坏血病的重要特征，还可引起骨骼脆弱、坏死，易发生骨折。

(2) 抗坏血酸毒性很低，但是一次口服2～8 g时可能会出现腹泻、腹胀；患有草酸结石的病人，摄入量过多时可能增加尿中草酸盐的排泄，增加尿路结石的危险。

3. 营养水平鉴定方法

抗坏血酸的营养状况，可根据膳食摄入水平、临床症状、尿中的含量等进行评价。

尿负荷试验:晨起空腹时被检者口服500 mg抗坏血酸(成人量)，然后收集4 h或24 h的尿液，测定尿中抗坏血酸含量，4 h尿中排出抗坏血酸多于10 mg为正常，少于3 mg则为缺乏；24 h尿中排出抗坏血酸为口服量的10%以上也为正常。

4. 参考摄入量与食物来源

(1) 参考摄入量　中国营养学会2000年制定的膳食营养素参考摄入量(DRIs)中，提出18岁以后成年人抗坏血酸的RNI值为100 mg/d，在高温、寒冷和缺氧条件下劳动或生活，经常接触铅、苯和汞等有毒作业工种的人群，某些疾病的病人，孕妇、乳母应增加抗坏血酸的摄入量。

(2) 食物来源　新鲜蔬菜，一般是叶菜类含量比根茎类多，含量较丰富的蔬菜有辣椒、油菜、卷心菜、菜花和芥菜等。

新鲜水果，酸味水果比无酸味水果含量多，含量较多的水果有柑橘、柠檬、柚子和草莓等，而苹果和梨含量很少。某些野菜、野果中抗坏血酸含量尤为丰富，如苋菜、苜蓿、刺梨、沙棘、猕猴桃和酸枣等。

（七）维生素 PP

维生素 PP 又称尼克酸、烟酸，易溶于水和乙醇，在碱性溶液中稳定，耐热，是维生素中最稳定的一种，成年人体内的烟酸可由色氨酸转化而来，但色氨酸转化为烟酸至少需要维生素 B_1、维生素 B_2、维生素 B_6 的参与。由于维生素 B_6 参与烟酸的形成，所以当采用大剂量的异烟肼（维生素 B_6 的拮抗物）治疗结核病时会引起癞皮病症状。

1. 生理功能

（1）构成辅酶，参与机体生物氧化过程。

（2）促进消化，维持皮肤和神经组织的功能。

（3）降低血胆固醇水平，每天摄入 1～2 g 的烟酸（不是烟酰胺），可降低血胆固醇水平。

2. 缺乏及过量对健康的影响

当烟酸缺乏时，可引起癞皮病，出现“三 D”症状，即皮炎（dermatitis）、腹泻（diarrhea）、痴呆（dementia）。

过量摄入烟酸的副作用主要表现为皮肤发红、眼部不适、恶心、呕吐、高尿酸血症等，长期大量服用可能对肝脏有损害。

3. 营养水平鉴定方法

尿负荷试验：给予受试者口服 50 mg 烟酸，4 h 尿中排出量少于 2.0 mg 为缺乏，2.0～2.9 mg 为不足，3.0～3.9 mg 为正常。

4. 参考摄入量与食物来源

（1）参考摄入量　每提供 1000 kcal 热能需 5 mg 烟酸。

（2）食物来源　花生、全谷、豆类、动物肝肾、瘦禽肉、鱼类都含有烟酸。

（八）叶酸

叶酸最初是从菠菜叶中分离提取出来的，因故得名，不溶于冷水，稍溶于热水，但其钠盐易溶解于水，在中性和碱性溶液中对热稳定，但在酸性溶液中不稳定。

叶酸在食物储存和烹调中一般损失 50%～70%，有时可达 90%。但食物中抗坏血酸含量较高时，叶酸的损失可相应减少。

1. 生理功能

（1）叶酸的重要生理功能是作为一碳单位的载体参加代谢，在细胞分裂和增殖中发挥作用。

（2）促进苯丙氨酸与酪氨酸、组氨酸与谷氨酸、半胱氨酸与蛋氨酸的转化，在某些甲基化反应中起重要作用。因此，叶酸为许多生物和微生物生长所必需。

2. 缺乏对健康的影响

叶酸缺乏可引起巨幼红细胞性贫血、胎儿神经管畸形，膳食中叶酸摄入不足与人类患结肠癌、前列腺癌及宫颈癌有关。叶酸缺乏还可导致孕妇先兆子痫、胎盘早剥的发生率增高，胎盘发育不良会引起自发性流产，叶酸缺乏尤其是患有巨幼红细胞性贫血的孕妇，易出现胎儿宫内发育迟缓、早产。

大剂量服用叶酸亦可产生毒副作用，表现为影响锌的吸收而导致锌缺乏，使胎儿发育迟缓，低出生体重儿增加。

3. 营养水平鉴定方法

血清和红细胞叶酸含量检测　血清叶酸含量可反映近期膳食叶酸摄入情况，<3 ng/mL为缺乏，3～6 ng/mL 为不足，>6 ng/mL 为正常；红细胞叶酸含量可反映肝脏叶酸的储存情况，<140 ng/mL 为缺乏，140～160 ng/mL 为不足，>160 ng/mL 为正常。

4. 参考摄入量与食物来源

(1) 参考摄入量　每天叶酸摄入量维持在 3.1 μg/kg，体内可有适量的叶酸储存，即使无叶酸继续摄入，3～4 个月也不会出现叶酸缺乏症。孕妇和乳母在此基础上增加 20～300 μg/d，婴儿增加 3.6 μg/(kg・d)摄入即能满足其生长发育的需要。

(2) 食物来源　叶酸广泛存在于动、植物性食物中，其良好的食物来源有肝脏、肾脏、蛋、梨、蚕豆、芹菜、花椰菜、莴苣、柑橘和香蕉及坚果类。

六、无机盐

人体组织中含有自然界中的各种元素，其中 26～28 种为构成人体组织、参与机体代谢、维持生理功能所必需的元素。在这些元素中，除了碳、氢、氧和氮组成碳水化合物、脂肪、蛋白质、维生素等有机化合物外，其余的元素均称为矿物质，亦称无机盐。按照化学元素在机体内的含量多少，又分为常量元素和微量元素两类。凡体内含量大于体重的 0.01%的矿物质称为常量元素或宏量元素，如钙、磷、钠、钾、氯、镁和硫等元素；凡体内含量小于体重的 0.01%的矿物质称为微量元素。目前认为，铁、铜、锌、硒、铬、碘、锰、氟、钴等 10 种微量元素，为维持正常人体生命活动不可缺少的必需微量元素。

(一) 钙

钙是人体含量最多的无机元素，正常成人体内含钙总量为 1000～1200 g。

1. 钙的生理功能

(1) 参与构成骨骼和牙齿，破骨细胞不断将钙沉积于骨骼，牙齿中的钙释放到混溶钙池(血液和软组织)中，而成骨细胞又不断将混溶钙池中的钙沉积于骨骼和牙齿中(维生素 D 促进这一进程)，在正常情况下这一过程呈动态平衡状态。

(2) 维持神经肌肉的正常兴奋性、神经冲动的传导、心脏的搏动等。当血浆钙离子浓度明显下降时可引起手足抽搐和惊厥，而血浆钙离子浓度过高则可引起心脏和呼吸衰竭。

(3) 促进酶的活性。

(4) 参与血液凝固过程。

(5) 维持细胞膜正常的生理功能。

(6) 参与激素的分泌、维持体液酸碱平衡及调节细胞的正常生理功能。

2. 钙吸收的影响因素

(1) 有利因素　维生素 D、蛋白质可促进钙的吸收。

(2) 不利因素　食物中的植酸和草酸可与钙生成不溶于水的植酸盐和草酸盐，不利于钙的吸收。

3. 钙缺乏的表现

人群中钙的缺乏比较普遍，许多人每日钙摄入量不足推荐适宜摄入量的 50%。儿童长期缺乏钙和维生素 D 可导致生长发育迟缓，骨软化、骨骼变形，严重缺乏者可导致佝偻病，出现“O”形或“X”形腿、肋骨串珠、鸡胸等症状。中老年人随年龄增加，骨骼逐渐脱钙，尤其绝经妇女因雌激素分泌减少，骨质丢失加快，易引起骨质疏松症；缺钙者易患龋齿，影响牙齿质量。

4. 参考摄入量与食物来源

(1) 参考摄入量　针对我国居民钙摄入量不足的状况，以及考虑我国膳食以谷类食物为主，蔬菜摄入也较多，植物性食物中摄入草酸、植酸及膳食纤维等较多会影响钙的吸收等问题，2000 年中国营养学会推荐成人钙的 AI 为 800 mg/d，并根据不同生理条件，对婴幼儿、儿童、孕妇、乳母、老人均适当增加钙的供给量。

(2) 食物来源　主要有奶及奶制品、软骨、虾皮、豆及豆制品、海带等。

(二) 铁

铁是人体重要的必需微量元素之一。正常人体内的铁含量随年龄、性别、营养状况和健康状况等不同而异，一般含铁总量为 3～5 g，其中 60%～75% 的铁存在于血红蛋白，3% 在肌红蛋白，1% 在含铁酶类、辅助因子及运铁载体中，称之为功能性铁。其余 25%～30% 的铁作为体内储存铁，主要以铁蛋白和含铁血黄素形式存在于肝、脾和骨髓中。铁在人体的分布以肝、脾含量最高，其次为肾、心、骨骼肌和脑。体内铁含量因年龄、性别和营养状况不同而存在较大个体差异。

1. 铁的生理功能

(1) 参与构成运输氧的血红蛋白，维持正常的造血功能。

(2) 参与构成呼吸酶，参与体内氧的运送和组织呼吸过程。

(3) 参与其他重要功能，如铁与维持正常的免疫功能有关。

2. 铁吸收的影响因素

(1) 有利于铁吸收的因素　维生素 C(铁与维生素 C 质量比为 1∶5 或 1∶10 时铁吸收率可提高 3～6 倍)可促进非血红素铁的吸收，动物肉类、肝脏也可促进铁的吸收。

(2) 不利于铁吸收的因素　食物中的草酸和植酸不利于铁的吸收，而来自于肉、鱼等动物性食物的血红素铁的吸收不受膳食中植酸、草酸的影响。

3. 铁缺乏的表现

长期膳食中铁供给不足，可引起体内铁缺乏或导致缺铁性贫血，多见于婴幼儿、孕妇及乳母。体内缺铁可分三个阶段。第一阶段为铁减少期，该阶段体内储存铁减少，血清铁浓度下降，无临床症状。第二阶段为红细胞生成缺铁期，即血清铁浓度下降，运铁蛋白浓度降低和游离原卟啉浓度升高，但血红蛋白浓度尚未降至贫血标准。第三阶段为缺铁性贫血期，此时血红蛋白和红细胞比积下降，并伴有缺铁性贫血的临床症状，如头晕、气短、心悸、乏力、注意力不集中、脸色苍白等。

4. 参考摄入量与食物来源

(1) 参考摄入量　中国营养学会建议铁的 AI，成年男性为 15 mg/d，女性为 20 mg/d，孕早期为 15 mg/d，孕中期和乳母为 25 mg/d，孕后期为 35 mg/d。可耐受最高摄入量(UL)11 岁以上青少年、成人、乳母为 50 mg/d，孕妇为 60 mg/d。

(2) 食物来源　如畜肉、猪肝、禽类、鱼、动物全血等。

(三) 锌、碘、硒

锌、碘、硒是人体必需的微量元素。

1. 锌、碘、硒的生理功能(表 4-5)

表 4-5　锌、碘、硒的生理功能

微量元素	生理功能
锌	①参与构成在体内发挥重要作用的酶；②促进生长发育；③增强免疫功能；④维持细胞膜结构；⑤增进食欲，摄入不足可引起食欲减退、异食癖
碘	①促进生物氧化、调节能量转换；②促进蛋白质的合成和神经系统发育；③促进糖和脂肪代谢；④激活体内许多重要的酶；⑤调节组织中的水盐代谢
硒	①抗氧化功能；②保护心血管和心肌的健康；③增强免疫功能；④对有毒重金属具有解毒作用

2. 锌、碘、硒吸收的影响因素

(1) 影响锌吸收的因素　食物中的植酸、鞣酸和纤维素不利于锌的吸收，铁也可抑制锌的吸收；动物性食物中的锌易吸收。

(2) 影响碘吸收的因素　食物中的碘进入胃肠道转变为碘化物后吸收迅速，约 3 h 几乎完全被吸收。

(3) 影响硒吸收的因素　人体对食物中硒的吸收良好，吸收率达 50%～100%。

3. 参考摄入量与食物来源

(1) 锌的食物来源与每日推荐摄入量　锌的来源较广泛，有贝壳类海产品、红色肉类及内脏、蛋类、豆类、谷类胚芽、燕麦、花生等。

中国营养学会推荐锌膳食参考摄入量(RNI)成人每日推荐摄入量：男 15 mg，女 11.5 mg。

(2) 碘的食物来源与每日推荐摄入量　海产品含碘较丰富，如海带、紫菜、蛤干、干贝、淡菜、海参、海蜇等是碘良好的食物来源。植物性食物中含碘量较低。

中国营养学会推荐每人每日碘的 RNI：成年人为 150 μg，孕妇和乳母为 200 μg。

(3) 硒的食物来源与每日推荐摄入量　海产品和动物内脏是硒的良好食物来源，如鱼子酱、海参、牡蛎、蛤蜊和猪肾等。

中国营养学会建议每日硒的 RNI：成人为 50 μg，孕妇 50 μg，乳母 65 μg。

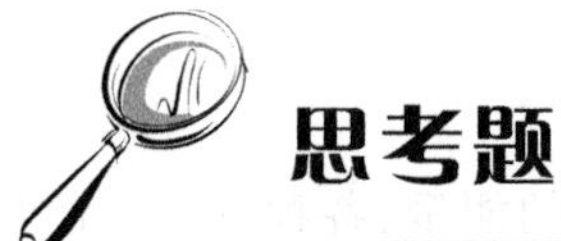

思考题

一、解释下列名词

营养素、必需氨基酸、氮平衡、蛋白质生物学价值

二、问答题

1. 简述钙的主要食物来源。缺乏和过量可能引起哪些问题？
2. 简述膳食纤维的生理功能。
3. 人体需要的营养素有哪些？
4. 简述维生素的分类。
5. 简述碳水化合物的分类。

知识链接

脂溶性维生素

1912 年，英国生物化学家霍普金斯以纯粹的蛋白质、糖、脂肪、食盐等喂养幼鼠，发现幼鼠不仅不能生长反而体重下降，除非每天加入少量牛奶，于是推测牛奶中含有食物“附加物质”。1912 年，他发表论文《证实正常饲料中辅助食物因子的重要性的饲养实验》，1917 年他发现当时的人造奶油缺乏“脂溶性物质 A”（后证实为维生素 A 和 D）而营养价值不如黄油。1926—1927 年人们往人造奶油中加入维生素 A 和 D，便使之成为受人欢迎的食品。

第二节　合理膳食

学习目标

1. 掌握合理营养的概念，中国居民膳食指南要求，居民营养调查的内容，食品营养价值的评定。

2. 熟悉合理营养的卫生要求，膳食宝塔的结构，膳食调查的常用方法。

3. 了解膳食营养素参考摄入量。

一、合理膳食的概念

合理膳食是指每天从食物中摄入的能量、各种营养素的量以及相互之间的比例能满足人体在不同劳动环境、不同劳动强度和不同生理阶段的需要，并使机体处于健康状态。

二、合理膳食的基本要求

（一）食物应无毒无害，不含有毒物质和致病微生物

注意饮食卫生，加工食物应生熟分开，餐具应消毒，对于少年儿童食品中不应有添加剂。如果食物发生腐败变质或被有害物质污染，其中的营养素就会受到破坏，非但不能满足机体的营养需要，还会造成人体急、慢性中毒，威胁健康。

（二）提供满足需要的能量和各种营养素

不同的年龄、性别、劳动强度和生理状态的个体其营养素需要量是有差异的，膳食所提供的营养素量必须适应个体的营养需要，既不能太多也不能太少。膳食中所提供的能量和营养素应以能满足膳食营养素摄入量标准为宜。

（三）摄取的食物保证各种营养素之间的平衡

平衡膳食应由多种食物组成，“没有不好的食物，只有不好的膳食”。任何一种食物都具有一定的营养特点，关键在于如何选择食物，使多种具有不同特点的食物搭配成合理的膳食。

（1）能量和营养素之间平衡。

（2）三大产热营养素之间平衡。

（3）必需氨基酸之间平衡。

（4）维生素之间平衡。

（5）无机盐之间平衡。

（6）饱和脂肪酸、单不饱和脂肪酸和多不饱和脂肪酸之间平衡。

（7）维生素与无机盐之间平衡。

（四）合理加工烹调，减少营养素损失

合理加工烹调是实施平衡膳食的重要环节。

（1）淘米水洗次数应减少，煮稀饭不加碱，制面食减少油炸。

（2）选用新鲜蔬菜，先洗后切，急火快炒。

（3）注意色、香、味、形，以促进消化液分泌，增进食欲。

（4）注重食物搭配

① 粗细粮搭配，可使粮食中的各类蛋白质互补，提高蛋白质营养价值。

② 荤素搭配，有利于食物中的蛋白质发挥互补作用，并调节机体酸碱平衡。

③ 由于动物性食物含丰富的氯、硫、磷等非金属元素，在体内可被氧化成酸（磷酸、硫酸、硝酸等）根离子，属酸性食物。而植物性食物（如谷类、蔬菜、水果）含钠、钾、镁等金属元素等，在体内则生成碱性氧化物，所以植物性食物与动物性食物的合理搭配有利于调节机体酸碱平衡。

（五）合理的膳食制度

膳食制度是指把全天的食物定时、定质、定量地分配给食用者的一种制度。

1. 合理膳食制度的原则

(1) 在饭前没有剧烈的饥饿感但有正常的食欲。

(2) 营养素能被充分消化、吸收、利用。

(3) 满足食用者生理和劳动的需要。

(4) 适应食用者的工作制度。

两餐间隔的时间过长可引起明显的饥饿感甚至胃痛，导致血糖下降，工作能力也随之下降；间隔时间过短则无良好的食欲，会使进食和消化液分泌都减少，影响食物的消化与吸收。通常两餐间隔以 4～5 h 为宜，一日进食四餐比三餐好。按我国人民通常的作息制度和习惯，一日进食三餐，间隔 5～6 h，也比较合理。

2. 食物的分配

(1) 早餐：占全天总能量的 25%～30%，以蛋白质、脂肪性食物为主，辅以维生素，以满足上午工作的需要。

(2) 午餐：占全天总能量的 40%，碳水化合物、蛋白质和脂肪的供给均应增加。

(3) 晚餐：占全天总能量的 30%～35%，应多吃含碳水化合物的食物及谷类、蔬菜等易消化的食物。

（六）良好的进餐环境

良好的进餐环境也是合理营养应具备的条件之一。现代人在进餐的同时也追求高于生存需要的精神享受和审美情趣，优美、舒适的环境可使进食者心情放松，消除疲劳，从而引起食欲，有利于食物的消化吸收。因此，进食环境应远离工作环境，餐厅布置应整洁、明亮、优雅、舒适。

三、膳食营养素参考摄入量

膳食营养素参考摄入量（DRIs）的制定基础是营养生理需要量，后者是指能维持正常生理功能和机体健康的热能和各种营养素的需要量。DRIs 是在推荐的每日膳食营养摄入量（RDA）基础上发展起来的一组每日平均膳食营养素摄入量的参考值。我国现行的 DRIs 是中国营养学会 2000 年修订的。生理需要量受年龄、性别、生理特点、劳动状况等多种因素的影响，FAO/WHO 联合专家委员会提出三个不同水平的需要量：基本需要量、储备需要量、预防明显的临床缺乏症的需要量。DRIs 包括如下四个营养水平指标：

（一）平均需要量(EAR)

EAR是满足某一特定性别、年龄及不同生理状况群体中50%个体需要量的摄入水平，是制定RNI的基础。对于人群，用于评估群体中摄入不足的发生率；对于个体，可以检查其摄入不足的可能性。

（二）推荐摄入量(RNI)

RNI相当于传统使用的RDA，是可以满足某一特定性别、年龄及不同生理状况群体中绝大多数(97%～98%)个体需要量的摄入水平。RNI是健康个体膳食营养素摄入量的目标，如果某个体的平均摄入量达到或超过了RNI，可以认为该个体没有摄入不足的危险。

（三）适宜摄入量(AI)

AI是通过观察或实验获得的健康人群某种营养素的摄入量。AI的主要用途是作为个体营养素摄入量的目标。制定AI时不仅考虑到预防营养素缺乏的需要，而且也纳入了减少某些疾病风险的概念。

（四）可耐受最高摄入量(UL)

UL是平均每日摄入营养素的最高限量，即这个量几乎对所有个体健康都无任何副作用和危险。UL的主要用途是检查个体摄入量过高的可能性，避免发生中毒。当摄入量超过UL时，发生毒副作用的危险性增加。

四、食品营养价值的评定

食品营养价值是指食品中所含有的营养素和热能能够满足人体营养需要的程度，包括营养素种类是否齐全、数量及其相互比例是否合理，以及能被人体消化、吸收和利用的程度。

影响食品营养价值的因素包括：

(1) 食品中所含营养素种类是否齐全、数量及其相互比例是否适宜，能被人体消化、吸收及利用的程度。

(2) 受储存、加工和烹调方法的影响。

(3) 天然食品中存在一些抗营养因子或毒性物质，会影响某些营养素的吸收利用。

近年来主要采用营养质量指数(INQ)评价食品(菜点)中营养素与热能含量对人体供给量的比例。INQ是指营养素密度与能量密度之比。即

$$\text{INQ}=\frac{\text{某营养素含量}}{\text{该营养素供给量标准}}=\frac{\text{所产生的热能}}{\text{热能供给量标准}}$$

当INQ=1时，表示食物中该营养素供给与能量供给达到平衡；当INQ>1时，表示食物中该营养素的供给量高于能量的供给量；当INQ<1时，表示食物中该营养素的供给少于能量供给，如果长期食用此食物，可能发生该营养素的不足或能量过剩，所以该食物的营养价值较低。

评定食物营养价值的意义有：全面了解各类食物的天然组成成分；找出现有主要食物的营养缺陷；了解在加工烹调过程中营养素的变化和损失；指导人们科学地选购食物和合理配制营养平衡的膳食，以增进健康预防疾病。

五、合理膳食指导

（一）中国居民膳食指南及平衡膳食宝塔

膳食指南也称为膳食指导方针或膳食目标，是根据营养学原则，结合国情，教育人们采用平衡膳食，以达到合理营养、促进健康为目的的指导性意见。

中国营养学会于 1989 年制定了我国第一个膳食指南，共有 8 条内容：

（1）食物要多样。

（2）饥饱要适当。

（3）油脂要适量。

（4）粗细要搭配。

（5）食盐要限量。

（6）甜食要少吃。

（7）饮酒要节制。

（8）三餐要合理。

1997 年 4 月由中国营养学会常务理事会通过并发布修订后的《中国居民膳食指南》，包括如下 8 条内容：

（1）食物多样，谷类为主。

（2）多吃蔬菜、水果和薯类。

（3）常吃奶类、豆类或其制品。

（4）经常吃适量的鱼、禽、蛋、瘦肉，少吃肥肉和荤油。

（5）食量、体力活动要平衡，保持适宜体重。

（6）吃清淡少盐的膳食。

（7）如饮酒应限量。

（8）吃清洁卫生、不变质的食物。

与原指南相比，修订后的膳食指南强调“常吃奶类、豆类或其制品”，以弥补我国居民膳食中钙摄入量严重不足的缺陷；提倡居民注重食品卫生，强调自我保护意识。

近年来我国城乡居民的膳食状况改善明显，但是贫困农村人群营养不足的问题仍然存在，而一些城市人群中也存在营养过剩的问题，导致糖尿病、高血压、肥胖症等慢性非传染性疾病的患病率增加，这已成为影响我国居民健康的突出问题。为此，中国营养学会受卫生部委托，于 2006 年成立了《中国居民膳食指南》专家委员会，对 1997 版的膳食指南再次修订，并于 2007 年 9 月，最终修订完成了《中国居民膳食指南(2007)》，具体内容包括：

（1）食物多样，谷类为主，粗细搭配。

(2) 多吃蔬菜、水果和薯类。

(3) 每天吃奶类、大豆或其制品。

(4) 常吃适量的鱼、禽、蛋和瘦肉。

(5) 减少烹调油用量,吃清淡少盐膳食。

(6) 食不过量,天天运动,保持健康体重。

(7) 三餐分配要合理,零食要适当。

(8) 每天足量饮水,合理选择饮料。

(9) 如饮酒应限量。

(10) 吃新鲜卫生的食物。

中国营养学会于1998年首次颁布了适合我国国情的膳食指南宝塔(图4-1)。膳食指南宝塔是膳食指南量化和形象化的表达,也是人们在日常生活中贯彻膳食指南的方便的工具,它提出了一个营养上比较理想的膳食模式。为了使一般人群在日常生活中便于按《中国居民膳食指南(2007)》的要求进行操作,《中国居民膳食指南》专家委员会还对1997年的《中国居民平衡膳食宝塔》进行了修订。

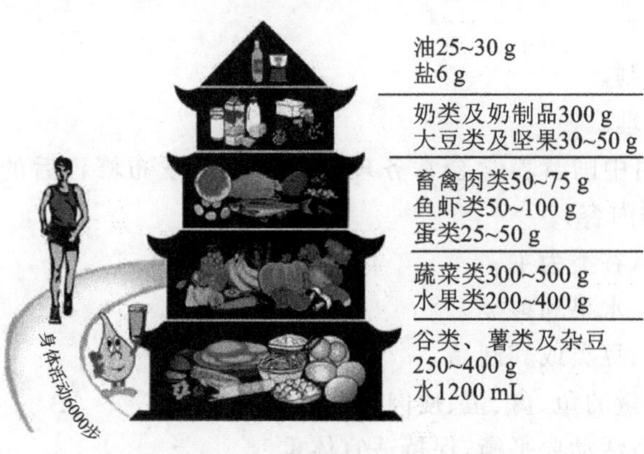

图4-1 中国居民平衡膳食宝塔

(二) 营养调查

为了掌握居民的营养状况,就要运用各种手段准确了解某一人群以及个体各种营养指标的水平,用以判定其当前营养状况,这称为居民营养状况调查,简称营养调查。

1. 营养素生理需要量

膳食营养素参考摄入量的制定基础是营养素生理需要量。个体对某种营养素的需要量是机体为维持"适宜营养状况",并处于继续保持其良好的健康状态,在一定时期内必须平均每天吸收该营养素的最低量,有时也称为"生理需要量"。

2. 膳食营养素供给量

确定膳食营养素参考摄入量的方法,以成人能量推荐摄入量的确定为例:成人机体的能量消耗主要用于基础代谢、生活活动和劳动的消耗以及食物热效应作用。目前采用直接测定或用公式计算基础代谢率(BMR),然后乘以体力活动水平(PAL)来计算人体的能量消耗量或需要量,即能量消耗量或需要量=BMR×PAL。能量不同于蛋白质和其他营养素,没有一个安全摄入范围,其推荐摄入量等于人群平均需要量。

完整的营养调查包括膳食调查、体格检查及实验室检查三部分。

1. 膳食调查

膳食调查是营养评价的重要组成部分,它借助于掌握就餐人数和进食食物的种类和数量,计算出每人每日营养素的摄入量,并与推荐的每人每日营养素摄入标准(RDA)相比较,来评价个人或群体的膳食的质和量。常用的膳食调查方法有称量法、记账法、询问法。

(1) 称量法　又称称重法,是将被调查的团体(或个人)每日每餐所消耗的各种食物量(主副食、调味品等)、烹调前的生重、烹调后的熟重和吃剩的熟重都加以称重记录,并统计每餐用餐人数,计算一日三餐中每餐平均每人所吃生食物的重量,然后按食物成分表计算出每人每日所摄入的热能及营养素。此法优点为能准确地反映单位或个人的膳食摄取情况,缺点是费人力及时间(调查时间一般为3~7天)。

(2) 记账法

①在调查前一天(晚上)要称库存食物(包括厨房的食物),将所剩各种生、熟食物填入栏内进行记账。

②从调查之日起至调查最后一日止,将每日新购入的各种食物逐日记账。

③在调查最后一天晚饭后,将所剩各种生、熟食物称重后记入"剩余数量"栏内。

④结存数量+新购数量-剩余数量=调查期间消耗数量

消耗数量/人日数=每人每日消耗量(平均值)

此法优点是简便、费人力少、易掌握,缺点是不够精确。如希望在较短时间内完成较多单位的调查,目的只是粗略估计膳食营养状况,而对每个单位或个人情况并不精确要求时即可采用。应尽量减少方法本身的误差,如查账时间应尽量长一些(一般一周或一个月),进餐人数必须核对准确等。

(3) 询问法　该法是目前最常用的一种膳食调查方法,一般采用三天连续调查方法,即询问被调查人在最近三天内或一周内(也可以是24 h)每日所吃食物的种类及数量,同时了解该调查人有无忌食、偏食等习惯,借以初步诊断所观察的症状与营养缺乏是否有关。此法比较粗略,但较方便,在受客观条件限制不能采用称量法与记账法时,应用此法也能得到初步了解。(在门诊时常用)

膳食调查结果评价:

①热能占90%以上为满足,90%以下为不足。

②其他营养素占80%以上为基本满足,80%以下不足。

③三大营养素分配百分比。

④优质蛋白质来源应在30%以上。

⑤钙磷比(1∶1)。

2. 体格检查

体格检查包括身体测量和营养性疾病检查两部分。身体测量包括身高、体重、坐高、胸围、上臂围和皮褶厚度等。对婴幼儿和青少年来说，身体测量数据表示身体生长发育状况，对成人则表示身体构形和构成成分。皮褶厚度说明脂肪营养状况、与营养素缺乏有关的症状和体征。

3. 实验室检查

实验室检查方法是依据营养生物化学的有关理论建立起来的，用以检查人体营养状况。实验室检查可验证膳食调查的结果，主要是监测血或尿中营养素含量、代谢物水平、相关酶水平和生理功能指标。常可在营养缺乏病症状出现前，查出营养素缺乏的早期或前期症状。近年来，由于检测技术的发展，除血、尿样品外，头发、指甲和唾液等也成为检查的样品。

在取得膳食调查、体格检查和实验室检查结果后，要综合三方面材料，对调查者进行营养评价。三项资料虽然共同说明被调查者的营养状况，但代表的意义各有不同。膳食调查结果说明调查期内食物和营养素摄入情况；体格检查则说明较长时期的营养状况；实验室检查结果反映近期的营养状况。血中营养素水平代表体内的循环量、可利用的储备量，不到一定的耗竭程度血中水平不出现明显改变。此外，机体自身又有调节、代偿和适应过程。营养调查由于群体的差异和调查方法的局限性，对结果要有正确的理解。用来衡量营养素摄入量是否足够的 RDA 标准和实验室的正常值范围，是适合于群体的参考值，当应用于个体时，要具体分析，应结合机体健康状况、饮食习惯、工作生活条件等因素，才能作出正确的评价。

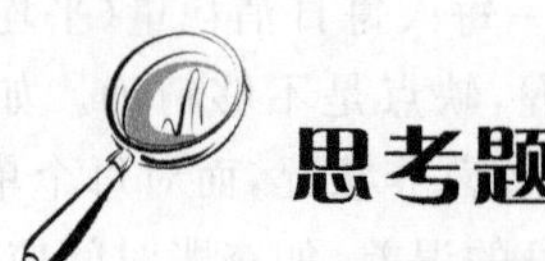

思考题

一、解释下列名词

合理膳食、基础代谢、生理需要量、食物特殊动力作用

二、问答题

1. 2007 版中国居民膳食指南是什么？
2. 合理膳食的基本原则有哪些？
3. 常用的膳食调查方法有哪些？
4. 试绘制 2007 版中国居民平衡膳食宝塔。

知识链接

《中国居民膳食指南》是根据营养学原则，结合我国国情制定的，是教育人民群众采

用平衡膳食，以摄取合理营养、促进健康的指导性意见。2006年，中国营养学会组织了修订《中国居民膳食指南》专家委员会，对中国营养学会于1997年发布的《中国居民膳食指南》进行了修订，形成了《中国居民膳食指南》(2007)，并于2007年9月由中国营养学会理事会扩大会议通过。

第三节　特殊人群营养

1. 掌握孕妇营养不良对母婴健康的影响，母乳喂养的意义，老年人的膳食原则。

2. 熟悉孕妇与乳母对营养素的需求，婴幼儿生理特点，学龄儿童的营养问题，老年人的生理特点。

3. 了解产褥期营养需求，婴儿配方奶粉的基本要求，儿童及青少年的生理特点。

一、孕妇及乳母合理膳食

（一）孕妇合理膳食

1. 孕妇的生理特点

妊娠虽为人体正常的生理过程，但各器官的功能将发生一些变化，对营养素的摄入及利用会有一定的影响。

(1) 消化道蠕动减慢，消化液分泌减少，导致孕期常有恶心、消化不良和便秘等现象，从而妨碍营养素的吸收。

(2) 孕妇肾小球滤过功能增强，尿中可出现葡萄糖、碘、较多的氨基酸，使碘和蛋白质需要量增加。

(3) 对钙、铁的吸收及利用率增加，尿中钙含量比孕前减少。

(4) 与非妊娠妇女相比，妊娠期妇女血浆容积增加45%～50%，红细胞数量增加15%～20%，使血液相对稀释，容易导致生理性贫血。

(5) 不仅对钙、铁，对维生素 B_{12}、叶酸的吸收能力也增强，而对其他营养素吸收能力不变。孕期营养不良可致孕妇发生营养缺乏症及妊娠合并症，如贫血、早产等。

2. 孕妇营养对胎儿的影响

妊娠期妇女可由于营养素摄入不足、妊娠反应、生理需要量增加、偏食等原因造成营养素缺乏从而对胎儿产生不利影响。

(1) 低出生体重　低出生体重是指新生儿出生体重小于2500 g。低出生体重不仅影响婴幼儿期的生长发育，还可影响儿童期和青春期的体能与智力发育。

(2) 脑发育受损　胎儿脑细胞的快速增殖期是从妊娠第30周至出生后1年，随后脑细胞数量不再增加而只是细胞体积增大。孕妇在妊娠早期有严重营养不良，可导致婴儿中枢神经系统发育异常、死产、新生儿第一周死亡数增加、低体重儿数增加。

（3）孕妇某种营养素严重缺乏可危及婴儿生命，如有因孕妇缺乏硫胺素而致婴儿患急性脚气病而死亡的病例。

（4）孕妇患严重缺铁性贫血可增加早产、新生儿贫血及新生儿死亡发生率。

（5）先天性畸形　妊娠早期妇女因某些微量元素、维生素摄入不足或摄入过量，常可导致各种各样的先天性畸形儿。例如：叶酸缺乏可导致神经管畸形，主要表现为无脑儿和脊柱裂；维生素 A 缺乏或过多可导致无眼、小头等先天性畸形；低体重儿中先天性畸形的发生率较正常儿高数倍。

（6）胎儿生长发育迟缓　妊娠期尤其是妊娠中晚期能量、蛋白质和其他营养素摄入不足，易使胎儿生长发育迟缓，导致低出生体重儿。

（7）巨大儿　巨大儿是指新生儿出生体重＞4000 g。我国一些大中城市巨大儿发生率呈逐年上升趋势，有些地区已达 8%左右。有研究表明妊娠后期血糖升高可引起巨大儿。孕妇盲目进食或进补，可能造成能量与某些营养素摄入过多，妊娠期增重过多，导致胎儿生长过度。巨大儿不仅在分娩中易造成产伤，给分娩带来困难，还和成年后慢性病（如肥胖、高血压和糖尿病）的发生密切相关。

3. 孕妇营养需要达到合理营养的途径

（1）热能　由于母体及胎儿新组织生成和母体大量储存脂肪，孕妇基础代谢率升高，活动耗能高于未孕时期。

WHO/FAO 1973 年提出妊娠前期（1～3 个月）每日增加 150 kcal，后期（4～9 个月）每日增加 300 kcal。最好观察孕妇增重情况：妊娠全过程应增加体重 12 kg 左右，孕中、晚期增重每周应不少于 0.3 kg 且不大于 0.5 kg。

（2）蛋白质　动物实验表明如不控制热能，而喂以缺蛋白质饲料，可使仔鼠出生体重、身长及肝肾重量降低，心脏、脑、胸腺及肠组织细胞数减少，在生后也不能恢复。

我国非孕妇女轻体力劳动者蛋白质供给量为 70 g/d，孕早期（1～3 个月）增加 5 g/d，孕中期（4～6 个月）增加 15 g/d，孕晚期（7～9 个月）增加 20 g/d。膳食中优质蛋白质至少应占蛋白质总量的 1/3。

（3）脂类　脂质是脑及神经系统的重要成分，构成其固体物质的 50%～60%。1/3 的脑组织内的脂肪酸是长链的亚油酸、亚麻酸。故孕妇膳食中应有适量脂肪，以保证不成熟的神经系统完成其成熟过程，促进脂溶性维生素的吸收。孕中、后期脂肪热比可为 20%～30%。

（4）碳水化合物　葡萄糖为胎儿代谢所必需，多用于胎儿呼吸，由于胎儿耗用母体葡萄糖较多，母体不得不以氧化脂肪及蛋白质来供能，故孕妇饥饿时易患酮症（大量脂肪参与代谢，因氧化不完全产生过多酮体——乙酰乙酸、β-羟丁酸、丙酮）。为避免酮症（孕前期），孕妇即使妊娠反应严重者每日也应摄入 150～200 g 或以上碳水化合物，中、后期孕妇碳水化合物热比为 55%～60%。

（5）矿物质

①钙：孕早期 800 mg/d，孕中期 1000 mg/d，孕晚期 1200 mg/d。

②铁：妊娠期需要 1200 mg 铁，其中 300 mg 用以满足胎儿及胎盘需要，570 mg 供给母体生成红细胞，其余补偿生理损失。我国未孕妇女膳食铁供给量为 15 mg/d，结合孕妇营养调查结果，其中肉、禽、鱼类等动物性食物占热能百分比小于 10%的较多，故膳食铁的供给量孕早期为 15 mg/d，孕中期为 25 mg/d，孕晚期为 35 mg/d。

③锌：妊娠期妇女摄入充足量的锌有利于胎儿发育和预防先天性缺陷，故膳食锌的供给量孕早期为 11.5 mg/d，孕中、晚期为 16.5 mg/d。

④碘：妊娠期妇女碘缺乏可能导致胎儿甲状腺功能低下，从而引起以生长发育迟缓、认知能力降低为特征的呆小症，中国营养学会建议妊娠期妇女膳食碘的 RNI 为200 μg/d。

（6）维生素

①维生素 A：胎儿宫内发育迟缓、低出生体重儿及早产与妊娠期妇女缺乏维生素 A 有关。但妊娠早期增加维生素 A 摄入应注意不要过量，因为大剂量维生素 A 可能导致自发性流产或胎儿先天性畸形。中国营养学会建议妊娠早期和妊娠中晚期妇女维生素 A 的 RNI 分别为 800 μg RE/d 和 900 μg RE/d，UL 值为 2400 μg RE/d，其中 RE 为视黄醇当量。

②维生素 D：可促进钙的吸收和钙在骨骼中的沉积，故妊娠期对维生素 D 的需要量增加，孕妇骨质软化症及新生儿低钙血症和手足搐搦症与妊娠期缺乏维生素 D 有关，但过量维生素 D 也可导致婴儿发生高钙血症甚至引起维生素 D 中毒。中国营养学会建议妊娠早期维生素 D 的 RNI 与非孕妇女相同，为 5 μg/d，妊娠中晚期为10 μg/d，UL 为 20 μg/d。

③维生素 B_1：热能每增加 300 kcal，维生素 B_1 需求量增加 0.2 mg/d。

妊娠期缺乏或亚临床缺乏维生素 B_1 时孕妇可能不出现明显的脚气病症状，而新生儿却有明显脚气病表现。维生素 B_1 缺乏还可影响胃肠道功能，尤其是妊娠早期妇女由于早孕反应导致食物摄入减少，更易引起维生素 B_1 缺乏，从而导致胃肠功能下降，进一步加重早孕反应。中国营养学会建议妊娠期妇女维生素 B_1 的 RNI 为 1.5 mg/d。

④维生素 B_2：妊娠期维生素 B_2 缺乏与胎儿生长发育迟缓、缺铁性贫血。中国营养学会建议妊娠期妇女维生素 B_2 的 RNI 为 1.7 mg/d。

⑤维生素 C：妊娠中晚期供给量为 80 mg/d。

⑥叶酸：新生儿神经管畸形（无脑儿、脊柱裂等）的发生与叶酸不足有关。妇女在孕前 1 个月和孕早期每天补充叶酸 400 μg 可有效预防大多数神经管畸形的发生。中国营养学会建议妊娠期妇女叶酸的 RNI 为 600 μgDFE/d，UL 为 1000 μgDFE/d，其中 DFE 为膳食叶酸当量。

4. 孕妇的合理膳食原则

（1）供给足够的营养素和热能　根据孕妇每日膳食中各种营养素和热能的供给量

标准，合理调配膳食，使每日进食的食物数量充足、种类齐全。此外，注意补充孕妇易缺乏的B族维生素、铁、钙等营养素。

(2) 选择多样化食物　保证每日膳食中包括粮谷类、蔬菜水果类、鱼禽蛋肉类、奶和奶制品、豆和豆制品等的量，既使膳食多样化，又使各种食物在营养成分上起到互补作用。

(3) 合理的膳食制度　将全天食物定时、定量地合理分配，三餐能量分配合理，以早餐30%、午餐40%、晚餐30%为佳。但是，由于孕妇消化功能降低，胎儿和子宫增大后挤压肠胃，可根据实际情况适当增减餐次和进食量。

(4) 合理加工烹调　合理加工烹调可以减少营养素的损失，注意膳食的感官性状，保证味道鲜美，以刺激食欲。

(二) 乳母合理膳食

1. 乳母生理特点

乳腺在孕晚期受作用于乳腺导管系统的雌激素和使乳腺囊泡增生的孕酮影响，分娩后孕酮消退，催乳素升高，导致乳汁开始分泌。乳汁的分泌受两个反射的控制：一个是产奶反射，婴儿吸吮乳头可刺激乳母垂体产生催乳素，引起乳腺腺泡分泌乳汁，并储存在乳腺导管内；另一个是下奶反射，婴儿吸吮乳头可引起乳母垂体后叶释放催产素，引起乳腺周围肌肉收缩而出现排乳。

乳母的营养状况可影响泌乳量，泌乳量少是乳母营养不良的一个指征。通常将婴儿体重增长率是否正常作为奶量是否充足的指标。

乳母营养状况还直接影响乳汁的营养素含量，从而影响婴儿的健康状况。

2. 营养对泌乳的影响

(1) 能量　乳母对能量的需要量较大，一方面要满足母体自身对能量的需要，另一方面要满足供给乳汁所需的能量和乳汁分泌过程本身所消耗的能量。中国营养学会推荐的乳母每日能量RNI应较正常妇女增加2090 kJ。

(2) 蛋白质　蛋白质摄入量对乳汁分泌的数量和质量的影响最为明显。乳母膳食中蛋白质量少质差时，乳汁分泌量将大为减少，并动用乳母组织蛋白以维持乳汁中蛋白质含量的恒定。中国营养学会建议的乳母蛋白质的RNI为在非孕妇女基础上每日增加20 g，并建议乳母应多吃蛋类、乳类、瘦肉类、肝、肾、豆类及其制品，以保证蛋白质质量。

(3) 脂类　婴儿的生长发育需要乳汁提供能量，而脂肪的产能较高，再加上婴儿中枢神经系统发育及脂溶性维生素吸收等的需要，乳母膳食中必须有适量脂肪，尤其是多不饱和脂肪酸。每日脂肪的摄入量以占总能量的20%～25%为宜。

(4) 矿物质　人乳中主要矿物质(钙、磷、镁、钾、钠)的浓度一般不受膳食的影响。微量元素中，碘和硒的膳食摄入量增加，在乳汁中的含量也会相应增加。

①钙：人乳中钙的含量较为稳定，每天从乳汁中排出的钙约为300 mg。如乳母的钙供给不足就会动用自身骨骼中的钙来满足乳汁中钙含量需要，导致乳母出现腰腿酸

痛、抽搐，甚至发生骨质软化症。中国营养学会推荐的乳母钙的 AI 为 1200 mg/d。除多食用富含钙质的食物（如乳类和乳制品）外，也可用钙剂、骨粉等补充。

② 铁：我国乳母贫血的患病率为 24.0%，人乳中铁含量低，是由于铁不能通过乳腺输送到乳汁。为预防乳母发生缺铁性贫血，乳母的膳食中应注意铁的补充。中国营养学会推荐的乳母铁的 AI 为 25 mg/d。

③ 碘和锌：乳汁中碘和锌的含量受乳母膳食的影响，且这两种微量元素与婴儿神经系统的生长发育及免疫功能关系较为密切。中国营养学会推荐的乳母碘和锌的 RNI 分别为 200 μg/d 和 21.5 mg/d，均高于非孕妇女。

（5）维生素　维生素 A 能部分通过乳腺，所以乳母维生素 A 的摄入量可影响乳汁中维生素 A 的含量。但膳食中维生素 A 转移到乳汁中的量有一定限度，超过这一限度则乳汁中的维生素 A 含量不再按比例增加。维生素 D 几乎不能通过乳腺，故母乳中维生素 D 含量很低。维生素 E 具有促进乳汁分泌的作用。中国营养学会推荐的乳母维生素 A、维生素 D 和维生素 E 的 RNI 分别为 1200 μg RE/d、10 μg/d 和 14 mg α-TE/d。水溶性维生素大多可通过乳腺，但乳腺可调控其进入乳汁的含量，达到一定水平时不再增高。中国营养学会推荐的乳母维生素 B_1、维生素 B_2、烟酸和维生素 C 的 RNI 分别为 1.8 mg/d、1.7 mg/d、18 mg/d 和 130 mg/d，均高于非孕妇女。

（6）水　乳母摄入的水量与乳汁分泌量有密切关系，如水分摄入不足将直接影响乳汁的分泌量。乳母平均每日泌乳量约为 0.8 L，故每日应从食物及饮水中比成人多摄入约 1 L 水。可通过多喝水和摄入流质食物来补充乳汁中的水。

3. 达到合理营养的途径

（1）产褥期膳食　产褥期是指从胎儿、胎盘娩出至产妇全身器官（除乳腺外）恢复或接近正常未孕状态的一段时间，一般为 6 周。如无特殊情况分娩后 1 h 就可让产妇进食易消化的流质食物或半流质食物，如牛奶、鱼汤、小米稀饭、肉汤面、蛋羹等，次日起可进食普通食物，但食物应是富含优质蛋白质的平衡膳食。如果哺乳则应比平时增加蛋白质 25～35 g/d，同时要多进食汤汁食物及含膳食纤维多的食物以防便秘，餐次可每日 4～5 次，还要适量补充维生素和铁。

（2）乳母的合理膳食原则

①增加食物的品种和数量：乳母的膳食应多样化，不要偏食，以保证摄入满足需要的营养素。

②应保证优质蛋白质的摄入：乳母每日摄入蛋白质的 1/3 以上应来源于动物性食物、大豆及其制品。

③注意钙的补充：多食用奶及奶制品、豆制品、小鱼和小虾等含钙丰富的食物。

④增加新鲜蔬菜、水果的摄入：新鲜的蔬菜、水果中含有多种维生素、矿物质、膳食纤维等，可增进食欲，防止便秘，并促进乳汁分泌。

⑤少吃盐、腌制品和刺激性强的辛辣食物：以免这些食物通过乳汁进入婴儿体内，对婴儿产生不利影响。

⑥注意烹饪方式：烹调方法应多用炖、煮、炒，少用油煎、油炸等。如畜禽肉类、鱼类以炖或煮为宜，食用时要同时喝汤，这样既可增加营养，还可促进乳汁分泌。

二、婴幼儿营养及合理膳食

（一）婴儿生长发育特点

婴儿期是人体生长发育的第一高峰期，12月龄时婴儿体重将增加至出生时的3倍，身长增加至出生时的1.5倍。婴儿期的头6个月，脑细胞数持续增加，至6月龄时脑组织重量增加至出生的2倍（600～700 g），后6个月脑部发育以细胞体积增大及树突增多和延长为主，神经髓鞘形成并进一步发育，至1岁时，脑组织重量达900～1000 g，接近成人的2/3。婴儿消化器官幼稚，功能亦不完善，不恰当的喂养易致功能紊乱和营养不良。

（二）母乳喂养

对人类而言，母乳是世界上唯一的、营养最全面的食物，是婴儿的最佳食物。

1. 母乳喂养的优点

（1）母乳中营养素齐全，能满足婴儿生长发育的需要，充足的母乳喂养所提供的热能及各种营养素的种类、数量、比例优于任何代乳品，并能满足4～6月龄以内婴儿生长发育的需要。

母乳中的营养素与婴儿消化功能相适应，亦不增加婴儿肾脏负担，是婴儿的最佳食物。

①含优质蛋白质：虽蛋白质总量低于牛乳，但其中的乳白蛋白比例高，酪蛋白比例低，在胃内形成较稀软的凝乳，易于消化吸收。另外，母乳含有较多的牛磺酸，有利于婴儿生长发育。

②含丰富的必需脂肪酸：母乳中所含脂肪高于牛乳，且含有脂酶而易于婴儿消化吸收。母乳含有大量的亚油酸（LA）及α-亚麻酸（ALA），可防止婴儿湿疹的发生。母乳中还含有花生四烯酸（AA）和DHA，可满足婴儿脑部及视网膜发育的需要。

③含丰富的乳糖：乳糖有利于“益生菌”的生长从而有利于婴儿肠道的健康。

④母乳中钙含量低于牛乳，但利于婴儿吸收并能满足其需要。母乳及牛乳铁含量均较低，但母乳中铁可达到75%的吸收率。母乳中钠、钾、磷、氯均低于牛乳，但足够满足婴儿的需要。

⑤乳母膳食营养充足时，婴儿头6个月内所需的维生素如硫胺素、核黄素等基本上可从母乳中得到满足。维生素D在母乳中含量较少，但若能经常晒太阳亦很少发生佝偻病。每100 mL母乳中含维生素C 4 mg，可满足婴儿的需要，而牛乳中的维生素C因加热常被破坏。

（2）母乳中丰富的免疫物质可增加母乳喂养儿的抗感染能力。

①母乳中特异性免疫物质：母乳尤其是初乳中含多种免疫物质，其中特异性免疫物质包括细胞与抗体。

②母乳中非特异性免疫物质:包括吞噬细胞、乳铁蛋白、溶菌酶、乳过氧化氢酶、补体因子 C_3 及双歧杆菌因子等。

(3) 哺乳行为可增进母婴间情感的交流,促进婴儿智力发育。哺乳是一个有益于母婴双方身心健康的活动。哺乳有利于婴儿智力及正常情感的发育和形成,同时有利于母亲子宫的收缩和恢复。

2. 有关母乳喂养的几个具体问题

(1) 早期开奶。

(2) 按需哺乳。

(3) 断奶过渡期营养及断奶食物的补充及添加。

(三) 婴儿配方奶粉

1. 婴儿配方奶粉的基本要求

婴儿配方奶粉是依据母乳的营养素含量及其组成模式进行调整而生产得到的。

(1) 增加脱盐乳清粉。

(2) 添加与母乳同型的活性顺式亚油酸,增加适量 α-亚麻酸。

(3) α-乳糖与 β-乳糖按 4∶6 的比例添加。

(4) 脱去牛奶中部分 Ca、P、Na 盐。

(5) 强化维生素 D、维生素 A 及适量其他维生素。

(6) 强化牛磺酸、肉碱、核酸。

(7) 对牛乳过敏的婴儿,用大豆蛋白作为蛋白质来源。

2. 婴儿配方奶粉的使用

(1) 混合喂养:对母乳不足者可作为部分替代物每日喂 1～2 次,最好在每次哺乳后加喂一定量。6 个月前可选用蛋白质含量为 12%～18%的配方奶粉,6 个月后可选用蛋白质含量高于 18%的配方奶粉。

(2) 人工喂养:对不能用母乳喂养者可完全用配方奶粉替代。

(四) 幼儿营养与膳食

1. 幼儿期生长发育与营养需要

1～3 周岁为幼儿期,此期生长旺盛。体重每年增加约 2 kg,身长第二年增长 11～13 cm,第三年增长 8～9 cm。蛋白质需要量为 40 g/d,能量需要量为 5.02～5.43 MJ/d,对矿物质和维生素的需要量高于成人,且易患营养缺乏症。

2. 幼儿膳食

幼儿膳食从婴儿期以乳类为主,过渡到以奶、蛋、鱼、禽、肉,以及蔬菜、水果为辅的混合膳食,最后为以谷类为主的平衡膳食。其烹调方法应与成人有别,以与幼儿的消化、代谢能力相适应,故幼儿膳食以软饭、碎食为主。根据营养需要,膳食中需要增加富含钙、铁的食物及增加维生素 A、D、C 等的摄入量,必要时补充强化铁食物、果汁、鱼肝油及维生素片。2 岁后,如身体健康且能得到包括蔬菜、水果在内的较好膳食,则不需额外补充维生素。膳食安排可采用三餐两点制。

三、儿童及青少年合理膳食

学龄前期为3～6岁，学龄期为7～12岁，青少年期为12～18岁，与成人相比，各期的营养需要有各自的特点，其共同特点是需要充足的能量及各种营养素。

（一）学龄前儿童的营养与膳食

1. 学龄前儿童的生理及营养特点

（1）身高、体重稳步增长，神经细胞分化已基本完成，但脑细胞体积的增大及神经纤维的髓鞘化仍继续进行，应提供足够的能量和营养素供给。

（2）咀嚼及消化能力有限，应注意烹调方法。

（3）尚未养成良好的饮食习惯和卫生习惯，注意营养教育。

（4）该期主要的问题是易患缺铁性贫血，维生素A、锌缺乏，以及农村地区蛋白质、能量摄入不足。

2. 学龄前儿童的膳食

学龄前儿童应注意平衡膳食。每日200～300 mL牛奶，一个鸡蛋，100 g无骨鱼或禽类或瘦肉及适量豆制品，150 g蔬菜和适量水果，150～200 g谷类主食。每周进食一次猪肝或猪血，每周进食一次富含碘、锌的海产品，农村地区可每日供给大豆25～50 g，膳食可采用三餐两点制。要培养良好的饮食习惯与卫生习惯。

（二）学龄儿童的营养与膳食

1. 学龄儿童的营养问题

学龄儿童的营养问题与学龄前儿童相似，但应特别注意学生的早餐营养问题。

2. 学龄儿童的膳食

安排好一日三餐，早餐和中餐的营养素供给应占全天的30%和40%。每日供给300 mL牛奶，1～2个鸡蛋，鱼、禽、肉等100～150 g，谷类和豆类300～500 g。注意饮食习惯的培养，少吃零食，饮用清淡饮料，控制糖摄入。

（三）青少年营养与膳食

青少年期包括青春发育期和少年期，相当于初中和高中学龄期。

1. 性格及性的发育特点

此期儿童体格发育速度加快，尤其是青春期，身高、体重的突发性增长是其主要特征。青春发育期被称为生长发育的第二高峰期。此期生殖系统发育，第二性征逐渐明显。充足的营养是生长发育、增强体魄、获得知识的物质基础。营养不良可使青春期推迟1～2年。

2. 营养需要

（1）能量：此期能量需要与生长速度成正比。推荐的能量供给为男性10.04～13.00 MJ/d，女性9.2～10.04 MJ/d。

（2）蛋白质：此期一般增重30 kg，16%为蛋白质。蛋白质供能应占总热能的

13%～15%，每日应摄入 75～85 g。

（3）矿物质及维生素：为满足生长发育的需要，钙的 AI 为 100 mg/d，铁的 AI 为男性 20 mg/d、女性 25 mg/d，锌的 RNI 为男性 19 mg/d、女性 15.5 mg/d。

3. 青少年期的食物选择及膳食

（1）谷类是青少年膳食中的主食，每日应摄入 400～500 g。

（2）保证足量的动物性食物及豆类食物的供给，鱼、禽、肉、蛋每日供给 200～250 g，奶 300 mL/d。

（3）保证蔬菜、水果的供给，每日蔬菜供给量为 500 g，其中绿叶蔬菜不低于 300 g。

（4）注意平衡膳食。

四、老年人营养及合理膳食

按照一般的年龄划分，60～79 岁为老年期，80～89 岁为高龄期，90 岁及以上为长寿期。随着世界各地老年人口的增多，如何加强老年保健、防治各种老年病、实现健康长寿，已成为医学界研究的重要课题，而老年营养是其中极为重要的一部分，正日益受到人们的重视。

（一）生理特点

1. 基础代谢率(BMR)下降

基础代谢率随年龄的增长而降低，因此，老年人的能量供给应适当减少。

2. 心血管系统功能减退

老年人的脂质代谢能力降低，易出现血甘油三酯、总胆固醇等升高的现象。

3. 消化系统功能减退

老年人消化器官功能随着衰老而逐渐减退；牙齿的脱落影响到对食物的咀嚼；味蕾、舌乳头和神经末梢的改变使味觉和嗅觉功能减退；胃酸和胃蛋白酶分泌减少，使矿物质、维生素和蛋白质的生物利用率下降；胃肠蠕动减慢，胃排空时间延长，容易引起食物在胃内发酵，导致胃肠胀气；胆汁分泌减少，对脂肪的消化能力下降。此外，肝脏功能下降也会影响消化和吸收功能。

4. 体成分改变

随着年龄的增长，体内脂肪组织逐渐增加，肌肉组织重量减少而出现肌肉萎缩；骨矿物质减少、骨质疏松，尤其是女性更加明显。此外，脂肪在体内储存部位的分布也有所改变，呈向心性分布的趋势，即由肢体逐渐转向躯干。

5. 代谢功能降低

老年期代谢功能随着年龄的增长而降低，而且合成代谢降低，分解代谢增高，合成与分解代谢失去平衡，引起细胞功能下降。另外，随着年龄增高胰岛素分泌能力减弱，组织对胰岛素的敏感性下降，可导致葡萄糖耐量下降。

6. 体内氧化损伤加重

人体组织的氧化反应可产生自由基。自由基对细胞的损害主要表现为对细胞膜的损害，尤其是损伤亚细胞器如线粒体、微粒体及溶酶体膜。随着衰老的进行，脂褐素在细胞中大量堆积，内脏及皮肤细胞均可发生，老年人心肌和脑组织中脂褐素沉着率明显高于青年人，如沉积于脑及脊髓神经细胞则可引起神经功能障碍。自由基除损害细胞膜产生脂质过氧化物以外，还可使一些酶蛋白质变性，引起酶的活性降低或丧失。

7. 免疫功能下降

老年人胸腺萎缩、重量减轻，T淋巴细胞数量明显减少，因此免疫功能下降，容易患各种疾病。

（二）营养需要

1. 能量

老年人对能量的需要降低，所以膳食能量的摄入主要以体重来衡量，以能维持能量平衡、达到并维持理想体重为宜。

2. 蛋白质

老年人容易出现负氮平衡，且由于老年人肝、肾功能降低，摄入蛋白质过多可增加肝、肾负担。因此，老年人膳食蛋白质的摄入应以适量优质蛋白质为宜，蛋白质摄入量每日为1.0～1.2 g/kg，蛋白质供能占总能量的12%～14%。

3. 脂肪

由于老年人胆汁分泌减少和脂酶活性降低而对脂肪的消化功能下降，因此，脂肪的摄入不宜过多，脂肪供能以占膳食总能量的20%～30%为宜。胆固醇的摄入量宜少于300 mg/d。一些含胆固醇高的食物如动物脑、鱼卵、蟹黄、蛋黄、肝、肾等不宜多食。

4. 碳水化合物

老年人的糖耐量降低，血糖的调节作用减弱，容易发生血糖增高。过多的糖在体内还可转变为脂肪，引起肥胖、高脂血症等疾病。建议碳水化合物提供的能量占总能量的55%～65%为宜。而且，老年人应降低单糖、双糖和甜食的摄入量，增加膳食纤维的摄入。

5. 矿物质

(1) 钙　老年人的钙吸收率低，一般小于20%；对钙的利用和储存能力低，容易发生钙摄入不足或缺乏而导致骨质疏松症。中国营养学会推荐老年人膳食钙的AI男女均为1000 mg/d，UL为2000 mg/d。

(2) 铁　老年人对铁的吸收及利用率下降且造血功能减退，血红蛋白含量减少，易出现缺铁性贫血。老年人铁的AI男女均为15 mg/d，UL为50 mg/d。铁摄入过多对老年人的健康也会带来不利的影响。

(3) 钠　老年人食盐摄入以低于6 g/d为宜，高血压、冠心病病人以5 g/d以下为宜。

此外，微量元素硒、锌、铜、铬每日膳食中亦需有一定的供给量以满足机体的需要。

6. 维生素

老年人对维生素的利用率下降；户外活动减少使皮肤合成维生素D的功能下降，

加之肝、肾功能下降导致活性维生素D生成减少，易出现维生素A、维生素D、叶酸及维生素B_{12}等缺乏。维生素D的补充有利于防止老年人的骨质疏松症。维生素E是一种天然的脂溶性抗氧化剂，有延缓衰老的作用。维生素B_2在膳食中最易缺乏。维生素B_6和维生素C对保护血管壁的完整性，改善脂质代谢和预防动脉粥样硬化方面有良好的作用。叶酸和维生素B_{12}能促进红细胞的生成，对防止贫血有利。叶酸有利于胃肠黏膜正常生长，预防消化道肿瘤。叶酸、维生素B_6及维生素B_{12}能降低血中同型半胱氨酸水平，防止动脉粥样硬化的发生。

因此，应保证老年人各种维生素的摄入量充足，以促进代谢、延缓机体功能衰退、增强抗病能力。

（三）膳食指南及营养原则

（1）食物要粗细搭配，易于消化。

（2）积极参加适度体力活动，保持能量平衡。

（3）平衡膳食，维持能量摄入与消耗的平衡，饮食饥饱适中，保持理想体重，防止肥胖，BMI宜在18.5～23.9。

（4）控制脂肪摄入，脂肪产能占总能量的20%～30%。

（5）蛋白质要以优质蛋白质为主，荤素合理搭配，提倡多吃奶类、豆类和鱼类食物。每日宜进食200 mL牛奶，大豆或其制品25～50 g。

（6）碳水化合物以淀粉为主，重视膳食纤维和多糖类物质的摄入。

（7）保证充足的新鲜蔬菜和水果摄入，补充老年人机体所需的抗氧化营养素（β-胡萝卜素、维生素E、维生素C和硒等），新鲜蔬菜每日摄入量为400～500 g，水果100～200 g。

（8）重视钙、铁、锌等的补充。

（9）食物要粗细搭配，易于消化；烹调要注意色香味、柔软，不吃油炸、烟熏、腌制的食物。

（10）少食多餐，不暴饮暴食，饮食清淡少盐，不吸烟，不过量饮酒。

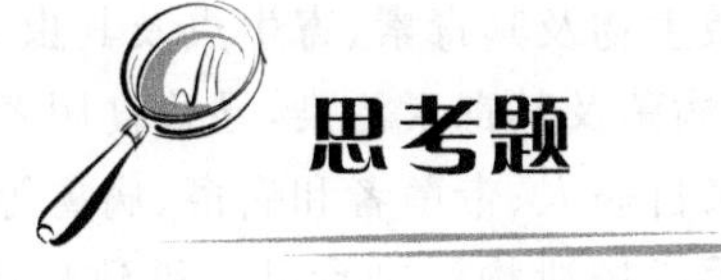

思考题

一、解释下列名词

人工喂养、混合喂养

二、问答题

1. 试述孕妇营养不良的危害。

2. 简述老年人的膳食保健措施。

3. 简述母乳喂养的优点。

4. 简述幼儿膳食指导原则。

第四节 食品安全

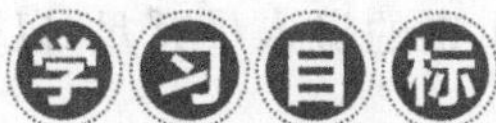

1. 掌握食品腐败变质的原因、控制因素，动物性食物引起的食源性疾病。

2. 熟悉食品污染、食品添加剂、农药残留、食品腐败变质、人畜共患传染病、食品安全、食源性疾病的概念，农药残留、重金属污染、食品添加剂的滥用对人群健康的影响，以及其他不良环境因素对人群健康的影响。

3. 了解食品添加剂使用的卫生要求。

一、食品污染概述

食品是人类赖以生存的物质基础。食品在生产、加工、运输、储存、销售等各环节会受到有害物质的污染，从而降低了食品卫生质量并对人体造成不同程度的损害。食品污染是指食品被外界一些有毒有害物质污染，造成其安全性、营养性、感官性状发生变化，从而改变或降低原有的营养价值和卫生质量并对机体产生危害的过程。

（一）食品污染的分类

食品中混进了对人体健康有害或有毒的物质，这种现象称为食品污染。污染食品的物质称为食品污染物。食用受污染的食品会对人体健康造成不同程度的危害。食品污染一般可分为生物性污染、化学性污染和放射性污染。

1. 生物性污染

生物性污染主要是由有害微生物及其毒素、寄生虫及其虫卵和昆虫等引起的。肉、鱼、蛋和奶等动物性食品易被致病菌及其毒素污染，导致食用者发生细菌性食物中毒和人畜共患传染病。致病菌主要来自病人、带菌者和病畜、病禽等。致病菌及其毒素可通过空气、土壤、水、食具、病人的手或排泄物污染食品。被致病菌及其毒素污染的食品，特别是动物性食品，如食用前未经必要的加热处理，会引起沙门氏菌或金黄色葡萄球菌毒素等细菌性食物中毒。食用被污染的食品还可引起炭疽、结核病和布氏杆菌病（波状热）等传染病。

霉菌广泛分布于自然界。受霉菌污染的农作物、空气、土壤和容器等都可使食品受到污染。部分霉菌菌株在适宜条件下，能产生有毒代谢产物，即霉菌毒素，如黄曲霉毒素和单端孢霉烯族毒素，对人畜都有很强的毒性。一次大量摄入被霉菌及其毒素污染的食品，会造成食物中毒；长期摄入小量受污染食品也会引起慢性病或癌症。有些霉菌毒素还能从动物或人体转入乳汁中，损害饮奶者的健康。

微生物含有可分解各种有机物的酶类。这些微生物污染食品后，在适宜条件下大量生长繁殖，食品中的蛋白质、脂肪和糖类，可在各种酶的作用下分解，使食品的感官性状恶化，营养价值降低，甚至腐败变质。

污染食品的寄生虫主要有绦虫、旋毛虫、华支睾吸虫和蛔虫等。污染源主要是病人、病畜和水生物。一般是通过病人或病畜的粪便污染水源或土壤，然后使家畜、鱼类和蔬菜受到感染或污染的。

若粮食和各种食品的储存条件不良，容易孳生各种仓储害虫。粮食中的甲虫类、蛾类和螨类。鱼、肉、酱或咸菜中的蝇蛆以及咸鱼中的干酪蝇幼虫等。枣、栗、饼干、点心等含糖较多的食物特别容易受到侵害。昆虫污染可使大量食品遭到破坏，但尚未发现受昆虫污染的食品对人体健康造成显著的危害。

2. 化学性污染

化学性污染主要是指农用化学物质、食品添加剂、食品包装容器和工业废弃物的污染，如汞、镉、铅、砷、氰化物、有机磷、有机氯、亚硝酸盐和亚硝胺及其他有机或无机化合物等所造成的污染。造成化学性污染的原因有以下几种：①农业用化学物质的广泛应用和不当使用。②使用不合卫生要求的食品添加剂。③使用质量不合卫生要求的包装容器，造成容器上的可溶性有害物质在接触食品时进入食品。如陶瓷中的铅、聚氯乙烯塑料中的氯乙烯单体都有可能转移进入食品。又如包装蜡纸上的石蜡可能含有苯并[a]芘，彩色油墨和印刷纸张中可能含有多氯联苯，它们都特别容易向富含油脂的食物中移溶。④工业上的不合理排放所造成的环境污染也会通过食物链危害人体健康。

3. 放射性污染

食品中的放射性物质有的来自地壳中的放射性物质，称为天然本底；也有的来自核武器试验或和平利用放射能所产生的放射性物质，即人为的放射性污染。某些鱼类能富集金属同位素，如^{137}铯和^{90}锶等。后者半衰期较长，多富集于骨组织中，而且不易排出，对机体的造血器官有一定的影响。某些海产动物，如软体动物能富集^{90}锶，牡蛎能富集大量^{65}锌，某些鱼类能富集^{55}铁。

(二) 食品污染对健康的影响

食品污染对人体健康的危害有多方面的表现。一次大量摄入受污染的食品，可引起急性中毒，即食物中毒，如细菌性食物中毒、农药食物中毒和霉菌毒素中毒等。长期(一般指半年到一年以上)少量摄入含污染物的食品，可引起慢性中毒。造成慢性中毒的原因较难追查，而影响又更广泛，所以应格外重视。例如，摄入残留有机汞农药的粮食数月后，会出现周身乏力、尿汞含量增高等症状；长期摄入微量黄曲霉毒素污染的粮食，能引起肝细胞变性、坏死，脂肪浸润和胆管上皮细胞增生，甚至发生癌变。慢性中毒还可表现为生长迟缓、不孕、流产、死胎等生育功能障碍，有的还可通过母体使胎儿发生畸形。已知的与食品有关的致畸物质有醋酸苯汞、甲基汞、2,4-滴、2,4,5-涕中的杂质四氯二苯二噁英、狄氏剂、艾氏剂、DDT、氯丹、七氯和敌枯双等。

某些食品污染物还具有致突变作用。突变如发生在生殖细胞，可使正常妊娠发生障碍，甚至不能受孕，胎儿畸形或早死。突变如发生在体细胞，可使在正常情况下不再增殖的细胞发生不正常增殖而构成癌变的基础。与食品有关的致突变物有苯并[a]芘、黄曲霉毒素、DDT、狄氏剂和烷基汞化合物等。

有些食品污染物可诱发癌肿。例如，以含黄曲霉毒素 B_1 的发霉玉米或花生饲养大鼠，可诱发肝癌。与食品有关的致癌物有多环芳烃化合物、芳香胺类、氯烃类、亚硝胺化合物、无机盐类（某些砷化合物等）、黄曲霉毒素 B 和生物烷化剂（如高度氧化油脂中的环氧化物）等。

（三）预防措施

预防食品污染必须采取综合措施，主要内容如下：

(1) 制定、颁发和执行食品卫生标准和卫生法规。制定有关食品容器、包装材料的卫生要求和标准。制定食品运输卫生条例，以保证食品在运输过程中不受污染和因受潮而变质。

(2) 加强禽畜防疫检疫和肉品检验工作。

(3) 制定防止污染和霉变的加工管理条例和执行有关卫生标准。

(4) 制定贯彻农药安全使用的措施和法规，提供更多高效、低毒、低残留农药，以取代高毒、高残留农药（有机氯、有机汞等）。

(5) 加强工业废弃物的治理。

(6) 加强食品检验和食品卫生监督工作。

（四）食源性疾病与食品安全

1. 定义

食源性疾病是指通过摄食而进入人体的有毒有害物质（包括生物性病原体）等致病因子所造成的疾病。一般可分为感染性和中毒性，包括常见的食物中毒、肠道传染病、人畜共患传染病、寄生虫病以及化学性有毒有害物质所引起的疾病。食源性疾病的发病率居各类疾病总发病率的前列，是当前世界上最突出的卫生问题。

WHO 认为，凡是通过摄食进入人体的致病因素，使人体患感染性的或中毒性的疾病，都称之为食源性疾病。从这个概念出发应当不包括一些与饮食有关的慢性病、代谢病，如糖尿病、高血压等，然而国际上有人把这类疾病也归为食源性疾病的范畴。顾名思义，凡与摄食有关的一切疾病（包括传染性和非传染性疾病）均属食源性疾病。

1984 年 WHO 将“食源性疾病”（foodborne disease）一词作为正式的专业术语，以代替历史上使用的“食物中毒”一词，并将食源性疾病定义为“通过摄食方式进入人体内的各种致病因子引起的通常具有感染或中毒性质的一类疾病”。

食源性疾病可以有病原，也可有不同的病理和临床表现。但是，这类疾病有一个共同的特征，就是通过进食行为而发病，这就为预防这类疾病提供了一个有效的途径：加强食品卫生监督管理，倡导合理营养，控制食品污染，提高食品卫生质量，从而有效地预防食源性疾病的发生。

2. 食源性疾病与食品安全

由食品污染而引起的疾病是当今世界上最广泛的卫生问题之一。据报告,食源性疾病的发病率居各类疾病总发病率的第二位。据 WHO 和世界粮农组织(FAO)报告,仅 1980 年一年,亚洲、非洲和拉丁美洲 5 岁以下的儿童,急性腹泻病例就有约十亿,其中有 500 万儿童死亡。英国约有 1/5 的肠道传染病是经食物传播的。美国食源性疾病每年平均爆发 300 起以上。1972 年至 1978 年美国由于食源性疾病所致的死亡病例达 80 例,其中肉毒毒素中毒死亡的达 30 例。

我国目前尚无统一的食源性疾病报告的数据。从 1953 年全国建立卫生防疫站以来,相继建立了传染病报告和食物中毒报告制度,历年来我国法定报告的传染病发病率以肠道传染病为首,随着城市自来水和农村改水的发展,近年来肠道传染病的水型暴发已不多见,主要经食物传播。我国食物中毒报告的发病率,自《中华人民共和国食品卫生法》颁布以来大幅度地下降,但仍占人口的 7/10 万左右。上海市 1988 年春,由于食用不洁毛蚶造成近 30 万人的甲型肝炎大流行,这是一次典型的食源性疾病的大流行。东南沿海地区每年都要发生食用河豚中毒死亡事故,仅上海市 20 世纪 80 年代每年死亡人数就达 20 人左右。尤其严重的是近年来不法食品商贩用工业酒精兑制白酒引起甲醇中毒死亡事故屡禁不绝,1996 年 6—7 月间云南省曲靖地区发生饮用白酒导致的恶性甲醇中毒事件,中毒人数达 192 人,死亡人数达 35 人。1988 年春节期间,山西朔州和大同市灵丘县又发生不法食品生产经营者用甲醇勾兑散装白酒,发生严重的甲醇引起的食物中毒事件,导致 296 人中毒住院治疗,其中 27 人死亡。上述食物中毒事件,是利用非食品原料非法生产加工食品造成食源性疾病的典型案例。

二、食品腐败变质

食品腐败变质(food spoilage)是指在微生物为主的各种因素作用下,所发生的包括食品成分与感官性质的各种酶性、非酶性变化及夹杂物污染,从而使食品降低或丧失食用价值的一切变化。例如肉鱼禽蛋腐臭、粮谷霉变、蔬菜水果溃烂、油脂酸败等等。在食品卫生工作中,经常会遇到这些实际问题。

(一) 食品腐败变质的原因和条件

食品腐败变质主要由微生物的作用所引起,是食品本身、环境因素和微生物三者互为条件、相互影响、综合作用的结果。

1. 食品本身的组成和性质

许多食品本身就是动植物组织的一部分,在宰杀或收获后的一定时间内,其所含酶类继续进行某些生化过程,如肉、鱼类的后熟,粮食、水果的呼吸等,引起食品组成成分分解,加速腐败变质。食品组织溃破和细胞膜碎裂,为微生物的广泛侵入与作用提供了条件,因而促进了食品的腐败变质。

食品营养成分组成、水分含量、pH 值和渗透压等,对食品中微生物增殖速度、菌相组成和优势菌种有重要影响，从而决定食品的耐藏与易腐以及腐败变质的进程和特征。例如：富含蛋白质的肉、鱼、禽、蛋等食品，常以各种腐败菌为优势菌种，并以蛋白质腐败为其基本特征；碳水化合物性食品在细菌和酵母的作用下，以产酸发酵为其基本特征；油脂等以脂肪为主的食品，一般不适于微生物增殖，主要是理化因素引起的酸败。食品 pH 值是制约微生物并影响腐败变质的重要因素之一。

食品中微生物增殖的必要条件之一是由食品中吸取一定水分，所以食品中水分含量是影响微生物相及其增殖以及腐败变质的重要因素。食品的状态和不稳定物质，如胶态体系的破坏，不饱和脂肪酸、色素、芳香物质等的变化都可引起食品色、香、味和外形的改变，如鲜奶凝固、面包老化、水果褐变、油脂酸败等。

2. 微生物

在食品腐败变质过程中起重要作用的微生物包括细菌、酵母和霉菌。在一般情况下细菌常比酵母与霉菌占优势。酵母是真菌中子囊菌纲酵母科的一些菌属。其中的酵母菌属可使糖浆、蜂蜜和蜜饯等食品发酵酸败。德巴利氏酵母属等可在酸性食品表面生膜和氧化有机酸，为不耐酸腐败菌的繁殖创造条件。

霉菌中许多菌属（种）也与许多食品，特别是与粮食、蔬菜、水果等腐败变质（霉变）有关。除食品本身和微生物外，在食品腐败变质过程中，气温、气湿、阳光（紫外线）和氧等环境因素也有一定的影响。

（二）食品腐败变质的化学过程

食品腐败变质主要是指在微生物酶、食品酶和其他因素作用下食品组成成分的分解。

1. 食品中蛋白质的分解

肉、鱼、禽、蛋和其他含蛋白质较多的食品，主要是以蛋白质分解为其腐败变质特征。蛋白质在芽胞杆菌属、梭菌属、假单胞菌属、链球菌属等的蛋白酶和肽链内切酶等作用下，首先分解为肽，并经断链形成氨基酸。氨基酸及其他含氮低分子物质在相应酶作用下进一步分解，食品即表现出腐败特征。氨基酸经脱羧、脱氨分别形成胺类和羧酸，氧化脱氨亦可生成酮酸，进而形成羟基酸、醇等。由甘氨酸、鸟氨酸、精氨酸、组氨酸和色氨酸可分别形成甲胺、腐胺、尸胺、组胺、色胺等著名的腐败胺类。

食品腐败变质的鉴定一般是从感官、物理、化学和微生物等四个方面确定其适宜指标。对蛋白质性食品，目前仍以感官指标最为敏感可靠。由于蛋白质分解，所以食品的硬度和弹性下降，组织失去原有的坚韧性，以致各种食品产生外形和结构的特有变化或发生颜色异常。蛋白质分解产物所特有的气味非常明显。

2. 食品中脂肪的酸败

食用油脂与食品中脂肪的酸败程度受脂肪酸的饱和程度、紫外线、氧、水分、天然抗氧化物质中微生物的解脂酶等多种因素的影响。对油脂酸败的化学过程，特别是与微生物的关系的了解尚不够充分，目前认为主要是经水解与氧化，产生相应的分解产物。如水解后分解成甘油、甘油二酯或甘油一酯以及相应脂肪酸。氧化后形成氢过氧化物，再分解为羰基化合物、低分子脂肪酸与醇、酯等，或者由氢过氧化物分解为羟基酸与聚合、缩合化合物。

上述反应过程中的某些具体步骤和产物极为复杂，目前不同学者的主张不尽一致，有些尚待进一步研究。但脂肪分解早期，酸败尚不明显时，由于产生过氧化物和氧化物即可使脂肪的过氧化物值上升，其后则由于形成各种脂肪酸，以致油脂酸度（或酸价）增高；醛、酮等羰基化合物是不同脂肪酸在不同条件下发生醛酸败与酮酸败的产物。所形成的醛、酮和某些羧酸能使酸败油脂带有特殊刺激臭味，即所谓的“油壕”气味。

3. 碳水化合物的分解

食品中的碳水化合物在各种酶及其他因素作用下，可发生分解并顺次形成其低级产物，如醇、醛、酮或产气（CO_2等），也时常带有这些产物所特有的气味。

（三）腐败变质食品的卫生学意义

腐败变质食品首先是带有使人们难以接受的感官性质，如刺激气味、异常颜色、酸臭味道和组织溃烂、黏液污秽感等。其次是成分分解、营养价值严重降低。腐败变质食品一般由于受微生物污染严重，菌相复杂和菌量增多，增加了致病菌和产毒霉菌等存在的机会；由于菌量增多，某些致病性微弱的细菌可引起人体的不良反应甚至中毒。某些鱼类腐败产生的组胺中毒，脂肪酸败产物引起人的不良反应及中毒，以及腐败可为亚硝胺类形成提供充分的胺类等，都已经成为重要的问题。有机胺类和硫化氢等虽然具有一定的毒性，但人体有足够的解毒功能，可与体内相同代谢产物一起代谢转化，但如果在短时间内摄入量过大，也有一定不良作用。

三、食品污染与健康

（一）霉菌污染

黄曲霉毒素（aflatoxin）是黄曲霉和寄生曲霉的代谢产物。黄曲霉毒素是一类结构类似的化合物。

1. 黄曲霉毒素的基本结构

黄曲霉毒素的基本结构有二呋喃环和香豆素（氧杂萘邻酮），在紫外线下都发荧光，根据荧光颜色、R_f 值及结构等不同分别命名为 B_1、B_2、G_1、G_2、M_1、M_2、P_1、Q、H_1、毒醇、GM 等。目前已明确结构的共有十多种。其毒性与结构有关，凡二呋喃环末端有双键者毒性较强，并有致癌性，如 B_1、G_1 和 M_1。

黄曲霉毒素耐热，一般在烹调加工的温度下破坏很少，在 280 ℃ 时，发生裂解。黄曲霉毒素在水中溶解度较低，易溶于油和一些有机溶剂如氯仿和甲醇，但不溶于乙醚、石油醚和己烷。

2. 污染食品的情况

黄曲霉毒素主要污染粮油及其制品，如花生、花生油、玉米、大米、棉籽等。非洲某些国家花生和玉米污染较为严重。在美国棉籽和玉米也很易受到污染。亚洲的菲律宾和泰国亦有食品受污染的报告，主要是花生及其制品（花生酱）、玉米以及熟食等。中国香港地区也曾有食品受到污染的报告。

除粮油等食品外，也有报告干果类（如胡桃、杏仁、榛子、无花果）以及动物性食品（如奶及其制品、肝、干咸鱼）及干辣椒中也有黄曲霉毒素污染。工业生产的发酵制品如酱、酱油中一般无污染。但家庭自制的发酵食品曾报告检出黄曲霉毒素。人工接种黄曲霉于水果、奶酪、豆制品等也可产毒，但量较少。

3. 毒性

黄曲霉毒素有很强的急性毒性，也有明显的慢性毒性。

(1) 急性毒性　黄曲霉毒素属于剧毒物，毒性比氰化钾还强。年幼动物、雄性动物较敏感。各种动物中以鸭雏最敏感。

鸭雏的肝脏急性中毒病变具有一定特征，可作为生物鉴定方法。一次口服中毒剂量后可出现以下表现：

①肝实质细胞坏死：24 h后可出现，48～72 h病变最明显。

②胆管增生：亦为给毒后48～72 h最明显，因剂量不同增生程度可有差异。

③肝细胞脂质消失延迟：正常鸭雏孵出后肝脏有较大量脂质，但经4～5天后可逐渐消失，而黄曲霉毒素中毒时脂质消退延迟。

④出血：中毒者可有肝出血，中毒致死者更为严重。其他组织如脾、胰等也可有病变，但不如肝脏病变明显。黄曲霉毒素对肝脏等的损伤，如一次小剂量则为可逆的，肝细胞变化可恢复。但如剂量过大或多次重复给毒则病变不能恢复，可造成慢性损害。

(2) 慢性毒性　黄曲霉毒素持续摄入所造成的慢性毒性，主要表现是动物生长障碍、肝脏出现亚急性或慢性损伤。①肝功能变化：血中转氨酶、碱性磷酸酶、异柠檬酸酶的活性和球蛋白升高，白蛋白、非蛋白氮、肝糖原和维生素A降低；② 肝脏组织学变化包括肝实质细胞坏死、变性与胆管上皮增生，纤维细胞增生，形成再生结节。③ 其他症状，如食物利用率下降、体重减轻、生长发育缓慢、母畜不孕或产仔少。

对黄曲霉毒素的代谢方式与人类接近的灵长类动物，如摄入高剂量黄曲霉毒素，短时间内（3～4周）可使肝实质细胞严重变性和坏死。肝功能障碍主要表现血转氨酶活性和胆红素升高，白蛋白下降，最后发生肝昏迷致死亡。如饲料中蛋白质含量较低则病变更严重，死亡更快。降低剂量可引起一些慢性变化，如肝细胞变性、肝纤维化甚至肝硬化。猴类曾被认为对肝硬化的抵抗力很强，但在黄曲霉毒素作用下仍有发生的可能。除肝脏病变外，胃肠道及浆膜可出现出血点，肾小管有脂肪变性。

4. 预防措施

预防黄曲霉毒素危害人类健康的主要措施是加强对食品的防霉和去毒。

(1) 食品防霉　防霉是预防食品被黄曲霉毒素及其他毒素污染的最根本的措施。最主要的是控制温湿度，即食品中的水分和食品储存环境中的湿度和温度。对粮食的防霉不仅要注意从收入粮食仓库时做起，而且要在粮食收获时从田间做起。为预防黄曲霉的生长，农民和粮食部门在收获、晾晒、脱粒和入库、运输等过程中就要注意防霉。粮粒中的水分如迅速降至安全水分之下，而粮库的湿度又低则粮粒在储存过程中不发霉。

(2) 去毒　粮食已被黄曲霉污染并产生毒素后,应设法将毒素破坏或去除。但黄曲霉毒素耐热,一般烹调加工温度不能达到去毒的作用。现在研究的方法可分为两大类,即用物理化学或生理学方法将毒素去除或用各种方法破坏毒素。

①挑选霉粒法:因黄曲霉毒素在食品中分布很不均匀,主要集中在霉坏、破损、皱皮、变色及虫蛀等的粮粒中,如将这些粮粒去除则可使含毒量大为降低。此法虽不需特殊设备,但需人力较多,一般只可在家庭及小规模生产中应用。

② 碾轧加工法:一般适用于受污染的大米,因黄曲霉毒素在米糠中含量高,因此碾轧加工可降低精米中黄曲霉毒素含量。

(二) 农药残留

农药是指用于消灭、控制危害农作物的害虫、病菌、鼠类、杂草及其他有毒有害动植物和调节植物生长的各种药物,还包括提高这些药效的辅助剂和增效剂。

目前世界各国的化学农药品种达 1400 多个,作为基本品种使用的有 40 种左右。由于使用量和使用品种不断增加,使用方法不当,环境和食品受到残留农药污染。残留农药可长期通过食物进入人体,对人体造成慢性损害和致癌、致畸等危害。

1. 农药残留污染食品的途径

(1) 农药直接污染在可食作物上　农田施用农药后,一部分农药可直接黏附在食用作物上,如菜叶、种子、果实。另一部分被作物吸收,到达食用部位,构成污染。

(2) 通过污染环境间接污染食物　农田喷洒的农药 40%～60%降落到地面,污染土壤且集中在耕作层,农作物通过根茎吸收而将农药运转到食用部分。如根茎类、薯类吸收土壤中残留农药的能力较强,而叶菜类、果菜类较弱,但黄瓜除外。

被农药污染的水体,一方面通过农田灌溉污染农作物,另一方面水生生物长期生活在低浓度的农药环境中,通过多种途径吸收农药,通过食物链的生物富集对人类造成更严重的危害。进入空气中的农药,通过飘尘和降雨、降雪再次进入土壤与水域,污染农作物与水产品,造成食品的污染。

(3) 其他途径　如农药厂的工业“三废”未经处理直接排放进入环境,粮库防虫熏蒸的残留,用被农药污染的容器、用具装运粮食或食品,事故性污染等。

农药的大量应用,造成了严重的环境污染,环境中的农药又通过不同的途径进入动植物体内,造成农药在食物中残留。人体内的农药 90%以上来自食物。由于农药的性质、使用方法及使用时间不同,农药在食物中的残留情况及对人类的危害也有差别。

2. 农药残留的主要危害

农药残留主要引起慢性损害,如肝、肾损害和神经精神症状。另外还可诱发突变、致畸和致癌。

3. 控制农药污染的措施

(1) 科学合理使用农药,严格遵守农药安全使用规定。

(2) 以无毒、无残留或低毒、低残留农药代替毒性大、残留量高的农药。

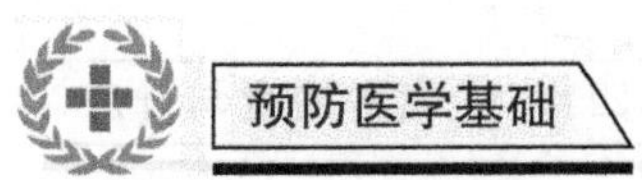

(3) 贯彻食品卫生法,加强食品中农药残留量监测,保证食品中的农药残留量不超过最大允许残留量。

(4) 开发生物性农药及植物性无污染农药,彻底杜绝农药残留问题。

(5) 加强农药的生产、运输、储存、销售、使用等各环节的管理,防止事故性污染。

(三) 有毒重金属污染

自然界的土壤和岩石中存在着多种金属元素,人们在生产或生活活动中也会接触到不少的金属物质,通过各种途径,一部分可溶性的金属元素或其化合物溶入水中,移入食品,再移行至人体。一般来说,钾、钠、铁等元素是人体所需要的;碘、氟、钴等元素人体仅需要微量,若过量就会导致相应的生理作用出现异常甚至出现中毒症状。

1. 污染食品的途径

有毒金属元素污染食品的途径有以下几种。

(1) 农用化学物质的使用和工业"三废"的排放,使有毒金属元素或其化合物污染食品。

(2) 岩石或土壤中的可溶性有毒金属盐类广泛移行于天然水中,有的通过作物根系吸收入食用植物,有的通过饮用如茶、咖啡或其他饮料,或摄食如进食米饭、面包、馒头等进入人体。

(3) 加工所用的金属器械、容器,以及因管道及工艺需要加入的某些添加剂所含的有毒金属元素,通过各种形式进入食品。

2. 食品中有毒金属元素的毒性

有毒金属元素对生物的共同特点是:在体内这些元素本身不变化,不消失,有的还可以通过代谢富集,或转化为毒性更大的化合物。

饮食中的有毒金属元素或其化合物,一般均经过消化道吸收,借血液分布于全身或作用于靶器官,通过肾脏或肠道排泄,个别的可以经过毛发、汁液或乳汁排出。多数有毒金属元素可在生物体内蓄积,其半衰期一般均较长。这些金属元素在食品中经过富集后,将构成对人的潜在威胁,随食品进入人体的有毒金属元素达到一定数量,即可呈现毒性反应。有时金属元素也可引起急性中毒,有些金属还有诱变、致畸或致痛作用。

3. 影响有毒金属元素对人体毒性作用的因素

(1) 金属元素本身的存在形式　例如易溶于水的氯化镉、硝酸镉对生物体的毒性较大,而难溶于水的硫化镉、碳酸镉和氢氧化镉毒性就很小,又如无机汞中的氯化汞在机体中的吸收率仅2%,而有机汞中的醋酸汞、苯基汞及甲基汞在机体中的吸收率分别为50%、50%~80%及90%~100%,因而甲基汞呈现的毒性最大。

(2) 食物的营养成分　有些营养成分可降低某些金属元素的毒性,如蛋白质中的蛋氨酸对硒有防护作用,维生素C能使六价铬还原为三价铬等。

(3) 金属间的相互作用　镉是锌的代谢拮抗物,锌镉间的比值大时,镉的毒性小;反之就大,故锌可治疗镉引起的高血压症。此外,膳食中的铁可使汞的毒性下降等。

4. 有毒金属元素对食品的污染及其危害

(1) 铅

①铅对食品的污染:工农业生产中广泛使用铅及其化合物,如农药、油漆、颜料、釉药,以及某些添加剂、汽油的防爆剂等,因而铅进入食品的机会很多。此外,食品包装,容器、管道等设备也是铅的重要来源,特别是食品用锡箔、锡酒壶、锡茶壶等。

②食品中铅对人体的危害:人体的铅主要来自食物。据测定,每人每天通过接触吸收的铅量为 300 μg,其中 90%来自食物。铅的急性中毒往往发生在用马口铁桶盛装酸性清凉饮料时,其中毒程度取决于接触的铅量、吸收的比例、循环中的铅在骨骼中的沉积率和有无其他因素促使沉积的铅入血。食物中铅的吸收主要在十二指肠,其影响因素有蛋白质、钙与植酸的量,其吸收率约为 8%。铅的排泄主要经肾脏及肠道,铅在生物体内的半衰期为 1460 天,在骨骼中沉积的铅的半衰期为 10 年,故铅在机体内较易蓄积,当达到一定量时,即呈现毒性反应,由食物引起的铅中毒,多为慢性过程。人体中的铅约有 90%蓄积在骨骼中,在一定条件下可重新释放入血,当达到某一含量时,即显示其毒性作用,血铅总量约为机体总铅的 1%,并受到机体近期摄入铅量和骨铅释放量的影响。

铅主要损害神经系统、造血器官及肾脏。常见症状有食欲不振、胃肠炎、口腔金属味、失眠、关节肌肉酸痛、便秘和贫血等,病人血液中点彩红细胞增多和牙龈上有“铅线”。严重者可发生休克或死亡。慢性铅中毒时因凝血酶的活性受影响,故而凝血过程延长,也可在后期出现急性腹痛和瘫痪。铅可干扰体内卟啉的代谢,导致体内血红蛋白合成障碍。铅还可影响免疫系统功能,膳食中含有适量的钙、铁、铬和硒,可以减轻铅的毒性作用。

③食品中铅的容许量及卫生管理:目前,我国冷饮食品,奶粉、甜炼乳、淡炼乳,井盐、矿盐,味精及酱类等食品均制定有铅容许量的卫生标准,以铅计均不超过 1.0 mg/kg;蒸馏酒、配制酒、食醋和酱油等不得超过 1.0 mg/kg。为达到食品中的铅限量,必须做到:a. 限制用于食品加工的工具、管道、包装、容器、食品添加剂及药物中的铅含量;b. 制定完善的卫生标准;c. 对使用铅的工厂的“三废”排放进行监测。

(2) 砷

①砷对食品的污染:砷在自然界分布很广,但在食品中的量很微小。砷污染食品主要来自:田间使用含砷农药、含砷矿渣的不适当堆放与流失、严重污染砷的水或环境对食品的间接污染、使用不合卫生标准的含砷食品添加剂或食品加工辅助剂。

②食品中砷对人体的危害:砷化合物经消化道吸收,三价砷主要经胆汁排出,五价砷主要由尿排出。

三价砷及其化合物对体内酶蛋白的巯基有特殊的亲和力,可与其结合成稳定的配合物,尤其是与丙酮酸氧化酶的巯基结合,形成丙酮酸氧化砷与砷的复合体,使酶失去活性,阻碍细胞正常呼吸和代谢,导致细胞死亡,五价砷在体内可还原为三价砷,摄入砷酸盐或亚砷酸盐,尿中甲基砷排出量增加,显示甲基化为其代谢解毒过程,砷酸盐可在细胞线粒体中蓄积，使其肿胀并抑制其生物氧化过程，尤以三价砷能使主要酶系统受到破坏。砷的急性中毒多因误食引起，通过食物长期少量摄入主要引起慢性砷中毒。砷引起的代谢障碍，首先危害神经细胞，表现为中毒性神经衰弱症候群、多发性神经炎等，砷吸收入血后，直接损害毛细血管，使其扩张松弛，增加渗透性，促进平滑肌麻痹，导致脏器严重充血，有碍组织营养过程，引起实质器官损害，在细胞 DNA 复制过程中，砷可从 DNA 链上取代磷酸盐而致染色体畸变，并可抑制 DNA 的正常修复过程。

③食品中砷的存在形式和卫生管理：砷在食品中有的以毒性很低的高度稳定的有机砷出现，有的则是引起人体毒性反应的无机砷，故评价食品中砷含量对人体的影响时，不能仅凭砷的总量，还应区分其存在形式。

我国规定粮食中砷含量不得超过 0.7 mg/kg，食用植物油不得超过 0.1 mg/kg，酱油、味精、井盐、矿盐和冷饮食品均不得超过 0.5 mg/L。

为防止食品中砷引起的中毒事故发生，要求做到下列几点：砷化合物应严格保管，包装应有特殊标记；限制各种食品原料中的砷含量；经常检测食品中有机砷和无机砷含量。

（四）其他环境因素

1. 二噁英

二噁英(dioxin)，俗称二噁因，属于氯代三环芳烃类化合物，是由 200 多种异构体、同系物等组成的混合体，其毒性以半致死量(LD_{50})表示。它比氰化钾的毒性要强约 100 倍，比砒霜的毒性要强约 900 倍，为毒性强、非常稳定又难以分解的一级致癌物质。它还具有生殖毒性、免疫毒性及内分泌毒性。

自美军在越战中大量使用脱叶剂(橙剂)造成二噁英污染，到 1999 年比利时等国发生"毒鸡"事件，世界上屡次发生与二噁英有关的污染事故，使得二噁英污染和防治成为各国关注的环境热点之一。

(1) 致癌机理　二噁英是多氯代三环氧杂芳烃类有毒化学品的俗称(原结构为 1,4-二氧杂环己二烯)，实际上包括了当今世界上两类最危险的环境污染物——多氯代二苯并二噁英(PCDD)和多氯代二苯并呋喃(PCDF)。由于每个氯原子可以占据其化学结构中八个取代位置中的任何一个，因此含有一定数目氯原子的 PCDD 和 PCDF 可以有若干个异构体。从理论上讲，PCDD 总计有 75 个异构体，PCDF 共有 135 个异构体。研究已经证实，这两类化合物的毒性明显地依赖于氯原子的取代数目和取代位置，其 2、3、7、8-取代位置的异构体毒性最高，2、3、7、8-四氯二苯并二噁英(TCDD)的豚鼠口服液的 LD_{50} 值分别为 0.6～2 μg/kg 和 5～10 μg/kg，是迄今毒性最高的化合物，其毒性是氟化钠的 130 倍、砒霜的 900 倍，被称为"毒中之毒"。WHO 将其列为与杀虫剂 DDT 毒性相当的有毒化学品，环保组织更是将其视为危害环境的大敌之一，因而引起了各国科学家的广泛关注，并对其分析方法、毒性、环境行为和健康效应进行了深入研究。动物实验资料表明，TCDD 容易被胃肠道吸收，分布于动物体内各个部位。由于二噁英同脂肪具有较强的亲和力，二噁英进入动物体内后一般在肝、脂肪、皮肤或肌肉中蓄积，或是进入富含脂肪的禽畜产品，如牛奶及蛋黄。当人食用了被二噁英污染的禽畜肉、蛋、奶及其制成品，如黄油、奶酪、香肠、火腿等，二噁英也就进入了人体，同样在人体的脂肪层或脏器中蓄积起来，并几乎不可能通过消化系统排出体外。连续接触TCDD，体内蓄积量可以达到一个稳定水平。二噁英有强烈的致癌和致畸作用。动物实验表明，二噁英首先诱发肝脏和呼吸系统癌症，其次还会导致免疫系统疾病，增加机体受感染的机会，属于最危险的环境污染物。国际癌症研究中心将二噁英列为人类一级致癌物。

(2) 来源　二噁英的来源主要有两个：一是在制造包括农药在内的化学物质，尤其是氯系化学物质，如杀虫剂、除草剂、木材防腐剂、落叶剂(美军用于越战)、多氯联苯等产品的过程中派生；二是来自对垃圾的焚烧。焚烧温度低于800 ℃，塑料之类的含氯垃圾不完全燃烧，极易生成二噁英。二噁英随烟雾扩散到大气中，通过呼吸进入人体的是极小部分，更多的则是通过食品被人体吸收。以鱼类为例，二噁英粒子随雨落到江湖河海。被水中的浮游生物吞食，浮游生物被小鱼吃掉，小鱼又被大鱼吃掉，二噁英在食物链全程中慢慢积淀浓缩，等积聚在大鱼体内，浓度已是在水中的3000多倍了，而处于食物链顶峰上的人类体内将会聚集更多的二噁英。可怕的是一旦摄入二噁英就很难排出体外，积累到一定程度，它就会引起一系列严重疾病。

(3) 危害　二噁英对人体有毒，中毒后先出现非特异症状，如眼睛、鼻子和喉咙等部位有刺激感，头晕，不适感和呕吐。接着在裸露的皮肤上，如脸部、颈部出现红肿，数周后出现“氯痤疮”等皮肤受损症状，有1.0 mm到1.0 cm的囊肿，中间有深色的粉刺，周边皮肤有色素沉着，有时伴有毛发增生。氯痤疮可持续数月乃至数年。

此外，二噁英急性中毒症状还有肝肿大、肝组织受损、肝功能改变、血脂和胆固醇增高、消化不良、腹泻、呕吐等。神经精神症状主要为失眠、头痛、烦躁不安、易激动、视力和听力减退，以及四肢无力、感觉丧失、性格变化、意志消沉等。

二噁英具有很强的致癌性和致畸性。动物实验已证实了二噁英的致癌性。观察表明，长期接触二噁英的工人和越战老兵(接触了含有二噁英的落叶剂)，其癌症发病率明显提高。

国际组织已把二噁英从可疑致癌物重新划分为人类一级致癌物。

(4) 治理　为减少垃圾污染，各地方实行垃圾焚烧，但若处理不当则会造成二次污染，同样容易出现二噁英污染。因此，对炉排垃圾直接焚烧炉应进行严格管理乃至关闭，小型炉排垃圾直接焚烧炉的炉温一般为850～1000 ℃，这使得焚烧时产生的二噁英难以完全分解，分片建设200～300吨/日的垃圾热解气化焚烧发电厂可预防二噁英污染。

由于二噁英的剧毒性，各国环境保护部门都规定了严格的排放标准，如德国规定垃圾焚烧设备的二噁英排放限值为10^{-10} g。

二噁英可在高温下产生，也可在更高温度下(1200 ℃)被除掉，故可以通过高温焚烧的方法达到净化的目的。

2. 三聚氰胺

三聚氰胺(melamine),是一种三嗪类含氮杂环有机化合物,是重要的氮杂环有机化工原料,简称三胺,俗称蜜胺、蛋白精,化学式(分子式)为 $C_3H_6N_6$,相对分子质量为 126.15。

(1) 理化特性　三聚氰胺为纯白色单斜棱晶体,无味,微溶于冷水,溶于热水,极微溶于热乙醇,不溶于醚、苯和四氯化碳,可溶于甲醇、甲醛、乙酸、热乙二醇、甘油、吡啶等。呈弱碱性($pK_b=8$),与盐酸、硫酸、硝酸、乙酸、草酸等都能形成三聚氰胺盐。在中性或微碱性情况下,与甲醛缩合成各种羟甲基三聚氰胺,但在微酸性(pH 5.5～6.5)中与羟甲基的衍生物进行缩聚反应而生成树脂产物。遇强酸或强碱水溶液水解,氨基逐步被羟基取代,先生成三聚氰酸二酰胺,进一步水解生成三聚氰酸一酰胺,最后生成三聚氰酸。

(2) 主要来源　三聚氰胺是一种用途广泛的基本有机化工中间产品,最主要的用途是作为生产三聚氰胺甲醛树脂(MF)的原料。三聚氰胺还可以用作阻燃剂、减水剂、甲醛清洁剂等,广泛用于木材、塑料、涂料、造纸、纺织、皮革、电气、医药等行业。其主要用途有以下几方面:

①装饰面板:可制成防火、抗震、耐热的层压板,色泽鲜艳、坚固耐热的装饰板,还可用作飞机、船舶和家具的贴面板,以及防火、抗震、耐热的房屋装饰材料。

②涂料:用丁醇、甲醇醚化后,作为高级热固性涂料、固体粉末涂料的胶联剂,可制作金属涂料和车辆、电器用高档氨基树脂装饰漆。

③模塑粉:经混炼、造粒等工序可制成三聚氰胺塑料,无毒、抗污,潮湿时仍能保持良好的电气性能,可制成洁白、耐摔打的日用器皿、卫生洁具和仿瓷餐具,以及电器设备的高级绝缘材料。

④纸张:用乙醚醚化后可用作纸张处理剂,生产抗皱、抗缩、不腐烂的钞票和军用地图等高级纸。

⑤三聚氰胺甲醛树脂与其他原料混配,还可以生产出织物整理剂、皮革鞣润剂、上光剂和抗水剂、橡胶黏合剂、助燃剂、高效水泥减水剂、钢材淡化剂等。

(3) 毒性危害　目前三聚氰胺被认为毒性轻微,大鼠口服的半数致死量(LD_{50})大于 3 g/kg。动物长期摄入三聚氰胺会造成生殖、泌尿系统损害,膀胱、肾部结石,并可进一步诱发膀胱癌。

结石绝大部分累及双侧集合系统及双侧输尿管,这与成人泌尿系统结石的临床表现有所不同,多发性结石影响肾功能的概率更高。由于患儿多不具备症状主诉能力,三聚氰胺进入人体后,发生取代反应(水解),生成三聚氰酸,三聚氰酸和三聚氰胺形成大的网状结构,造成结石。

美国食品药品管理局(FDA)研究发现,在食品中只有同时含有三聚氰胺和三聚氰酸这两种化学成分时才对婴儿健康构成威胁。虽然三聚氰胺和三聚氰酸共同作用才会导致肾结石,但是三聚氰胺在胃的强酸性环境中会有部分水解成为三聚氰酸,因此只要含有了三聚氰胺就相当于含有了三聚氰酸，其危害的本身仍源于三聚氰胺。

目前，不法商贩制作有毒奶粉就是利用三聚氰胺能冒充蛋白质，增加牛奶中的氮含量。食品都是要按规定检测蛋白质含量的。但是，蛋白质不容易检测，只要测出食品中的氮含量，就可以大致推算出其中的蛋白质含量。因此添加过三聚氰胺的奶粉就很难检测出其蛋白质不合格了，这就是三聚氰胺的假蛋白作用。

三聚氰胺是一种低毒的化工原料。动物实验结果表明，其在动物体内代谢很快且不会存留，主要影响泌尿系统。

三聚氰胺剂量和临床疾病之间存在明显的量效关系。三聚氰胺在婴儿体内最大耐受量为每千克奶粉 15 mg，其安全预值即最大耐受量为 15 mg/kg。

四、食品添加剂

食品添加剂是指"为了改善食品品质和色、香、味，以及为防腐和加工工艺的需要而加入食品中的化学合成或者天然物质"。它不是天然食品中的正常成分，也不具有营养价值，但具有改变食品的感官性状，延长食品的储藏期和提高食品品质的作用。

（一）食品添加剂的种类

食品添加剂的种类繁多，按照其来源不同可分为天然与人工合成两大类。天然食品添加剂是利用动、植物或微生物的代谢产物等为原料，经过提取所得的物质。其毒性小，但品种少、价格高、产量低。人工合成食品添加剂是通过化学手段使元素和化合物产生一系列化学反应制成的。其品种全、价格低、用量少，但毒性较天然食品添加剂大。食品添加剂的使用有利于开发食品资源，有利于食品加工、增强食品营养成分和增加对消费者的吸引力，食品添加剂在食品加工保存过程中已成为必不可少的物质。

目前，我国列入食品添加剂使用卫生标准的品种正在逐年增加。我国将食品添加剂分为 21 类，包括：酸度调节剂、抗结剂、消泡剂、抗氧化剂、漂白剂、膨松剂、胶姆糖基础剂、着色剂、护色剂、乳化剂、酶制剂、增味剂、面粉处理剂、被膜剂、水分保持剂、营养强化剂、防腐剂、稳定和凝固剂、甜味剂、增稠剂及其他类。

由于食品添加剂不是食品的天然成分，如果食品添加剂滥用，就可引起食品的污染，长期低剂量摄入被食品添加剂污染的食品，就可对机体产生潜在的危害。

（二）食品添加剂污染食品的原因

（1）食品添加剂（如硼酸、β-萘酚、甲醛等）本身具有一定的毒性。

（2）食品添加剂的原料中含有有毒杂质。如震惊世界的"奶粉中毒事件"是由于使用了含砷的磷酸二氢钠作为品质改良剂而引起的。

（3）食品添加剂中残留的中间产物或夹杂物有一定的毒性。由于生产工艺不符合卫生要求，食品添加剂中含有有毒有害的中间产物或夹杂物，这类添加剂的使用就可造成食品的污染。

（4）食品添加剂的滥用，不严格执行食品添加剂的使用范围与标准，是造成食品添加剂污染的重要原因。

(5) 食物在储存过程中,食品添加剂自身发生转化或与食品中的某些成分发生反应形成有毒有害物质,如偶氮染料可形成芳香胺,赤藓红色素可转化为荧光素等有害物质。

(三) 食品添加剂污染食品的危害

1. 急、慢性中毒

如过量使用发色剂硝酸钠和亚硝酸钠,可引起急性肠源性青紫症;在一定条件下亚硝酸盐可与体内的仲胺结合形成亚硝胺,后者是强致癌物;使用甲醛、硼酸等工业用防腐剂可引起急性或慢性中毒;使用含砷盐酸、食用碱可引起砷中毒;使用合成色素对人可引起一般毒性、致泄作用和致癌作用。

2. 变态反应

某些食品添加剂对人体可产生过敏症状,如香料中某些物质可引起喉头水肿,苯甲酸可引起哮喘。

3. 蓄积毒性

有些食品添加剂与体内脂类有较高的亲和力,长期随食品进入机体可导致在体内的慢性蓄积,最后产生毒性危害。

(四) 食品添加剂使用的卫生要求

(1) 贯彻执行《食品卫生法》和《食品添加剂卫生管理办法》的要求。

(2) 未列入食品添加剂卫生标准的其他食品添加剂如需生产使用,应严格按规定的审批程序经批准后方可生产使用。

(3) 生产食品添加剂的工厂,按上级规定必须办理"定点生产许可证"或"生产许可证"或"临时生产许可证"中的三证之一方可生产。在生产中严格遵守工艺操作规程,使用合格原料,保证产品质量。

(4) 购销单位不得出售和购买污染和变质的添加剂,凡无厂名、厂址、批号、主产日期及使用说明的添加剂,不得销售和使用。

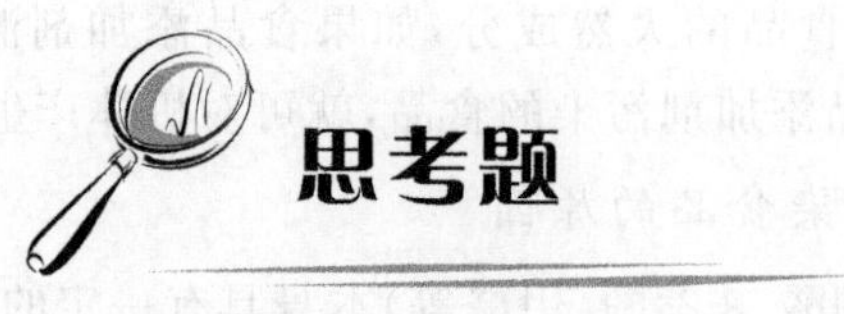

思考题

一、解释下列名词

食品添加剂、农药残留、黄曲霉毒素

二、问答题

1. 简述黄曲霉毒素污染食物的预防措施。
2. 食品腐败的卫生学意义是什么?

3．简述防霉去毒的常用措施。

4．如何预防铅对食品的污染？

第五节 食物中毒

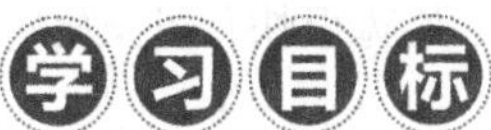

1．掌握食物中毒的概念、分类及流行病学特点；沙门氏菌属、副溶血性弧菌及葡萄球菌肠毒素、肉毒梭菌毒素食物中毒的中毒机理、中毒表现及防治措施；河豚中毒、毒蕈中毒的表现、抢救及预防；食物中毒现场调查及处理。

2．熟悉砷中毒、亚硝酸盐食物中毒的中毒机理、临床表现、急救治疗和预防。

3．了解中毒食物、生前感染、宰后污染的概念；霉变食物引起的食物中毒的中毒机理、临床表现、急救治疗和预防。

一、概述

（一）食物中毒的概念

食物中毒是指正常人摄入了正常数量的含有生物性、化学性有毒有害物质的食物或把有毒有害物质当作食物摄入后所出现的以急性胃肠道症状为主的非传染性急性或亚急性疾病，属食源性疾病的范畴。

食物中毒既不包括因暴饮暴食而引起的急性胃肠炎、食源性肠道传染病（如伤寒）和寄生虫病（如囊虫病），也不包括因一次大量或长期大量摄入某些有毒、有害物质而引起的以慢性毒害为主要特征（如致癌、致畸、致突变）的疾病。

（二）中毒食物

含生物性、化学性有毒有害物质引起中毒的食物概括为以下五个方面。

（1）致病菌或其毒素污染的食物。

（2）已达急性中毒剂量的有毒化学物质污染的食物。

（3）外形与食物相似而本身含有毒成分的物质，如毒蕈。

（4）本身含有毒物质，而加工、烹调方法均不能将其除去的食物，如河豚、木薯等。

（5）由于储存条件不当，在储存过程中产生有毒物质的食物，如发芽马铃薯。

（三）食物中毒特征

食物中毒发生的原因各不相同，一旦发病具有如下共同特点。

1．同时性

由于没有人与人之间的传染过程，发病呈暴发性，潜伏期短，来势急剧，短时间内可能有多人发病,发病曲线呈突然上升的趋势。

2. 同征性

中毒病人一般具有相似的临床表现,常常出现恶心、呕吐、腹痛、腹泻等消化道症状。

3. 同源性

发病与食物有关。病人在近期内部食用过同样的食物,发病范围局限在食用该有毒食物的人群,停止食用该食物后发病很快停止,发病曲线在突然上升之后即呈突然下降趋势,无余波。

4. 无传染性

食物中毒病人对健康人不具传染性。

(四) 食物中毒的流行病学特点

1. 食物中毒原因

根据我国近年来食物中毒的统计资料,在各种原因的食物中毒中以细菌性食物中毒最为常见,其发病起数占食物中毒总起数的50%左右,中毒人数占总人数的60%,其次为化学性食物中毒。

2. 引起食物中毒的食品种类分布特点

在我国引起食物中毒的各类食物中,动物性食物引起的食物中毒较为常见,占50%以上。1989年全国食物中毒统计资料表明,动物性食物引起的食物中毒占食物中毒总起数的53%,占食物中毒总人数的61.3%,其中,肉及肉制品引起的食物中毒居首位,占25%,其次为变质肉、禽,病死畜肉引起的中毒居第三位。植物性食物引起的食物中毒占总起数的39.4%,其中谷与谷类制品引起的中毒居首位。

3. 食物中毒发病的季节性和地区性特点

食物中毒全年皆可发生,但第二、第三季度是食物中毒的高发季节,尤其是第三季度。1989年统计资料表明,第二、三季度食物中毒人数分别占全年总人数的26.1%和47.0%。此外,绝大多数食物中毒发病有明显的地区性。

(五) 食物中毒的分类

采用最常见的按病原物质分类法将食物中毒分为两类。

1. 细菌性食物中毒

细菌性食物中毒是指因摄入被致病菌或其毒素污染的食物引起的急性或亚急性疾病,是食物中毒中最常见的一类,发病率较高而病死率较低,有明显的季节性。细菌性食物中毒包括以下种类:

(1) 沙门氏菌属食物中毒;

(2) 变形杆菌属食物中毒;

(3) 副溶血性弧菌食物中毒;

(4) 葡萄球菌肠毒素食物中毒;

(5) 蜡样芽胞杆菌食物中毒;

(6) 致病性大肠杆菌食物中毒;

(7) 志贺氏菌属食物中毒;

(8) 其他细菌性食物中毒。

2. 非细菌性食物中毒

(1) 动物性食物中毒　如河豚、猪甲状腺、青鱼胆等引起的食物中毒。

(2) 植物性食物中毒　如毒蕈、发芽马铃薯等引起的食物中毒。

(3) 化学性食物中毒　如亚硝酸盐、农药等引起的食物中毒。

(4) 真菌性食物中毒　如黄曲霉毒素、禾谷镰刀菌等引起的食物中毒。

二、细菌性食物中毒

(一) 定义

细菌性食物中毒是指由于进食被致病菌或其细菌毒素所污染的食物而引起的急性中毒性疾病,其中前者亦称感染性食物中毒,是食物中毒中最常见的一类。

(二) 细菌性食物中毒的分类

根据病原和发病机制不同,可将细菌性食物中毒分为感染型、毒素型和混合型三类。

1. 感染型

病原菌随食物进入肠道后,在肠道内继续生长繁殖,靠其侵袭力附着于肠黏膜或侵入黏膜及黏膜下层,引起肠黏膜充血、白细胞浸润、水肿、渗出等炎性病理变化。典型的如各种血清型沙门氏菌感染等。除引起腹泻等胃肠道综合征之外,这些病原菌还进入黏膜固有层,被吞噬细胞吞噬或杀灭,菌体裂解,释放出内毒素。内毒素可作为致热源,刺激体温调节中枢,引起体温升高。因而感染型食物中毒的临床表现多为发热。

2. 毒素型

大多数细菌能产生肠毒素或类似的毒素,尽管其相对分子质量、结构和生物学性状不尽相同,但发病机制基本相似。由于肠毒素的刺激,激活了肠壁上皮细胞的腺苷酸环化酶或鸟苷酸环化酶,使胞质内的环磷酸腺苷或环磷酸鸟苷的浓度增高,通过胞质内蛋白质的磷酸化过程,进一步激活了细胞内的相关酶系统,使细胞的分泌功能发生变化。而由于肠壁上皮细胞 Cl^- 分泌亢进,Na^+ 和水的吸收受到抑制,因而导致腹泻的发生。常见的毒素型细菌性食物中毒有金黄色葡萄球菌食物中毒等。

3. 混合型

副溶血性弧菌等病原菌进入肠道后,除侵入黏膜引起肠黏膜的炎性反应外,还产生肠毒素,引起急性胃肠道症状。这类病原菌引起的食物中毒由致病菌对肠道的侵入及与其产生的肠毒素的协同作用引起,因此其发病机制为混合型。

(三) 细菌性食物中毒的流行病学特点

1. 发病率高,病死率低

在各类原因引起的食物中毒中,细菌性食物中毒无论在发病起数,还是发病人数上均居首位。除肉毒梭菌毒素食物中毒外，大多数细菌性食物中毒病程短、恢复快、预后好、病死率低。

2. 夏秋季发病率高

细菌性食物中毒全年皆可发生，但绝大多数细菌性食物中毒发生在温暖的5—10月，这与细菌在较高温度下易于生长繁殖或产生毒素的生活习性相一致，也与机体在夏秋季节防御机能降低、易感性增高有关。

3. 动物性食物是引起细菌性食物中毒的主要因素

动物性食物中肉类及其制品居首位，其次为变质禽肉，病死畜肉居第三位，鱼、奶、蛋类亦占一定比例。植物性食物如剩饭、米糕、米粉等可引起葡萄球菌、蜡样芽胞杆菌等食物中毒，家庭自制豆类及面粉类经厌氧条件下的发酵制品可引起肉毒梭菌毒素食物中毒。

（四）细菌性食物中毒的发生原因

细菌性食物中毒的发生有三个主要环节。

(1) 食物在屠宰或收割、运输、储藏、销售等过程受到致病菌的污染。

(2) 被致病菌污染的食物在较高的温度下存放，食品中充足的水分、适宜的pH值及营养条件使致病菌大量生长繁殖或产生毒素。

(3) 食物在食用前未烧热煮透，或熟食受到生熟交叉污染，或受食物加工行业从业人员中带菌者的污染，以致食用后引起中毒。

（五）细菌性食物中毒的临床表现及诊断

1. 临床表现

细菌性食物中毒的临床表现以急性胃肠炎为主，主要表现为恶心、呕吐、腹痛、腹泻等。葡萄球菌肠毒素食物中毒呕吐较明显，呕吐物含胆汁，有时带血和黏液，腹痛以上腹部及脐周多见，且腹泻频繁，多为黄色稀便和水样便。侵袭性细菌引起的食物中毒，可有发热、腹部阵发性绞痛和黏液脓血便。

2. 诊断

细菌性食物中毒的诊断主要根据流行病学调查资料、病人的临床表现和实验室诊断资料进行。

(1) 流行病学调查资料　根据发病急、短时间内同时发病、发病范围局限在食用同一种有毒食物的人群等特点，找到引起中毒的食物，并查明引起中毒的具体病原体。

(2) 病人的临床表现　以急性胃肠炎为主，主要表现为恶心、呕吐、腹痛、腹泄等。

(3) 实验室诊断资料　对中毒食品或与中毒食品有关的物品或病人的样品进行检验的资料，包括对可疑食物、病人的呕吐物及粪便等进行细菌学及血清学检查（菌型的分离鉴定、血清凝集试验）的资料。可疑时，尤其是怀疑细菌毒素中毒者，可通过动物试验检测细菌毒素的存在。

3. 鉴别诊断

(1) 非细菌性食物中毒　食用有毒动植物（发芽马铃薯、河豚或毒蕈等）引起的食物中毒的临床特征是潜伏期很短，一般不发热，以呕吐为主，腹痛、腹泻较少，但神经症状较明显，病死率较高。汞、砷引起的食物中毒，主要表现为咽痛、充血、吐泻物中含血，经化学分析可确定病因。

(2) 霍乱　霍乱的潜伏期为 6～8 h 至 2～3 天不等，主要表现为剧烈的上吐下泻，大便呈水样，常伴有血液和黏液，有时会发生肌肉痉挛。过度排出水分，常导致病人严重脱水，当液体得不到补充时，病人便会死亡。通过粪便培养或涂片后经荧光抗体染色镜检找到霍乱弧菌，即可确诊。

(3) 急性菌痢　一般呕吐较少，常有发热、里急后重，粪便多混有脓血，下腹部及左下腹部压痛明显，镜检发现粪便中有红细胞、脓细胞及巨噬细胞，粪便培养约半数有痢疾杆菌生长。

(4) 病毒性胃肠炎　临床上以急性小肠炎为特征，潜伏期 24～72 h，主要表现为发热、恶心、呕吐、腹胀、腹痛及腹泻，水样便或稀便，吐泻严重者可发生水、电解质及酸碱平衡紊乱。

（六）细菌性食物中毒的防治原则

1. 预防措施

(1) 加强卫生宣传教育　改变生食等不良的饮食习惯；严格遵守牲畜宰前、宰中和宰后的卫生要求，防止污染；食品加工、储存和销售过程要严格遵守卫生制度，做好食具、容器和工具的消毒，避免生熟交叉污染；食品在食用前充分加热，以杀灭病原体和破坏毒素；在低温或通风阴凉处存放食品，以控制细菌的繁殖和毒素的形成；食品加工人员、医院、托幼机构人员和炊事员应认真执行就业前体检和录用后定期体检的制度，经常接受食品卫生教育，养成良好的个人卫生习惯。

(2) 加强食品卫生质量检查和监督管理　食品卫生监督部门应加强对食堂、食品餐饮点、食品加工厂、屠宰场等相关部门的卫生检验检疫工作。

(3) 建立快速可靠的病原菌检测技术　根据致病菌的生物遗传学特征和分子遗传学特征，结合现代分子生物学等检测手段和流行病学方法，分析病原菌的变化、扩散范围和趋势等，为大范围食物中毒暴发的快速诊断和处理提供相关资料，防止更大范围的传播和流行。

2. 处理原则

(1) 现场处理　将病人进行分类，轻者在原单位集中治疗，重症者送往医院或卫生队治疗；及时收集资料，进行流行病学调查及细菌学的检验工作，以明确病因。

(2) 对症治疗　常用催吐、洗胃、导泻的方法迅速排出毒物，同时治疗腹痛、腹泻，纠正酸中毒和电解质紊乱，抢救呼吸衰竭。

(3) 特殊治疗　对细菌性食物中毒通常无须应用抗菌药物，可以经对症疗法治愈。对症状较重、考虑为感染性食物中毒或侵袭性腹泻者，应及时选用抗菌药物，但对金黄色葡萄球菌肠毒素引起的中毒，一般不用抗生素，以补液、调节饮食为主。对肉毒毒素中毒，应及早使用多价抗毒素血清。

（七）常见的细菌性食物中毒

1. 沙门氏菌属食物中毒

(1) 病原　沙门氏菌属，属肠杆菌科，为具有鞭毛，能运动的革兰氏阴性杆菌。目前至少有 67 种 O 抗原和 2000 个以上的血清型。我国现已发现 26 群 161 个血清型。按菌体 O 抗原结构的差异，将沙门氏菌属分为 A、B、C、D、E、F、G 七大组，对人类致病的沙门氏菌 99%属 A～E 组。

沙门氏菌属对人类感染可分为两种类型。一些沙门氏菌特异性地对人类致病，如伤寒杆菌、副伤寒甲杆菌、副伤寒乙杆菌，只能引起人类的伤寒和副伤寒；另一些沙门氏菌无宿主特异性或只有极弱的宿主特异性，既可感染动物也可感染人类，极易引起人类的食物中毒，其中最常见的为 B 组中的鼠伤寒沙门氏菌，C 组中的猪霍乱沙门氏菌，D 组中的牛肠炎沙门氏菌。

沙门氏菌属生长繁殖的最适宜温度为 20～37 ℃，在水中可生存 8 周，在粪便和冰水中可生存 1～2 个月，在冰冻土壤中可过冬，在含食盐 12%～19%的咸肉中可存活 75 天。沙门氏菌在 100 ℃时立即死亡，70 ℃经 5 min、65 ℃经 15～20 min、60 ℃经一天方可被杀死。水经氯化物处理 5 min 可杀灭其中的沙门氏菌。此外，沙门氏菌属不分解蛋白质，不产生靛基质。

(2) 流行病学特点　沙门氏菌属广泛分布于自然界，在人和动物中有广泛的宿主，如家畜中的猪、牛、马、羊、猫、犬，家禽中鸡、鸭、鹅等。健康家畜、家禽肠道沙门氏菌检出率为 2%～15%。病猪肠道沙门氏菌检出率可高达 70%。正常人粪便中沙门氏菌检出率为 0.02%～0.2%。因此，食物受到沙门氏菌污染的机会很多，易受污染的食物种类也很多。

(3) 引起中毒的食物　沙门氏菌属食物中毒多由动物性食物引起，特别是畜肉类及其制品，其次为禽肉、蛋类、奶类及其制品。

(4) 食物中沙门氏菌属的来源

①肉类食品中沙门氏菌的来源包括生前感染和宰后污染两方面。生前感染是指家畜、家禽在宰杀前已感染沙门氏菌。宰后污染是指家畜、家禽在宰杀后被带有沙门氏菌的粪便、容器、污水等所污染。宰后污染可发生在从宰杀到烹调处理的各个环节。生前感染是肉类食品沙门氏菌的主要来源。

家畜、家禽生前感染沙门氏菌包括原发性沙门氏菌病和继发性沙门氏菌病两种。

原发性沙门氏菌病是指家畜、家禽在宰杀前已患有沙门氏菌病，如猪霍乱、牛肠炎、鸡白病等。由于健康家畜、家禽肠道沙门氏菌带菌率较高，当其患病或疲劳、饥饿等致抵抗力降低时，寄生于肠道内的沙门氏菌即经淋巴系统进入血液，引起继发性沙门氏菌感染。无论是原发性沙门氏菌病，还是继发性沙门氏菌病，家畜、家禽的肉及内脏均带有大量的沙门氏菌。

②家禽、蛋类及其制品感染或污染沙门氏菌的机会较多，尤其是鸭、鹅等水禽及其蛋类带菌率一般为 30%～40%。家禽及其蛋类沙门氏菌除原发和继发感染使卵巢、卵

黄、全身带菌外，禽蛋在经泄殖腔排出时，蛋壳表面可在肛门腔内被沙门氏菌污染，沙门氏菌可通过蛋壳气孔侵入蛋内。蛋制品，如冻全蛋、冻蛋白等亦可在加工过程的各个环节受到污染。

③患沙门氏菌病奶牛的奶中可能带菌，即使健康奶牛的奶在挤出后亦可受到带菌奶牛粪便或其他污物的污染。故未经彻底消毒的鲜奶，可引起沙门氏菌属食物中毒。

④烹调后的熟制品，如熟肉、卤肉、内脏、煎蛋等可再次受到生熟交叉污染或食品从业人员带菌者的污染。

（5）发病季节分布　沙门氏菌属食物中毒全年皆可发生，但多见于夏、秋两季，即5—10月。该两季发病起数和发病人数可达全年发病总起数和总人数的80%。

（6）发病机理　长期以来，学者们认为沙门氏菌属食物中毒的机理是沙门氏菌活菌对肠黏膜的侵袭及其内毒素的协同作用。目前，至少可以肯定，某些沙门氏菌如鼠伤寒沙门氏菌、肠炎沙门氏菌所产生的内毒素在导致食物中毒发生中亦起重要作用。

①随食物进入肠道的沙门氏菌可侵入肠黏膜上皮细胞及黏膜下固有层，引起肠黏膜充血、水肿、渗出等炎性病理变化。

②侵入固有层的沙门氏菌，迅速为该区域淋巴组织中巨噬细胞吞噬并在胞质中继续生长繁殖，后经淋巴系统进入血液，引起暂时性菌血症和全身性感染。

③当沙门氏菌在网状内皮系统被激活的吞噬细胞杀灭时，排放出内毒素。内毒素除作为致热源刺激体温升高外亦可激活白细胞趋化因子，吸引白细胞使肠黏膜局部发生炎性反应。

④某些沙门氏菌，如肠炎沙门氏菌、鼠伤寒沙门氏菌可产生肠毒素，该肠毒素可通过对小肠黏膜细胞膜上腺苷酸环化酶的激活，使小肠黏膜细胞对 Na^+ 吸收抑制而对 Cl^- 的分泌亢进，使 Na^+、Cl^-、水在腹腔潴留而致腹泻。

（7）临床表现　沙门氏菌属食物中毒潜伏期一般为12～14 h，短者6～8 h，超过72 h者不多见。前驱症状有寒战、头晕、头痛、恶心和腹痛。主要症状为发热、恶心、呕吐、腹痛、腹泻。一般3～5天内迅速减轻。病死率约1%。按其临床特点分下述五种类型，其中胃肠炎型最为常见，其次为类霍乱型、类伤寒型、类感冒型、败血症型。

（8）防治措施

①治疗：轻症者急救处理原则为及时补充水分和电解质等，一般不需使用抗生素治疗，对重症、患菌血症和有并发症的病人，需在及时补充水分和电解质等对症处理的基础上，使用抗生素治疗。

②预防：在肉类食品生产、加工、储藏、运输、烹调、销售等各个环节加强卫生管理，防止肉类食品被沙门氏菌污染，特别要防止熟肉类制品被食品加工从业人员带菌者、带菌的容器及生食品污染。

控制食物中沙门氏菌的繁殖，低温储存食物是控制沙门氏菌繁殖的重要措施。影响沙门氏菌繁殖的主要因素是储存温度和时间。沙门氏菌繁殖的最适温度为37 ℃，但在20 ℃以上就能大量繁殖。低温储存食品是控制沙门氏菌繁殖的重要措施。食品生产企业、副食品商店、集体食堂、食品销售网点均应配置冷藏设备，低温储藏肉类食品。生熟食品应分开保存，防止交叉污染。此外，加工后的熟肉制品应尽快食用，或低温储存，并尽可能缩短储存时间。

彻底加热以杀灭沙门氏菌：加热杀灭病原菌是防止食物中毒的关键措施，但必须达到有效的温度。经高温处理后可供食用的肉块，重量不应超过 1 kg，持续煮沸 2.5～3 h，或应使肉块的深部温度至少达到 80 ℃，并持续 12 min，使肉块中心部位变为灰色而无血水，以便彻底杀灭肉块中可能存在的沙门氏菌并灭活毒素。加工后的熟肉制品长时间放置后应再次加热后才能食用。

2. 葡萄球菌肠毒素食物中毒

(1) 病原　葡萄球菌肠毒素食物中毒由摄入葡萄球菌肠毒素污染的食物所引起。能产生肠毒素的葡萄球菌主要是金黄色葡萄球菌和表皮葡萄球菌。

葡萄球菌为革兰氏阳性兼性厌氧菌。在 28～38 ℃间均能生长，最适宜生长温度为 37℃。生长繁殖的 pH 值范围为 4.5～9.8，以 pH7 最为适宜。具有耐盐性，在 10%～15%氯化钠培养基中仍能生长。对热具有较强的抵抗力，70 ℃需 1 h 方可灭活。葡萄球菌对营养要求不高，在普通培养基上可良好地生长，如在培养基中加入可被分解的碳水化合物则有利于毒素的形成。葡萄球菌肠毒素按其抗原性、等电点的差异分为 A、B、C_1、C_2、C_3、D、E、F 八个血清型。除 F 型与中毒性休克综合征有关外，其余各型均能引起食物中毒。其中 A、D 型较多见，B、C 型次之。

(2) 流行病学特点　葡萄球菌广泛分布于自然界，如空气、水、土壤和物品上，是最常见的化脓性球菌之一。食品受其污染的机会很多。

①季节性：全年皆可发生，但多见于夏、秋季节。

②引起中毒的食物：引起葡萄球菌肠毒素中毒的食物种类很多，如奶、肉、蛋、鱼及其制品。国内报道以奶及其制品如奶油糕点（如奶油花蛋糕等）、冰淇淋最为常见。此外，剩饭、糯米凉糕、凉粉和米酒等引起的葡萄球菌肠毒素食物中毒也有报道。

(3) 发病机理　葡萄球菌肠毒素食物中毒表现为呕吐、上腹部痉挛性疼痛及腹泻，以呕吐为其主要特征。呕吐的机理目前尚未全部阐明，用恒河猴进行研究，结果表明，其肠毒素可能以完整的分子吸收入血。引起呕吐的作用部位在腹部内脏，其感觉刺激迷走神经和交感神经腹腔丛到达呕吐中枢，引起呕吐。若将恒河猴的迷走神经和交感神经腹腔丛向心通路切断，即使给予致死量的肠毒素也不发生呕吐。

葡萄球菌肠毒素亦可通过对小肠黏膜细胞膜上腺苷酸环化酶的激活作用，使细胞内环磷酸腺苷(cAMP)浓度增加，引起黏膜细胞分泌功能的改变，使 Na^+、Cl^-、水在胸腔内潴留，胃肠运动加快，导致腹泻。

(4) 临床表现　葡萄球菌肠毒素食物中毒潜伏期短，一般为 2～4 h，最短 1 h。主要症状为恶心、剧烈而频繁地呕吐，呕吐物中常有胆汁、黏液和血，同时伴有上腹部剧烈疼痛。腹泻为水样便。体温一般正常，偶有低热。因剧烈频繁腹泻，可致虚脱和严重脱水。儿童对肠毒素比成人更为敏感，故其发病率较成人高，病情也较成人重。葡萄球菌肠毒素食物中毒病程一般较短，1～2 天即可恢复。预后一般良好。

(5) 防治措施

①治疗：按照一般急救处理的原则，以补水和维持电解质平衡等对症治疗为主，一般不需用抗生素。重症者或出现明显菌血症者，可根据药物敏感性试验结果采用有效的抗生素，不可滥用广谱抗生素。

②预防：防止金黄色葡萄球菌污染食物；定期对食品加工人员进行健康检查，有手指化脓、化脓性咽炎、口腔疾病时应暂时调换岗位。

③防止肠毒素的形成：食物应冷藏，或置于阴凉通风的地方。

3. 副溶血性弧菌食物中毒

(1) 病原　副溶血性弧菌是一种嗜盐性细菌。存在于近岸海水、海底沉积物，以及鱼、贝类等海产品中。副溶血性弧菌食物中毒是我国沿海地区最常见的一种食物中毒。

副溶血性弧菌常呈弧状、杆状、丝状等多形性，有鞭毛，运动活泼，革兰氏阴性。最适生长温度为 37 ℃，最适宜生长 pH 值为 7.7，在含 3.5%NaCl 的培养基中生长最佳。副溶血性弧菌抵抗力较弱，56 ℃加热 5 min，或 90 ℃加热 1 min，或 1%食醋处理 5 min 或稀释一倍的食醋处理 1 min 均可将其杀灭。副溶血性弧菌在淡水中存活不超过 2 天，但在海水中可存活 47 天以上。

(2) 流行病学特点

①流行的地区性和季节性：副溶血性弧菌食物中毒很多国家都有发生，如日本及我国沿海喜食海产品地区发病率较高。据调查，我国沿海水域海产品中副溶血性弧菌检出率较高，尤其是气温较高的夏、秋季节。因此，沿海地区是我国副溶血性弧菌食物中毒的多发地区。夏、秋季节，尤其是 7—9 月常是副溶血性弧菌食物中毒的高发季节。

②引起中毒的食物：主要是海产品和盐渍食品，如海产鱼、虾、蟹、贝、咸肉、禽、蛋类，以及咸菜或凉拌菜等。

③ 食物中副溶血性弧菌的来源及中毒发生的原因

a. 近海海水及海底沉积物中副溶血性弧菌除使海产食品溶血性弧菌带菌率较高外，还会使该区域淡水鱼、虾、贝等也可受到污染。

b. 人群带菌者对各种食品的污染：沿海地区饮食从业人员、健康人群及渔民副溶血性弧菌带菌率为 0%～11.7%，肠道病史者带菌率可达 31.6%～34.8%。带菌人群可污染各类食物。

c. 食物容器、菜板、切菜刀等处理食物的工具若生熟不分，副溶血性弧菌可通过工具污染食物。在较高温度下存放，食前不加热(生吃)，或加热不彻底(如海蜇、海星、黄泥螺、毛蚶等)，或熟制品受到带菌者的污染或生熟交叉污染，食物中的副溶血性弧菌可通过食物进入人体肠道，在肠道生长繁殖，当达到一定数量时，即可引起食物中毒。其耐热性溶血毒素也可引起食物中毒。

(3) 发病机理　副溶血性弧菌食物中毒发生的机理多为大量副溶血性弧菌的活菌侵入肠道及其所产生的耐热性溶血毒素对肠道的共同作用。

人体实验证明，摄入致病性副溶血性弧菌 10^6 个，数小时后即可发生急性胃肠道症状。中毒发病第 1 天粪便中即可分离出副溶血性弧菌，第 1～2 天阳性率高，第 3～4 天阳性率下降，发病第 5 天绝大多数病人粪便中副溶血性弧菌检出为阴性。此外，病人恢复期血清耐热性溶血毒素抗体滴度常有明显升高。动物实验将耐热性溶血毒素注入家兔已结扎的肠段内，胸腔内出现浑浊血性积液，组织学检查显示有侵蚀性病灶、黏膜坏死及中性粒细胞浸润。

(4) 临床表现　副溶血性弧菌属食物中毒潜伏期一般为 6～10 h，最短者 1 h，长者可达 24～48 h。主要临床症状为上腹部阵发性绞痛，继而出现腹泻，每天 5～6 次，多者达 20 次以上。粪便为水样或糊状，约 15%的病人出现洗肉水样血水便，少数有黏液、黏血样便，但很少有里急后重。多数病人在腹泻后出现恶心、呕吐，少数病人在腹泻前有呕吐症状。体温一般为 37.5～39.5 ℃。回盲部有明显压痛。病程一般 2～4 天，恢复期较快，预后良好。重症病人可出现脱水、休克及意识障碍。

(5) 防治措施

①治疗：以支持和对症治疗为主。

②预防：与沙门氏菌属食物中毒的预防基本相同，也要抓住防止污染、控制繁殖和杀灭病原菌三个主要环节，其中控制繁殖和杀灭病原菌尤为重要。各种食品，尤其是海产食品及各种熟制品应低温储藏。鱼、虾、蟹、贝类等海产品应煮透，蒸煮时需加热至 100 ℃并持续 30 min。凉拌食物清洗干净后在食醋中浸泡 10 min 或在 100 ℃沸水中漂烫数分钟即可杀灭副溶血性弧菌。此外，盛装生、熟食品的器具要分开，并注意消毒，以防止交叉污染。

4. 肉毒梭菌食物中毒

(1) 病原　肉毒梭菌的全称是肉毒梭状芽胞杆菌。食物中毒是由肉毒梭菌产生的外毒素，即肉毒毒素所引起的。肉毒毒素是一种强烈的神经毒素，毒性比 KCN 强 1 万倍。摄入被此毒素污染的食物即可引起食物中毒。

根据所产生毒素的抗原性不同，将肉毒毒素分为 A、B、Ca、Cb、D、E、F、G 共八型，引起人类中毒的有 A、B、E、F 四型。其中，A、B 型较常见。肉毒梭菌为革兰氏阳性、厌氧粗大杆菌，有 4～8 根鞭毛，能运动，无荚膜，其芽胞为卵圆形，在菌体中央或次极端。

肉毒毒素产生于肉毒梭菌胞质中，当细菌死亡自溶后，肉毒毒素以神经毒素和非毒性成分结合的复合形式释放出来。复合形式的肉毒毒素对热不稳定，各型复合形式的毒素在 75～85 ℃加热 5～15 min 或 100 ℃加热 1 min 即被破坏。复合形式的肉毒毒素随食物进入胃内可抵抗胃酸与酶的消化作用，进入小肠，在小肠受蛋白酶的活化，在 pH 值较高的环境中解离出神经毒素，经小肠吸收入血。

(2) 中毒食品　引起肉毒毒素中毒的食品因饮食习惯、膳食组成和制作工艺的不同而有区别。我国，肉毒毒素中毒 91.48%由植物性食物引起，8.52%由动物性食物引起。引起中毒的食品多为家庭自制谷类或豆类发酵制品，如臭豆腐、豆酱、面酱等。在日本，90%以上的肉毒毒素中毒是由家庭自制鱼类罐头或其他鱼类制品引起的。美国发生的肉毒毒素中毒中72%为家庭自制的蔬菜、水果罐头、水产品，以及肉、奶制品，还有火腿、腊肠及其他肉类制品。

(3) 发病机理　肉毒梭菌毒素食物中毒由其产生的神经毒素所引起。随食物进入肠道的肉毒毒素在小肠内被膜蛋白酶活化并释放出神经毒素，神经毒素被小肠黏膜细胞吸收入血，作用于外周神经-肌肉接头处、植物神经末梢及颅脑神经核；神经毒素可通过氢键与胆碱能神经突触前膜上毒素受体结合，降低 Ca^{2+} 亲和力，影响突触小泡泡溢作用的某一环节，阻止胆碱能神经末梢释放乙酰胆碱，使神经冲动与肌肉收缩之间传导受阻，导致肌肉的麻痹和瘫痪。重症病例可见颅脑神经核及脊髓前角产生退行性变，脑及脑膜充血、水肿及血栓形成。

(4) 临床表现　肉毒梭菌毒素食物中毒的临床表现与其他细菌性食物中毒不同，主要表现为运动神经麻痹的症状，而胃肠道症状少见。潜伏期为数小时至数天不等，最短者6 h，长者可达8～10天。潜伏期越短，病死率越高。各型肉毒毒素所引起的食物中毒其潜伏期不同。

肉毒毒素中毒的前驱症状为全身乏力、头晕、头痛、走路不稳等，少数病人有恶心、呕吐等胃肠道症状。主要以对称性颅脑神经受损的症状为其特征。最初眼肌及调节功能麻痹、视力模糊、眼睑下垂、复视、斜视、瞳孔散大；继之咽部肌肉麻痹、吞咽困难、咀嚼无力、言语不清、声音嘶哑、唾液分泌减少、颈肌无力、头下垂等。继续发展可致呼吸肌麻痹，出现呼吸困难，呼吸衰竭，肢体麻痹者较少，病人多神志清楚、不发热，但脉搏加快，病死率达30%以上。

(5) 防治措施

①治疗：早期应立即用清水或1∶4000高锰酸钾溶液洗胃，尽快采取特效疗法。尽早使用多价肉毒抗毒素治疗。

②预防：防止污染，控制繁殖，彻底杀灭病原体。

三、非细菌性食物中毒

(一) 河豚中毒

河豚又名鲀，是一种味道鲜美但含剧毒物质的鱼类(图4-2)。我国沿海各地及长江下游均有出产，是无鳞鱼的一种，在淡水、海水中均能生活，江浙一带民间流传一句俗话“拼死吃河豚”，可见该鱼味美诱人，食之就要冒生命危险。

1. 有毒成分

河豚所含有毒成分为河豚毒素，系无色针状结晶，微溶于水，对热稳定，煮沸、盐腌、日晒均不被破坏。河豚的肝、脾、肾、卵巢、卵、皮肤以及血液、眼球等都含有河豚毒素，其中以卵巢最毒，肝脏次之。新鲜洗净鱼肉一般不含毒素，但如鱼死后较久，毒素可从内脏渗入肌肉中。有的河豚品种肉也具毒性。每年春季2—5月为河豚的生殖产卵期，此时含毒素最多，因此春季最易发生中毒。

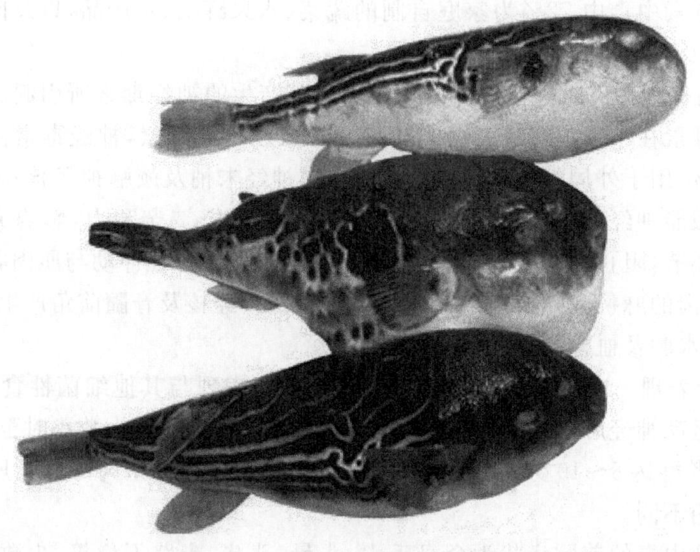

图 4-2　河豚

2. 中毒机制

河豚毒素主要作用于神经系统，阻碍神经肌肉间传导，使随意肌出现进行性麻痹；直接阻断骨骼纤维，导致外周血管扩张及动脉压急剧降低。可使神经末梢和中枢神经发生麻痹，初为知觉神经麻痹，继而运动神经麻痹，同时引起外围血管扩张，使血压急剧下降，最后出现呼吸中枢和血管运动中枢麻痹。

3. 中毒症状

河豚中毒特点为发病急剧而剧烈，潜伏期 0.5～1 h，病情发展迅速，初起感觉全身不适，出现恶心、呕吐、腹痛等胃肠道症状，唇、舌尖及手指末端刺痛发麻，随后感觉消失而麻痹。接着四肢肌肉麻痹，逐渐失去运动能力，身体摇摆以至失去平衡，最后全身麻痹，呈瘫痪状态。可有语言不清，瞳孔散大，血压和体温下降。常因呼吸麻痹、循环衰竭而死亡。致死时间最快在食后 1.5 h，如抢救及时病程超过 8 h 未死亡者多能恢复。

4. 临床表现

潜伏期一般为 10 min～3 h。

(1) 极轻微的中毒，仅有唇、舌、指尖发麻(为感觉神经受到侵害的症状)。

(2) 典型病人，首先感觉手指、唇、舌有刺痛，后出现恶心、呕吐、腹痛、腹泻等胃肠道症状，以后手指、唇、舌感觉由刺痛直至感觉消失(感觉神经麻痹)。接着四肢肌肉麻痹，逐渐失去运动能力，呈瘫痪状态(运动神经麻痹)。重者吞咽困难，言语不清，瞳孔散大，意识不清，呼吸困难，呼吸麻痹，血压下降，甚至休克(呼吸中枢、血管运动中枢麻痹)，最后由于呼吸衰竭而死亡。

心脏受累很少见，因此呼吸停止后心跳仍可维持一段时间，多数病例死亡前神志清楚。日本统计死亡率高达 60%。多在发病后 4～6 h 死亡，如发病在 8～9 h 仍能维持生命则多可存活。

5. 诊断

(1) 有吃毒鱼史。

(2) 有以神经系统障碍为主的临床表现。

(3) 春季(2—5 月)多发。

6. 治疗

(1) 催吐、洗胃、导泻,及时清除未吸收毒物　机械性催吐,洗胃应用大量清水(3000～5000 mL),导泻应用等渗洗肠液(氯化钠 6.14 g、氯化钾 0.75 g、碳酸氢钠 2.94 g,加温水 1000 mL 配制而成)或大黄 15 g。轻、中、重度中毒病例一律予以催吐、洗胃及导泻,以免毒素蓄积及遗留造成中毒程度加深。

(2) 促进毒物排泄　大量补液(补液量 500～5000 mL)及利尿。

(3) 东莨菪碱 0.3 mg 静脉应用或肌内注射每天 4～6 次或 0.9 mg 加入 500 mL 液体中静脉滴注 1～2 次/天,视病情轻重而定。配合小剂量的解磷定(1 g/d),用药 1～3 天。轻、中、重度中毒者每天应用东莨菪碱总量分别为 0.3～0.9 g、0.6～1.5 g、0.9～1.8 g。

(4) 支持呼吸、循环功能　必要时行气管插管,心跳骤停者行心肺复苏。

(5) 中药治疗　以小野鸡尾草、甘草、绿豆煎服。

7. 预防

(1) 加强卫生宣传教育,首先让广大居民认识到河豚有毒,不要食用;其次让广大居民能识别河豚,以防误食。

(2) 水产品收购、加工、供销等部门应严格把关,防止鲜河豚进入市场或混进其他水产品中。

(3) 新鲜河豚必须统一收购,集中加工。

(二) 毒蕈中毒

毒蕈又称毒蘑菇,属于真菌植物。在我国目前已鉴定的蕈类中,可食蕈约 300 种,有毒蕈约 100 种,其中含有剧毒可致死的不到 10 种。由于生长条件不同,不同地区发现的毒蕈种类也不相同,所含毒素亦不一样。毒蕈的有毒成分十分复杂,一种毒蕈可以含有几种毒素,而一种毒素又可存在于数种毒蕈之中,目前对毒蕈毒素尚未研究清楚。毒蕈中毒的发生往往由于个人采集野生鲜蘑,误食而引起(图 4-3)。

1. 有毒成分

由于毒蕈种类繁多,其有害成分和中毒症状各不相同,因此一般根据所含有毒成分和中毒的临床表现,大体将毒蕈中毒分为四种类型。

2. 中毒表现

(1) 胃肠炎型　毒素可能为类树脂类,如胍啶或毒蕈酸等。潜伏期为半小时至 6 h。主要症状为剧烈腹泻、水样便、阵发性腹疼,以上腹部和脐部疼痛为主,体温不高。经适当对症处理可迅速恢复,一般病程 2～3 天,死亡率低。

(2) 神经精神型　毒素为毒蝇碱、蟾蜍素、幻觉原等。潜伏期为 19 min 至数小时,

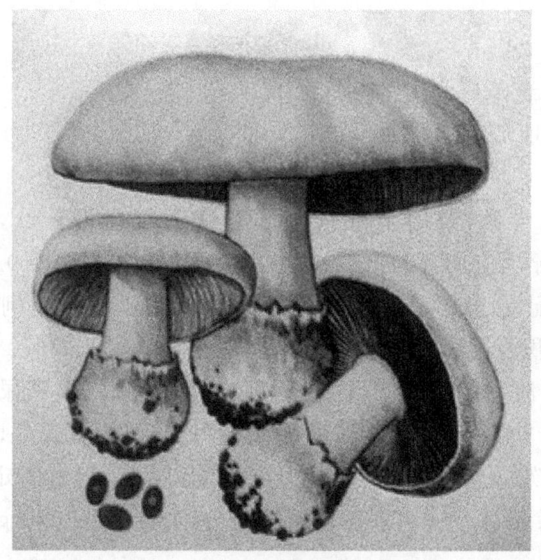

图 4-3　毒蕈形状

以神经兴奋或抑制的神经紊乱为特点。如作用于交感神经可出现流涎、多汗、脉缓、瞳孔缩小等。如作用于中枢神经可出现幻觉、谵妄、狂躁等症状，病程 1～2 天，预后好。

(3) 溶血型　毒素为鹿花毒蕈、毒伞十肽。潜伏期多数为 6～12 h，以恶心、呕吐、腹泻等胃肠道症状为主，发病 3～4 天后可出现黄疸、血尿、贫血、肝脾肿大等溶血现象，重者可引起死亡。

(4) 肝肾损害型　毒素为毒伞肽和毒肽类。肝肾损害型毒蕈中毒的临床表现十分复杂，按其病情发展可分为六期：①潜伏期；②胃肠炎期；③假愈期；④内脏损害期；⑤精神症状期；⑥恢复期。

3. 诊断与治疗

(1) 诊断　毒蕈中毒的临床表现虽各不相同，但起病时多有吐泻症状，如不注意询问食蕈史常易被误诊为肠胃炎或一般食物中毒等。故当遇到此类症状的病人，尤在夏、秋季节呈现一户或数户同时发病时，应考虑到毒蕈中毒的可能性。如有食用野蕈史，结合临床症状，不难确定。如能从现场觅得鲜蕈加以鉴定，或用饲养动物证实其毒性，诊断将更臻完善。

(2) 治疗　应及时采用催吐、洗胃、导泻、灌肠等方法，以迅速排除尚未吸收的毒物。尤其对误食毒伞、白毒伞等毒蕈者，其发病时已距食蕈 6 h 以上，但仍宜给予洗胃、导泻等治疗。洗胃、灌肠后导入鞣酸、活性炭等可以减少毒素的吸收。其他的治疗方法如下：

①阿托品：主要用于含毒蕈碱的毒蕈中毒。可根据病情轻重，采用 0.5～1.0 mg 皮下注射，每 0.5～6 h 一次，必要时可加大剂量或改用静脉注射。阿托品尚可用于缓解腹痛、吐泻等胃肠道症状。对因中毒性心肌炎而致的房室传导阻滞亦有作用。

②巯基解毒药：毒伞、白毒伞等毒蕈中毒用阿托品治疗常无效。上海医科大学中医院曾用含巯基的解毒药治疗此类毒蕈中毒，有一定的效果。其作用机理可能是此类药物与某些毒素如毒伞肽等相结合，阻断其分子中的硫巯键，使其毒力减弱，从而保护了体内含巯基酶的活性，甚至恢复部分已与毒素结合的酶的活性。

常用的有：

二巯基丁二酸钠（Na-DMS）0.5～1.0 g，稀释后静脉注射，每 6 h 一次，首剂加倍，症状缓解后改为每天注射 2 次，5～7 天为一个疗程。

5%二巯基丙磺酸钠溶液 5 mL 肌内注射，每 6 h 一次，症状缓解后改为每天注射 2 次，5～7 天为一个疗程。

③肾上腺皮质激素：适用于溶血型毒蕈中毒及其他重症中毒病例，特别是中毒性心肌炎、中毒性脑炎、严重肝损害及出血倾向的病例。

④对症治疗：对各型中毒的肠胃炎期，应积极输液，纠正脱水、酸中毒及电解质紊乱。对有肝损害者应给予保肝支持治疗。

4. 预防

应通过科学普及教育，使群众能识别毒蕈而避免采食。一般而言，凡色彩鲜艳，有疣、斑、沟裂、生泡流浆，有蕈环、蕈托及奇形怪状的野蕈皆不能食用。民间有一些识别毒蕈的实际经验，但都不够完善与可靠，根据毒蕈图谱所示的外观也很难有把握进行鉴别。因此，为预防毒蕈中毒的发生，最根本的办法是切勿采摘自己不认识的蘑菇食用，毫无识别毒蕈经验者，千万不要自采蘑菇。

当发生毒蕈中毒病例时，对同食而未发病者亦应加以观察，并作相应的排毒、解毒处理，以防止其发病或减轻病情。

（三）亚硝酸盐食物中毒

由于食用被某些有毒金属、非金属及其化合物、农药等化学物质污染的食品，或者由于直接误食这些化学物质所引起的中毒，统称为化学性食物中毒。

1. 食物中亚硝酸盐的来源和中毒原因

食物中亚硝酸盐的来源大致归纳为以下几个方面。

（1）储存过久的新鲜蔬菜、腐烂蔬菜及放置过久的煮熟蔬菜。

（2）刚腌不久的蔬菜。

（3）苦井水含较多的硝酸盐。

（4）食用蔬菜过多时。

（5）腌肉、熏肠类制品加入过量亚硝酸盐。

（6）误将亚硝酸盐当作食盐食用。

2. 中毒机理及临床表现

亚硝酸盐为强氧化剂，进入人体后，可使血中低铁血红蛋白氧化成高铁血红蛋白，从而失去输送氧的功能，致使组织缺氧，出现青紫而中毒。

该中毒发病急速，潜伏期一般 1～3 h，误食亚硝酸盐者仅十几分钟。主要表现为口唇、舌尖、指尖青紫等缺氧症状，重者眼结膜、面部及全身皮肤青紫。自觉症状有头晕、头疼、无力、心率快、嗜睡或烦躁不安、呼吸急促，并有恶心、呕吐、腹痛、腹泻，严重者出现昏迷、惊厥、大小便失禁，可因呼吸衰竭而死亡。

3. 检查

血中高铁血红蛋白含量测定。

4. 治疗

(1) 对症治疗　催吐、洗胃、导泻、静脉输液、利尿，纠正酸中毒，给予吸氧处理。

(2) 应用解毒剂　亚甲蓝（美蓝）。

5. 中毒预防

(1) 保持蔬菜的新鲜，不要食用存放过久的变质蔬菜。

(2) 食剩的熟菜不可在高温下存放长时间后再食用。

(3) 不要大量食用隔夜菜，腌菜时盐应稍多，并需腌制 20 天以上再食用。

(4) 肉制品中硝酸盐和亚硝酸盐的用量不得超过国家卫生标准。

(5) 不要用苦井水煮粥。

(6) 防止错把亚硝酸盐当成食盐或碱面误食。

(四) 霉变食物引起的食物中毒

1. 中毒特点

霉菌在谷物或食品中生长繁殖可产生有毒的代谢产物，人和动物摄入含有这种毒素的物质发生的中毒症称之为霉菌毒素中毒症。霉菌毒素中毒具有以下特点：

(1) 中毒主要通过被霉菌污染的食物发生。

(2) 被霉菌毒素污染的食品和粮食用一般烹调方法加热处理不能将其破坏去除。

(3) 没有污染性免疫，霉菌毒素一般都是小分子化合物，机体对霉菌毒素不产生抗体。

(4) 霉菌生长繁殖和产生毒素需要一定的温度和湿度，因此，中毒往往有明显的季节性和地区性。

2. 常见的种类

(1) 赤霉病麦和霉玉米中毒　麦类、玉米等谷物被镰刀菌菌种浸染所引起的赤霉病是一种世界性病害，谷物赤霉病的流行，除造成严重减产外，谷物中存留镰刀菌的有毒代谢产物，可引起人畜中毒。

①流行情况：麦类赤霉病每年都会发生，我国麦类赤霉病每 3～4 年有一次大流行，每流行一次，就发生一次人畜食物中毒，一般多发生于麦收以后吃了受病害的新麦，也有因误食库存的赤霉病麦或发霉玉米引起中毒的病例。

②中毒症状：赤霉病麦中的有毒成分为赤霉病麦毒素。赤霉病麦中毒潜伏期一般为十几分钟至半小时，长的可延至 2.4 h，主要症状有恶心、呕吐、腹痛、腹泻、头昏、头痛、嗜睡、流涎、乏力，少数病人有发热、畏寒等，症状一般在一天左右，慢的一周左右自行消失，预后良好。

③治疗：一般无须治疗即可自愈，呕吐严重者可补液。

④预防：预防赤霉病和霉玉米中毒的关键在于防止麦类、玉米等谷物受到霉菌的侵染和产毒。

主要措施有：首先，加强田间和储藏期的防菌措施，包括：选用抗霉品种；降低田间水位，改善田间小气候；使用高效、低毒、低残留的杀菌剂；及时脱粒、晾晒，降低谷物水分至安全水分含量；储存的粮食要经常翻晒，注意通风。其次，制定粮食中赤霉病麦毒素的限量标准，加强粮食卫生管理。再次，去除或减少粮食中病粒或毒素。可用比重分离法分离病粒或用稀释法使病粒的比例降低；由于毒素主要存在于表皮内，可用精碾法去除毒素；因为毒素对热稳定，一般烹调方法难以将其破坏，可用病麦发酵制成酱油或醋，达到去毒效果。

(2) 霉变甘蔗中毒　霉变甘蔗中毒是指食用了由于保存不当而霉变的甘蔗所引起的急性食物中毒。常发于我国北方地区的初春季节。

①有毒成分及中毒机理：霉变甘蔗质软，瓤部比正常甘蔗色深，呈浅棕色，闻之有轻度霉味。从霉变甘蔗中可分离出真菌，称为甘蔗节菱孢霉，其毒素为 3-硝基丙酸，是一种神经毒素，主要损害中枢神经系统。

②中毒症状：潜伏期短，最短仅十几分钟；中毒症状最初为一时性消化道功能紊乱，如恶心、呕吐、腹痛、腹泻、黑便，随后出现神经系统症状，如头昏、头疼、眼黑和复视。重者可出现阵发性抽搐，抽搐时四肢强直，屈曲内旋，手呈鸡爪状，眼球向上偏向凝视，瞳孔散大，继而进入昏迷。病人可死于呼吸衰竭，幸存者则留下严重的神经系统后遗症，导致终身残废。

③治疗及预防措施：目前尚无特殊治疗方法，在发生中毒后应尽快洗胃、灌肠以排除毒物，并给予对症治疗。

预防措施包括：首先，甘蔗必须成熟后收割，因不成熟的甘蔗容易霉变；其次，甘蔗应随割随卖，不要存放；甘蔗在储藏过程中应防止霉变，存放时间不要过长，并定期对甘蔗进行感官检查，已霉变的甘蔗禁止出售；最后，加强预防甘蔗霉变中毒的教育工作，教育群众不买卖霉变甘蔗。

四、食物中毒的调查与处理

发生可疑食物中毒事故时，卫生行政部门应按照《食物中毒事故处理办法》、《食物中毒诊断标准及技术处理总则》、《食品卫生监督程序》的要求及时组织和开展对病人的紧急抢救、现场调查，以及对可疑食品的控制、处理等工作，同时注意收集与食物中毒事故有关的违反《食品卫生法》的证据，做好对肇事者追究法律责任的证据收集工作。

一旦发生食物中毒事件，应及时进行认真调查，查明原因，提出改进措施，以免同类事件再次发生。

（一）明确诊断和抢救病人

医生通过询问病史和体检，初步确定是否为食物中毒，可能由何种食物引起，并将情况及时向卫生防疫站报告，通知有关食堂、餐馆暂时封存可疑食物，保护好现场的同时，尽早及时就地抢救病人，重点是老人、儿童和重症病人。对已摄入可疑食物而无症状者也应严密观察。

（二）现场调查

1. 中毒情况调查

当地卫生防疫站和有关部门接到报案后立即组织到现场进行调查，进一步了解发病经过，主要临床表现，发生中毒的地点、单位、时间、中毒人数、重症人数及死亡人数，可疑食物，进食范围及发病趋势，已采取的措施和待解决的问题等。

2. 现场一般卫生情况调查

了解餐具、炊具、用具、设备是否符合卫生要求，炊事人员个人卫生习惯和健康状况，用膳制度等，分析可能引起中毒的原因和条件。

3. 确定中毒食物

（1）详细了解病人发病前 24～48 h 内进食的各餐食谱，找出可疑食物。

（2）进一步了解可疑食物的来源、运输、储存情况，制作过程及出售中有无污染的地方。

4. 采样检验

对食剩的可疑食物、餐具及用具涂抹物、病人排泄物、炊事人员的手部等进行检验，查明病原。

（三）现场处理

确定食物中毒类型后，针对原因立即对现场进行处理，以防止事件扩大、蔓延。

（1）销毁引起中毒的食物。

（2）针对污染原因及时督促改进；有传染病的炊事人员应暂时调离饮食服务工作，制定和完善卫生管理制度。

（3）指导现场消毒。

（四）认真贯彻执行食品卫生法

加强卫生宣传教育工作，增强个人卫生意识，严格执行食品卫生法和食品卫生标准，搞好食品卫生工作。

（五）食物中毒管理措施

（1）尽快采取控制或通告停止销售、食用可疑中毒食物等相应措施，防止食物中毒进一步蔓延和扩大。

（2）当调查发现食物中毒范围仍在扩大时，应立即向当地政府报告。发现中毒范围超出本辖区范围时，应通知有关辖区的卫生行政部门，并向共同的上级卫生行政部门报告。

（3）根据事件控制情况的需要，建议政府组织卫生、医疗、医药、公安、工商、交通、民政、邮电、广播电视等部门采取相应的控制和预防措施。

(4) 按有关法律、法规规定对有关食品和单位进行处理。

(5) 根据中毒原因和致病因素对中毒场所及有关的食品加工环境、物品提出消毒和善后处理意见。

(6) 调查工作结束后撰写食物中毒调查专题总结报告，留存作为档案备查并按规定报告有关部门。调查报告的内容应包括：发病经过、临床和流行病学特点、治疗和病人预后情况、控制和预防措施的建议以及参加调查人员等。同时应按《食物中毒调查报告办法》的规定及时填报食物中毒调查报告表。

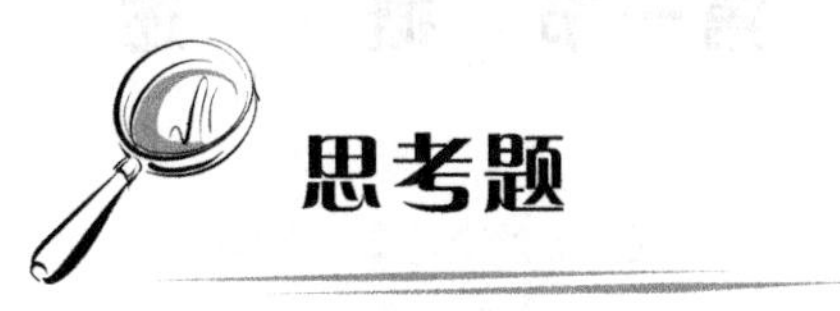

一、解释下列名词

食物中毒、食源性疾病、细菌性食物中毒

二、问答题

1. 简述食物中毒的流行病学特点。
2. 食物中毒有何特征？
3. 毒蕈中毒分哪几类？
4. 简述细菌性食物中毒的预防措施。

(王　丹　宋艳红)

第五章

职业环境与健康

第一节　概　　述

1. 掌握职业性有害因素的致病模式与职业病的特点。
2. 熟悉职业性有害因素与职业性病损；职业病的分类、特点与诊断。
3. 了解职业卫生与职业病防治工作中的三级预防原则。

劳动是人类生存和发展的必需手段，劳动与健康相辅相成、相互促进，然而不良的劳动条件，会影响劳动者的生命质量，乃至危及劳动者的健康，导致职业性病损。劳动条件中的各种职业性有害因素对健康产生的不良影响，统称为职业性损害。当职业性有害因素作用于人体的强度（浓度）与时间超过一定限度时，人体不能代偿其所造成的功能性或器质性病理改变，出现相应的临床征象，影响劳动能力，这类疾病通称为职业病。劳动条件中能产生职业性损害的诸多因素，统称为职业性有害因素。

一、职业性有害因素及其来源

职业性有害因素按其来源可分为下列两类。

（一）生产工艺过程中的有害因素

1. 化学因素

（1）有毒物质：如铅、汞、苯、氯、一氧化碳、有机磷农药等。

（2）生产性粉尘：如砂尘、有棉尘、煤尘、有机粉尘等。

2. 物理因素

（1）异常气象条件：如高温、高湿、低温。

（2）异常气压：如高气压、低气压。

（3）噪声、振动。

（4）非电离辐射：如可见光、紫外线、红外线、射频辐射、激光等。

（5）电离辐射：如 X 射线、γ 射线等。

3. 生物因素　如附着于皮毛上的炭疽杆菌、医务工作者可能接触到的病原微生物或致病生物因素。

（二）劳动过程中的有害因素

（1）劳动组织和制度不合理，劳动作息制度不合理等。

（2）精神（心理）紧张。

（3）劳动强度过大或生产定额不当，如安排的作业与劳动者生理状况不相适应等。

（4）个别器官或系统过度紧张，如视力紧张等。

（5）长时间处于某种不良体位或使用不合理的工具等。

（三）生产环境中的有害因素

（1）自然环境中的因素，如炎热季节的太阳辐射。

（2）厂房建筑或布置不合理，如有毒工段与无毒工段安排在同一个车间。

（3）由不合理生产过程所致环境污染。

在实际生产场所中，往往同时存在多种有害因素并对劳动者的健康产生联合作用。

二、职业性损害

职业性有害因素所致的各种职业性损害，包括工伤和职业性疾病，涵盖健康损害、伤残或死亡，故必须加强预防职业性疾病，包括职业病和工作有关疾病两大类。

（一）职业病

职业病（occupational disease）泛指职业性有害因素所引起的特定疾病，而在立法意义上，职业病却具有一定的范围，即指政府所规定的法定职业病。根据我国政府的规定，诊断为法定职业病的必须向主管部门报告。且凡属法定职业病的病人，在治疗和休息期间及在确定为伤残或治疗无效而死亡时，均应按劳动保险条例有关规定给予劳保待遇。

卫生部于1957年首次公布了我国的《职业病范围和职业病病人处理办法的规定》将危害职工健康比较明显的14种职业病，列为国家法定的职业病。2002年卫生部颁布了修改后的职业病名单共有10大类99项17种。2001年底全国人大常委会通过了《中华人民共和国职业病防治法》，该法是职业病防治方面的单行法，于2002年5月1日正式施行。卫生部于2002年3月28日还发布了与《中华人民共和国职业病防治法》相配套的6部规章及3个规范性文件，从源头控制到职业病病人保障到相应的法律责任分别做了明确界定，具有很强的操作性。

《中华人民共和国职业病防治法》颁布

《中华人民共和国职业病防治法》已由中华人民共和国第九届全国人民代表大会常

务委员会第二十四次会议于2001年10月27日通过。该法于2002年5月1日起施行，共七章七十九条。

（二）工作有关疾病

工作有关疾病（work related disease）与职业病有所区别。从广义上讲，职业病是指与工作有关的，并直接与职业性有害因素有因果联系的疾病。而工作有关疾病则具有两层含义：

（1）职业因素是该病发生和发展中的许多因素之一，但不是唯一的直接病因。

（2）职业因素促使潜在的疾病显露或加重已有疾病的病程。

（3）通过改善工作条件，可使所患疾病得到控制或缓解。常见的有矿工中的消化性溃疡、建筑工中的肌肉骨骼疾病等。

三、职业病的预防

职业病的病因是明确的，并且大多是可检测和识别的，采取有效预防措施，则可以减少职业性有害因素对工人健康的损害。遵循三级预防原则，即第一级预防为使劳动者尽可能不接触或接触低于“容许浓度”水平的职业性有害因素，对高危人群（population in high risk）制定出就业禁忌证；第二级预防为早期发现病损，早期诊断与及时处理，防止其进一步发展；第三级预防为及时脱离接触职业性有害因素，积极治疗，防止病情恶化和并发症发生，促进康复。

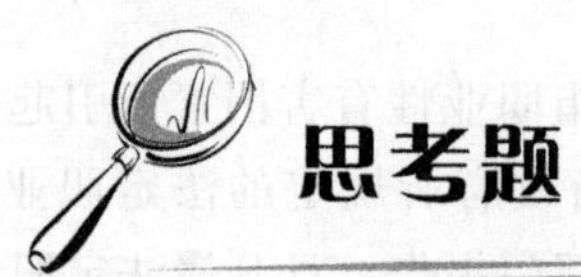

一、解释下列名词

职业性有害因素、职业病、工伤、职业性病损

二、问答题

1. 简述职业性有害因素的来源。
2. 职业病诊断的依据有哪些？
3. 职业病分几类？各包括哪些病种？
4. 职业性有害因素的致病模式与职业病的特点是什么？

第二节　生产性毒物与职业中毒

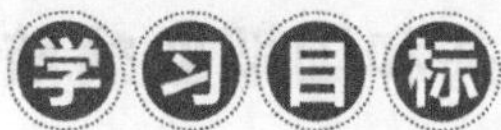

1. 掌握毒物进入人体的途径，毒物在体内的过程，影响毒物对机体毒作用的因素。

简要描述毒物的存在状态与接触机会，生产性毒物危害的控制原则。

2. 解释下列概念：生产性毒物、职业中毒。

3. 了解影响毒物对机体毒作用的因素，生产性毒物危害的控制原则等。

毒物是指在一定条件下，接触较小剂量时可造成生物体功能性或器质性损害的化学物。中毒是指生物体因毒物作用而受到损害后出现的疾病状态。劳动者在从事生产劳动的过程中，由于接触毒物而发生的中毒称为职业中毒。

一、毒物来源及其存在的形态

生产性毒物的来源可有多种形式，同一毒物在不同行业或生产环节中又各有差异，可来自于原料、中间产品（中间体）、辅助原料、成品、夹杂物、副产品或废弃物，也可来自热分解产物及反应产物。在生产环境中毒物可以固体、液体、气体或气溶胶的形态存在，但就其对人体的危害来说，则以空气污染具有特别重要的意义。以固体、液体两种形态存在的毒物，如果不挥发，又不经皮进入，则对人体健康的影响很小。

工人在生产过程中可能接触到的毒物的操作或生产环节主要有：原料的开采与提炼；材料的搬运与储藏；材料加工及准备；加料与出料；成品处理与包装；辅助操作，如采取样品、检修设备；生产中使用，如农业生产中喷洒杀虫剂。

二、毒物进入机体的途径及其在体内的代谢过程

（一）毒物代谢途径

1. 呼吸道

呈气体、蒸气、气溶胶状态的毒物可经呼吸道进入体内。经肺泡直接进入体循环，但气态毒物经呼吸道吸收会受到许多因素的影响，接触毒物的水平即毒物在空气中的浓度高，则进入人体内的速度快，进入的量也大。反之，则进入的速度较慢，进入的量也较小。血气分配系数不同的毒物，其进入人体的情况有差别。气态毒物的水溶性不同，则进入呼吸道的深度不同，对人体造成损害的类型也不尽相同，一般来说水溶性较大的毒物易被上呼吸道吸收，而水溶性较差的毒物多被深部呼吸道、肺泡吸收。此外，劳动强度、肺通气量、肺血流量及劳动环境的气象条件等因素亦可影响毒物经呼吸道吸收。气溶胶状态的毒物在呼吸道吸收的情况颇为复杂，它们在呼吸道的滞留量与呼吸方式和其粒子直径大小、溶解度及呼吸系统的清除功能有关。

2. 皮肤

在生产劳动过程中毒物经皮肤吸收而致中毒者也较常见。某些毒物可透过完整皮肤进入体内。经皮肤吸收途径有两种：一种是通过表皮屏障到达真皮进入血液循环；另一种是通过汗腺或通过毛囊与皮脂腺，绕过表皮屏障而到达真皮。毒物经皮肤吸收后不经肝脏而直接进入血液循环。

皮肤结构中有的皮层适于亲水物质通过，而有的层适于亲脂物质通过，所以经皮吸

收的毒物往往是脂、水两溶的物质。所以了解其脂水分配系数有助于估测经皮吸收的可能性。此外,毒物的浓度和黏稠度,接触皮肤的部位和面积,生产环境中的温度和湿度,溶剂的种类等,均可影响毒物经皮肤吸收。

3. 消化道

生产性毒物经消化道进入体内而致职业中毒的事例甚少,多由于个人卫生习惯不良,摄入被毒物污染的食物所致。有些毒物以难溶性的气溶胶进入呼吸道后,被呼吸系统清除至咽喉部再进入消化道。进入消化道的毒物主要在小肠吸收,经门静脉、肝脏再入体循环。

(二)毒物在体内的代谢过程

1. 分布

毒物被吸收后在全身的分布情况,很大程度上取决于其通过细胞的能力及与体内各组织的亲和力。大多数毒物在体内呈不均匀分布,相对集中于体内某些组织器官。这种相对集中是动态的,在接触毒物的不同时期会有改变。

2. 生物转化

大多数毒物吸收后在体内酶作用下经历各种生化过程,其化学结构发生一定的改变,称为毒物的生物转化。毒物在体内的生物转化可概括为氧化、还原、水解和结合四类反应。生物转化将亲脂物质最终变为水溶性物质,使之能更快排出体外,同时也使其透过生物膜进入细胞的能力以及与组织成分的亲和力减弱,从而消除或降低其生物效应,但是也有不少毒物在生物转化过程中毒性增强,或者由无毒成为有毒,如芳香胺、苯并[a]芘等。

3. 排出

进入体内的毒物可经转化或不经转化而排出,排出的途径有多种。

(1)肾脏　肾脏是排泄毒物及其代谢物的主要器官,许多毒物均由此排出。尿中排出的毒物或代谢物的浓度常与血液中的浓度密切相关,所以测定尿中毒物或其代谢物水平可间接衡量体内负荷情况,结合临床征象和其他检查有助于诊断。

(2)呼吸道　气态毒物可以从呼吸道以原形排出,如一氧化碳、苯等。

(3)消化道　许多金属(如铅、锰、镉等)经胆汁由肠道随粪便排出。有些毒物随胆汁排入肠道后可再次被吸收,构成肝肠循环。

(4)其他排出途径　有的毒物经乳腺排入乳汁,有的经唾液腺及汗腺排出,还有的透过胎盘屏障进入胎儿体内等。头发和指甲并不是排泄器官,但有的毒物可富集于此,如铅、砷等。

毒物在排出过程中,可损害排出器官和组织。经不同途径排出的毒物或其代谢物常可以间接衡量体内吸收或负荷情况。

4. 蓄积

毒物或其代谢产物在接触间隔期内,如不能完全排出,则可在体内逐渐积累,此种现象称为毒物的蓄积(accumulation)。毒物的蓄积作用是引起慢性中毒的物质基础。

当毒物的蓄积部位与其靶器官一致时，则易发生慢性中毒。若蓄积部位并非其毒作用部位，此部位成为该毒物的“储存库”。在储存库内的毒物处于相对无活性状态，故此种蓄积在一定程度上属保护机制，对毒性危害起到缓冲作用。

三、影响毒物对机体作用的因素

生产性毒物作用于机体，并非一定会引起职业中毒。毒物对机体的毒作用受很多因素的影响。

（一）毒物本身的特性

1. 化学结构

化学物质的毒性与其化学结构有一定的关系。例如，脂肪族直链饱和烃的麻醉作用，从丙烷至辛烷，随碳原子数的增多而增强。因而可利用已知规律，判断某种化学物质的毒性和毒作用特点。

2. 理化特性

化学物质的理化特性对其进入人体的机会及体内过程有重要影响，化学物质的分散度、挥发性、溶解度的大小与其毒性有密切的关系。

（二）剂量、浓度、作用时间

不论毒物的毒性大小如何，都必须在体内达到一定量才会引起中毒。毒物浓度高，接触时间长，则进入体内的剂量大。降低毒物浓度，减少进入体内的毒物量是预防职业中毒的重要环节。

（三）毒物的联合作用

生产环境中常有数种毒物同时作用于人体。这种联合作用可表现为独立作用、相加作用、增强作用或拮抗作用。对生产环境进行卫生评价时，应考虑不同毒物间的联合作用，还应注意到生产性毒物与生活性毒物的联合作用。

（四）生产环境与劳动强度

物理因素与毒物的联合作用已日益受到重视。在高温环境下，毒物的作用一般比在常温条件下明显。高温环境使毒物的挥发增加，机体呼吸、循环加快，出汗增多等，均有利于毒物的吸收；体力劳动强度大时，毒物吸收多，耗氧量大，使机体对导致缺氧的毒物更为敏感。

（五）个体感受性

接触同一剂量的毒物，不同个体所出现的反应可迥然不同。引起这种差异的个体因素很多，如性别、年龄、生理变动期、健康状况、营养、内分泌功能、免疫状态及个体遗传特征等。

四、职业中毒的诊断、治疗措施

（一）职业中毒的诊断

职业中毒的诊断具有很强的政策性和科学性，正确的诊断涉及职工的健康和国家劳动保护政策的贯彻执行。但在具体操作过程中，尤其是某些慢性中毒，因缺乏特异的症状、体征及检测指标，不易确诊。所以，职业中毒的诊断应有充分的资料，包括职业史、现场劳动卫生调查、相应的临床表现和必要的实验室检查，并排除非职业性疾病的可能性，综合分析方可作出合理的判断。

1. 职业史

应详细询问病人的职业史，包括所在车间、工种、工龄、毒物种类、操作方法、防护措施及既往的工作经历，以判断病人接触毒物的可能性与接触程度，此为职业中毒诊断的前提。

2. 劳动卫生学现场调查

深入作业现场，进一步了解病人所在岗位的实际职业接触、空气中的毒物浓度、预防措施等，从而判断暴露者在该条件下，是否可能引起中毒。

3. 症状与体征

按临床表现来判断是否与所接触毒物的毒作用相符。在询问和检查中，尤应注意各种症状发生的时间和顺序及其与接触职业性有害因素的关系。急性职业中毒因果关系较易确立；而慢性职业中毒的因果关系有时还难以确立。对每一毒物来说，应针对相应的临床表现及其特征，从中分析接触和效应的关系，并应注意与非职业性疾病相鉴别。

4. 实验室检查

实验室检查对职业中毒的诊断具有重要意义。主要指标有二：

(1) 接触毒物指标　包括测定生物材料中毒物或其代谢物，如尿铅、血铅、尿酚、尿甲基马尿酸等。

(2) 毒物效应指标　如：铅在卟啉代谢影响中抑制 δ-氨基-γ-酮戊酸脱水酶活性；有机磷农药抑制血液胆碱酯酶活性等。毒物进入人体，如果量大、时间长，产生组织器官的损伤，可检查反映毒物所致组织器官病损的指标，如检查血、尿、肝肾功能、镉致肾小管损伤的尿 β_2-微球蛋白，以及某些其他相关指标等。

根据各项检查全面、综合分析，才能作出切合实际的诊断。有时因分析不当、资料不全，可能引起误诊。究其主要原因是忽视职业史、现场调查或未按国家标准进行诊断，如将急性砷化氢所致的溶血而产生的黄疸误诊为急性甲型肝炎。对有些暂时尚不能明确诊断的病人，应先作对症处理、动态观察，逐步深化认识，再作出正确的判断。

（二）职业中毒的急救和治疗原则

职业中毒的治疗可分为病因治疗、对症治疗和支持治疗三类。病因治疗的目的是尽可能消除或减少致病的物质基础，并针对毒物致病的发病机制进行处理。对症处理的目的是缓解毒物引起的主要症状，促使人体功能恢复。支持疗法的目的是改善病人的全身状况，使病人早日恢复健康。

1. 急性职业中毒

(1) 现场急救　立即将病人搬离中毒环境，尽快将其移至上风向或空气新鲜的场所，保持呼吸道通畅。若病人衣服、皮肤已被毒物污染，为防止毒物经皮吸收，需脱去污染的衣物，用清水彻底冲洗污染处皮肤（冬天宜用温水）。如遇水能发生化学反应的物质，应先用干布抹去污染物，再用水冲洗。在救治中，应做好对中毒者保护心、肺、脑、眼等的现场救治。对重症病人，应严密注意其意识状态、瞳孔、呼吸、脉搏、血压。若发现呼吸、循环障碍，应及时进行复苏急救，具体措施与内科急救原则相同。对严重中毒需转送医院者，应根据症状采取相应的转院前救治措施。

(2) 阻止毒物继续吸收　病人到达医院后，如发现现场紧急清洗不够彻底，则应进一步清洗。对吸入中毒者，可给予吸氧。对经口中毒者，应立即采用催吐、洗胃、导泄等措施。

(3) 解毒和排毒　对中毒病人应尽早使用有关的解毒排毒药物，一旦毒物已造成严重的器质性损害，其疗效有时会明显降低。必要时，可用透析疗法或换血疗法清除体内的毒物。

常用的特效络合剂和解毒剂如下：

①金属络合剂：主要有依地酸二钠钙($CaNa_2EDTA$)、二乙烯三胺五乙酸三钠钙($CaNa_3DTPA$)、二巯基丙醇(BAL)、二巯基丁二酸钠(NaDMS)等，用于治疗金属类毒物中毒，如铅、汞、砷、锰等。

②高铁血红蛋白还原剂：常用的有美蓝（亚甲蓝），用于治疗急性苯胺、硝基苯类中毒。

③氰化物中毒解毒剂：如亚硝酸钠、硫代硫酸钠，主要用于救治氰化物、丙烯腈等急性中毒。

④有机磷农药中毒解毒剂：主要有氯磷定、解磷定、阿托品等。

⑤氟乙酰胺中毒解毒剂：常用的有乙酰胺等。

(4) 对症治疗　由于针对病因的特效解毒剂的种类有限，因而对症疗法在职业中毒的治疗中极为重要，主要目的在于保护体内重要器官的功能，解除病痛，促使病人早日康复。其治疗原则同内科处理。

2. 慢性职业中毒

早期常为轻度可逆性功能性改变，继续接触则可演变成严重的器质性病变，故应及早诊断和处理。

中毒病人应脱离毒物接触，使用有关的特效解毒剂及采取相应的对症治疗。此外，适当的营养和休息也有助于病人的康复。

五、职业中毒的预防原则

对职业中毒的预防应采取综合治理的措施。防毒的措施具体有很多，但就其作用可分为以下几个方面。

（一）根除毒物

从生产工艺流程中消除有毒物质，可用无毒或低毒物质代替有毒或高毒物质，例如：用硅整流器代替汞整流器，用无汞仪表代替汞仪表；使用苯作溶剂或稀料的油漆，稀料改用二甲苯等。

（二）降低毒物浓度

降低人体接触毒物水平，是预防职业中毒的关键。其中心环节是使暴露于环境中的毒物浓度降至低于最高容许浓度。因此，要严格控制毒物逸散，避免操作人员直接接触毒物；对逸出的毒物，要防止其扩散，并需经净化后方可排出厂外。

1. 技术革新

对生产有毒物质的作业，原则上应尽可能采取密闭生产，消除毒物逸散的条件。生产中，应用先进技术和工艺，尽可能采取遥控或程序控制，最大限度地减少操作者接触毒物的机会。例如：手工电焊改为自动电焊；蓄电池生产中，干式铅粉灌注改为铅膏灌注等。

2. 通风排毒

在有毒物质生产过程中，如密闭不严或条件不许可密闭，仍有毒物逸散入作业环境的空气中，应采用局部通风排毒系统，将毒物排出，此为预防职业中毒的一项重要辅助措施。按毒物发生源及生产设备的特点不同，采用合适排毒装置。其原则是尽量靠近毒物逸出处，防止毒物扩散而又不影响生产操作，且便于维护检修。经通风排出的毒物，必须加以净化处理后方可排出，并可回收综合利用。

（三）个体防护

个体防护在预防职业中毒中虽不是根本性的措施，但在有些情况下，例如在狭小船舱中、锅炉内电焊，维修、清洗化学反应釜等，个体防护是重要辅助措施。个体防护用品包括防护帽、防护眼镜、防护面罩、防护服、呼吸防护器、皮肤防护用品等。选择个人防护用品应注意其防护特性和效能。在使用前，应对使用者加以培训，平时注意保持良好的维护，才能使其很好地发挥效用。

在有毒物质作业场所，还应设置必要的卫生设施如漱洗设备、淋浴室及更衣室和个人专用衣箱。对能经皮吸收或局部作用危害大的毒物还应配备皮肤和眼睛的冲洗设施。

（四）工艺、建筑布局

生产工序的布局不仅要满足生产上的需要，而且应符合卫生上的要求。有毒物逸散的作业，区域之间应区分隔离，以免产生叠加影响；在符合工艺设计的前提下，从毒性、浓度和接触人群等几方面考虑，应呈梯度分布。有害物质发生源，应布置在下风侧。对容易积存或被吸附的毒物如汞，或能发生有毒粉尘飞扬的厂房，建筑物结构表面应符合卫生学要求，防止沾积尘毒及引起尘毒二次飞扬。

（五）安全卫生管理

管理制度不全，规章制度执行不严，设备维修不及时及违章操作等常是造成职业中毒的主要原因，所以应做好管理部门和作业者职业卫生知识的宣传教育工作。

（六）职业卫生服务

健全的职业卫生服务在预防职业中毒中极为重要，除上面已提及的之外，应定期或不定期监测作业场所空气中毒物浓度，对接触有毒物质的职工，实施上岗前和定期体格检查，排除职业禁忌证，发现早期的健康损害，以便及时处理。此外，应对接触毒物的人员，合理实施有毒作业保健待遇制度，适当开展体育锻炼，以增强体质，提高机体抵抗力。

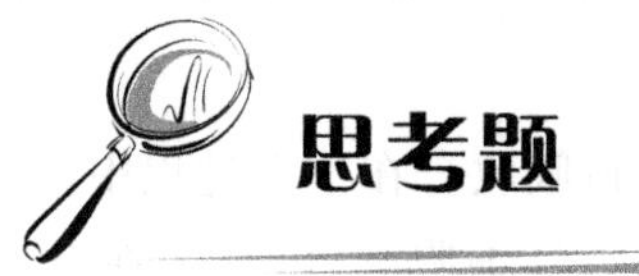

思考题

一、解释下列名词

毒物、职业中毒、生物转化、蓄积

二、问答题

1. 简述毒物进入人体的途径有哪些，各有何特点。
2. 举例说明影响毒物对机体毒作用的因素是什么。
3. 如何诊断职业中毒？
4. 简述常用的络合剂和解毒剂有哪些。
5. 职业中毒的预防原则是什么？

第三节　职业性中毒

学习目标

1. 掌握职业性中毒的临床类型及主要临床表现。

2. 熟悉描述铅、汞、刺激性气体、窒息性气体、苯及苯的氨基和硝基化合物等常见毒物的毒理、毒作用表现。

3. 熟悉不同毒物的存在状态与接触机会；职业性中毒的预防原则。熟悉各种毒物的诊断处理原则及预防措施。

4. 解释下列概念：铅绞痛、汞震颤、刺激性气体、窒息性气体。

一、铅中毒

铅是一种质地柔软、具有易锻性的蓝灰色金属，相对密度 11.3，熔点 327 ℃，沸点 1525 ℃，加热至 400～500 ℃时，即有大量铅蒸气逸出，在空气中可氧化成氧化亚铅(Pb_2O)并凝集为铅烟。

（一）接触方式

铅的用途很广，是我国常见的职业性毒物之一。接触金属铅的主要作业有铅矿开采、含铅金属冶炼、溶铅、造船工业中的溶割、电焊、印刷业的浇版铸字；接触铅化合物的生产过程主要有制造蓄电池、涂料、玻璃、搪瓷以及橡胶制品等。

（二）毒理

铅化合物可通过呼吸道和消化道吸收。在生产过程中，呼吸道吸入是主要途径，其次是消化道。进入血液的铅大部分与红细胞结合，其余在血浆中。血浆中的铅主要与血浆蛋白结合，少量形成磷酸氢铅。血液循环中的铅早期主要分布于肝、肾、脑、皮肤和骨骼肌中，数周后，由软组织转移到骨，并以难溶的磷酸铅形式沉积下来。当缺钙或因感染、饮酒、外伤、服用酸性药物等导致体内酸碱平衡改变，以及患骨疾病(如骨质疏松、骨折)时，可引起铅中毒症状发生。铅主要通过肾脏排出，尿中排出量可代表铅吸收状况。少部分铅可随粪便、唾液、汗液、脱落的皮屑等排出。血铅可通过胎盘进入胎儿，乳汁内的铅也可影响婴儿。

（三）发病机制

铅对卟啉代谢和血红素合成具有重要影响。目前认为铅抑制 δ-氨基-γ-酮戊酸脱水酶(ALAD)和血红素合成酶。ALAD 受抑制后，δ-氨基-γ-酮戊酸(ALA)形成胆色素原受阻，使血 ALA 增加，并由尿排出。血红素合成酶受抑制后，二价铁离子不能和原卟啉结合，使血红素合成障碍，同时红细胞游离原卟啉(FEP)增加，使体内的 Zn 离子被络合于原卟啉Ⅸ，形成锌原卟啉(ZPP)。由于 ALA 合成酶受血红素反馈调节，铅对血红素合成酶的抑制又间接促进 ALA 合成酶的生成(图 5-1)。

（四）临床表现

经口摄入大量铅化合物可致急性铅中毒，多表现为胃肠道症状，职业性铅中毒基本上为慢性中毒，早期表现为乏力、关节肌肉酸痛、胃肠道症状等。随着接触增加，病情进展可表现为以下几方面：

1. 神经系统

主要表现为类神经征、外周神经炎，严重者出现中毒性脑病。铅对外周神经损害可呈运动型、感觉型或混合型，病人表现为四肢伸肌瘫痪，产生“腕下垂”或肢端感觉障碍。铅中毒性脑病在职业性中毒中已极为少见。

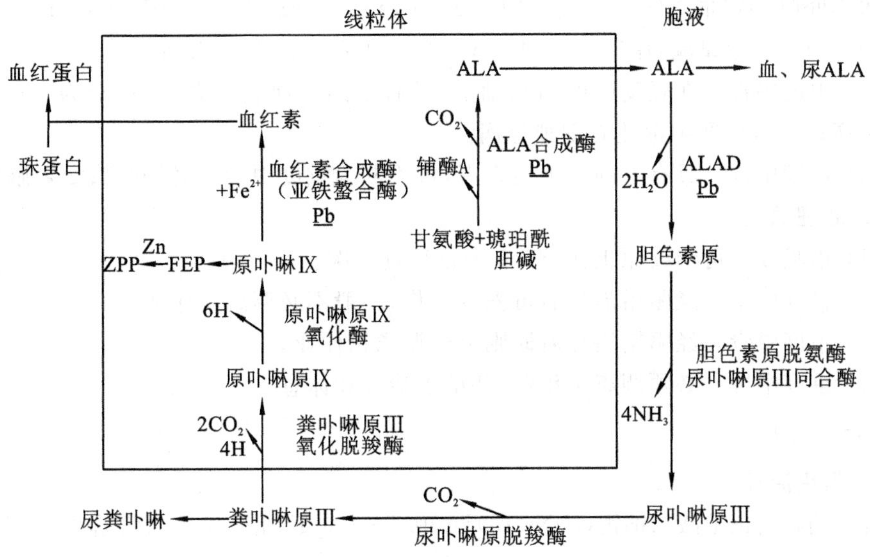

图 5-1　铅对血红蛋白合成过程的影响

2. 消化系统

表现为食欲不振、恶心、隐性腹痛、腹胀、腹泻或便秘。重者可出现腹绞痛，多为突然发作，部位常在脐周，发作时病人面色苍白、烦躁、出冷汗、体位蜷曲，一般止痛药不易缓解，发作可持续数分钟以上。腹部常平坦柔软，有轻度压痛但无固定点，肠鸣音减弱。

3. 血液及造血系统

可有轻度贫血，多呈低色素正常细胞型贫血；出现卟啉代谢障碍，点彩红细胞、网织红细胞、碱粒红细胞增多等。

4. 其他

口腔卫生情况不好者，在齿龈与牙齿交界边缘上可出现由硫化铅颗粒沉淀形成的暗蓝色线，即铅线。部分病人肾脏受到损害，表现为近曲小管损伤引起的Fanconi综合征，伴有氨基酸尿、糖尿和磷酸盐尿。少数较重病人可出现红细胞、管型及蛋白尿，以及肾功能减退。此外，尚可引起月经失调、流产等。

（五）诊断

1. 诊断

铅中毒诊断应密切结合接触史和生产现场情况进行。国家职业性慢性铅中毒诊断及分级标准如下：

(1) 铅吸收　有密切铅接触史，尚无铅中毒的临床表现，尿铅≥0.39 μmol/L(0.08 mg/L)或0.48 μmol/24 h(0.1 mg/24 h)；血铅≥2.40 μmol/L(50 mg/dL)；或诊断性驱铅试验后尿铅≥1.44 μmol/L而<3.84 μmol/L者。

(2) 轻度中毒　常有轻度类神经征，可伴有腹胀、便秘等症状，尿铅或血铅值增高。具有下列一项表现者，可诊断为轻度中毒：①尿ALA≥23.8 μmol/L或35.7 μmol/24

h;②尿粪卟啉半定量≥(++);②FEP≥2.34 μmol/L 或 ZPP≥2.07 μmol/L。

经诊断性驱铅试验,尿铅≥3.84 μmol/L 或 4.80 μmol/24 h 者。

(3) 中度中毒　在轻度中度的基础上,具有下列一项表现者,可诊断为中度中毒:①腹绞痛;②贫血;③中毒性周围神经病。

(4) 重度中毒　具有下列一项表现者,可诊断为重度中毒:①铅麻痹;②铅脑病。

2. 处理原则

(1) 铅吸收　可继续原工作,3~6 个月复查一次。

(2) 轻度中毒　经驱铅治疗后可恢复工作,一般不必调离铅作业。

(3) 中度中毒　经驱铅治疗后原则上应调离铅作业。

(4) 重度中毒　必须调离铅作业,并给予治疗和休息。

(六) 治疗

1. 驱铅治疗

首选药物为依地酸二钠钙($CaNa_2EDTA$)0.5~1.0 g,加入 10%葡萄糖 250~500 mL 静脉滴注,每日一次,3~4 天为一个疗程,间隔 3~4 天重复用药。根据驱铅情况决定疗程。长期用药可出现“过络合症候群”,病人自觉疲劳、乏力、食欲不振等,要注意观察,必要时给病人适当补充铜、锌等必需微量元素。

2. 对症治疗

铅绞痛发作时,可静脉注射葡萄糖酸钙或肌内注射阿托品,以缓解铅绞痛。

3. 一般治疗

应适当休息,合理营养,补充维生素等。

二、汞中毒

(一) 理化特性

汞俗称水银,为银白色液态金属,相对密度 13.6,熔点−38.9 ℃,沸点 356.6 ℃,在常温下即能蒸发,蒸气相对密度 6.9。汞表面张力大,溅落地面后即形成很多小汞珠,且可被泥土、地面缝隙、衣物等吸附,增加蒸发表面积。汞不溶于水和有机溶剂,可溶于稀硝酸和类脂质。汞可与金、银等金属生成汞合金(汞齐)。

(二) 接触机会

汞矿开采及冶炼;仪器、仪表和电气器材的制造或维修,如水银温度计、气压计、汞的整流器、荧光灯、石英灯、X 线球管等;化学工业中用汞作阴极;电解食盐生产烧碱和氯气;冶金工业用汞齐法提取金、银等;口腔医学中用银汞合金补牙;军工生产中,雷汞为重要发爆剂。此外,汞化合物还应用于照相、医学和农业等。

(三) 毒作用表现

1. 急性中毒

短时间吸入高浓度汞蒸气或摄入可溶性汞盐可致急性中毒,多由于在密闭空间内工作或意外事故造成。一般起病急，有咳嗽、呼吸困难、口腔炎和胃肠道症状，继之可发生化学性肺炎，伴有发绀、气促、肺水肿等。肾损伤表现为开始时多尿，继之出现蛋白尿、少尿及肾功能衰竭。急性期过后可出现类似慢性中毒的神经系统症状。口服汞盐可引起胃肠道症状，如恶心、呕吐、腹泻和腹痛，并可引起肾脏和神经损害。

2. 慢性中毒

慢性汞中毒较常见，主要引起神经精神症状，最早表现为类神经征，如易兴奋、激动、焦虑、记忆力减退和情绪波动。震颤是神经毒性的早期症状，开始时为微细震颤，多在休息时发生，进一步可发展成意向性粗大震颤，也可伴有头部震颤和运动失调。震颤、步态失调、动作迟缓等症候群，类似帕金森病，后期可出现幻觉和痴呆。口腔炎不及急性中毒时明显和多见，少数病人可有肾脏损害。

（四）诊断

根据接触史、症状及尿汞检查，急性中毒诊断并不困难。慢性中毒主要依据接触史、症状和体征及尿汞和驱汞试验等诊断，血汞和尿汞增高将有助于确定诊断。目前规定尿汞正常值上限为250 nmol/L(0.05 mg/L)(双硫腙法)和100 nmol/L(0.01 mg/L)(冷原子吸收法)。我国现行慢性汞中毒的诊断标准，在确定汞接触史的基础上，分级如下：

1. 汞吸收

尿汞超过正常值，无明显中毒症状。

2. 急性汞中毒

有明显的口腔炎、流涎、情绪易激动、手指震颤等，可出现汞中毒性皮炎、发热、肾脏与肝脏损害，尿汞增高。

3. 慢性汞中毒

(1) 轻度中毒　有类神经征和轻度易兴奋症状表现，可伴有轻微震颤、口腔炎、尿汞增高。

(2) 中度中毒　上述症状加重，还有精神性格改变、震颤加剧、牙龈萎缩、牙松动、尿汞增高。

(3) 重度中毒　上述症状加重，还有汞中毒性脑病，精神性格改变显著，四肢共济失调，尿汞增高或正常。

（五）治疗

驱汞治疗的药物主要为巯基络合剂，它既可保护人体含巯基酶不受汞的毒害，又可解救与汞作用而失去活性不久的酶。药物中巯基与汞结合后，可由肾脏排出。首选的药物是二巯基丙磺酸钠，剂量为0.25 g，每日肌内注射1～2次，连用3～4天，间歇3～4天，再重复用药。二巯基丁二酸钠剂量为0.5～1.0 g，每日静脉滴注1～2次，疗程同上。该药应现用现配，不能久置于空气中。

口服汞盐病人不应洗胃，需尽快灌服鸡蛋清、牛奶或豆浆，以使汞与蛋白质结合，保护胃壁。也可用0.2%～0.5%的活性炭吸汞。

三、苯中毒

苯在常温下为带特殊芳香味的无色液体，分子式为 C_6H_6，沸点 80.1 ℃，极易挥发，蒸气相对密度 2.77，易着火，微溶于水，易溶于乙醇、氯仿、乙醚、汽油等有机溶剂。

（一）接触机会

用于工农业生产，主要有以下接触机会：煤焦油分馏或石油裂解生产苯及其同系物（如甲苯、二甲苯）时；用作化工原料，如生产酚、硝基苯、香料、药物、合成纤维、塑料、染料等；用作溶剂及稀释剂，在制药、橡胶加工、有机合成及印刷等工业中用作溶剂；在喷漆制鞋业中用作稀释剂。在现代生活中，住宅装修、工艺品等制作方面使用苯，增加了一般人群接触的机会。我国苯作业工人绝大多数接触苯及同系物（如甲苯和二甲苯），属于混苯作业。

（二）毒作用机制

1. 生物转运和转化

苯在生产环境中以蒸气形式由呼吸道进入人体，皮肤吸收很少，经消化道吸收完全，但实际意义不大。苯进入人体后，主要分布在含类脂质较多的组织和器官中。当一次大量吸入高浓度的苯时，在大脑、肾上腺与血液中的含量最高；中等量或长期少量吸入时，骨髓、脂肪和脑组织中含量较大。

进入体内的苯，约有 50%以原形由呼吸道排出，约 10%以原形储存于体内各组织，40%左右在肝脏代谢。

2. 毒作用机制

苯代谢产物被转运到骨髓或其他器官，可能表现为骨髓毒性和致白血病作用。迄今，苯的毒作用机制仍未完全阐明，目前认为主要涉及：①干扰细胞因子对骨髓造血干细胞的生长和分化的调节作用。②氢醌与纺锤体纤维蛋白共价结合，抑制细胞增殖。③损伤 DNA，其机制有二，一是苯的活性代谢物与 DNA 共价结合；二是代谢产物引发氧化性应激，对 DNA 造成氧化性损伤。通过上述两种机制诱发突变或染色体的损伤，引起再生障碍性贫血或因骨髓增生不良，最终导致急性髓性白血病。④癌基因的激活。肿瘤的发生往往并非由单一癌基因的激活，通常是两种或两种以上癌基因突变的协同作用。苯致急性髓性白血病可能与 ras，c-fos，c-myc 等癌基因的激活有关。

（三）毒作用表现

1. 急性中毒

急性苯中毒是由于短时间吸入大量苯蒸气引起，主要表现为中枢神经系统的麻醉作用。轻者出现兴奋、欣快感、步态不稳，以及头晕、头痛、恶心、呕吐、轻度意识模糊等。重者神志模糊加重，由浅昏迷进入深昏迷状态或出现抽搐。严重者导致呼吸、心跳停止。实验室检查可发现尿酚和血苯增高。

2. 慢性中毒

长期接触低浓度苯可引起慢性中毒，其主要临床表现如下：

(1) 神经系统　多数病人表现为头痛、头昏、失眠、记忆力减退等症状,有的伴有自主神经系统功能紊乱如心动过速或过缓,皮肤划痕反应阳性。个别病例有肢端麻木和痛觉减退表现。

(2) 造血系统　慢性苯中毒主要损害造血系统。有近5%的轻度中毒者无自觉症状,但血象检查可发现异常。重度中毒者常因感染而发热,常见牙龈、鼻腔、黏膜与皮下出血,眼底检查可见视网膜出血。最早和最常见的血象异常表现是持续性白细胞计数减少,主要是中性粒细胞减少,白细胞分类中淋巴细胞相对值可增加到40%左右。血液涂片可见白细胞有较多的毒性颗粒、空泡、破碎细胞等,电镜检查可见血小板形态异常。中度中毒者可见红细胞计数偏低或减少;重度中毒者红细胞计数、血红蛋白、白细胞(主要是中性粒细胞)、血小板、网织细胞都明显减少,淋巴细胞相对增高。

慢性苯中毒的骨髓象主要表现为:①不同程度的生成降低,前期细胞明显减少;轻者限于粒细胞系列,较重者涉及巨核细胞,重者三个系列都减低,骨髓有核细胞计数明显减少,呈再生障碍性贫血表现。②形态异常,粒细胞见到毒性颗粒、空泡,核质疏松,核浆发育不平衡,中性粒细胞分叶过多,破碎细胞较多等;红细胞有嗜碱性颗粒,嗜碱红细胞、核浆疏松、核浆发育不平衡等;巨核细胞减少或消失,成堆血小板稀少。③分叶中性粒细胞由正常的10%增加到20%~30%,结合外周血液中性粒细胞减少,表明骨的释放功能出现障碍。此外,约有15%的中毒病人,一次骨髓检查呈不同程度的局灶性增生活跃。

苯可引起各种类型的白血病。苯与急性髓性白血病密切相关,国际癌症研究中心已确认苯为人类的一类致癌物。

(3) 其他　经常性接触苯,皮肤可脱脂、变干燥、脱屑以至皲裂,有的出现过敏性湿疹、脱脂性皮炎。苯还可损害生殖系统,苯接触女工月经血量增多,经期延长,自然流产及胎儿畸形率增高;苯对免疫系统也有影响,接触苯工人血IgG、IgA明显降低,而IgM增高。此外,职业性苯接触工人染色体畸变率可明显增高。

(四) 诊断

根据短期大量或长期密切的职业接触史和以麻醉作用或造血系统损害为主的临床表现,参考作业环境调查和现场空气中苯浓度测定资料,进行综合分析,排除其他疾病所引起的中枢神经系统功能和血象改变,方可诊断急性或慢性苯中毒。

1. 观察对象

常有神经衰弱综合征的表现,若检查发现有以下改变之一,并在一个月内经过复查仍无变化者,可列为观察对象:

①白细胞数波动于$(4\sim4.5)\times10^9/L$;

②血小板数波动于$(80\sim100)\times10^9/L$,兼有出血倾向者。

2. 慢性轻度中毒

除上述症状外,化验检查经过一段时间观察,一般在1~3个月内检查3次,白细胞数基本低于$4\times10^9/L$,或中性粒细胞数基本低于$2\times10^9/L$,可诊断为慢性轻度中毒。

如白细胞数波动于$(4\sim4.5)\times10^9$/L,结合下列辅助指标之一,也可诊断为慢性轻度中毒:①血小板数低于$(80\sim100)\times10^9$/L,并伴有出血倾向;②中性粒细胞碱性磷酸酶活性明显升高,按生化定量法大于120 U,或按组织化学法积分值大于60;③中性粒细胞胞浆中毒性颗粒明显增多,积分值大于20或大于当地正常值。

3. 慢性中度中毒

具有下列情况之一时,可诊断为慢性中度中毒:①白细胞数低于3×10^9/L,或中性粒细胞数低于1.5×10^9/L;②白细胞数低于4×10^9/L,血小板数低于60×10^9/L,并有出血倾向。

4. 慢性重度中毒

经血象及骨髓象检查,确定有再生障碍性贫血或白血病者,可诊断为慢性重度中毒。

5. 急性中毒

短期内吸入大量苯蒸气,症状较轻者主要表现为兴奋或酒醉状态,伴有黏膜刺激症状,以及头晕、头痛、恶心、呕吐、步态蹒跚等;严重者发生昏迷、抽搐、血压下降,以致呼吸和循环衰竭。必要时可测定尿酚、血苯等,以明确诊断。

(五)处理原则

1. 慢性中毒

可用有助于造血功能恢复的药物,并给予对症治疗,再生障碍性贫血或白血病的治疗原则同内科。

2. 急性中毒

应迅速将中毒者移至空气新鲜处,立即脱去被苯污染的衣物,用肥皂水清洗被污染的皮肤,注意保温。急性期应注意卧床休息。急救原则同内科,可用葡萄糖醛酸,忌用肾上腺素。

苯中毒一经确诊,应调离接触苯作业,积极治疗,并根据病情适当安排休息。

(六)防治原则

1. 以无毒或低毒的物质代替苯

如喷漆作业中改用无苯稀料,制药工业中以酒精代替苯作萃取剂,印刷工业中以汽油代替苯作溶剂。用对血液系统影响不明显的甲苯、二甲苯作溶剂,但高浓度的甲苯、二甲苯对中枢神经的麻醉作用和黏膜刺激作用均较苯强烈。

2. 改革生产工艺

改革生产方式,以达到工作人员不接触或少接触苯的目的。对喷漆业,根据具体情况采用静电喷漆、自动化淋漆、浸漆等。

3. 通风排毒

使用苯的操作在排毒罩内进行,排出的气体要进行回收处理,以防污染大气环境。

4. 卫生保健措施

对苯作业现场进行定期的劳动卫生调查和空气中苯浓度的测定。对劳动防护设备加强管理，注意维修及更新，以防失效。

5. 加强宣传教育

加强企业管理人员和工人对苯的毒性及预防苯中毒基本知识的了解，增强自我保健意识，切忌不恰当地使用苯，禁止在印刷行业用苯作为清洗手上油墨的清洁剂等。

6. 苯作业工人进行定期检查

制定工作就业前及工作后定期体检制度，重点在血液系统指标的检查，具有从事苯作业的职业禁忌证者，如患有中枢神经系统性疾病、精神病、血液系统疾病，以及肝、肾器质性病变者，都不宜从事接触苯的工作。

四、刺激性气体中毒

(一) 刺激性气体对机体的致病作用

1. 急性作用

短时间吸入高浓度或接触引起的病变，多发生于意外泄漏或喷溅事故。

(1) 局部炎症　短时间高浓度吸入或接触水溶性大的刺激性气体，在接触的局部或上呼吸道引起局部急性炎症反应，如急性眼结膜炎、角膜炎或角膜腐蚀脱落，咽部痉挛和水肿，局部皮肤灼伤。

(2) 全身中毒　吸入刺激性气体，尤其是水溶性小的气体，如光气、氮氧化物等，可到达呼吸道深部的细支气管和肺泡，容易引起中毒性肺水肿等损害。主要表现为：①气体中毒；②复合伤；③多脏器损伤。

(3) 变态反应　如氯气中毒和二异氰酸甲苯酯引起的变态反应性哮喘性支气管炎。

2. 慢性损害

长期低浓度接触刺激性气体可以引起慢性炎症，如慢性结膜炎、鼻炎、咽炎、支气管炎、牙齿酸蚀症、接触性或过敏性皮炎。

(二) 硫化氢

1. 毒理

硫化氢(H_2S)为剧毒气体，主要经呼吸道进入，在血液内可与血红蛋白结合为硫血红蛋白，一部分游离的 H_2S 经肺排出，一部分被氧化为无毒的硫酸盐和硫代硫酸盐，随尿排出。H_2S 遇到潮湿的黏膜迅速溶解，并与体液中的钠离子结合成为碱性的 Na_2S，对黏膜和组织产生刺激和腐蚀作用。进入体内的 H_2S 如未及时被氧化解毒，能与氧化型细胞色素氧化酶中的二硫键或与三价铁结合，使之失去传递电子的能力，造成组织细胞内窒息，尤以神经系统敏感。H_2S 还能使脑和肝中的三磷酸腺苷酶活性降低，与体内谷胱甘肽中的巯基结合，使其失活，影响体内生物氧化过程。

2. 临床表现

(1) 轻度中毒　出现眼胀痛、畏光、咽干、咳嗽、轻度头痛、头晕、乏力、恶心、呕吐等症状。检查见眼结膜充血，肺部可有干啰音。X 线胸片显示肺纹理增强。

（2）中度中毒　有明显的头痛、头晕症状，并出现轻度意识障碍。或有明显的黏膜刺激症状，出现咳嗽、胸闷、视物模糊、眼结膜水肿及角膜溃疡等。肺部可闻及干性或湿性啰音，X线胸片显示两肺纹理模糊，肺野透亮度降低或有片状密度增高影。

（3）重度中毒　可出现昏迷、肺泡性肺水肿、呼吸循环衰竭或“电击型”死亡。

（4）慢性影响　长期低浓度接触 H_2S 可引起眼及呼吸道慢性炎症，甚至可致角膜糜烂或点状角膜炎。全身可出现类神经征、中枢性自主神经功能紊乱，也可损害周围神经。

3. 治疗

（1）迅速脱离现场，给予吸氧，保持安静，卧床休息，严密观察，注意病情变化。

（2）抢救、治疗原则以对症及支持疗法为主，积极防治脑水肿、肺水肿，早期、足量、短程使用肾上腺糖皮质激素。对中、重度中毒，有条件者应尽快安排高压氧治疗。

（3）对呼吸、心跳骤停者，立即进行心肺复苏，待呼吸、心跳恢复后，有条件者尽快给予高压氧治疗，并积极给予对症、支持治疗。

（4）其他处理　急性轻、中度中毒者痊愈后可恢复原工作，重度中毒者经治疗恢复后应调离原工作岗位。

（三）预防

刺激性气体对人群的严重危害是突发性事故造成的群体性中毒和死亡，因此预防、控制的重点是消除事故隐患，早期发现和预防重度中毒，加强现场急救，预防、控制并发症。

1. 病因控制

（1）控制与有害、刺激性气体的接触机会。

（2）提高现场急救水平，控制毒物吸收：尽快使染毒者脱离接触，进入空气新鲜地带，迅速脱去污染衣服。皮肤、眼染毒应即刻进行清洗或中和解毒，分别以3%～5%碳酸氢钠或3%～5%硼酸、柠檬酸冲洗，或湿敷，或呼吸道雾化吸入。有潜在事故隐患的作业，应配置急救设备。

2. 预防和早期检出重度中毒

依据接触者接触刺激性气体的性质，与事故现场的距离、风向及接触时间，估算吸入剂量，结合症状与体征，对接触人群中可能发生肺水肿者，进行密切观察至少48～72 h，绝对休息，保持安静，必要时给予镇静剂和地塞米松等处理；对可能发生喉头水肿或痉挛导致窒息者，进行及时处理。

3. 治疗与预防并发症

（1）通气、吸氧以纠正缺氧　①视缺氧程度，给予吸氧或进行面罩给氧或气管插管加压给氧，注意防止正压呼吸发生气胸和纵隔气肿。②给予二甲基硅酮消泡气雾剂消泡净雾化吸入，一日多次。③支气管痉挛和喉头痉挛者，使用支气管解痉剂。④大量泡沫性痰或黏膜坏死组织堵塞气道时，立即行吸出或气管切开吸出。

（2）早期、短程、足量使用激素。

(3) 限制静脉补液,保持负平衡。

(4) 合理应用利尿剂、脱水剂,减少肺循环血容量,同时注意防止低血容量性休克和电解质紊乱。

(5) 合理应用抗生素。

采用上述综合治疗,合理处理治疗矛盾,控制肺水肿的发展,预防 ARDS、脑水肿及多脏器损害。

五、窒息性气体中毒

窒息性气体是指经吸入使机体产生缺氧而直接引起窒息作用的气体。主要致病环节都是引起机体缺氧。依其作用机理可分为两大类:单纯窒息性气体和化学窒息性气体(包括血液窒息性气体、细胞窒息性气体两类)。

(一) 一氧化碳

1. 中毒机理

一氧化碳经呼吸道吸收进入血液,由于它和红蛋白的亲和力比氧大 300 倍。因此,进入血液的一氧化碳即可与血红蛋白结合形成碳氧血红蛋白(HbCO),使血液的携氧能力下降;而碳氧血红蛋白一旦形成,其解离又比氧合血红蛋白(HbO_2)慢 3600 倍,而且碳氧血红蛋白的存在,还可影响 HbO_2 的解离,阻碍氧的正常释放和传递。吸入一氧化碳浓度较高时,还可与体内还原型细胞色素氧化酶的二价铁结合,直接抑制组织细胞的呼吸。

2. 临床表现

(1) 轻度中毒　出现剧烈的头痛、头昏、四肢无力、心悸、眼花、恶心、呕吐、步态不稳、出现轻度至中度意识障碍,但无昏迷。血液 HbCO 浓度可高于 10%。

(2) 中度中毒　除上述症状外,还有面色潮红、多汗、脉速,出现浅至中度昏迷,经抢救恢复后无明显并发症。血液 HbCO 浓度可高于 30%。

(3) 重度中毒　除上述症状外,出现深昏迷或植物状态。常见瞳孔缩小,对光反射正常或迟钝,四肢肌张力增高,可出现大小便失禁。加重可并发脑水肿、休克或严重的心肌损害、肺水肿、呼吸衰竭、上消化道出血、脑局灶性损害(如锥体系或锥体外系损害)。血液 HbCO 浓度可高于 50%。

(4) 急性 CO 中毒迟发脑病　急性 CO 中毒意识障碍恢复后,经 2~60 天的“假愈期”,又出现神经精神症状,如:痴呆、谵妄或去大脑皮层状态;锥体外系障碍,出现帕金森综合征的表现;锥体系神经损害,出现偏瘫、病理反射阳性或大小便失禁等;大脑皮层局灶性功能障碍,如失语、失明等,或出现继发性癫痫。有人也称其为“急性 CO 中毒神经精神后发症”。

(5) 慢性影响　长期接触低浓度 CO 是否可引起慢性中毒尚未有定论,但有学者认为可出现中枢神经系统症状,如头痛、头晕、耳鸣、无力、记忆力减退及睡眠障碍等。

（二）氰化氢

1. 毒理

氰化氢主要经呼吸道进入人体。高浓度蒸气和氢氰酸液体可直接经皮肤吸收。进入体内的氰化氢以及其他氰化物的毒性主要由其在体内解离出的氰离子(CN^-)引起。CN^-可抑制42种酶的活性，但它与细胞呼吸酶的亲和力最大，能迅速与细胞色素氧化酶的Fe^{3+}结合，使细胞色素失去传递电子的能力，呼吸链中断，组织不能摄取和利用氧，引起细胞内窒息。另外，CN^-能与血液中约2%正常存在的高铁血红蛋白相结合，血液中的高铁血红蛋白增加，对细胞色素可起到保护作用。另外，CN^-还可夺取某些酶中的金属，或与酶的辅基和底物中的羰基结合，使二硫键断裂，从而抑制多种酶的活性，也可导致组织细胞缺氧窒息。

2. 临床表现

(1) 急性中毒　轻度中毒出现眼及上呼吸道黏膜刺激症状，如乏力、头痛、头昏、口唇及咽部麻木、皮肤和黏膜红润，还可出现恶心、呕吐、震颤等，呼吸和脉搏加快。经治疗，2～3天可恢复。由于缺氧加重，继而出现意识丧失，呼吸极度困难，瞳孔散大，出现惊厥，皮肤和黏膜呈鲜红色，逐渐转为发绀，最后由于呼吸中枢麻痹和心跳停止而死亡。临床经过可分为四期：前驱期、呼吸困难期、痉挛期、麻痹期。氰化氢属剧毒类，在短时间内如果高浓度吸入，可无任何先兆而突然昏倒，立即呼吸停止而发生“电击型”死亡。

(2) 慢性影响　长期吸入较低浓度氰化氢的作业者可出现慢性刺激症状，如眼结膜炎、上呼吸道炎症、嗅觉及味觉异常。还可见类神经征，表现为乏力、头痛、胸部压迫感、失眠、腹痛、血压偏低，肌肉酸痛，甚至强直发僵、活动受限。

3. 急救措施

基本原则是立即脱离现场，就地及时治疗。脱去污染衣服，清洗被污染的皮肤。同时就地应用解毒剂。呼吸、心跳骤停者，按心肺复苏方案处理。

(1) 解毒剂的应用

①亚硝酸钠-硫代硫酸钠疗法：立即将亚硝酸异戊酯1～2支包在手帕或纱布内打碎，给病人吸入15～30 s，每隔3 min重复应用1支(一般最多用6支)，直至使用亚硝酸钠为止。接着缓慢静脉注射3%亚硝酸钠10～15 mL，2～3 mL/min，注射时观察血压，防止血压下降，必要时可隔半小时至一小时重复一次。随即用同一针头缓慢静脉注射25%～50%硫代硫酸钠溶液20～50 mL(10～25 g)。若中毒症状重新出现，可按半量再给予亚硝酸钠和硫代硫酸钠。伴有休克或血压偏低的病人，使用亚硝酸钠可能会加重休克和使血压下降，不利于抢救，此时可单用硫代硫酸钠，但用量要足，疗程要长。治疗的同时给予高压氧治疗效果较好。

②4-二甲氨基苯酚(4-DMAP)的应用：4-DMAP为新型高铁血红蛋白生成剂，形成高铁血红蛋白的速度比亚硝酸钠快，对平滑肌无扩张作用，不引起血压下降，且给药方便。使用本药后严禁再用亚硝酸类药物，防止形成高铁血红蛋白过度症。急性中毒立即肌内注射10% 4-DMAP 2 mL，如症状严重，可接着缓慢静脉注射50%硫代硫酸钠

20 mL,必要时 1 h 后重复半量。

(2) 对症治疗　可用细胞色素 C、三磷酸腺苷、维生素 C、辅酶 A、复合 B 族维生素等药物辅助解毒治疗。防治脑水肿十分重要。脑水肿病人可使用脑细胞营养药物、肾上腺皮质激素,以及给予利尿脱水、抗凝溶栓等方法对症处理。严重者可采用低温与冬眠疗法。

(三) 窒息性气体的预防

(1) 严格管理制度,预防窒息事故。

(2) 窒息的现场急救,关键在及时,要重在现场。

(3) 控制并发症。

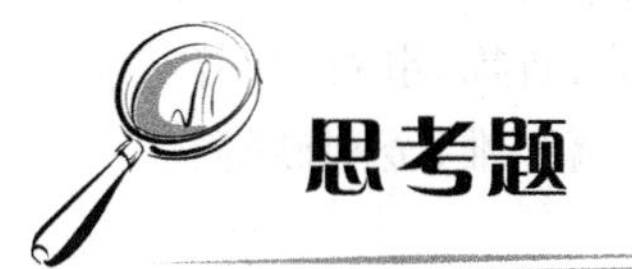

思考题

一、解释下列名词

腕下垂、铅线、铅吸收

二、问答题

1. 简述铅中毒对人体健康影响的发病机理。
2. 铅中毒、汞中毒的临床表现是什么?
3. 苯中毒的毒作用表现有哪些?
4. 如何预防职业性中毒?
5. 刺激性气体对机体的致病作用有哪些?
6. 一氧化碳中毒的机理是什么? 其临床表现有哪些?

第四节　生产性粉尘与矽肺

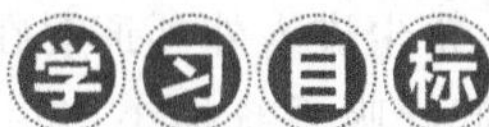

1. 熟悉生产性粉尘分类、矽肺的病理表现。

2. 掌握生产性粉尘的理化性质和对健康的影响、生产性粉尘的健康损害以及各种尘肺的临床表现。

3. 解释下列概念:生产性粉尘、矽肺、矽结节、石棉肺、“八字”方针。

4. 熟悉生产性粉尘的预防措施。

一、概述

生产性粉尘是指在生产中形成的，并能够长时间浮游在空气中的固体微粒，长期吸入主要引起肺部病变。

（一）分类

根据生产性粉尘的性质，可分为以下三类。

1. 无机性粉尘(inorganic dust)

根据来源不同，可分为以下几种。

(1) 金属性粉尘　如铝、铁、锡、铅、锰等金属及其化合物粉尘。

(2) 非金属的矿物粉尘　如石英、石棉、滑石、煤等。

(3) 人工无机粉尘　如水泥、玻璃纤维、金刚砂等。

2. 有机性粉尘(organic dust)

(1) 植物性粉尘　如木尘、烟草、棉、麻、谷物、茶、甘蔗等粉尘。

(2) 动物性粉尘　如畜毛、羽毛、角粉、骨质等粉尘。

3. 混合性粉尘(synthetic material dust)

混合性粉尘主要见于塑料加工过程中。塑料除含有高分子聚合物外，还含有填料、增塑剂、稳定剂、色素及其他添加剂。

（二）接触机会

在各种不同生产场所，可以接触到不同性质的粉尘。如：在采矿、开山采石、建筑施工、铸造、耐火材料及陶瓷等行业，主要接触的是石英的混合粉尘；石棉开采、加工制造石棉制品时接触的是石棉或含石棉的混合粉尘；焊接、金属加工、冶炼时接触的是金属及其化合物粉尘；农业、粮食加工、制糖工业、动物管理及纺织工业等，以接触植物或动物性有机粉尘为主。

（三）粉尘的危害

根据特性不同，粉尘可对机体引起不同损害。可溶性有毒粉尘进入呼吸道后，能很快被吸收入血流，引起中毒；放射性粉尘，则可造成放射性损伤；某些硬质粉尘可损伤角膜及结膜，引起角膜混浊和结膜炎等；粉尘堵塞皮脂腺和机械性刺激皮肤时，可引起粉刺、毛囊炎、脓皮病及皮肤皲裂等；粉尘进入外耳道混在皮脂中，可形成耳垢等。

粉尘对机体影响最大的是引起呼吸系统损害，包括上呼吸道炎症、肺炎（如锰尘）、肺肉芽肿（如铍尘）、肺癌（如石棉尘、砷尘）、尘肺（如二氧化硅等尘）以及其他职业性肺部疾病等。

尘肺是由于在生产环境中长期吸入生产性粉尘而引起的以肺弥漫性间质纤维性改变为主的疾病，它是职业性疾病中影响面最广、危害最严重的一类疾病。

根据粉尘性质不同，尘肺的病理学特点也轻重不一。①石英、石棉所引起的间质反应以胶原纤维化为主，胶原纤维化往往成层排列成结节状，肺部结构遭到永久性破坏，肺功能逐渐受影响，一旦发生，即使停止接触粉尘，肺部病变仍继续进展。②锡、铁、锑等粉尘，主要沉积于肺组织中，呈现异物反应，以网状纤维增生的间质纤维化为主，在X线胸片上可以看到满肺野结节状阴影，主要是这些金属的沉着，这类病变不损伤肺泡结构，因此肺功能一般不受影响，脱离粉尘作业，病变可以不再继续发展，甚至肺部阴影逐渐消退。

为了更好地保护工人健康，在我国1988年公布实施的《职业病范围和职业病病人处理办法的规定》中，规定了十二种尘肺名单，即矽肺、石棉肺、煤工尘肺、石墨尘肺、炭黑尘肺、滑石尘肺、水泥尘肺、云母尘肺、陶工尘肺、铝尘肺、电焊工尘肺及铸工尘肺。尘肺中以矽肺(silicosis)最严重，其次为石棉肺(asbestosis)。全国尘肺流行病学调查资料表明，到1986年底，全国接触粉尘工人760余万人，其中累积尘肺病例有39万余人。

在十二种尘肺中，其病变轻重程度主要与生产性粉尘中所含二氧化硅量有关，以矽肺最严重，石棉肺次之，后者由含结合型二氧化硅(硅酸盐)粉尘引起。其他尘肺的病理改变和临床表现均较轻。

其他职业性肺部疾病有吸入棉、亚麻或大麻尘引起的棉尘病，出现胸闷、气急和(或)咳嗽症状，可有急性肺通气功能改变，吸烟的同时吸入棉尘可引起非特异性慢性阻塞性肺疾病(chronic obstructive pulmonary disease，COPD)；职业性变态反应肺泡炎是由于吸入带有霉菌孢子的植物性粉尘(如草料尘、粮谷尘、蔗渣尘)等引起的，病人常在接触粉尘4～8 h后出现畏寒、发热、气促、干咳，第二天后自行消失，急性症状反复发作可以发展为慢性，并产生不可逆的肺组织纤维增生和COPD；职业性哮喘可在吸入很多种粉尘(如铬酸盐、硫酸镍、氯铂酸铵等)后发生。这些均已纳入职业病范围。

二、矽肺

矽肺是指由于在生产过程中，长期吸入含有较高浓度的游离二氧化硅(SiO_2)粉尘所引起的以肺组织纤维化为主的疾病。矽肺病人约占尘肺的一半。

(一) 病因

游离二氧化硅在自然界中分布很广，是地壳的主要成分，约95%的矿石中含有游离二氧化硅，如石英中游离二氧化硅含量可达99%，故通常以石英代表游离二氧化硅。接触含有10%以上游离二氧化硅的粉尘作业，称为矽尘作业。常见的矽尘作业，如矿山采掘时使用风钻凿岩或爆破、选矿等作业，开山筑路、修建水利工程及开凿隧道等，在工厂，如玻璃厂、石英粉厂、耐火材料厂等生产过程中矿石原料破碎、碾磨、筛选、配料等作业，机械制造业中铸造车间的型砂粉碎、调配、铸件开箱、清砂及喷砂等作业，均可产生大量的含矽粉尘。有的沙漠地带，砂中含矽量也很高。

化学元素硅，旧称矽，现科学院统一名词为硅。而矽肺、煤矽肺、矽尘、矽尘作业为本学科习惯用语。

矽肺是严重的职业病，一旦发生，即使脱离接触仍可缓慢进展，迄今无满意的治疗方法，对病人的经济负担和精神压力极大。随着乡镇企业的迅速发展，矽尘作业分布面更广，接触人数也更多，而不少企业设备简陋、劳动条件差，使新的矽肺病例不断发生。

（二）影响矽肺发生的因素

1. 空气中粉尘浓度中游离 SiO_2 含量

在环境粉尘中游离 SiO_2 含量越高，粉尘浓度越大，则造成的危害越大。粉尘浓度以 mg/m^3 表示，当粉尘中游离 SiO_2 含量较大，且浓度很高，长期吸入后，肺组织中形成矽结节。典型的矽结节由多层排列的胶原纤维构成，横断面似洋葱头状。早期矽结节中，胶原排列疏松，继而结节趋向成熟，胶原纤维可发生透明样变。随着时间的推移，矽结节增多、增大，进而融合形成团块状。在煤炭开采中，煤矿岩层往往也含相当高的游离二氧化硅量，有时可高达 40%，这些工人所接触的粉尘常为煤矽混合尘，如果长期吸入大量这类粉尘，也可引起以肺纤维化为主的疾病。

2. 接触时间

矽肺的发展是一个慢性过程，一般在持续吸入矽尘 5～10 年发病，有的长达 5～20 年或以上。但持续吸入高浓度、高游离二氧化硅含量的粉尘，经 1～2 年即可发病，称为速发型矽肺(acute silicosis)。有些矽尘作业工人，在离开粉尘作业时没有发现矽肺的征象，但日后出现矽结节，并诊断为矽肺，为晚发型矽肺(delayde silicosis)，常见于服役时曾从事坑道作业的部队复员的工程兵。有的矽尘作业工人调到非粉尘作业，这些工人脱离接触粉尘后仍需定期检查肺部情况。

3. 粉尘分散度

分散度是表示粉尘颗粒大小的一个量度，以粉尘中各种颗粒直径大小的组成百分比来表示。小颗粒粉尘所占的比例愈大，则分散度愈大。分散度大小与尘粒在空气中的浮动和其在呼吸道中的阻留部位有密切关系。直径大于 10 μm 的粉尘粒子在空气中很快沉降，即使吸入也被鼻腔鼻毛阻留，随擤涕排出；10 μm 以下的粉尘，绝大部分被上呼吸道所阻留；5 μm 以下的粉尘，可进入肺泡；0.5 μm 以下的粉尘，因其重力小，不易沉降，随呼气排出，故阻留率下降；而 0.1 μm 以下的粉尘因布朗运动，阻留率反而增高。

4. 机体状态

人体呼吸道有一系列的防御装置，吸入的粉尘首先通过鼻腔，因鼻毛的滤尘作用和鼻中隔偏曲而阻留，这部分粉尘一般为吸入粉尘量的 30%～50%；进入气管、支气管的粉尘，极大部分可由支气管树的分叉、黏膜上皮纤毛运动而阻留并随痰排出；部分尘粒被巨噬细胞或肺泡间质巨噬细胞吞噬成为尘细胞，尘细胞或未被吞噬的游离尘粒可沿着淋巴管进入肺门淋巴结。

游离 SiO_2 粉尘对尘细胞有杀伤力，是造成矽肺病变的基础。一般来说，进入呼吸道的粉尘 98%在 24 h 内通过各种途径排出体外，粉尘浓度愈大，超过机体清除能力时，滞留在肺内的量愈大，病理改变也愈严重。

凡有慢性呼吸道炎症者，呼吸道的清除功能较差，呼吸系统感染尤其是肺结核，能促使矽肺病程迅速进展和加剧。此外，个体因素如年龄、健康素质、个人卫生习惯、营养状况等也是影响矽肺发病的重要条件。

矽肺的发病机理

石英的溶解度很低，吸入后，能在肺内长期存留，当它沉积在肺泡中时能很快被巨噬细胞吞噬，石英表面的羟基基团与次级溶酶体膜上脂蛋白中的受氢体（氧、氮、硫等原子）形成氢键，改变膜的通透性，使溶酶体内的酶释入到胞浆中，引起细胞自溶死亡，尘粒又释放出来，再被其他巨噬细胞吞噬，吞噬和死亡的过程反复发生。含尘细胞的死亡是矽肺发病的首要条件。

巨噬细胞崩解后能释放出一种致纤维化因子（H 因子），它刺激成纤维细胞，进而胶原纤维增生，含尘细胞崩解后，还可能释放出一种抗原物质，引起免疫反应。抗原抗体复合物沉积于胶原纤维上发生透明样变。肺内矽尘能作用于肺泡Ⅱ型上皮细胞，增加其表面活性物质的分泌，肺泡Ⅱ型上皮细胞也能转化为巨噬细胞，或释放出脂类物质，刺激骨髓干细胞，使巨噬细胞大量增殖并聚集（图 5-2）。

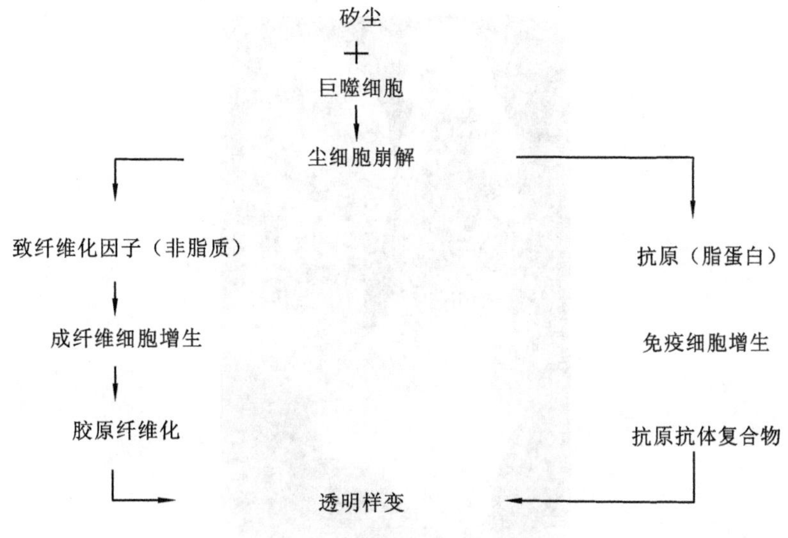

图 5-2 矽肺发病机理示意图

近年研究证明，实验性矽肺的脂质过氧化物含量增加，它和肺胶原增生的程度呈正相关。有学者试图用自由基反应解释矽肺的发生机理，认为 SiO_2 能使肺泡巨噬细胞生物膜的类脂质发生过氧化反应并产生自由基，由此改变膜的通透性，继而引起细胞死亡；脂质过氧化改变也影响成纤维细胞，使其功能活化，释放过量胶原蛋白、弹性蛋白和蛋白多糖，为矽结节的形成奠定物质基础。最后形成弥漫性肺胶原纤维化。巨噬细胞吞噬粉尘颗粒示意图见图 5-3。

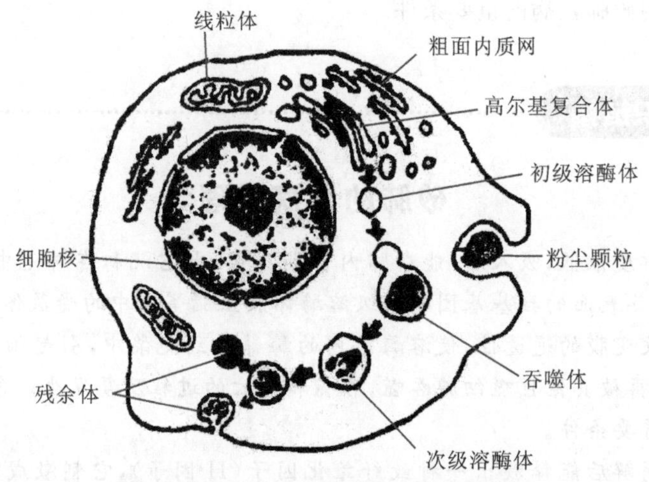

图 5-3　巨噬细胞吞噬粉尘颗粒示意图

肺组织纤维化本质上是肺泡组织不可逆损伤的一种非特异性修复过程。至今对矽肺的发病机理尚无满意的解释，多数学者认为其发病机理十分复杂。矽肺纤维化肺模型见图 5-4。

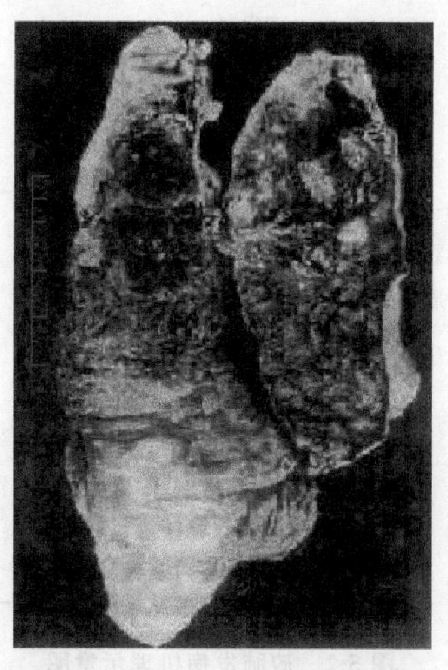

图 5-4　矽肺纤维化肺模型(照片)

（三）矽肺的临床特点和诊断

1. 症状和体征

病人早期无明显症状，随病情进展，或有合并症时，出现气短、胸闷、胸痛、咳嗽、咳痰等症状和体征。胸闷、气急程度与病变范围及性质有关，这是由于肺组织广泛纤维化，使肺泡大量破坏，支气管变形、狭窄、痉挛，以及胸膜增厚和粘连，使通气及换气功能损害造成的。当活动或病情加重时，呼吸困难可加重。早期病人多数无明显的阳性体征，少数病人两肺可听到呼吸音粗糙、减弱或干啰音；支气管痉挛时可听及哮鸣音，合并感染可有湿啰音，若有肺气肿，则呼吸音降低。

2. X 线表现

(1) 矽肺的基本病理变化　肺组织内有特征性的结节形成和弥漫性间质纤维化，在 X 线胸片上表现为肺纹理增多、增粗，出现圆形或不规则小阴影。晚期 X 线胸片上显示融合块状大阴影。根据这些改变的分布范围及密集程度，通过综合分析可确定矽肺期别(图 5-5、图 5-6)。

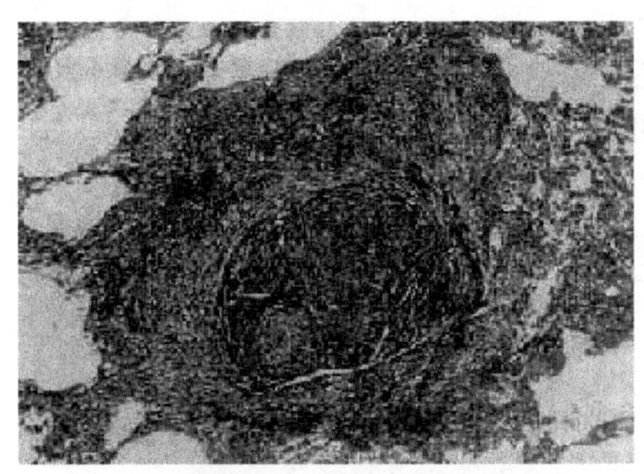

图 5-5　矽结节(由呈旋涡状排列的已发生玻璃样变的胶原纤维构成)

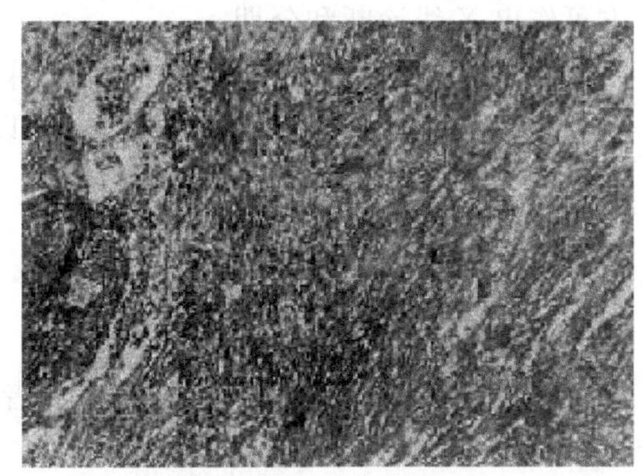

图 5-6　肺组织呈弥漫性纤维化

(2) 肺门改变　由于尘细胞在肺门淋巴结积聚，纤维组织增生，可使肺门阴影扩大，密度增高。晚期由于肺部纤维组织收缩和团块的牵拉，肺门上举外移，肺门阴影可呈“残根样”改变。如果在淋巴结包膜下有钙质沉着可呈现蛋壳样钙化。

(3) 胸膜改变　由于淋巴管阻塞致淋巴阻滞和逆流而累及胸膜，引起胸膜广泛纤维化增厚。晚期由于肺部纤维组织收缩牵拉和粘连，横膈可呈现“天幕状”影像，肺底胸膜粘连，使肋膈角变钝。

3. 呼吸功能改变

早期矽肺，由于病变轻微，对呼吸功能影响不大，肺功能常无明显改变，随着病变进展，肺组织纤维增多，肺泡弹性改变，肺功能显示肺活量和肺总量减低，病变进一步发展至弥漫性结节纤维化和并发肺气肿时，肺活量进一步减低，当肺泡大量损害和肺泡毛细血管壁因纤维化而增厚时，可引起肺弥散功能障碍，肺功能以限制性障碍为特点。

4. 并发症

矽肺病人的主要并发症和继发症有肺结核、肺及支气管感染、自发性气胸及肺心病等，其中最常见的合并症是肺结核。合并肺结核后，矽肺可加速恶化，肺结核也迅速进展，且抗结核病药物不易奏效，这是矽肺病人主要死亡原因之一。严重的融合团块性矽肺可引起右心衰竭，最终因充血性心力衰竭而死亡。

5. **矽肺诊断**

根据职业史、病史、临床表现和胸部X线检查，结合现场环境（尤其是工作环境中粉尘浓度和粉尘中游离 SiO_2 的含量）和操作方式（干式或湿式作业）等作出诊断。《尘肺病诊断标准》(GBG 70—2009)适用于我国现行职业病名单中所规定的包括矽肺在内的各种尘肺。

（四）矽肺的防治

1. **诊断原则**

矽肺X线检查是确定矽肺及其分期的主要诊断方法。根据详细可靠的职业史、技术质量合格的后前位胸片，参考必要的动态观察资料及该单位矽肺流行病学调查情况，方可作出X线诊断和分期。

矽肺的临床诊断除X线诊断和分期外，还要结合病人的病史、症状、体征、临床化验以及必要的特殊检查，进行鉴别诊断，以早期发现并发症、评定代偿功能等级。

2. **诊断及分级标准**

我国尘肺X线诊断标准如下：

(1) 无尘肺（代号0）

①0：无尘肺的X线表现。

②$0^+$：X线表现尚不够诊断为“Ⅰ”者。

(2) 一期尘肺（代号Ⅰ）

①Ⅰ：有密集度为1级的类圆形小阴影，分布范围至少在两个肺区内各有一处，每处直径不小于2 cm；或有密集度为1级的不规则形小阴影，其分布范围不少于两个肺区。

②$Ⅰ^+$：小阴影明显增多，但密集度与分布范围中有一项尚不够定为“Ⅱ”者。

(3) 二期尘肺（代号Ⅱ）

①Ⅱ：有密集度为2级的类圆形或不规则形小阴影，分布范围超过四个肺区；或有密集度为3级的小阴影，分布范围达到四个肺区。

②$Ⅱ^+$：有密集度为3级的小阴影，分布范围超过四个肺区；或有大阴影尚不够定为“Ⅲ”者。

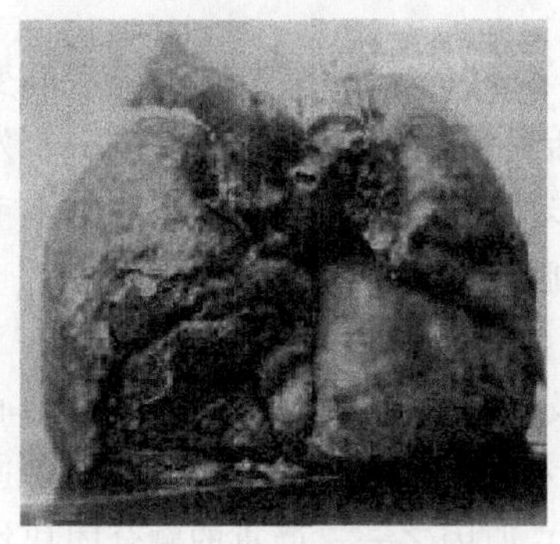

图5-7　三期矽肺并发肺心病

(4) 三期尘肺（代号Ⅲ）

①Ⅲ：有大阴影出现，其长径不小于2 cm，宽径不小于1 cm。

②$Ⅲ^+$：单个大阴影的面积或多个大阴影面积的总和超过右上肺区面积者。

三期矽肺并发肺心病的示意图见图5-7。

3. **治疗**

矽肺的治疗应采取综合措施，原则是提高病人的抗病能力，积极防治并发症，消除和改善症状，减轻病人痛苦，延长寿命。可通过：①适当安排病人力所能及的劳动及增强体质锻炼，注意加强营养，预防感染。②针对症状及并发症处理。③给予药物治疗，各地采用的药物有克矽平（聚 2-乙烯吡啶氮氧化物，P_2O_4）、汉防己甲素、磷酸哌喹及柠檬酸铝等。

4. 预防

至今尚未有消除矽肺病变的办法，关键在于预防。根据我国多年防尘的经验，要有效地预防矽肺，必须采取综合措施，包括组织措施、技术措施及卫生保健措施，并总结出“八字”综合防尘措施。

（1）革　即工艺改革和技术革新，这是消除粉尘危害的根本途径。

（2）水　即湿式作业，可防止粉尘飞扬，降低环境粉尘浓度。

（3）密　将发尘源密闭，对产生粉尘的设备，尽可能在通风罩中密闭，并与排风结合，经除尘处理后再排入大气。

（4）风　加强通风及抽风措施，常在密闭、半密闭发尘源的基础上，采用局部抽出式机械通风，将工作面的含尘空气抽出，并同时采用局部送入式机械通风，将新鲜空气送入工作面。

（5）护　做好个人防护。

（6）管　加强维修管理。

（7）教　加强宣传教育。

（7）查　定期检查环境空气中粉尘浓度，做好接触者的定期体格检查。

采取综合的防尘措施，严格控制空气中的矽尘浓度，是预防矽肺的治本办法。矽肺病人一旦确诊，应立即脱离接触，并作劳动能力鉴定，即根据病人全身状况，X 线诊断分期及结合肺功能代偿功能确定，安排适当工作或休息。此外，应教育病人善于自我保健，戒烟、戒酒，增加营养，并进行适当的体育锻炼，改善体质，延长寿命。

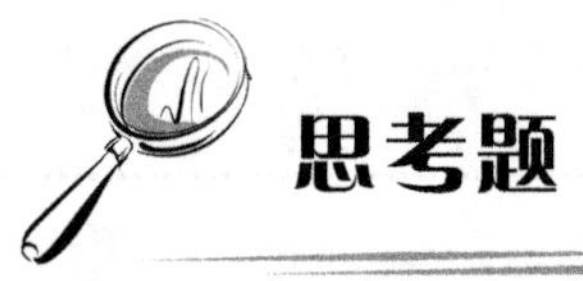

思考题

一、解释下列名词

生产性粉尘、矽肺、尘肺、速发型矽肺、分散度

二、问答题

1. 生产性粉尘对人体有哪些损害？
2. 生产性粉尘如何分类？主要有哪些接触机会？
3. 简述影响矽肺发病的因素有哪些。
4. 图解矽肺发病机理。

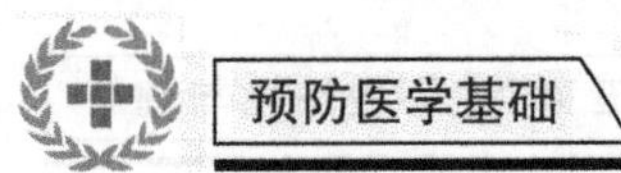

5. 矽肺预防的“八字方针”是指什么？

6. 矽肺诊断的原则是什么？

第五节　物理因素与健康损害

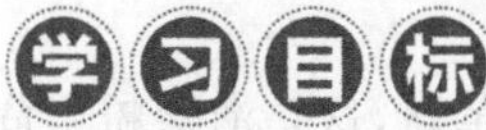

1. 掌握高温作业的类型、临床表现；噪声性耳聋的临床表现；局部振动病的临床表现。

2. 熟悉中暑、噪声及振动对人体的不良影响。

3. 解释下列专业定义：中暑、高温作业、噪声性耳聋、振动病、噪声、电离辐射、振动病、非电离辐射。

4. 了解物理性有害因素。高温生产环境中的气象条件及特点、作业类型与职业接触。

5. 了解中暑不同分期的治疗措施。

一、概述

(一) 高温作业及其类型

高温作业是指生产和工作地点具有生产性热源，工作地点的气温等于或高于本地区夏季室外实际出现通风计算温度时 2 ℃或 2 ℃以上的作业。生产性热源是指生产过程中能够散发热量的生产设备、产品和工件等。

高温作业的类型

根据生产环境中气象因素的特点，可将高温作业分为干热作业、湿热作业和夏季露天作业。

1. 干热作业

干热作业又称高温、强热辐射作业、热作业，是指高温和强辐射同时存在的作业。如：冶金工业的炼焦、炼铁、轧钢等车间；机械制造工业的铸造、锻造、热处理等车间；陶瓷、玻璃、搪瓷、砖瓦等工业的炉窑车间；火力发电厂和轮船的锅炉间等。这些生产场所的气象特点是高气温、热辐射强度大，而相对湿度较低，形成干热环境。

2. 湿热作业

湿热作业又称高温、高湿作业，是指高气温和高气湿同时存在。其特点是高气温、气湿，而热辐射强度不大。主要是由于生产过程中产生大量水蒸气或生产上要求车间内保持较高的相对湿度所致。例如：印染、缫丝、造纸等工业中液体加热或蒸煮时，车间气温可达 35 ℃以上，相对湿度常达 90%以上；潮湿的深矿井内气温可达 30 ℃以上，相对湿度达 95%以上。如通风不良就形成高温、高湿和低气流的不良气象条件，亦即湿热环境。

3. 夏季露天作业

夏季在农田劳动、建筑、搬运等露天作业中，除受太阳的辐射作用外，还受被加热的地面和周围物体放出的热辐射作用。露天作业中的热辐射强度虽较高温车间为低，但其作用的持续时间较长，加之中午前后气温升高，又形成高温、热辐射的作业环境。

（二）对机体的影响

高温作业时，人体可出现一系列生理功能改变，主要为体温调节、水盐代谢、循环系统、消化系统、神经系统、泌尿系统等方面的适应性变化。

1. 体温调节

在高温环境劳动时，人的体温调节主要受气象条件和劳动强度的共同影响。气象条件的诸因素中，气温和热辐射起主要作用。这些内外环境的热负荷因素使机体获热。

下丘脑和视前区有对热、冷暴露产生同样反应的神经细胞，这些细胞属于体温调节中枢。中枢神经通路与身体各个部位的热、冷感受器相连接，脊髓、皮肤温度感受器在体温调节也起一定作用。受冷刺激，皮肤对冷敏感的神经原产生传入神经冲动，传递到脊髓和下丘脑，引起皮肤血管收缩，然后发生寒战、竖毛及动员储存的脂肪和糖，结果散热减少，代谢产热增加。相反在高温环境，当中心血液温度增高时，热敏感的下丘脑神经原发放冲动增加，导致皮肤血管扩张，皮肤出汗。大量血液携带热由内脏流向体表，热在皮肤经对流和蒸发散去，正常体温由此得以维持。如果热接触是间断的，体内蓄积的热可在间期内散发出去而缓解。若蓄热过量，超过体温调节能力，可能出现过热而发生中暑。

2. 水盐代谢

环境温度愈高，劳动强度愈大，人体出汗则愈多。汗液的有效蒸发率在干热有风的环境中高达 80%以上，散热良好。但在湿热风小的环境，有效蒸发率则经常不足 50%，汗液难以蒸发，往往呈汗珠淌下，不利于散热。皮肤潮湿、角质渍汗而膨胀，阻碍汗腺孔的正常作用，促使更多地淌汗。

3. 循环系统

高温环境下从事体力劳动时，心脏既要向高度扩张的皮肤血管网输送大量血液，以便有效地散热，又要向工作肌输送足够的血液，以保证工作肌的活动，且要维持适当的血压。此外，出汗丧失大量水分和体液转移至肌肉使有效血容量减少。如果高温工人在劳动时已达最高心率，机体蓄热又不断增加，心输出量则不可能再增加来维持血压和肌肉灌流,可能导致热衰竭。血压改变没有明确的规律,老工人可出现心脏代偿性肥大。

4. 消化系统

高温作业时,消化液分泌减弱,消化酶活性和胃液酸度降低。胃肠道的收缩和蠕动减弱,吸收和排空速度减慢。唾液分泌也明显减少,淀粉酶活性降低,再加上消化道血流减少,大量饮水使胃酸稀释。这些因素均可引起食欲减退和消化不良,胃肠道疾病增多,且工龄越长,患病率越高。

5. 神经系统

高温作业可使中枢神经系统出现抑制,肌肉工作能力低下,机体产热量因肌肉活动减少而下降,负荷得以减轻。因此,可把这种抑制看作是保护性反应。但由于注意力、肌肉工作能力、动作的准确性与协调性及反应速度降低,易发生工伤事故。

6. 泌尿系统

高温作业时,大量水分经汗腺排出,肾血流量和肾小球滤过率下降,经肾脏排出的尿液大量减少,有时达 85%～90%。如不及时补充水分,由于血液浓缩,肾脏负担加重,可致肾功能不全,尿中出现蛋白、红细胞、管型等。

二、中暑

机体在高温作业环境中可产生一系列生理功能改变,表现为对热负荷有一定程度的适应,使热负荷与散热保持相对平衡,体温恒定。但当热负荷超出机体热适应的限度时,导致散热不足而出现热蓄积,造成生理功能紊乱乃至中暑。

中暑是在高温环境下机体因热平衡和(或)水盐代谢紊乱所致以中枢神经系统和(或)心血管系统障碍为主要表现的急性疾病。根据发病机制,中暑可分为下列三型:

1. 热射病

热射病(heat stroke)是由于人体在热环境下,散热途径受阻,体温调节机制紊乱,体内蓄热所致,是最严重的一型。常突然发病,体温可达 40 ℃以上,大汗以后出现“汗闭”,皮肤干热发红,可伴有意识障碍、嗜睡、昏迷、抽搐等。若抢救不及时者,可死于循环、呼吸衰竭。

2. 热痉挛

热痉挛(heat cramp)是由于大量出汗,体内钠、钾过量丢失,水盐平衡失调所致。表现为明显的四肢、腹部肌肉痉挛,伴收缩疼痛,尤以排肠肌为甚。病人体温正常,神志清醒。

3. 热衰竭

热衰竭(heat exhaustion)是在高温、高湿环境下,皮肤血流增加,但未伴有内脏血管收缩或血容量的相应增加,导致脑部供血不足的结果。常起病迅速,体温可稍高,伴有头痛、头晕、恶心、呕吐、多汗、皮肤湿冷、面色苍白、血压下降、脉搏细微、继而晕厥。

以上三种类型的中暑,以热射病最为严重,即使治疗及时,死亡率仍可高达 20%。

在临床上这三种类型往往难以截然区分，而且多以混合形式出现。

（一）中暑的诊断

根据高温作业人员的职业史及体温升高、肌肉痉挛或晕厥等主要临床表现，排除其他的疾病，可以诊断为职业中暑。按我国《职业性中暑诊断标准》(GBZ 41—2002)，其分级如下：

1. 轻症中暑

具备下列情况之一者：①头昏、胸闷、心悸、面色潮红、皮肤灼热；②呼吸与循环衰竭的早期症状，大量出汗、面色苍白、血压下降、脉搏加快；③肛温升高达 38.5 ℃以上。

2. 重症中暑

出现上述热射病、热痉挛或热衰竭的主要临床症状之一者。

（二）中暑的治疗

轻症中暑病人应立即脱离高温现场，到通风阴凉处休息，补充清凉含盐饮料，并做对症处理。

重症中暑者必须紧急抢救，主要是纠正水、电解质失衡及防止休克和脑水肿。主要措施如下：①物理降温，如使用冷水浴、冰浴，放置冰袋，用酒精擦身，使用风扇等；②药物降温，应与物理降温同时进行，如静脉滴注氯丙嗪。在静脉滴注过程中，注意观察血压，肛温降至 38 ℃时即停止；③纠正电解质平衡紊乱，根据损失情况酌量补充水、盐，输液中不可过快，以免发生心衰和肺、脑水肿；④维持良好呼吸循环，给氧并注意保持呼吸道通畅，对脉搏细弱者立即注射中枢兴奋剂，同时给予升压药以防止休克。

（三）防暑降温措施

1. 技术措施

主要技术措施包括：①改革工艺、改进设备，如实现自动化遥控操作，合理布置和疏散热源，减少接触高温、强热辐射的机会；②隔绝热源，如采用水幕隔热、石棉隔热材料、反射好的铝材或空气层隔热等；③加强通风，利用侧窗与天窗、热源上方安装气罩等加强自然通风，并辅以机械通风如喷雾风扇和岗位送风，也可在密闭基础上安装空调设备进行通风降温。

2. 保健措施

加强高温作业人员的营养，合理供应清凉饮料，妥善安排作息时间。进行就业前、入暑前的体检，凡有心血管疾病、高血压、溃疡病、活动性肺结核、肝肾疾病、甲亢等，均不宜从事高温作业。

3. 个人防护

使用耐热、导热系数小而透气性能好的材料制成的工作服。并按照不同作业需求供给防护帽、防护眼镜、面罩、手套等个人防护用品。

三、生产性噪声

声音是 20～20000 Hz 的振动在弹性介质中传播，达到人耳引起的音响感觉。由各种不同频率和强度声音,无规律地杂乱组合,或单一频率、一定强度声音的持续刺激为噪声(noise),而从生理上讲,凡是使人厌烦的、不需要的声音都可称为噪声。生产过程中产生的声音频率和强度没有规律,听起来使人感到厌烦,称为生产性噪声。

(一)噪声及其测量

衡量声音的大小以声压级来表示,单位为分贝(decibel,dB)。人对声音强弱的主观感觉不仅和声压有关,还与声音的频率有关。通常以1000 Hz纯音为基准音。以1000 Hz、声压40 dB的声音作为噪声测定单位,其他频率的声音强度均通过与基准音的响度比较而得出。将这种把声压级和频率统一起来表示声音响度的主观量称为A声级,用dB(A)表示,A声级可以用声级计直接测出。人耳刚能听到声音的声级是0～10 dB(A),轻声说话声音强度级约为40 dB(A),平时说话则为60～70 dB(A)。

(二)生产性噪声的来源

噪声普遍存在于生产环境中。按其来源不同可分为机械性噪声、流体动力性噪声和电磁性噪声。根据噪声的作用特点不同可以分为连续性噪声和脉冲噪声。按照频率大小不同又可分为低频(300 Hz以下)、中频(300～800 Hz)和高频(800 Hz以上)。

接触噪声的作业很多,主要有矿山、筑路爆破、风钻、球磨机;机械行业的轧钢、铆接、电锯;纺织行业的织布机、纺纱机;建筑行业的打桩机、搅拌机;交通运输业的内燃机、发动机等。

(三)噪声对人体的危害

长期接触强烈的噪声,对人体健康可产生多方面的不良影响,首先是对听觉器官的损害,同时对神经系统、心血管系统及全身其他器官的功能也有不同程度的危害。噪声对人体的影响是全身性的。

1. 听觉系统损害

长时间在噪声作用下,听觉敏感性下降,进行听力测试时,听阈增高(听阈位移),可达10～14 dB,但离开噪声环境后一段时间内可恢复正常,这种现象为听觉适应。听觉适应有一定的限度,如噪声刺激超出听觉适应的限度,听阈位移可增至30 dB,听觉敏感性的恢复也需较长时间,即出现听觉疲劳。听觉疲劳是病理前状态,是可恢复的功能性变化,或称暂时性听阈位移(temporary threshold shift,TTS)。如果听觉疲劳,在休息时间内也不能完全恢复,噪声所造成的内耳损伤会不断累积,如耳蜗螺旋器毛细胞的机械性损伤以及末梢血管痉挛、缺氧和营养障碍引起的代谢性损伤可发展成病理状态,从而出现不可逆的听力损失,称为永久性听阈位移(permanent threshold shift,PTS)。永久性听阈位移的高频段凹陷见图5-8。严重的听力损失(hearing loss)即为噪声聋(noise-induced deafness)。

噪声聋也称职业性耳聋,是我国法定职业病之一,主要表现是听力下降。噪声聋的特征是早期听力损失只限于高频声,听力计检查可见以4000 Hz为中心的高频听阈上升,在听力曲线上呈现典型的4000 Hz处V形下陷并随工龄增加而加重。其原因是高

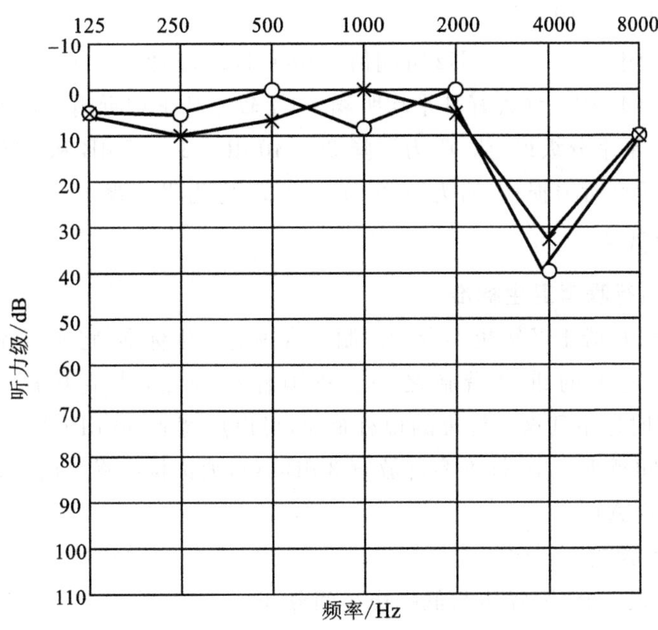

图 5-8　永久性听阈位移的高频段凹陷

频声感受部位在耳蜗底部,此处毛细胞较少且易受损伤。此时人还感觉不到听力已下降。随着病变进展,螺旋器毛细胞的退行性变逐渐发展到全部萎缩破坏,同时听力损失也向其他频段延伸,当累及到较低频率的语言频段时,受损者开始感觉到听力障碍。

2. 听觉外系统的损害

(1) 神经系统　噪声造成大脑皮层兴奋与抑制失衡、交感神经兴奋,出现神经衰弱综合征,以及情绪不稳、烦躁、易激怒、易疲倦等表现的躁性神经官能症。

(2) 心血管系统　系自主神经调节功能变化引起,如心动过缓或过速,血压不稳或升高,心电图 ST 段及 T 波异常。

(3) 消化系统　可使胃肠功能紊乱,胃液分泌减少,消化不良。

(4) 生殖功能及胚胎发育的影响　引起月经周期异常、经期延长等。此外,当噪声达到 65 dB 以上时,就干扰了普通谈话。在噪声干扰下,人们感到烦躁,注意力不集中,从而影响工作效率,降低工作质量。

(四) 噪声聋的诊断和治疗

噪声聋的诊断需有明确的接触噪声的职业史,有自觉听力损失或耳鸣症状,纯音测听为感音性耳聋,并结合现场卫生学调查,排除非职业性致聋的原因,如中耳炎、头部外伤或药物中毒等,可以做出诊断。按照国家标准《职业性听力损伤诊断标准》(GBZ49—2002)进行诊断。

诊断时,需经测听得到各频率的听阈值,然后分别按下式计算左、右耳的单耳平均听阈，以及双耳平均听阈。

单耳平均听阈(dB)＝(500 Hz 听阈值＋1000 Hz 听阈值＋2000 Hz 听阈值)/3

双耳平均听阈(dB)＝(较好耳平均听阈×4＋较差耳平均听阈×1)/5

根据计算结果来分级评定。听力下降 26～40 dB、41～55 dB 和 56～70 dB 分别定为轻度、中度和重度听力损伤；听力下降 71～90 dB 定为噪声聋。

(五) 预防措施

1. 制定与执行噪声卫生标准

完全消除噪声，既不经济也不合理。制定合理的卫生标准，将噪声控制在一定范围内，是防止噪声危害的重要措施之一。我国标准规定，作业场所噪声不得超过 85 dB(A)，对暂时达不到这一标准的现有企业，可以放宽到 90 dB(A)。根据等能量原则，如果接触时间减少一半，标准容许放宽 3 dB(A)，无论接触噪声时间多短，其强度均不应超过 115 dB(A)。

2. 进行噪声治理

(1) 合理布局，如将高噪声与低噪声车间分开。

(2) 改革生产工艺，如焊接代铆接、压铸代锻造、无梭织机等无声低声设备代替高声设备。

(3) 控制噪声的传播与反射，如采用多孔材料悬挂或覆盖内墙吸声，在风道、排气管上安放装置以消声，用隔声材料封闭声源等措施。

3. 卫生保健措施

(1) 个人防护，如坚持佩戴耳塞、耳罩、耳帽是有效的辅助措施。

(2) 劳动组织，如合理安排劳动与休息，执行工间休息制，休息时脱离噪声环境，减少接触，促进听力疲劳的恢复。

(3) 听力保护和健康监护，如定期体检，重点为听力测定，防止听力损失恶化。患神经功能障碍、重症贫血、青光眼、高血压、心脑血管疾病者，不宜从事高噪声作业。

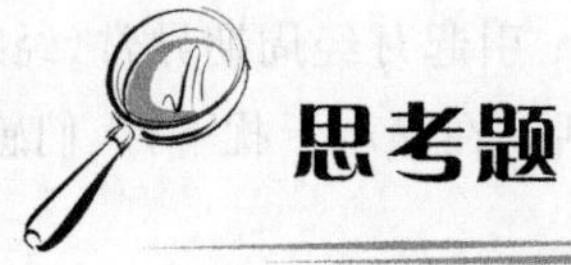

思考题

一、解释下列名词

高温作业、热射病、热痉挛、中暑、生产性噪声、听觉疲劳

二、问答题

1. 何谓高温作业？请举例说明高温作业的类型有哪些。

2. 防暑降温主要包括哪些措施？
3. 噪声对人体的危害有哪些？
4. 如何开展噪声治理与卫生保健措施？
5. 中暑分几型？其各型有哪些临床表现？

（李　新）

第六章 学校卫生与健康

第一节 儿童少年生长发育

1. 掌握生长发育的基本概念和一般规律。

2. 掌握青春期的概念，青春期体格与生理功能，运动能力发育的年龄、性别特点，以及性发育的主要表现。掌握影响生长发育的因素。

3. 熟悉生长发育的年龄分期，熟悉大脑发育的基本进程和儿童少年各年龄期的心理发展特点。

4. 了解青春期的内分泌变化。

儿童少年生长发育(growth and development of children and adolescents)水平是反映个体和群体健康状况的重要指标。对生长发育一般规律和影响因素的深入研究，不仅可有效地防治生长障碍性疾病，提高儿童生长发育水平，而且可为制订学校各项卫生标准，实施学校卫生监督，确定有关教育、体育、营养、生活制度等卫生要求提供科学的参考依据。所以生长发育研究是儿童少年卫生学的重要学科基础之一。

生长(growth)是指细胞繁殖、增大和细胞间质增加，表现为组织、器官和全身各部的大小、长短和重量的增加以及身体成分的变化，为量的改变。

发育(development)是指细胞和组织的分化及功能的不断完善，心理、智力和体力的不断发展，是质的改变。

成熟(maturity)是指生长发育过程达到一个比较完备的阶段，个体在形态、功能方面已全面达到成人水平。生长和发育是相互依存、密不可分的，通常可用“生长”或“发育”代替“生长发育”。“发育”在心理学上常称为“发展”，而“发育程度”和“成熟程度”可视为同义词。

生长发育过程从受精卵开始，经历了胎儿、儿童、青春期直至成年期，所以小儿的身体始终是处在量的增加与质的变化的动态过程中。即使进入了老年期，也有许多细胞在整个生命期不断地复制，以补充正常的损耗或因疾病所损伤和破坏的组织。生长发育过程既受遗传因素影响，又与外界环境相关。在卵子受精时个体生长的潜力及各组织、器官生长顺序的遗传基因已编码就绪，从而决定了生长发育的可能性；神经、激素、生长因子及外界各种因素均可影响遗传基因的表达，决定了生长的现实性，最终的结果则取决于上述各类因素对儿童的综合作用。

一、生长发育的一般规律

（一）生长发育的阶段性和连续性

生长发育是一个从量变到质变的长期连续的过程。通常在几个相近的年龄，个体的生长发育具有较相似的特点，从而形成了不同的发育阶段。根据这些阶段的特点，再加上生活和学习环境的不同，可将儿童少年的生长发育过程划分为以下几个年龄期：

婴儿期：0～1岁。

幼儿前期：1～3岁。

幼儿期：3～6岁，亦称学前期。

童年期：6～12岁。

青春发育期：10～20岁。

青年期：18～25岁。

上述的年龄分期只是人为的划分，相邻年龄期之间并没有明显的界限。与儿童少年身心健康工作有关的一些学科，由于各自的研究重点与工作内容的差异，可能在年龄分期方面也稍有不同。

生长发育有一定程序，各阶段顺序衔接，不能跳越。前一阶段的发育为后一阶段奠定必要的基础，任何阶段的发育受到障碍，都将对后一阶段产生不良影响。以消化系统的功能发育为例，初生婴儿只能吃以奶为主的流食，因为其唾液腺分化不全，分泌的唾液较少，尤其是淀粉酶含量不足；至生后3～4个月唾液腺才发育完全，唾液中淀粉酶含量也增多，食物中可加入米糊等淀粉类食物；到第一年末随着乳牙的发育、咀嚼功能的提高，可以吃多样的普通饮食。动作发育的规律更遵循由上至下、由近至远的规律。如经过抬头、转头、翻身、直坐、站立等发育步骤，才能学会走路。其中任何一个环节的发育受到障碍，都会影响整个婴儿期的发育。尤其是手部动作发育的阶段性更为明显，初生儿只会上肢无意识的乱动；4～5个月时开始有取物动作，但只能用全手一把抓；10个月时才会用手指拿东西；2岁左右手的动作更准确，会用勺子吃饭。然而手部精细动作的发育，如写字、画图等，却要到6岁、7岁才较完善，这也是把学龄期儿童年龄定于6岁、7岁的原因之一。围绕青春期，身体各部形态发育顺序却是下肢先于上肢，四肢早于躯干，呈现自下而上、远端向中心躯干发育的规律性变化。

（二）生长发育速度的不均衡性

在整个生长发育期内，个体的生长速度是不均衡的，有的时期快，有的慢，因此生长发育速度曲线呈波浪式。从胎儿到成年期，全身大多数器官有两次生长突增高峰：第一次在胎儿期；第二次在青春发育初期，而且女孩比男孩约早2年出现。

以身长（身高）为例，第一次突增高峰发生在胎儿中期，为妊娠第4～6个月，3个月内约增加 27.5 cm，占新生儿身长的一半以上，是一生中生长最快的阶段。体重的第一次突增高峰则发生于胎儿后期，为妊娠第 7～9 个月，总增长量约 2.3 kg，占新生儿突增的 2/3 以上，也是一生中增长最快的阶段。青春期生长突增，为第二次生长突增，身高增长值一般为 5～7 cm，处在生长速度高峰，1 年可达 10～12 cm，男孩可能更高些。体重年增长值一般为 4～5 kg，个别可达 8～10 kg。所以，到成年时绝大多数男孩身体形态指标数值高于女孩（见图 6-1）。

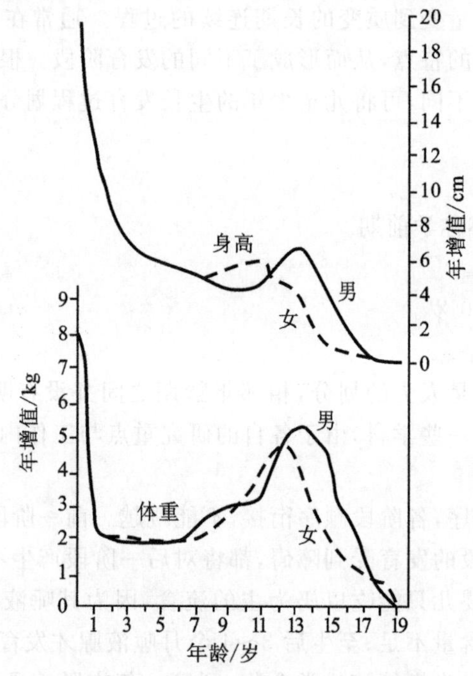

图 6-1　男女身高、体重增长速度曲线

由于身体各部分增长幅度不同，在出生后的整个生长发育过程中，身体各部分增长的比例大致是头颅增长 1 倍，躯干增长 2 倍，上肢增长 3 倍，下肢增长 4 倍。人体的整个形态也从胎儿早期特大的头颅（占全身 1/2）、较长的躯干、短小的下肢（占全身 1/8），逐步发展为成人时较小的头颅（占全身 1/8）、较短的躯干及较长的下肢（占全身 1/2）。

（三）各系统生长模式的时间顺序性及协调性

人体生长发育的过程中，各组织和器官的生长模式（growth pattern）表现在时间进程上有所区别，一般分为四类。

1. 一般型

以体格形态发育的模式为代表，包括全身的骨骼、肌肉、多数内脏器官及血流量等。身高、体重等常用指标的变化过程遵循此规律，即出生后第 1 年增长最快，以后稳步增长，到青春期出现第二次突增，然后增长趋势再度减慢，直至成熟。

2. 神经系统型

脑、脊髓、视觉器官，以及反映脑大小的测量指标如头围、头径等，只有一个生长突增期。其快速增长的时间主要在胎儿期及 6 周岁以前。由于神经系统的优先发育，出生时脑重已达成人脑重的 25%，而此时的体重仅为成人的 5%左右；6 周岁时脑重约 1200 g，达成人脑重的 90%。可见头围测量在评价学前儿童（尤其 3 岁前）神经系统发育方面有着特殊的意义。

3. 淋巴系统型

胸腺、淋巴结、间质性淋巴组织等在出生后头 10 年生长非常迅速，12 岁左右已发育完善，以后随着其他系统功能的逐渐成熟及免疫系统的完善，淋巴系统日趋萎缩，到老年期更加衰退。因此，在体检时对儿童淋巴系统状况的评价，不应以成人的标准来衡量。

4. 生殖系统型

在 10 岁以前，生殖系统几乎没有发育；当青春期生长突增开始以后，才迅猛生长，并通过分泌性激素，促进身体全面发育与成熟。

综上所述，身体各个系统生长模式在时间的表达上并不一致，但又是相互统一协调的。

（四）生长轨迹现象和生长关键期

由于人体的生长发育潜力及各系统发育的顺序受遗传基因的控制，如果外界环境中没有不利于生长的因素存在，儿童的生长过程将呈现一定的轨迹现象，这一轨迹有动态的、复杂的控制系统。正在生长的人体，一旦因疾病、营养不良、内分泌障碍等因素影响而出现明显的生长发育延迟时，只要及时采取针对性的措施加以克服，就会出现向原有生长曲线靠近的倾向，有人把这称作生长轨迹现象。而把患病儿童在阻碍生长的因素被克服后表现出的加速生长并恢复到正常轨迹的现象叫作赶上生长（catch-up growth）。

然而，并非所有的身体恢复过程必然伴随赶上生长。患儿能否出现赶上生长并恢复到原有正常轨迹，需视病因、病程长短及疾病的严重程度而异。一旦病变累及中枢神经系统和一些重要的内分泌腺，病变又较严重，或致体内代谢失衡长期不能恢复者，就不会出现赶上生长。

许多重要组织和器官都有关键生长期（critical period of growth），在该时期细胞的生长方式是以增生为主。若在此期发生永久性损伤或异常的生长，会使器官的正常发育受到干扰，器官受损害后能否完全恢复并继续生长，常取决于伤害的性质和严重性、伤害发生和持续的时间。一般组织、器官的生长分为增生、增生同时增大、增大及成熟四个阶段，其中第一阶段增生期就是生长的关键期，一旦受损，常成为永久性缺陷或功能障碍。

知识链接

赶上生长

患病儿童在阻碍生长的因素被克服后表现出的加速生长并恢复到正常轨迹的现象称为赶上生长。

不是任何疾病被治愈后都能赶上生长，这取决于：①病因；②疾病持续时间；③疾病严重程度，如果病变涉及中枢神经系统和一些重要内分泌腺，病变比较严重或体内代谢平衡长期不能恢复，就不能出现赶上生长；④是否在关键生长期抓紧治疗。例如脑细胞有增殖、增殖同时增大、增大和成熟四个阶段。从胎儿中后期到生后6个月是前两阶段的关键生长期，若此时发生病变或营养不良而又未及时纠正，则脑细胞的分裂、增殖速度会急剧减慢，以后即使采取积极的干预措施，赶上生长也不能完全实现，患儿智力会受到严重影响。又如青春期早期是长骨组织的关键生长期，如该阶段有不良因素使长骨细胞形成和数量减少，则会影响身高。

二、青春期发育

（一）青春期的基本概念

青春期（adolescence，puberty）是由儿童发育为成人的过渡时期，其年龄范围在10～20岁，女孩的起止年龄平均比男孩早一些。青春期的分期标准至今尚未统一，较倾向于将青春期分为早、中、晚三期。早期以体格的生长突增为主要表现；中期为性征发育期，以性器官与第二性征迅速发育为主要特点，在此时期多已出现月经初潮或首次遗精；晚期，性腺基本发育成熟，第二性征发育如成人，骨骺趋向完全融合，体格的发育逐渐停止。由于生长发育存在一定的个体差异，故早、中、晚三期每期持续时间为2～4年。

青春期是生长发育的关键时期，其开始的早晚、成熟的类型、生长的速度和幅度对于个人一生的体格、体质和心理发展水平有很大影响。

青春期发育阶段总的特点可归纳如下：

(1) 体格生长加速，出现第二次生长突增。

(2) 各内脏器官体积增大，功能日臻成熟。

(3) 内分泌系统功能活跃，与生长发育有关的激素分泌明显增加。

(4) 生殖系统发育骤然增快，到青春晚期已具有生殖功能。

(5) 第二性征迅速发育，使男女两性的形态差别更为明显。

(6) 在形态与功能发育的同时，伴有心理发展的加快，也产生了相应的心理与行为变化，易出现心理卫生问题。

（二）青春期的内分泌变化

内分泌系统是人体内重要的调节系统，它由全身不同部位的多种内分泌腺和组织细胞所组成。激素是由内分泌腺所分泌的活性物质。人体内的核酸与蛋白质代谢，受多种激素共同调节，故大部分内分泌腺所分泌的激素均对生长有直接或间接的作用，尤其是在青春发育期。各种生长发育有关的激素不仅保证了人体各个器官与组织的生长、发育及成熟过程的顺利进行，促进生殖器官和生殖细胞的发育与成熟，还可调节中枢神经系统与自主神经系统的功能，从而影响学习、记忆与行为等。

（三）形态、功能和运动能力的发育

1. 青春期的形态发育

进入青春期的儿童少年，在神经内分泌系统的统一调控下，生长发育明显加速。随着生殖系统的发育和第二性征的出现，男女两性在身体形态方面的差别也更为显著。

应用人体测量的方法，通过反映人体长度、宽度、围度、重量等各种指标的变化，可以观察、衡量和评价儿童少年青春期形态发育的特点和规律。指标是身高，因为身高是以骨骼生长为基础的，具有准确、稳定、测量简便等优点。所以，了解青春期身高的变化规律即可大体反映形态发育的特点。

（1）身高的生长特点

①生长突增：生长突增(growth spurt)的出现，通常提示了男女儿童进入青春期的开始。男女两性在突增起止的早晚、突增的幅度与突增的侧重部位等方面都存在着明显的差异。突增开始的年龄，女孩比男孩早 2 年左右，女孩在 9～11 岁开始，男孩为 11～13岁。突增的幅度也不一样，男孩每年可增长 7～9 cm，最多可达 10～12 cm，在整个青春期身高平均增加 28 cm；女孩每年可增长 5～7 cm，最多可达 9～10 cm，整个青春期约增长 25 cm。正因为男孩生长突增开始年龄晚，骨骼停止生长的时间也相应晚，加上突增的幅度又较大，到成年时男性的平均身高一般就比女性高 10 cm 左右。

②男女生长曲线的两次交叉现象：由于生长突增开始的年龄女孩比男孩早，若从身高的时间曲线看，女孩在 9～10 岁平均身高超过男孩，出现了第一次交叉，交叉后女孩的平均身高超过了同龄的男孩。当女孩过了身高突增高峰(PHV)的阶段，男孩平均身高又超过女孩，此时为 12.5～13.5 岁年龄段，男女两条生长曲线就出现了第二次交叉(图 6-2)。

③成熟类型：在同性别儿童间，出现第二次生长突增的年龄也早晚不一，随成熟类型的不同而异。一般可分为早、中(平均)、晚三种成熟类型。其中早熟男孩出现 PHV 年龄为 12.5 岁，而晚熟男孩则可迟至 16 岁。国内有人将不同月经初潮年龄的女孩分成三组，即 9 岁组、11 岁组、13 岁组，并将她们 8～16 岁间 9 年的身高变化进行了比较(图 6-3)，结果发现不同初潮年龄组 8 岁时身高不一致，初潮早的年龄组比初潮较晚的要高，至 13 岁时三个不同初潮年龄组的大部分女孩已来潮，她们的身高发育曲线渐趋近，9 岁、11 岁组已趋于平坦，13 岁组曲线仍呈上升趋势。此外还显示月经初潮早的女孩青春期生长突增高峰值比初潮晚者大，说明初潮早的女孩在初潮时较初潮晚的女孩

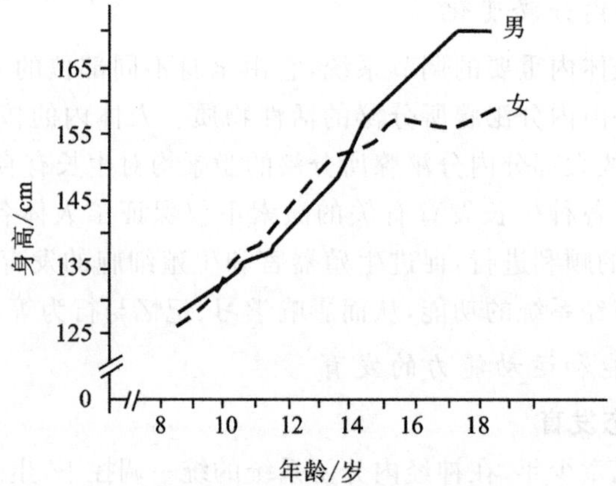

图 6-2　男女生长曲线的两次交叉现象

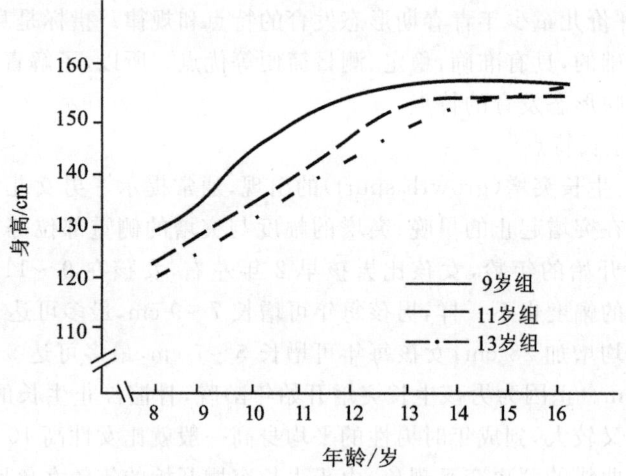

图 6-3　不同初潮年龄身高发育曲线

具有更大的生长潜力，所以初潮的提前不一定影响女孩的成年身高。

④身体比例的变化：在体格生长过程中，由于四肢与躯干的生长不同步使身体各部比例发生变化。生长突增初期，上下肢增长最快，在下肢生长过程中，足长首先加速增长，一般至 14～15 岁最早停止生长；此后为小腿，再大腿，这样就使坐高与身高的比例开始缩小，至生长突增中期降至最低点。生长突增过后，长骨的生长速度减慢，而脊柱的生长相对加快，使坐高与身高的比例逐渐增大，身体的比例也从青春期早期的不协调变成正常成人的比例。

(2) 体重　体重是反映组成人体各部分总重量的指标。其稳定性不如身高，突增高峰也不如身高明显，波动幅度也大，主要反映人体骨骼、肌肉、脂肪组织和内脏器官在量方面的变化，所以青春期后仍可继续增长。

(3) 体成分的变化　体成分(body composition)是指组成人体各组织、器官的总成分。最常用的方法是将构成人体的各种组织分成脂肪成分和非脂肪成分两大类。前者称为体脂重(body fat mass),通常指全身所有脂肪组织,大部分储存在皮下组织里;后者称为瘦体重(lean body mass)或去脂体重(fat free mass),包括全身的骨骼、肌肉和各种内脏器官及神经、血管等。

青春发育期人体的身体成分也在急骤变化,成为人体形态、功能和运动能力变化的物质基础。体成分还能反映人体的体质状况、体型特征和身材的大小,所以说体成分是反映机体生长发育内在结构比例特征的指标。人体内在结构成分不同,功能活动也不一,要维持正常的生理功能,不同体成分之间应有合适的比例,一旦比例失调,就会影响机体的正常发育和生理功能。

青春发育期男女儿童的体成分总量都在增加,但各成分增加的比例有明显的性别差异。男孩因为主要分泌雄激素,有明显促进肌肉组织发育的功能,加上骨骼比较长而粗,故瘦体重不仅增加时间长,而且增长更迅速。

青春早期男女儿童的脂肪含量都有增加。由于雌激素有促进脂肪组织沉积作用,使女孩的体脂重在整个青春期都是持续增加的。女孩全身皮下脂肪发育以 7 岁时最薄,17 岁较厚。男孩脂肪含量 12 岁开始下降,15 岁后缓慢上升;10 岁后急剧增加,尤其在青春晚期更加明显。

(4) 围度和宽度　胸围、肩宽、盆宽、上臂围、小腿围等形态发育指标都有各自的突增阶段,但存在着一定的性别差异。男孩肩宽突增幅度较大,女孩则以盆宽的突增更为明显。胸围的变化和肩宽相类似。总的来看,因男孩生长期长、生长突增幅度大,所以多数指标的发育水平超过女孩,最终形成了身材较高大、肌肉发达、上体宽的体格特征;女孩则为身材较矮、体脂丰满、下体宽的体格特征。

2. 青春期的功能发育

青春发育开始后,各内脏器官和系统生理功能也发生了相应的变化,在形态发育与功能发育的相互促进下,使身体的发育渐趋成熟。

(1) 心肺功能　反映心肺功能的常用指标为心率、脉搏、血压、呼吸频率、肺活量等。心率、脉搏与呼吸频率的均值曲线都随年龄增加而下降。血压则相反,不论收缩压、舒张压、脉压均随年龄增加而增高。肺活量除了随年龄增加而增大外,尚存在着明显的性别差异,在整个生长期中男孩始终超过女孩,且差别日益增大。13 岁时女孩肺活量约为男生的 92%,18 岁以后女孩肺活量只有男孩的 70%左右。

(2) 造血功能　血红蛋白和红细胞总数是反映造血功能的重要指标。青春期后男孩这两项指标均有增加,而女孩则增加不明显,且在青春早期刚来月经初潮的女孩中,患营养性缺铁性贫血者较多,这可能与失血较多、未及时补充铁剂与蛋白质有关。此外经临床与实验室观察证明,雄性激素有明显的刺激红细胞增生的作用。男女性白细胞计数差异不明显,白细胞分类计数显示,淋巴细胞有随年龄增长而比例下降的趋势,中性粒细胞则随年龄增长而有所增加。

3. 体质与运动能力的发展

(1) 体质　体质是指人体的质量,它是在遗传性和获得性基础上表现出来的人体形态结构、生理功能和心理因素的综合的、相对稳定的特征。

体质的发展与强弱取决于遗传与环境因素的相互作用，尤其是后天的营养与体育锻炼水平对体质将产生直接的作用。体质又是身体各种能力的综合表现，是人们生活、劳动的物质基础，也是体格发育与生理功能水平的主要外在表现。体质测试的指标，除了形态与功能指标和心理指标外，还有身体素质与能力指标。

(2) 身体素质　身体素质是指人们在劳动、生活和体育运动中所表现出来的各器官、系统的基本活动能力，根据其不同表现分为力量、速度、耐力、灵敏度、柔韧性等。

各项素质发育顺序大致如下：速度、速度耐力、腰腹肌力量先发育，其后是下肢爆发力，而臂肌、静止耐力发育较晚。

(3) 运动能力　运动能力是指人体运动中掌握和有效地完成专门动作的能力，反映了人体运动系统在大脑皮层主导下活动的协调性。运动能力的高低除了与技术准确及熟练程度有关外，还与身体素质，尤其是专项运动素质的水平有关。运动能力和身体素质是反映人的体质好坏的重要因素，它们与人的体型、体格、功能、神经反应和心理等都有密切关系。人的体质强弱既受遗传基因控制，又受环境因素的影响，凡是能影响生长发育的各种因素都可影响体质，有计划、有目的的科学锻炼是增强体质最积极有效的途径。

运动能力一般以肌力(包括握力、背肌力、肌耐力等)为代表，青春期男女孩都有一个明显的突增阶段，突增开始年龄女孩是10～11岁，男孩是12～13岁。突增幅度男孩明显超过女孩。

了解青少年功能、素质及运动能力发展的主要目的是根据年龄、性别特点和发育水平，为科学合理地安排体育、劳动教育提供科学依据，以帮助青少年健康成长，避免因运动或劳动负荷量不当而造成意外事故及伤害。

(四) 性发育

青春期性发育包括性器官形态与功能发育及第二性征发育，它是评价儿童少年发育水平及进入青春期阶段的重要指标，男女孩性发育过程各有其规律与特点。

1. 男性的性发育

男性的性发育包括生殖器官形态发育、功能发育和第二性征发育。生殖器官睾丸发育最早(10岁左右)，12～16岁迅速增大，17～18岁发育如成人。性功能发育的主要表现是遗精，男孩首次遗精的正常年龄范围是12～19岁，平均15岁左右，大多数在睡梦中不知不觉发生。

第二性征主要表现在阴毛、腋毛和胡须的生长及喉结突起。12、13岁开始长出喉结，18岁有喉结突出者占97%以上。喉结突起时伴随变音，这时童音开始变粗、沙哑，最后变为成人声。

男孩青春期各发育指征出现的年龄差异很大，但顺序大致相似。睾丸首先发育，其次是阴茎，与此同时出现生长突增，然后是阴毛、腋毛与胡须依次出现，身高突增高峰后1年，肌力开始突增。

2. 女性的性发育

女孩的性器官如卵巢、子宫、阴道等在青春期前基本上处于静止状态。8～10 岁卵巢发育开始加快,17～20 岁发育最快,13 岁左右出现月经初潮,但不规则。月经初潮时,卵巢只达成熟重量的 30%,所以月经初潮并不意味着卵巢发育完全成熟,一般 1～2 年后卵巢才成熟,月经也逐渐转为正常。

女孩第二性征发育,主要表现在乳房、阴毛、腋毛的增长。乳房发育最早,月经初潮前 10～12 岁时乳晕增大,以后乳房逐渐增大,乳头突出。阴毛长出的时间大多于月经初潮前出现,腋毛则晚半年到 1 年出现。同时皮下脂肪增多,骨盆变大,臀部变圆,出现女性特有的体型和身材。

(五) 青少年心理发育特点

人的心理从本质上说是大脑对客观现实的反映。青少年由于生理发育的不同,心理发育也表现出不同的特点。

1. 童年期的心理特点

(1) 语言方面　童年期口头语言有所发展,用词合乎语法并且会用生动的单词进行交谈。此期开始练习和掌握书面语言。

(2) 感情方面　儿童富于表情,喜怒哀乐均易在面部表现出来。在学校里学习活动和集体生活增多,高级感情也得到发展,例如取得优良成绩、完成老师委托的任务时感到愉快,当集体荣誉受到损害时则感到伤心等。

(3) 智力方面　学习有目的性和意志性才能保证学习任务的顺利完成。这时,儿童注意力有时不集中。同时,记忆方面向逻辑记忆发展。观察力从凭自己的兴趣向某一问题发展到能够从总体上观察事物。综合分析能力不断加强,想象力也发展起来,对未来产生了理想。

(4) 意志方面　低年级学生意志活动的自觉性、持久性差,故在学习上常需督促。到高年级后,意志增强了,在学习上能够克服困难、自觉坚持,并能为实现未来的理想而努力。

(5) 气质、性格方面　小学生明显地表现出不同的特有气质,有的儿童热情奔放,有的则文静内向。性格也逐渐形成,在一定的教育环境下,可以改变其性格。在良好的教育下可以形成忠诚、勤奋、责任心强、守纪律的优良品质;如在不良的教育影响下,则可形成任性、懒惰、骄傲、蛮横不讲理等不良性格。

2. 青春发育期的心理特点

(1) 对性发育的困惑不解　有的男孩对本属生理现象的遗精产生种种猜测,个别人甚至认为是病理现象而苦恼、焦虑,形成紧张的心理压力。又由于性征的发育,开始意识到自己正向成熟期过度,朦胧地意识到了两性关系,对性知识发生兴趣,开始对同性感兴趣,然后转向异性。这些都是正常的转变,但有个别青少年由于缺乏成人对他们的正确引导,心中的疑惑得不到答案而又难以启齿发问,便以不正当途径去探索两性知识,容易受黄色淫秽书刊、视频的诱惑,甚至走入歧途。还有些青少年由于有手淫习惯,常产生追悔、自责的情绪，甚至影响到正常学习。鉴于这些心理特点，应当及时把正确的科学的性知识告诉他们，纠正他们的错误思想。

(2) 独立意向发展很快　随着年龄的增长，青少年与社会的交往和接触越来越广泛，这时也具有了一定的知识技能和独立工作的能力。他们渴望独立的愿望日益强烈，并逐渐疏远家庭，不再事事听父母的指挥，对父母和老师的约束产生质疑，对家庭的一些传统习惯不愿适应。尤其当家长或老师仍以对待儿童的方式对待他们、伤害其自尊心时很容易引起其反抗心理，并表现在言论和行动方面。另外，在经济上由于社交的需要很希望能自主地支配一些钱和物，但他们还必须依靠父母。以上种种独立与依附的矛盾心理常使青少年情绪不愉快，甚至导致亲子关系和师生关系紧张。

成年人应注重青少年独立意向的发展，应尊重他们正确的意见，要把他们看成家庭生活中具有一定独立自主性的成员，有事同他们商量，使他们愿意讲心里话，创造一个愉快的家庭环境。成年人应做青少年的知心朋友，去了解他们在想什么、有什么困难、需要什么等等，这样才能帮助他们正确地发展其独立性，培养其立自主的能力。

(3) 伙伴关系密切　同龄人、伙伴是青少年在社会交往中非常重要的对象，他们对伙伴的信任胜过家长和老师。他们互相倾吐内心的秘密和苦恼，也经常从伙伴那里得到同情和温暖。他们很容易讲哥们义气，而且对父母和老师的教导和劝告持怀疑和忽视的态度。此时如果能交上好的伙伴，可以互相鼓励、共同成长。若结交了不好的伙伴，会沾染一些不良的嗜好，如吸烟、喝酒等。有的可发展成为小集团，并过高估计小集团的力量去冒险，甚至走上犯罪道路。因此，父母、长辈和老师一定要理解他们这一心理特点，相互配合，采取有效措施，谨慎、耐心、积极地开展各项有益的活动，把他们吸引到有组织的教育系统中来，让他们结交正派的朋友。

(4) 自我意识迅速发展及人生理想的形成　自我意识就是对自己的认识，对自己和周围人的关系的认识。在这时，由于青少年的自我意识还不稳定，对自己的评价有时过分夸大了自己的能力；暂时的挫折和失败又会使他们丧失信心，产生自卑情绪而妄自菲薄，又过分地低估了自己。评价别人时，他们常常不够客观、全面，而且也不够稳定。根据这一特点应引导他们对现实生活中的同伴、同学及电影、小说中的各种人物的言谈举止、个性品质、内心世界等方面作出公正而准确的评价，培养他们判断什么是好品质、什么是坏行为的能力，慢慢学会如何正确地评价自己和别人，主动地进行自我控制和教育，形成正确的自我意识。

通过对自己的认识，产生对自己前途的向往，树立自己的人生理想也是这一时期的心理特点。但这时，他们只能从自己仰慕的英雄人物中指出想做某个人物，而且常常见异思迁。因此，成人应和他们讨论前途、理想，并使他们和社会保持良好的接触，使他们的人生理想跟上时代的发展，与社会的要求相符合，建立正确而稳定的人生理想。

(5) 认识社会的能力还不够强　青少年虽然独立意识发展很快，但他们对社会的认识能力还不够成熟。他们在思考问题时往往受所接触事物的局部影响，分析问题比较肤浅、片面，从而易得出错误的判断，导致行为缺乏理智。加之这个时期情绪不稳定，支配他们情绪的是对事物的新奇性、趣味性、刺激性，以新奇为美好，缺乏分辨是非的能力，而情绪又带有一定的冲动性且变化无常，具有明显的两极性，如时而热情、激动、振奋，时而消沉、愤怒、悲观。因此，要让他们多接触社会、了解社会，帮助他们全面分析、考虑问题，引导他们建立广泛的兴趣并从各个角度观察社会，从而提高他们认识社会的能力。

三、影响生长发育的因素

生长发育是儿童自身的先天因素与其所处的后天各种外界环境因素相互作用的结果。遗传决定了个体生长发育的可能性，即决定了生长发育的潜力或最大限度；各种环境条件可在不同程度上影响遗传所赋予的生长潜力的发挥，最后决定发育的速度及可能达到的程度，也就是说，它决定了生长发育的现实性。生长发育研究就是在认识生长发育规律的基础上，研究影响生长发育的各种因素，不断地利用有利因素，尽可能地消除或降低不利因素，充分发挥遗传潜力。同时通过各种优生、优育和优教措施，全面提高整个民族的素质。

影响生长发育的因素不但具有多样性，而且有其复杂性。归纳起来，除了特殊的内分泌因素以外，基本上分为遗传因素和环境因素两大类。

（一）遗传因素

遗传是指子代和亲代之间在形态结构及生理功能上的相似。DNA 是绝大多数生物遗传的物质基础，它通过转录和翻译指导蛋白质的合成，并决定细胞结构和功能特征。另一方面通过自身复制将遗传信息从上代传给下代或从亲代细胞传给子代细胞。上述过程称为生物学的中心法则（central dogma）。人类胚胎发育，由于受精卵中父母双方各种基因的不同组合，决定了子代个体发育的各种遗传性状。通过各种方式的基因传递，子代可以显现亲代的各种形态、功能、性状和心理素质特点，形成了每个儿童各自的生长发育潜力。但是，这种潜力能否充分发挥，即有关基因型的外显程度，却受到环境因素的制约。

儿童生长发育的家族聚集性及种族性差异是遗传影响的具体表现。家族影响方面，在良好的生活环境下长大的儿童，其成年身高在很大程度上取决于遗传。即人体的高度 75％取决于遗传因素，只有 25％取决于营养、锻炼等环境因素。一般来说，父母为高身材，其子女的身材也高些，但子女成年身高超过父母身高的可能性要小些，而低于父母身高的可能性要大些；父母为矮身材，其子女身材也矮些，但子女成年时身高超过父母身高的可能性要大些。因此，人类经过世世代代的繁衍，其身高总是遵循正态分布规律，表现为中等身材的人占大多数。有专家认为父母与其子女身高的相关系数有随年龄上升的趋势，提示遗传因素越是在后代接近个体成熟阶段，表现得越充分，这种现象称为生长发育的“家族聚集性”。另外，性成熟早晚、生长突增模式及月经初潮年龄等也与家族遗传有关。

种族影响方面，体型、躯干和四肢长度的比例主要受种族遗传的影响。不同种族在身高、坐高、坐高/身高、骨龄、齿龄等许多方面而存在着显著的差异。

女性的月经初潮年龄，既存在着种族的遗传差异，也存在着地域差异。在相似的自然和社会条件下生活的不同民族间的差异，可以看作是种族的、由遗传因素决定的差异，但这种条件在现实生活中是不易获得的。

（二）环境因素

人类的生长发育过程不是孤立自发的过程，必然受到自然环境和人类社会环境两方面因素的影响。自然环境是多样性的，人类的生长和自然环境的各个组成部分——生物圈、大气圈、水圈、土壤地理圈处于辩证统一的整体中，其基本表现是新陈代谢。人的生长、发育、成熟离不开新陈代谢，这种机体不断地与周围环境进行的物质交换，是人类生长、生活的必要条件。如果儿童在周围环境中摄取不到维持生命活动的必需物质，机体的代谢过程就会受到影响，不但影响生长，而且会患病。如果从外界环境中吸收某种人体必需的物质过多或受到某种物理的、化学的因素的侵害，不但会对机体产生不利的影响，而且对人类的生存都会造成很大的威胁。

人类和动物不同，人的生长发育除受自然因素影响外，还受社会因素的影响。而社会因素对人类生长的影响也是综合的，社会因素包括社会的政治和经济状况、生活和学习环境、家庭成员和生活质量、亲子情感连接、个人与社会成员的交往等，如果这些因素综合起来是好的影响，就会促进生长发育，反之，会使生长发育落后或停滞。

自然环境和社会因素对生长发育的作用是相辅相成的，它们都会产生阻碍、遏制和促进、增强的双重作用，正像遗传因素与环境因素的关系一样，自然环境与社会环境两者之间的消长和协同决定生长发育水平的最终结果。

1. 营养

营养是生长发育最重要的物质基础。如果膳食结构不合理、各种营养不均衡将使处于生长期新陈代谢旺盛的儿童少年所必需的热量、蛋白质(特别是优良蛋白质)、各种维生素、矿物质以及微量元素等供给不足。其后果是生长发育迟缓，皮下脂肪减少，肌肉萎缩，骨质疏松，免疫功能低下，影响学习和劳动能力，并可导致各种急、慢性营养不良和各种营养缺乏症。

(1) 热能和蛋白质对生长发育的影响　热能是供给机体一切生命活动的动力。膳食中三大营养素——蛋白质、脂肪、碳水化合物是产生热能的物质，又称产热营养素。儿童少年的热能需要包括基础代谢、食物的特殊动力作用、各种活动、排泄与分泌、生长发育等五个方面。

儿童少年的热能需要量是由个体基础代谢率、生长速率和活动表现来决定的，青春前期与正处青春期生长突增阶段的同龄儿童对热能和营养素的需求完全不同，后者显著地超过前者。青春前期的男女孩对热能的需求相似，而青春期男女体成分的差异影响着他们对营养素的需求，男孩蓄积更多的瘦体重，女孩蓄积过多的脂肪，瘦体重需要更多的营养素。因此，男孩比女孩需要更多热能，男孩的生长速率也比女孩大。当膳食中热能摄入轻度不足时，体重可能维持不变，这种“适应”现象的后果是基础代谢率稍低，同时伴有明显的身体活动减少；当摄入的热能进一步减少，降到需要量的 80%以下时，则出现体重下降。青春期男女孩对热能供给不足极其敏感，热能不足可影响蛋白质、维生素和矿物质的有效利用，造成低体重和营养缺乏，而供给量过多又可造成热能蓄积而引起肥胖。因此，应尽可能地避免膳食热能供给发生大幅度变化，以保证儿童少年健康成长。

蛋白质是生命存在的基本要素。儿童少年正常的生长发育不但需要足够数量的蛋白质，而且要求高质量的蛋白质。合适的蛋白质需要量是指摄入的蛋白质应能充分地提供机体所需的全部氨基酸。所以，膳食中蛋白质的各种必需氨基酸比值越接近人体蛋白质必需氨基酸的比值，越能被机体利用、吸收，它的生物学价值就越高。蛋白质被机体利用得好，而且数量足，就会促进儿童少年的生长发育。反之，可导致食欲丧失、生长停滞、各种酶类减少、促生长因子生成减少、免疫功能及各种生理功能低下，出现消瘦、低体重、贫血、水肿、性发育落后，甚至影响智力发育。

(2) 维生素、矿物质和微量元素对生长发育的影响　维生素是维持人体正常生理功能所必需的一类有机化合物，它存在于天然的食物中。若膳食中某种维生素长期缺乏，可导致维生素缺乏症，影响儿童健康。

矿物质和微量元素是人体重要的组成部分和生命必需的营养素。钠、钾、钙、镁、氯称为宏量矿物元素，在体内维持水、电解质平衡及机体肌肉收缩。还有些是维持机体正常活动不可缺少的，称为必需微量元素，缺少时可影响儿童少年的生长发育。如：常见的铁缺乏可引起贫血；碘缺乏可导致儿童克汀病、智力低下、身体发育缓慢等；铬促进胰岛素的激活，通过参与糖和蛋白质的代谢加速生长发育，若缺乏可影响生长发育；缺锌时生长激素合成减少，核酸与蛋白质合成障碍，唾液中磷酸酶减少，味觉减退，食欲下降。缺锌主要表现为身体发育停滞、性发育迟缓、性腺功能低下和贫血。羧基肽酶活力下降影响消化功能；T 细胞功能下降，降低机体免疫力，并发生口腔黏膜上皮增生和角化不全，发生口腔溃疡。

(3) 营养对大脑和智力的影响　营养不良可造成儿童生长发育的急性影响，也可导致儿童少年的慢性损伤，特别是对中枢神经系统生长发育和对智力与个性发育的潜在性影响。人脑的发育主要在妊娠后期和出生后头一年，神经细胞主要在胎龄 10～18 周开始增殖，在孕期 25 周至出生后 6 个月为激增期，6 个月后增殖速度减慢而细胞体积增大，可持续到生后 18 个月，甚至到 5～6 岁。在青春期，脑细胞大小再无变化。脑细胞增殖的特点是“一次性完成”，脑细胞的数量和质量与智力关系密切。婴幼儿期严重营养不良的儿童头围比对照组儿童小，智商较低，情感淡漠；到 6～7 岁时阅读、写字有困难，理解力差，学习能力低下。营养对学龄儿童和青少年的智力活动影响很大，学习和智力活动的效率高低取决于脑细胞能否获得稳定的血糖供应所产生的能量。脑神经元和神经胶质细胞的成熟和代谢有赖于许多必需氨基酸，其中谷氨酸可纠正脑细胞的生化缺陷；酪氨酸直接参与脑细胞演进过程和神经环路的构成；色氨酸是 5-羟色胺的前体，能促进注意力集中、改善记忆功能。碳水化合物、蛋白质、脂肪、胆固醇等组成各种脑磷脂、髓鞘磷脂、糖脂、糖蛋白、脂蛋白等，有的参加记忆过程中新蛋白质分子的合成，有的参加脑细胞的核代谢，有的组成神经髓鞘。各种矿物质和维生素都参与神经系统的生物氧化和功能维持，因此都是促进智力发育所必需的神经营养物质。

2. 体育锻炼

运动是生命的表现形式，是促进身体发育和增强体质最重要的因素。运动时儿童新陈代谢显著增强，出现体力的消耗，产热增加，加速了分解代谢。经过剧烈运动或劳动不仅异化过程加强，更重要的是在适当营养的保证下，同化作用也相应加强。在正常情况下，处于生长期的儿童同化过程超过异化过程，消耗量增加了，积累量又显著地超过消耗量，因此促进了身体各部的生长发育。体育锻炼促进呼吸功能及心血管发育，表现为肺通气、最大氧耗量增加，心脏收缩力增强，心输出量增加，心率明显减慢，并说明儿童少年时期的体育锻炼对成年后的心脏功能有深远影响。

体育锻炼促进身体成分改变及运动系统、神经、骨骼、肌肉的发育。在科学指导下的长期体育锻炼，是控制体重、调节身体成分的重要手段。运动可减少机体交感神经的张力，使迷走神经、肌肉的发育更加协调。长期锻炼者骨骼直径增粗、骨髓腔增大，有利于骨骼及全身的钙磷代谢，加速矿物质的骨内沉积，使骨皮质增厚、骨密度增加。运动还促进肌纤维增长、变粗，线粒体氧化酶活性增加，从而使儿童少年身体素质明显提高。

体育锻炼还促进内分泌功能及影响青春期的正常发育。儿童少年在体育锻炼过程中，血液中生长激素呈脉冲式分泌，通过神经-内分泌机制的反馈作用，加速激素分泌，促进生长。另外，合理地利用各种自然因素，如空气、日光、水等进行锻炼，对预防疾病、促进生长发育都有很大作用。这些温和、反复的刺激可加速机体的代谢过程，增强机体对外界环境改变的应激和适应能力，提高机体免疫功能。尽管体育锻炼能有效地促进儿童的生长发育，提高健康水平和身体素质，但必须与卫生保健密切结合，进行科学的指导，及时补充各种营养素，才能取得显著的效果。

3. 疾病

在人类整个生长发育过程中，患病是不可避免的。一般认为，患任何一种疾病都可影响生长发育，但影响的程度各不相同。这主要取决于疾病的性质、严重的程度，所累及组织、器官、系统的范围，病程的长短、预后，以及是否留下后遗症。

发热是各种感染性、非感染性疾病最常见的症状。发热造成机体各种功能失常，体温每升高 1 ℃，基础代谢率增高 13%，与此相伴的是食欲下降、恶心、呕吐、消化酶分泌减少、活力降低、腹泻、胃肠功能紊乱，并引起营养吸收障碍，使生长发育速度减慢或停止。消化道疾病是儿童少年最常见的疾病，主要包括消化道溃疡、各种原因引起的腹泻、原发性和继发性吸收不良综合征、急慢性肝炎等。上述疾病都可干扰胃肠道的消化功能，引起机体营养缺乏，影响体格生长和运动功能。

儿童期常见的蛔虫、钩虫、血吸虫等引起的寄生虫病均可导致营养不良或贫血而影响生长发育,如蛔虫的幼虫寄生在人的小肠内,吸收肠内半消化食物。体内蛔虫可大量消耗宿主的营养,能分泌对胃蛋白酶、胰蛋白酶、胰凝乳酶及组织蛋白酶等的抑制剂,又进一步影响宿主对蛋白质的利用、消化和吸收,并引起食欲不振、偏食、异食癖、消化不良、消瘦、贫血等。钩虫可分泌抗凝血物质,使吸附点创口不断流血,引起严重的慢性失血性贫血和营养不良。在地方病的病区,如碘缺乏病、大骨节病等都严重地影响儿童的生长发育,可造成儿童少年生长发育落后、身材矮小、性发育迟缓、智力低下。严重者出现呆小、聋、哑、瘫。

先天性和遗传性疾病能使生长过程受阻,如唇裂、腭裂严重影响小儿的吸收及吞咽功能,导致营养缺乏。先天性心脏病,特别是青紫型可致动脉血氧饱和度明显降低,全身组织缺氧,使病人身材矮小,严重者因脑供血不足而发生阵发性神志不清,甚至惊厥或昏厥而影响智力,另外,由于心脏肥大,可引起前胸隆起和胸廓变形等。

4. 生活作息制度

合理安排儿童少年的生活作息制度,使其有规律、有节奏,保证足够的户外活动和适当的学习时间,定时进餐、充足睡眠可以促进儿童少年的正常生长发育。

人体内各组织、器官和系统的活动都有一定的节奏和规律。在合理的生活制度下,包括大脑在内的身体各部分的活动和休息都能得到适宜的交替,加上及时补充营养保证能量代谢正常进行,有利于促进身体各部的充分发育。睡眠对功能的恢复过程更为重要,它还是各种能量物质加紧储备的过程和生长激素分泌的高峰阶段。所以,儿童少年应有充足的睡眠,年龄越小睡眠时间应越长。此外,儿童在进餐后需要一定时间的休息,从而保证饭后大量血液集中在胃进行消化、吸收。饭后不应立即从事大运动量的锻炼,否则可影响消化道的正常功能。为保证儿童少年有足够的能量摄入,在强调合理营养、注意平衡膳食的同时,应安排好进餐间隔和进餐时间。与此同时,也要强调体育锻炼,每天保证 1 h 左右的运动,尤其是户外活动,对增强体质、促进生长发育作用很大。

在学期中要保证儿童少年有课间休息和活动时间,使儿童少年经常能得到积极的休息。在暑期应组织学生参加夏令营生活,同时安排适量的劳动和体育锻炼,这不仅对儿童少年发育有良好的影响,还能为儿童少年在新学期更好地学习新知识打下较好的基础。

5. 气候与季节

儿童少年生长发育调查证实,儿童少年的生长发育水平存在着显著的南北差异,北方地区男、女青年的身高、体重均值均大于南方。从世界范围来看,大多数国家和地区身高都是北高南低。许多调查及实验室资料都倾向于气候对生长发育有影响,人类对极端天气的适应性也说明气候对生长发育有作用。从人群来看,居住在北极圈的因纽特人,体重相对大、皮下脂肪层厚、胸廓前后径大、颈和四肢相对短,这种体型很适合在寒冷环境中保持体温;而赤道等热带地区居民体重轻、皮下脂肪层薄、胸壁厚、颈长、四肢相对长、躯体较小,这种体型适合在炎热的环境中散热。这种影响反映了人类对环境长期适应的能力。综上所述,气候对人体生长发育水平的影响是长期的、不易克服和控制的，同时也反映了各地的其他自然地理环境和社会经济发展水平及遗传等混杂因素共同作用的结果。

季节对发育的影响是明显的。一般来说，在一年中春季身高增长最快，秋季体重增长最快。体重增加时期，差异更为显著，9—11 月是增加最快的时期，而在炎热季节有些儿童不但不增加体重或增加较少，甚至还有体重减轻的趋势。身高增加的季节和体重正好相反，在 3—5 月身高的增长值等于 9—11 月身高增长值的 2～25 倍，新的骨化中心出现也多于身高增长较慢的月份。

6. 环境污染

工业化或其他原因造成的环境污染不仅给人类健康带来威胁，引起各种疾病，而且给儿童少年的身心发育带来很大影响，阻碍了他们正常发育的进程，必须引起人们的高度重视。

前苏联学者对大气污染对儿童少年体格的影响进行了追踪观察，发现身高、体重、胸围的发育与对照组相比未见明显差异，但呼吸差、肺活量较低、肌力差，血红蛋白下降则最为明显。调查结果还表明污染区儿童少年的身体发育较对照组落后，尤其女孩更明显，其青春期生长突增现象不明显，身体发育的匀称度也受到影响，污染区儿童中体形瘦小者明显多于对照组儿童。

氟对人体健康的危害主要来自高氟区氟含量高的饮水、食物或生活燃煤污染的居室空气被摄入体内，造成体内氟含量过多，抑制琥珀酸脱氢酶、烯醇化酶等，使三羧酸循环障碍、糖酵解受制、三磷酸腺苷生成减少，以致体内供能不足，而引起青少年的氟斑牙、青年氟骨症、青春期发育延迟等，同时也影响骨和其他组织的发育，严重地危害青少年的生长发育。

7. 社会、家庭

人类社会是人类固有的特征。正如人类生存离不开地球的自然环境一样，也离不开社会环境。社会因素对儿童少年生长发育的影响是多层次、多方面综合作用的。它不仅影响儿童少年的身体发育，同时也影响其心理、智力和行为的发展，逐步形成了机体的生理和心理社会特点，使其抵抗不良因素，充分发挥种族、家族遗传所赋予的生长潜力，达到最佳的生长发育水平。

社会因素是指社会的政治、经济状况及生活和学习环境、文化教育、卫生保健、家庭结构和家庭生活质量、父母的受教育程度及职业、亲子情感联系、个人与社会成员的交往等。上述这些因素往往交织在一起，构成复杂的关系，共同对生长发育起作用。

（1）政治、经济状况影响　如 19 世纪前半期，西欧各国新生儿身长从 50 cm 增加到 53 cm，体重从 3150 g 增至 3300 g；北美、西欧各国在 20 世纪 80 年代后期，5～7 岁儿童的身高约比 100 年前的同龄儿童平均增高 10 cm，达到成人身高的年龄则明显提前。现在成人的身高比 100 年前高 9.2 cm。由于两次世界大战，使生长发育的长期趋势受到明显影响，而战争结束后，社会政治、经济状况明显好转期间，儿童的生长又呈现长期变化。

性成熟提前的趋势几乎在世界各地都可以观察到，近百年来女孩月经初潮平均年龄逐步提早 3 年。生长的长期变化还表现在其他方面，如同龄者的脑重量有随年代增加而增大的变化，妇女停经年龄和老视平均年龄也有相应的推迟，这是发育上的长期变化在成人中的表现，这说明长期变化几乎涉及生命的整个过程。生长的长期变化是有一定限度的，达到最大限度的迟早与营养、教育文化水平有密切关系。

（2）城乡差异　生长发育的城乡差异主要是由城乡的社会环境、生活和劳动决定的。这种差异在经济落后的国家和地区尤为突出。我国目前随着农村经济的发展和社会的进步，这种生长发育的差距正逐渐在缩小。

据资料显示，7～17 岁各年龄男生身高城市比乡村平均高 5.7 cm，女生城市比乡村高 5.0 cm。7～17 岁各年龄男生体重城市比乡村平均重 2.9 kg，女生城市比乡村重 2.2 kg。在体型上，城市男、女的体型是身材较高大，躯干短、下肢长；乡村男、女是身材较矮小，躯干相对长、下肢短，肩宽、骨盆宽。

（3）家庭因素　家庭是社会的重要组成部分，社会的经济、文化、生活环境等许多因素往往是通过家庭直接或间接地影响儿童少年的生长发育，如家庭的生活方式、行为、氛围、生活制度、居住条件、饮食习惯，父母的性格、个人爱好及对子女的态度等。大量的实验证明，上述因素都会潜移默化地作用在儿童少年身上，影响他们的身心发育。在这些因素中最重要的是家庭经济状况、主要成员的文化素质和育儿的方式。

儿童家庭环境测量是国外发展起来的一项衡量家庭质量的新技术。我国北京、上海等地也引进和应用了这一技术，并开展了一些研究工作。该测量的基本假设是家庭的生物和非生物因素的种类和质量是儿童认知和行为发展的重要预报因子。根据测定结果，利用聚类分析的方法把对儿童生长发育有重要影响的各个家庭因素聚成几个类别，这些类别是父母的素养、教育消费、学前教育、家庭气氛、父母教育方式以及非智力因素等。根据这些类别制订出分量表，从而组成《儿童家庭环境量表》，并为该表建立了评分和转换系统，结果以“家庭环境商”(home environmental quotient，HEQ)来表示。所得结果主要用于早期发现并检出预期可能发生认识和行为问题的高危儿童，并针对家庭中的不良环境因素制订相应的干预计划。

在同样的经济条件下，研究家庭人口的多少，尤其是子女的多少，对生长发育的影响。调查结果表明，多子女家庭儿童的身高、体重、胸围、肺活量、握力、皮脂厚度都显著低于子女少的或独生子女家庭的儿童。由于家庭子女多，父母的精力有限，很容易忽视对子女的关心和教育，放任自流而影响他们的健康成长。另外，家庭的结构是否健全也很重要，父母离异、家庭破裂或重组家庭往往造成亲子感情淡漠，家庭中缺乏和谐、温馨。在这种情况下，儿童容易发生各种心理问题，如离家出走，结伙打架、斗殴，甚至造成少年犯罪。目前在发达国家出现的未婚先孕、单亲家庭及父母吸烟、吸毒、虐待儿童、酗酒、性病等，在发展中国家也存在，并有上升的趋势，给一些儿童少年造成心理创伤，并影响身体的健康成长。

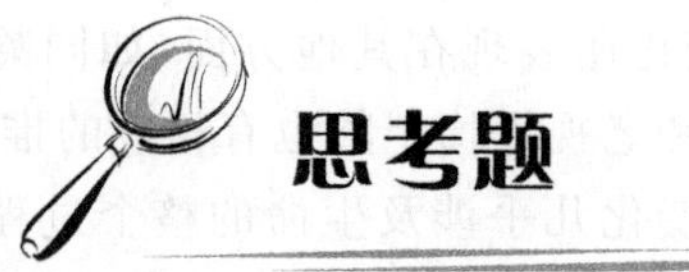

思考题

一、解释下列名词

生长发育、成熟、生长轨迹现象、赶上生长、青春期、性发育

二、问答题

1. 儿童少年卫生学的主要研究内容有哪些？
2. 简述青春发育期的基本概念，青少年在此时期内的生长发育有哪些特征？
3. 以身高为例阐述生长发育速度的不均衡性。
4. 请阐述从出生到20岁，人体身高曲线在男女之间出现的两次交叉现象。
5. 环境因素中对儿童生长发育有不良影响的因素都有哪些？

第二节　生长发育调查和评价

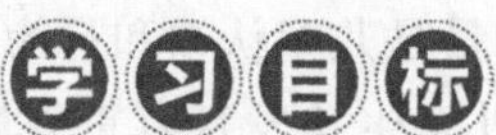

1. 掌握生长发育调查的目的、原则和指标的选择，横断面调查及追踪性调查的概念和目的，生长发育评价的内容。

2. 熟悉生长发育调查的实施步骤，常用的生长发育评价方法（离差法、百分位数法、曲线图法、营养状况评价法、指数法及发育年龄评价法等）。

3. 了解半纵向调查方法，常用指数、派生指数的评价法。

一、生长发育调查

（一）目的

生长发育调查是用科学方法对个体或集体儿童少年生长发育状况进行观察和测量。目的是研究生长发育规律和各种内、外因素对生长发育的影响，从中发现主要影响因素，研究变化原因，为提出相应的卫生措施和观察、检验、评价某个单项或综合的卫生保健工作的效果提供科学依据。

通过调查所获得的资料，可制订本地区儿童少年生长发育的正常值，以便在不同集团间，与不同历史时期的资料进行比较，并可作为评价儿童少年身体发育水平的"标准”。

（二）内容

生长发育调查内容广泛，包括人体的形态、功能、生理、生化、内分泌及心理等许多方面。调查内容应根据调查目的选择少数有代表性的、能说明生长发育状况的指标，而不是越多越好。此外，还应考虑到各种指标测定应精确度较高、准确性较好、测定技术相对简便，并能比较方便地将结果进行比较评价。常用指标主要分以下几类：

1. 形态指标(morphological parameter)

形态指标最基本的有身高、体重、坐高、胸围。身高表示立位时头、颈、躯干及下肢的总高度，是生长发育的重要指标，它是准确评价生长发育水平、发育特征和生长速度不可缺少的指标，受遗传因素的控制较强，与其他三项指标之间呈高度相关。未满 2 周岁的婴幼儿要卧位测量，应称之为身长。体重是身体各部分、各种组织重量的总和，在一定程度上说明了儿童的骨骼、肌肉、体脂肪和内脏重量增长的综合情况，是最易变化和最活跃的指标，它和身高的比例还可以辅助说明儿童的原有状况。胸围表示胸廓的围长，间接说明胸廓的容积及胸部骨骼、肌肉和脂肪层的发育情况，在一定程度上说明身体形态及呼吸器官的发育状况，能反映体育锻炼的效果。坐高表示头、颈、躯干的总高度。构成坐高的骨骼主要是块状骨，块状骨的高度比长骨受遗传因素的控制更强，坐高受外界因素影响较身高小。此外，臂围、腿围和各部位皮褶厚度可用于评价营养状况。婴幼儿头部发育变化大，应考虑对 6 岁以下(尤其是 3 岁以下)儿童测量头围。要了解青春期体态变化特征应测量肩宽、盆宽及上下肢长度；要观察青春期性发育状况则可询问女孩月经初潮和男孩首次遗精年龄，以及检查第二性征，如乳房、阴毛、腋毛、胡须及喉结等。

2. 功能指标(functional parameter)

儿童少年的生理功能发育与形态发育有所不同，虽然形态发育迅速，也有波浪式的表现，但比较稳定；而生理功能发育变化就更迅速，变化的范围更广，对外界环境的影响比较敏感。在不同的体育锻炼和劳动情况下，表现得更明显。常用的生理方面的功能指标有：反映肌肉力量的握力、拉力和臂肌力等，反映呼吸功能的呼吸频率、呼吸差、肺活量、肺通气量等，反映心血管功能的脉搏、心率、血压等，各种联合功能试验和最大耗氧量测定则可反映运动时心肺功能状况和训练水平。常用的生化方面的功能指标有：反映肌肉代谢水平的尿肌酐、三甲基组氨酸测定，反映骨代谢水平的尿羟脯氨酸测定(这两类指标也都能在一定程度上反映体内蛋白质营养状况)以及总体钙测定。另外还有血红蛋白、红细胞、血清铁以及机体免疫功能指标等。各种内分泌激素，如生长激素、生长介素、甲状腺激素、雄激素、雌激素、促卵泡成熟激素和促黄体成熟激素，以及尿17-酮类固醇等的测定不仅有助于了解人体生长发育的内在规律，而且对于诊断和治疗各种生长发育异常等也很有用。

3. 身体素质指标(constitution parameter)

身体素质包括力量、速度、耐力、灵敏性、柔韧性、平衡和协调能力等。身体素质特性的每种指标可用一种或几种特定运动项目加以表现。常用的指标有:短距离快跑、中距离耐力跑、投掷、仰卧起坐、引体向上、立位体前屈和反复横跳等。

4. 心理指标(psychology parameter)

心理发展包括感知觉、言语、记忆、思维、想象、动机、兴趣、情感、性格、行为及社会的适应能力等。根据测验目的分智力测验、人格测验、诊断测验和特种技能测验,其测验指标通常是多项的,通过一些经过专门设计的测试量表或问卷调查获得。这些量表、问卷通常采用国内外公认的格式,并尽量采用本国标准化的常模,由专业人员掌握以保证结果的可靠性和有效性。

(三) 方法

根据调查目的不同,生长发育调查方法有多种,最基本的可以分为两大类:

1. 横断面调查(cross-sectional investigation)

横断面调查即在某一较短时间内,在一定的地区范围,选择有代表性的对象,对某几种项目和指标进行一次大数量调查。调查可以在不同地区、不同民族或不同历史时期进行,其目的是在一个较大地区范围内调查得出某项指标的正常值,该值可作为该地区儿童少年生长发育的"标准";也可将本地区本人群的调查结果与外地或其他人群结果进行比较,了解本地儿童的发育水平,并作为检查该地区儿童少年卫生保健工作效果的评价依据;对同地区同一人群连续多次调查,可比较不同时期的动态变化,了解生长的长期变化趋势。

横断面调查规模大、时间短,需集中较多的测试人员,调查前应有周详的计划、严格的人员分工和测试程序,调查项目不宜过多。根据调查目的确定调查对象,调查对象除需具有较强的代表性外,对其所处的内外环境属性,如民族、地域、家庭经济状况等应有明确规定。

2. 追踪性调查(follow-up investigation)

追踪性调查是一种动态观察。通过选择较少数量的对象,在一个比较长的时间内进行定期的、连续多次的调查,来观察儿童少年的发育动态。其目的是制订生长速度的正常值;通过对某一发育期全过程的连续观察,揭示生长发育的规律性;系统深入地观察、分析某些内外因素对生长发育的长期影响。由于追踪性调查的测试对象自始至终是同一组人群,因此所反映的生长发育规律较横断面调查更准确,能较确切地反映人群或个体的生长速度。

追踪性调查费时长,在调查过程中人员和对象都容易流失,所以从调查设计开始即应采取措施保证其稳定性,最大限度地减少样本的流失。其次,长期测试过程中应保持一致的技术标准,使前后结果有可比性。

(四) 调查设计

无论进行何种调查,在具体实施前都必须制订一个周密的调查计划。

1. 对象选择和抽样

根据调查的目的决定调查对象。例如,调查该地区儿童少年的生长发育正常值时,首先应注意代表性问题，应在该地区内选择可代表一般中学和小学学生的学校进行调查，而不应选择诸如舞蹈学校、少年体校、聋哑学校等条件特殊的学校。对象应该是正常的、健康的，在作统计处理时应把那些患有生长发育障碍和慢性病（如结核病、心脏病、肝肾疾病等）的对象剔除。这种正常值所反映的是这部分人群在一定环境因素影响下的生长发育水平。

抽样的方法有多种。如单纯随机抽样（以个体为单位随机抽取）、系统抽样（机械地间隔一定数量抽取）、分层抽样（先按城乡、年龄、性别等分类，再随机抽取）、整群抽样（随机抽取某人群全部调查）等。但在实际应用中，有时需采用多级（混合）式抽样，如全国性大规模体质、健康监测，即采用分层整群式抽样。

抽样考虑样本的代表性，除严格遵守随机原则、使样本的构成能充分反映总体外，样本的数量也是一个重要因素。在不同性别年龄组内调查人数都应足够：根据经验和儿童少年发育特点，以及人力、物力、时间和调查范围的限制，通常 7 岁以上可按 1 岁为一组，每一性别年龄组 100 人；10～18 岁属青春发育加速阶段，生长变化大，个体间差异明显，故每一性别年龄组应有 150～175 人；过了 18 岁，每一性别年龄组仍需 100 人左右。7 岁以前，一般初生为一组，1～6 个月每月为一组，6～12 个月每 2 个月为一组，1～2 岁内以每 3 个月为一组，3～6 岁内以每 6 个月为一组，调查人数各性别年龄组应在 100 人以上，在发育较快的年龄组最好保证在 200 人左右。

2. 检测仪器和方法

为保证检测数据准确、可靠，要求检测仪器要精确，检测方法必须统一。正式检测前应按规定的精确度、灵敏度对所有仪器进行检修和校准。为减少和消除人为因素所造成的偏差，应严格要求现场测试人员按照统一、正确的方法操作，在测试前应对所有测试人员进行严格培训，经考核达到规范要求后方可参加正式检测。在追踪调查时，自始至终应使用同一方法和同一种仪器。

3. 检测时间和季节

追踪调查时每个儿童前后测量时间应相对固定，至少应限定在上午或下午。横断面调查样本量大，一般需全天测试。此时应合理安排各年龄组的检测时间，尽可能将同一年龄组样本均匀分配在上、下午，减小不同年龄组间因检测时间不同而造成的人为误差。安排检测时间时还应考虑季节和生活制度对生长发育的影响，我国地域辽阔，各地地理条件相差悬殊，但一般均以 5—6 月和 9—10 月最适宜。此时天气较暖，便于测试，而且避开了考试、假期等生活制度变化的影响，对学校也便于工作。

4. 调查表格的设计

调查表格的设计原则：一次一人一表；项目实行统一编码，以便于计算机录入；项目名称要规范，并准确标明度量单位；应有明确的填表说明。

调查表一般由三部分组分：①受检者一般情况，包括姓名、性别、民族、住址、所在学校和班级，近期及既往健康状况、父母职业和家庭经济收入等；②调查项目，是调查表的主要内容，应根据调查目的确定指标项目，并记录测试结果；③调查者项目，包括测试者姓名、调查日期等。

5. 检测程序和资料检验

安排周密合理的检测程序是顺利完成调查的重要条件。测试现场的检查室要合理配置，要有明显的标识牌，各检查项目按规定顺序实行流水作业压，以免侧漏。血压、脉搏及心肺听诊等身体检查项目须安排在安静条件下进行，检测前应有足够的休息时间。素质测试，尤其是耐力素质通常安排在最后进行。

正式调查前一般先应有小规模预调查，通过预调查一方面可检验调查设计的合理性，发现问题及时纠正；另一方面可使全体调查人员掌握、熟悉检测程序和步骤，进一步明确自身职责，提高检测的准确性。调查资料的检验工作分现场检验和运算前逻辑检验两部分，是整个调查中提高和控制质量水平的重要环节，该项工作应由业务能力较强的专业人员专门负责实施。现场检验的主要任务是逐一核对调查表，对项目填写结果认真检查，发现缺、误、疑数据，要令其补填、补测、重测，使数据无缺、无误、无疑。检验体检项目是否按规定标准进行，书写是否合乎规定，字迹是否清楚。为监督测试质量，检验人员应每日抽取5～10张卡片，对生理变异较小的指标（如形态指标）进行复测。计算复测卡片检测误差的发生率，其公式如下：

$$P=\frac{\sum n}{AN}\times 100\%$$

式中：P 为检测指标误差发生率，$\sum n$ 为复测卡片中检测误差超过允许范围的项次数，A 为检测指标数的总和，N 为复测卡片数。

$P>5\%$时，要及时研究原因，提出改进办法，并对超过允许误差范围的指标进行复测、复检，加以改正。若 $P>20\%$，则提示检测质量很差，当天全部检测数据无效，必须重测。

运算前要再次进行逻辑检验，按调查设计要求逐项检验剔除不符合条件（如年龄、民族、健康状况不符合，缺项、字迹无法辨认，或有明显逻辑错误）的调查表，直到全部符合要求，再进行统计运算。目前使用电子计算机进行逻辑检验可大大减少错误率，提高工作效率。

6. 年龄计算

年龄在发育统计上是一个十分重要的问题。年龄计算必须严格统一，否则所得结果难以比较。如身高1年增长按6 cm计算，误算半岁就是3 cm，误算2个月也有1 cm之差。各国在年龄的算法上不完全一致。我国按实足年龄计算，即根据测试时的年、月、日和出生年、月、日之差来计算实足年龄。如满8岁到差一天满9岁一律计为8岁。如只知虚岁和阴历，需查阴阳历对照表核对后算出实足年龄。值得提出的是国外也有按照7岁半到8岁半前一天算作8岁之类的计算方法，在国与国发育资料比较时，要注意各国间年龄计算方法的差异。

二、生长发育评价

(一) 生长发育标准的制订

生长发育标准是评价个体和群体儿童生长发育状况的统一尺度。由于评价的目的不同,选用的评价标准也不同,一般通过一次性大数量横断面生长发育调查,取得某些指标生长发育的测量数据,经过统计学处理,所获得的资料称之为该地区儿童生长发育评价标准。由于我国地域辽阔,民族众多,各地区气候条件、地理和社会环境等差异很大,各地区可以建立适用于本地区的反应评价标准。然而作为"标准"都是相对的、暂时的,它们只适用于一定的地区和人群,而且因受生长长期变化的影响,应每5~10年更新一次。由于任何一项生长发育评价标准都不是绝对的,其实质是评价参考值。因此,建立国际通用或全国统一的儿童生长发育评价标准,有利于进行国际间横向的比较。

制订生长发育评价标准可利用均值和标准差的概念。其理论依据是正常儿童多数生长发育指标是呈正态分布的,该正态分布范围又与均值、标准差有一定关系(图6-4)。即从理论上讲68.27%、95.00%和99.00%的儿童生长发育水平是在均值±1、±2和±3个标准差范围内。换言之,在一个较大的群体中,多数儿童的发育水平集中在平均值的上下,离开平均值越远,儿童数量越少。由于标准差比较清晰地提出了生长发育水平偏离总体平均值的范围和程度,所以能较确切地评价儿童的发育等级。

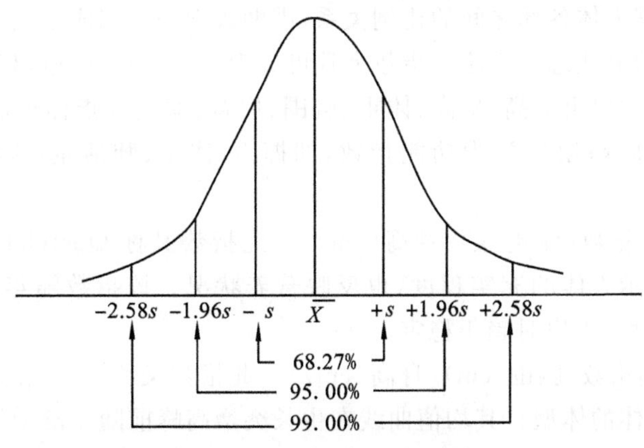

图6-4 正态分布

制订生长发育评价标准可利用百分位数的概念,它以人群指标的第50百分位数(P_{50})为基准,Tanner以P_3、P_{10}、P_{25}、P_{50}、P_{75}、P_{90}、P_{97}这7个百分位数作为划分发育水平等级的标准;中国儿童发展中心、首都儿科研究所等采用更多的百分位数,计有P_3、P_5、P_{10}、P_{20}、P_{25}、P_{50}、P_{75}、P_{80}、P_{90}、P_{95}、P_{97}共11个分级标准;儿少卫生常用P_3、P_{25}、P_{50}、P_{75}、P_{97}这5个百分位数作为划分发育水平的分级标准,按此划分应有51%的儿童(P_{25}~P_{75})属中等发育水平,另各有22%的儿童分属中上等(P_{75}~P_{97})和中下等(P_3~P_{25}),P_3以下(占2%)为下等,P_{75}以上(占3%)为上等。

均值标准差法和百分数位法比较，当发育指标为正态分布时，两种方法所得结果基本一致；当发育指标为非正态分布时，百分位数法的误差比均值标准差法要小得多。因此，百分位数法同时适用于正态分布和非正态分布的指标，用数字表达的方式，直观性强，有利于人们理解儿童生长发育所达到的实际水平。

（二）评价方法

生长发育评价广泛应用于儿童少年卫生等实际工作，它有助于人们了解个体或集体儿童现阶段的生长发育水平。在诊断生长发育障碍、评价营养状况及外界生活条件对生长发育的影响、提供保健咨询建议、为选拔青少年运动员等专业人才提供科学依据等方面的作用尤其突出。近年来，学校卫生监督工作也常把儿童生长发育评价结果作为反映社区健康水平的指标之一，同时通过观察、评价一些指标的变化，可了解学校各项卫生保健措施对生长发育的影响。根据上述需要，生长发育评价的基本内容包括生长发育水平、生长发育速度、各主要指标的相互关系等三个方面。

为正确地进行评价，选择合理的评价方法非常重要。到目前为止还没有一种方法能完全满足对个体和集体儿童的发育进行全面评价的要求。因此，应根据评价目的选择适当的方法，力求简单易行，直观而不需要附加计算，再结合体格检查、生活环境条件、健康和疾病状况综合进行分析，得出一个比较全面而准确的评价结果。

1. 指数法(index method)

指数法是根据人体各部之间的比例关系，借助数学公式编成指数，用以评价发育水平、体型、体质或营养状态的方法。指数大致可分为三类，但不严格，相互间有交叉。第一类为体型指数，主要由身高、坐高、体重、胸围、肩宽、盆宽等指标组成；第二类为营养指数，如体重/身高等；第三类为功能指数，如握力/体重、肺活量/体重等。常用指数如下。

(1) 身高体重指数(体重(g)/身高(cm))　此指数又称 Quetelet 指数，表示 1 cm 身高的体重数，显示人体的充实程度，也反映营养状况。该指数随年龄增长而逐渐增大，女性 19 岁、男性 21 岁时趋于稳定。

(2) 身高胸围指数(胸围(cm)/身高(cm))　此指数又称 Livi 指数，反映胸廓发育状况，借以说明人体的体型。其均值曲线在生长突增高峰前随年龄增长而下降，突增高峰时为最低点，突增高峰后随年龄增长而上升，成年时趋于稳定。

(3) 身高坐高指数(坐高(cm)/身高(cm))×100　该指数通过坐高和身高的比值来反映人体躯干和下肢的比例关系，借以说明体型特点，可根据此指数的大小将个体的体型分为长躯型、中躯型、短躯型。与身高胸围指数相同的是，该指数年龄均值曲线为“V”字形，出生后至青春前期一般随年龄增长而下降，以后则随年龄增长而上升，至成年后趋于稳定，稳定后的比值有较强的种族特异性。

(4) 肩盆宽指数(骨盆宽(cm)/肩宽(cm))　该指数均值曲线男女不同，7 岁后，男性该指数随年龄增长而下降，表示肩宽相对较女性大，尤其在青春期后，显示出男性肩阔、魁梧体型；女性该指数随年龄增长而上升，表明女性盆宽相对较男性大，尤其在青春期后，显示出女性臀部比较丰满的体型。

(5) Rohrer 指数((体重(kg)/(身高(cm))^3)×10^7) 该指数引入了比重的概念，表示了肌肉、骨骼、脂肪、内脏器官的反应状态，反映单位体积的充实程度，可作为营养指数。

(6) BMI(body mass index)(体重(kg)/(身高(m))^2) 该指数多用于婴幼儿营养评价，它不仅能较敏感地反映体型的胖瘦程度，而且受身高的影响比 Rohrer 指数小，与皮脂厚度、上臂围度等营养状况指标的相关性也比较高，一般认为大于 24 为超重，大于 26 为肥胖。

2. 离差法(deviation method)

离差法是目前评价儿童少年生长发育较常用的方法，主要有等级评价法和曲线图法两种。

(1) 等级评价法(rank value method) 此法是用标准差与均值相离的位置远近划分等级。评价时将个体该项发育指标的实测数值与同年龄、同性别相应指标的发育标准比较确定发育等级，国内常用五等级评价标准(表 6-1)。

表 6-1 生长发育五等级评价标准表

等　级	标　准	占总体百分数/(%)
下	$\overline{X}-2s$ 以下	2.30
中下	$(\overline{X}-2s)\sim(\overline{X}-s)$	13.55
中	$\overline{X}\pm s$	68.30
中上	$(\overline{X}+s)\sim(\overline{X}+2s)$	13.55
上	$\overline{X}+2s$ 以上	2.30

在一般生长发育评价工作中，常用此法的指标是身高和体重，个体儿童少年的身高、体重值在判定标准均值加减 2 个标准差范围以内，均可视为正常，这将把大约 95% 的儿童少年包括在内。在加减 2 个标准差以外的儿童少年，不能以此定为异常，需要定期连续观察多次，并结合其他方面的检查，慎重地做出结论。

等级评价法亦用于集体儿童的发育评价，此法称为等级百分数法。评价时，将两个班级间或两所学校间所有学生的测量资料，采用统一的发育标准，分别按各项发育指标，对照相应的等级评价标准确定各个体的等级。然后分别统计每项指标，各发育等级的人数占各班或各校总体的百分数，由此可看出某指标两班间或两校间发育好或发育差的等级百分数的高低。

等级评价法的优点是方法简单、易掌握，通过等级评价可较准确而直观地了解个体儿童发育好坏程度，在集体儿童评价中可看出两个样本不同发育等级的比例高低，且不受两个评价群体内部成员的性别、年龄等差异的限制。

(2) 曲线图法(curve method) 曲线图是将某地不同性别、各年龄组某项发育标准指标的均值、均值加减 1 个标准差值、均值加减 2 个标准差值，分别点在坐标图上(坐标图纵坐标为某项发育标准指标，横坐标为各年龄组)，然后将各年龄组同一等级的各点连成曲线，即某指标发育标准曲线图(图 6-5)。

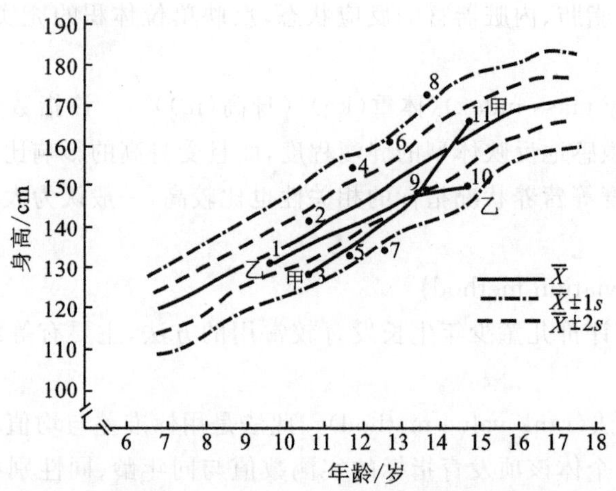

图 6-5　某市市区 7～18 岁男孩身高发育标准曲线图

结果评价：评价个体儿童身高，加减 1 个标准差以内(图 6-5 的 1 和 2)，可评价发育中等；在均值加 1～2 个标准差之间(图 6-5 的 4 和 6)可评价发育中上等；在均值减 1～2 个标准差之间(图 6-5 的 3、5 和 10)可评价发育中下等；在均值加 2 个标准差以上(图 6-5的 8)可评价为上等；在均值减 2 个标准差以下(图 6-5 的 7)可评价为下等。在均值加减 2 个标准差以外的儿童不能一概评价为不正常。在连续观察儿童的发育动态时，应判定他的发育曲线是好转的反应曲线(图 6-5 甲孩 3—9—11)还是趋于恶化的发育曲线(图 6-5 乙孩 1—9—10)，这是非常重要的。

曲线图法使用比较广泛，并具有以下优点：①评价方法简单、直观、使用方便；②能说明儿童的发育水平等级；③能追踪观察儿童某项发育指标的发育趋势和发育速度；④能比较个体和群体儿童的发育水平。不足之处是不同性别的每一发育指标都要做一张图，不能同时评价几项指标来说明儿童发育的匀称度。

3. 发育年龄评价法(assessment of development age)

发育年龄又称生物年龄或生理年龄，是指用身体某些发育指标(如形态、功能、性征等)的发育平均水平及其正常变异制成标准年龄，来评价个体儿童的发育状况。由于遗传和环境的影响，儿童的发育进程各不相同，说明用时间年龄(或称日历年龄)难以准确地反映生长发育程度。为此，利用发育年龄作儿童少年发育评价。目前常用以下四种发育年龄。

(1) 形态年龄　形态年龄是用某项形态发育指标(如身高、体重等)所制成的标准年龄，表示个体儿童的发育状况，如身高年龄、体重年龄等。优点是用法简便，结果明确。如某个男孩时间年龄为 10 岁，但身高的发育水平和“标准”12 岁男孩相同，即可评价该男孩的身高年龄是 12 岁。但某一形态指标只反映儿童全身发育的一个方面，如身高虽高，但骨骼成熟程度不一定也高。况且某些形态指标年龄组差异也都比较大，只用单一形态年龄评价方法是不全面的，只能反映某一形态发育的一个侧面。

(2) 第二性征年龄　第二性征年龄是用第二性征发育指标所制成的标准年龄，用个体的第二性征发育状况与其比较而得。最常用的指标：女孩有乳房、阴毛、腋毛；男孩有阴毛、腋毛、胡须、喉结和变声等。每一性征指标可按从开始发育到完全发育成熟之间不同的发育程度划分成不同的发育阶段或进行评分，然后利用多元分析方法组合成数学模型，或制成等级评分标准，判断性发育的程度。第二性征年龄判定法只适用于青春期发展阶段。

(3) 牙齿年龄　牙齿年龄简称齿龄，是按儿童牙齿发育的顺序所制定的标准年龄，用以反映个体儿童的发育状况。其评价方法有两种：第一种是以儿童牙齿萌出的数量和质量来表达发育年龄，此法适用于出生 6 个月至 13 岁左右(第三磨牙除外)，一般 6 个月至 2 岁半 20 个乳牙全部萌出直到 6、7 岁才开始脱落，恒牙在 6～13 岁萌出并出齐。乳牙萌出的年龄与营养状态、骨骼发育、言语动作和心理、智力关系密切，所以在早期发育评价中意义较大。第二种是利用 X 线摄片方法进行观察，包括从第一个牙齿开始钙化到成人最后一个牙齿钙化完成(从胎儿第 5 个月起切牙钙化，直到 18～25 岁第三恒磨牙钙化完成)的牙齿全部发育过程。该方法准确、可靠，但目前大多限于颌面发育评价，此种方法在儿少卫生领域里应用少见。

(4) 骨骼年龄　骨骼年龄简称骨龄，骨龄是儿童少年骨骼发育(钙化)程度同骨发育标准比较求得的发育年龄，是反映个体发育水平和成熟程度比较精确的指标。因为骨龄能较客观和较精确地反映从出生到完全成熟过程中各年龄阶段的发育水平，它在很大程度上代表生物学发育年龄，所以它在各种发育年龄中应用得最为广泛，在探讨生长发育规律、判断发育障碍性疾病、预测女孩月经初潮、预测儿童成年时的身高及运动员选材等方面发挥着重要作用。

判断骨龄主要利用 X 线摄片。通过观察儿童手腕部各个骨化中心的出现，骨块大小、外形的变化，关节面的出现及干骺愈合程度，再和作为正常值的“骨龄标准”比较，即可判断某个体的骨龄。

理论上人体骨骼的各部分均可判定骨骼成熟程度，但以手、腕部最为理想，其主要优点包括：①手、腕骨数目、种类和形状多样，包括长骨、短骨、不规则骨和种籽骨，对全身骨骼有很好的代表性；②手、腕骨各继发性骨化中心的出现及掌骨、指骨、尺桡骨干骺愈合各有不同的时间，随发育的不同年龄拉开距离，易于找出差别；③拍片方便，投照条件容易控制，受检者接受 X 线剂量小，对保护儿童健康有利。

骨龄标准制定的精确程度主要依据以下三个方面：

(1) 手腕拍片要有严格的技术要求　按国际生物发展规划制定的标准，拍片一律取左手，掌心向下紧贴底片，中指轴与前臂轴成直线，手指掌稍分开，拇指与食指呈 30°角，X 线机的管球中心线正对第三掌骨头，管球与胶片距离应固定。

(2) 样本量要足够　必须保证每年龄组有一定人数，且具有代表性。

(3) 准确判定骨骼钙化程度依据　骨化中心出现的数目和大小；骨化中心和骨骼

的形态变化，这要比大小变化更重要，因为骨化中心大小受个体身材大小影响较大，不能真正反映骨骼的成熟程度；骨骺和骨干的愈合情况。

判定骨龄的方法目前国内外主要有以下两种：

(1) 标准图谱法　由 Todd 1937 年首创，并经 Greulich 和 Pyle 多次修改而成的手、腕部骨骼成熟系列性 X 线图谱，男女各有一张代表一个年龄的 X 线标准骨龄片。在 1 岁内以每 3 个月有一个标准，其后至青春期每 6 个月一张。国内刘宝林 1982 年制成了哈尔滨市 6 个月至 17 周岁男女儿童少年手、腕部骨龄图谱。判断骨龄时，只需将被评者 X 线照片与标准骨龄图谱逐一对照，找出与其中最相近者，即可确定骨龄。该方法简便、使用广泛，缺点是判断误差较大。

(2) 计分方法　此法是由英国 Tanner 等 1959 年设计而成的 TW1、TW2 等标准，其原理是根据手、腕各骨在成熟过程中的形态变化过程，人为地将其划分成若干不同阶段，通过计算权重，对 X 线照片的详细特征给予相应计分，再综合各骨分别确定的分数(完全成熟为 1000 分)，即可换算成骨龄。我国普遍使用李果珍 1979 年创建的"百分计数法骨龄标准"，制定原理同上，只是骨完全成熟累计分为 100 分。计分方法判定骨龄最大的优点是将生物学表象转化成数学模型，用计分的数字概念不但使判定结果准确，而且也便于个体和群体间的比较及和其他生长指标进行综合评价；缺点是使用此法需有经验的专业人员阅片，由于个体变异难免出现判别误差。

4. 营养状况评价(assessment of nutritional status)

儿童少年营养状况评价是生长发育和卫生保健工作的重要内容，观察的项目主要有身高、体重、皮脂厚度、营养指数和上臂围等。制定营养评价标准一般认为应以最佳营养儿童或当地营养良好的儿童作样本，选择生活在最适宜环境或处于最佳营养条件下的儿童作为对象来制定标准。

(1) 按年龄体重(weight for age)　年龄体重是以时间年龄比较其体重大小的一种方法，能够反映发育迟缓、营养不良或肥胖，是现时营养状况和长期营养状况的双重反映，不能单独反映现时营养状况。评价标准：小于标准体重 60%为重度营养不良；60%～80%为中度营养不良；80%～90%为低体重或轻度营养不良；90%～110%为正常范围；110%～120%为超重；大于 120%为肥胖。

(2) 身高标准体重(weight for height)　身高标准体重或译为按身高体重，是目前国际上和 WHO 积极推荐的指标，着重用于反映儿童现时营养状况的评价方法。它是以同等身高比较其体重的大小，对于青春前期小年龄儿童消除了性别、发育水平、遗传，甚至种族差别等原因造成的身材发育不同的影响。而且，使用简单、方便，评价营养水平比较准确和客观，同时较按年龄体重说明营养状况更敏感。评价标准：以标准体重(100%)±10%为正常范围，低于 90%标准体重为低体重；低于 80%标准体重为中度营养不良；低于 70%标准体重为重度营养不良；高于 110%标准体重为超重；高于 120%标准体重为肥胖。

(3) 皮脂厚度　身体的皮下脂肪约占全身脂肪量的 50%以上，皮脂又称皮褶厚度，是衡量儿童少年营养状况和肥胖程度较好的指标，它表示近期的原有状况。皮脂厚度可用X线照片、超声波、皮褶卡钳等方法测量。用皮褶卡钳测量皮脂厚度，虽然由于操作者的熟练程度及手法上的差异，特别是左手捏皮压力的稳定性及钳头夹皮时间的长短，以及被测者皮脂厚度的厚薄，不可避免的会出现测量误差。但是这种方法既简单又经济，测得的结果和X线照片所测量皮脂厚度之间的相关系数高于0.85，而且对人体无放射性伤害，这对维护儿童少年健康成长是非常有利的。

测量皮脂厚度的部位有多处，一般认为上臂的二头肌部和躯干的肩胛下角部最为满意，该处组织均衡、松弛，皮下脂肪和肌肉能充分分开，测点明确，测量方便，测量值复现率高，上述两部位及二者之和可分别代表肢体、躯干及全身皮下脂肪发育状况。另外，二头肌部、髂上、腹部也是常用的测量部位。

评价标准：用体脂比可判定轻、中、高度肥胖程度。一般认为轻度、中度、高度肥胖的体脂比，男性(适合各年龄)分别为20%～、25%～、30%～；女性(14岁以下)分别为25%～、30%～、35%～；女性15岁以上至成人分别为30%～、35%～、40%～。值得指出的是利用这种方法推算体脂比、判定肥胖程度受身高或肌肉发达程度不同而产生误差，使用上述方法时应予以充分注意。

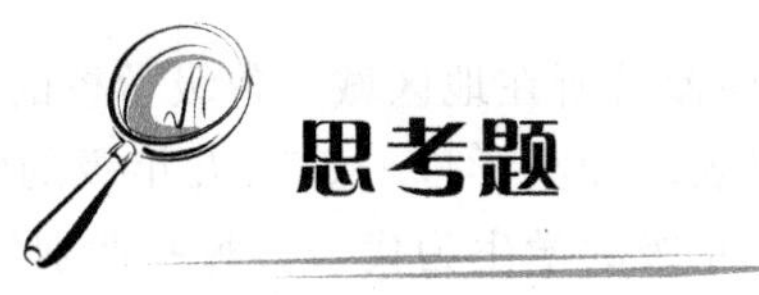

一、解释下列名词

生长发育调查、体成分、形态指标、生长发育评价、指数法

二、问答题

1. 何谓发育年龄评价法？常用的都有哪几种？
2. 生长发育调查的目的是什么？
3. 生长发育的调查方法主要有几类？它们的含义及特点各是什么？
4. 如何选择能说明生长发育状况的指标？

第三节　儿童少年健康监测与疾病防治

1. 掌握健康监测的含义和指标及其实施方法，掌握与学习、生活习惯关系密切疾

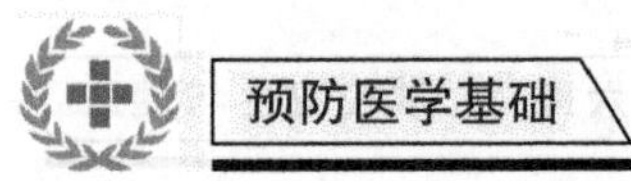

病(近视、沙眼、龋齿等)的发生、发展规律特点,影响因素和防治措施。

2. 熟悉儿童少年患病率特点及主要死因,熟悉营养相关疾病和成年期疾病的预防。

3. 了解近视的形成机制,了解沙眼、弱视的防治措施。

一、健康监测

(一) 健康监测的意义和指标

学生健康监测是指采用抽样调查的方法,对确定的监测点校和目标人群的生长发育、健康状况等方面长期的动态观察。生长发育状况、患病率、检出率和死亡率是反映儿童少年群体健康的主要指标。通过健康监测掌握学生群体健康状况的变化趋势,为进行学校卫生和儿童少年健康方面的宏观决策提供依据;为从事学校卫生教学及科研提供全面、客观、及时的基础资料;为客观评价受检地区和学校的卫生工作质量和效果提供科学依据;为有针对性地改进和推动学校卫生工作奠定基础,明确方向和目标。

(二) 健康监测的实施

1. 监测对象

采用抽样调查方法,样本要覆盖所在地区城乡各级学校的学生,可以普通大、中、小学校不同年级的部分学生为代表。如小学以一、三、五年级的学生,中学以初一、初三、高二年级的学生,大学以一、三年级的学生为代表。每一性别年龄组的监测人数不应少于 300 人。

2. 监测时间

一般规定在每年的同一时间(例如每年 5 月或 9 月)进行。检测人员事先需经过培训,以便统一方法和标准。

3. 监测的内容

(1) 生长发育状况　儿童少年生长发育状况是评价健康状况的重要标志之一。生长发育监测可分为:①形态指标:包括身高、体重、坐高、胸围、肩宽、骨盆宽、上臂围和肩胛下角皮褶厚度等。②功能指标:包括肺活量、血压、脉搏等。③生化检查:包括血红蛋白、红细胞测定等。

(2) 疾病或异常　近视、沙眼、弱视、龋齿、牙周疾病、营养不良、脊柱弯曲异常、神经衰弱等。

(3) 因病缺课状况　包括月病假率、学生平均因病缺课日数及其病因分析。

(4) 身体素质状况　50 m 跑、立定跳远、引体向上、仰卧起坐、立位体前屈和 800 m 跑等。

根据实际需要和人力、物力情况,可适当增加或减少某些监测项目。

4. 监测的质量控制

为保证监测的质量,需进行抽样复核检验。检验人员每天必须在检测过程中以随机方式按3%的比例抽取复测对象进行复测（只复测全部形态指标），检验检测误差超出允许范围的指标发生率，若发生率大于5%，必须及时研究原因及改进办法，并对超出允许误差范围的指标进行复测复查，加以改正；若发生率大于20%，则当日全部检测数据无效，必须重测，以确保检测项目的数据准确，否则，不能参加统计。

（三）儿童少年时期患病特点

1. 儿童少年患病率

用患病率等卫生统计指标分析儿童少年的健康状况，找出其发生的规律，为开展常见病的防治工作提供科学依据。

(1) 某病检出率　某病检出率指在一定时间内调查的患某种疾病人数占受检人数的百分数。其公式如下：

某病检出率＝患某病的人数÷受检查的总人数×100%

通过健康检查资料统计出的沙眼、肝炎等检出率即属此类。

由粪检得出肠寄生虫阳性的人数，可用感染率表示。

(2) 发病率　发病率是指在一定时期内，某群体或某地区每100人中发现患某病的例数。其公式如下：

发病率＝某期间内发病的例数÷同时期该群体或该地区的平均人数×100%

发病率多用于表示病程短的新发病例，还包括重复罹患的某些疾病，如急性传染病、外伤、沙眼治愈后的重复感染等。其中有些病人在同一时期内的发病可能不止一次，所以一般用当时患某病的例数计算。

对新发现的慢性疾病（如近视）也可用发病率来表示，此时又称新发病率，可按下列公式计算：

新发病率＝某时期内新发病的人数/(同时期该群体或该地区的平均人数－原患病人数)×100%

(3) 月病假率　月病假率又称因病缺课率，常以在一个月内，每100人中，因病请假的缺课人时数或日数来计算。其公式为：

月病假率＝某月病假总人时（节或日）数÷同月授课总人时（节或日）数×100%

为了适应学校的教学日历，常以4周为一阶段进行登记和统计。

(4) 学生平均因病缺课日数　学生平均因病缺课日数亦称每人平均病假日数，是指全校（或班级）学生在一学期中平均每人因病缺课的日数。公式如下：

学期学生平均因病缺课日数＝全学期因病缺课人日数/该学期全校学生平均数

学生因病缺课率、学生平均病假时数是与学生健康情况关系密切的指标：在进行病假登记时，先根据缺课原因确定是否属于病假，然后尽可能明确疾病诊断，按因病缺课原因分类进行疾病登记。要求逐月作出统计，如果遇学生因病缺课率突然增加，必须查明原因，以便采取必要的措施。

2. 儿童少年患病特点

儿童少年时期疾病的种类以及患病率特点是由年龄特征和集体生活、学习条件的影响造成的。

(1) 婴儿及幼儿前期(托儿所年龄期) 该时期呼吸系统疾病、消化系统疾病、蛲虫病及佝偻病较多。

(2) 幼儿期(学龄前期) 急性呼吸道传染病和上呼吸道感染仍然很多,消化道疾病有所下降,肠道寄生虫病、龋齿、沙眼等患病率有较大增加。

(3) 童年期(学龄期) 有明显自觉症状的疾病患病率较低,但从因病缺课原因看,上呼吸道感染和其他呼吸系统疾病,以及消化道疾病仍占主要位置。与卫生习惯和生活条件有密切关系的蛔虫和沙眼感染在这一时期较为常见。近年来沙眼和蛔虫感染率在大城市已有较大幅度的下降,龋齿患病率则有上升趋势。与学习生活条件有密切关系的还有近视和脊柱弯曲异常,患病率比幼儿期明显增多。结核病、意外事故等也与学习生活环境有关。

(4) 青春期(中学年龄期) 此时期与卫生习惯和生活条件有密切关系的沙眼和蛔虫感染率明显减少,龋齿患病率也有降低(与乳、恒牙交替有关),而与学习负担有关的近视却明显增多。此外,青年期少女月经异常(包括痛经)也较多见。风湿病、肾炎、肝炎、结核病、胃病等比童年期有所增多。中学生中慢性鼻炎、副鼻窦炎较多,是兵役体检不合格的原因之一。此外,值得注意的是青春期的心理卫生问题较为突出,应引起高度重视。

(四) 儿童少年死亡率和死亡原因

1. 儿童少年死亡率

儿童少年死亡率是指从出生到发育成熟为止,各年龄组每年每千名儿童少年中死亡的人数。一般用年龄别(组)死亡率表示。其公式为:

年龄别(组)死亡率＝某时期内某年龄组儿童死亡人数÷同年该年龄组平均人数×1000‰

联合国儿童基金会选择5岁以下儿童死亡率作为衡量一个国家儿童健康状况的重要指标。另外,死亡率还受到地理因素、社会环境等的影响。

2. 死因分析

死因构成与社会经济发展水平密切相关,在社会经济水平高、儿童少年死亡率低的国家,儿童少年的主要死因为外因死亡、先天异常、恶性肿痛等;反之,则以感染性疾病为主。我国的大城市呈现与发达国家类似的死因顺位,但同时,在边远、落后的农村则呈现呼吸系统、消化系统感染为主的死因顺位。在我国,据1991—1996年全国学校卫生监督监测统计报表及国内多项研究报道,意外伤害与疾病是导致儿童少年死亡的主要原因,其中意外伤害死亡占首位,其构成可占死亡数的40%～50%,甚至高达70%。在意外伤害死亡中,死亡顺位为溺水、交通事故、自杀及其他等。疾病死亡原因中,主要是呼吸系统疾病、传染病、恶性肿瘤、先天异常等。

综观儿童少年的患病和死亡情况,婴幼儿时期患病和死亡的病种基本上是一致的;中小学生患病和死亡的关系则是另一种情形,他们的常见病、多发病的患病率虽然很高，但不是致死的原因，学校卫生工作应致力于降低这些常见病、多发病的患病率。意外伤害与恶性肿瘤是导致中小学生死亡的主要原因，因此，降低中小学生的死亡率，除涉及教育、交通、公安等部门以外，还与恶性肿瘤研究以及环境保护等部门有关，因此，卫生部门需与多部门协同工作、互相配合，并大力开展健康教育工作。

二、学校常见病预防

国务院于1990年6月颁布的《学校卫生工作条例》明确规定，学校应当做好近视、弱视、沙眼、龋齿、寄生虫病、营养不良、贫血、脊柱弯曲异常、神经衰弱等学生常见疾病的群体预防和矫治工作。随着我国人民生活水平的提高，儿童少年膳食结构和学习生活条件的变化，近年来，提出成年期疾病（高血压病、脑卒中、高脂血症、动脉粥样硬化、肥胖、糖尿病、恶性肿瘤等）在儿童时期及早防治的问题。因此，研究这些常见病发生发展的规律，掌握早期发生发展的规律，掌握早期发现、积极治疗的方法，降低患病率，是预防医学工作者的一项重要任务。

（一）近视

良好的视力功能是儿童少年顺利地阅读、书写以及进行各项活动的先决条件。为保证他们具有较好的学习和工作能力，必须做好视力保护工作，预防近视和弱视，使儿童少年的视觉器官能得到正常发育。

1. 概念及性质

近视是指眼睛辨认远方（5 m以上）目标的视力低于正常，但视近正常，它是由于屈光不正所致。有近视的人在观看5 m以外的物体时，从远处来的平行光线经过眼的屈光系统在视网膜前聚焦，使成像落在视网膜前面，不清楚物体的形象。如果采用视网膜检影呈现近视屈光时，则为近视。儿童青少年的近视主要有以下两种情况：①轴性近视：由于眼球前后轴过长所致。②屈光性近视：由于眼的屈光系统的屈光能力发生变化，屈光力对眼球来说过强所致。

近视与视力低下（或视力不良）的含义不同，不能将二者混为一谈。通常用远视力表检查视力，裸眼视力低于5.0的一般称为视力低下。各种屈光不正（近视、远视、散光）、弱视和其他眼病均可造成视力低下。学生中的视力低下大部分是由近视而引起的。据我国各地调查，在视力低下的学生中近视所占的比例较大，小学生中为50%～60%（在小学低年级学生的视力低下中，远视占多数），中学生中为70%～90%，大学生中为90%以上。因此保护学生视力主要是预防近视。

2. 儿童视觉器官的发育

儿童视觉器官的发育随年龄的增长而逐步完善。初生儿的眼轴较短（18 mm），以后随着年龄的增长，眼轴长度逐渐增加，每年约增加0.1 mm，14～16岁时平均眼轴长度为23.5～24 mm。平均眼轴长度男性大于女性。由于婴幼儿时期的眼轴较短，因此多表现为远视（生理性的远视），以后随着年龄增长眼轴逐渐变长，从远视逐渐发展为正视，少数儿童由于眼轴长度增长得较少，故仍为远视。另外有些儿童由于在学习过程中不注意用眼卫生，使眼长期处于调节紧张状态，以致形成近视。因此，在幼儿园与小学低年级儿童中的视力低下，多属于远视，到小学中、高年级时视力有增进的现象（正视较多），以后随着年级的上升，近视逐渐增加图 6-6。

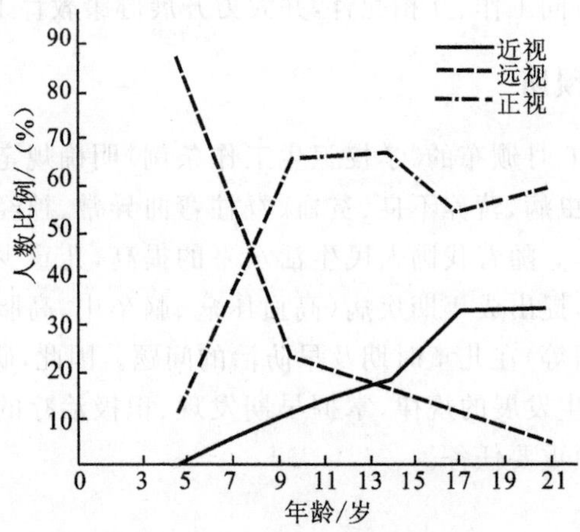

图 6-6　年龄别眼屈光状态的曲线

儿童时期由于晶状体的弹性较大，因此眼的调节能力很强，近点距离（使用最大调节时能看清眼前最近一点的字体或其他细小物体时的眼物距离）很小。所以，儿童在读写时，即使当书眼距离为 7 cm 甚至 5 cm 的情况下，还能看得清楚。刚开始学习（读写）的儿童，为了看清书本或笔记本的字体（或笔画）也需要眼与书本距离近些，这样可使视网膜上形成的字体影像更清晰。以后随着年龄的增长，晶状体的核心部分弹性渐渐减弱，调节能力也逐渐减退，使眼的近点距离逐渐增长，一般到 40 岁以后，由于眼调节能力的减弱而出现老视现象。

如果儿童习惯于这种过近距离读写状态而不加以纠正，加之读写持续时间过长或因光照条件不良等原因，使眼经常处在高度调节紧张状态，以致晶状体凸度增大、屈折力过强，使远处物体的影像落在视网膜前面，因此看不清楚物体的形象而形成近视。这种因视近工作过度而形成的近视，一般称为调节紧张性近视或功能性近视，它属于屈折性近视。在此时间内如果采取积极的视力保护措施，如眼休息、做眼保健操、使用睫状肌放松调节的药物，视力有可能恢复正常。但如果仍不注意用眼卫生，持续下去会引起眼球充血、眼压增高等使眼球壁的弹性降低，进而导致眼轴变长，形成轴性近视。在学生中的近视往往是调节紧张性近视与轴性近视二者并存。

3. 近视发生的原因及影响因素

以往进行过大量研究，提出过不少学说。但目前多数学者认为，青少年近视的发生和发展是遗传和环境因素综合作用的结果。

（1）环境因素　大量调查资料表明，学生视力低下率和近视率上升随环境因素的影响而增加。大学生近视患病率高于中学生，中学生近视患病率高于小学生。调查资料还表明：重点学校学生视力低下率高于非重点学校学生；同年龄学生在校高年级学习的近视率高于在校低年级学习者；城市学生近视率高于农村学生。专家调查，有躺着看书习惯的12～14岁学生视力低下率为60%，无躺着看书习惯的为30%。对该年龄段女学生的视力及其影响因素进行一年追踪观察后发现，引起学生视力下降的原因首先是睡眠时间长短，其次是躺着看书。

(2) 遗传因素　据家系调查表明，学生近视的发生与否与其父母或兄弟姐妹有无近视有密切关系。我国有人提出，高度近视在我国约占总人口的2%，它基本上是由遗传决定的。大多数病例为常染色体隐性遗传。

双生子研究是判断近视与遗传关系的较好方法。上海市的调查结果显示，近视的遗传指数约为60%，提示在决定近视发生的个体差异中60%是遗传因素，40%是环境因素。上海市眼病防治所通过家系调查计算出中、低度近视的遗传度为50.5%，说明近年来学生近视率的大幅度增加既与环境因素（如课业负担较重、视近负荷增加）有密切关系，也有一定的遗传基础。提示父母家族中患有近视的儿童应该作为保护视力、预防近视的重点对象。

(3) 体质、营养和健康因素　儿童少年的体质、营养和健康状况在一定程度上可以影响近视的形成和发展。有专家认为处于青春期生长突增的少年，在学习负担加重和不良学习环境的影响下容易发生近视。体质弱或者重病后身体抵抗力下降，此时如用眼时间长，容易发生近视。

近年来国内外还有一些学者提出，儿童少年近视与糖、蛋白质、钙摄入量以及体内缺乏某种微量元素（如铬、锌、铜、钠）等有关。

4. 保护视力、预防近视的措施

近视的发生原因和影响因素是多方面的。因此，保护视力和预防近视应采取综合性措施。

(1) 合理安排生活制度，限制近距离用眼时间　已知近视的发生与近距离用眼有直接关系，为此，人们认为预防近视之根本在于限制过多的视近活动。合理安排一日生活制度，缩短近距离工作时间，增加课外活动时间（每天保证1 h），此外，还应重视利用课间10 min的休息，特别是不要持续读写，每天至少睡眠8 h。

此外，还可做望远活动，即向5 m以外的远处眺望。每日3～4次，每次至少10 min。望远时一定要有目标，如望远处的树木和房屋等，要避免强光刺目，望远可随时进行。

(2) 重视阅读、书写卫生　阅读与书写时，坐姿要端正，应教育儿童少年把书本与眼的距离保持在30～35 cm之间。走路或在震荡较大的车厢里看书时，书本与眼的距离不断改变，字体不易看清，并且由于不断地进行调节，眼容易疲劳。躺着看书不易保持适当的眼书距离，也不易保证光照度充足，此时眼和全身容易产生疲劳，故应避免在上述情况下看书，还应避免在光线过强或过弱的地方读写。阅读和书写的持续时间应控制在一定范围内。一般每隔1 h左右应有一定的休息，望远并变换活动方式以便消除眼的疲劳。

(3) 开展体育锻炼，做好眼保健操　体育活动不仅可增加儿童少年的体质，还对保护视力、预防近视有积极作用。

眼保健操通过对眼部周围穴位的按摩，使眼内气血通畅，改善神经营养，以达到消除睫状肌紧张或痉挛的目的。实践表明，眼保健操同用眼卫生相结合，可以控制近视的新发病例，起到保护视力、防治近视的作用。眼保健操必须经常做，要做到动作准确，并持之以恒。

(4) 合理饮食，注意营养　许多研究证明饮食营养与近视有重要关系，合理营养有助于预防近视。注意饮食中微量元素的补充，如锌、铬等。限制某些食品，如精制食品、脂肪及糖类。有人提出儿童少年不宜多吃甜食，过量摄入有可能使巩膜变弱，容易导致眼轴伸长。

(5) 改善学习环境　教科书及其他儿童少年读物字体的大小，应与儿童少年的年龄相适应，即年龄越小字体就应该越大些。文字与纸张背景的对比(亮度对比度)应该大些，字迹要清晰以便于阅读。儿童少年应使用色深质软的铅笔，写的字体也不宜过小，以减轻眼的负担。学校在每学期开学以前要检查教室的采光、照明是否充足，不足的应增加人工照明，灯具有损坏的要及时检修。教室墙壁要定期粉刷，黑板要定期刷黑，并使其平整无反光。课桌椅应根据学生身高进行调整，使之符合学生身材，定期轮换学生座位。

(6) 定期检查视力　学校要建立视力保护制度。定期做视力检查，了解每个学生的视力变化情况，早期发现视力开始下降的学生，以便及时采取措施，控制近视的发生发展。为便于学生本人随时进行视力检查，可在每个教室内取靠窗的侧墙上挂一张视力表。

(7) 健康教育　利用多种形式深入开展用眼卫生及保护视力的健康教育工作，提高广大教师、学生、家长和社会各方面的认识，认真培养儿童少年良好的读写习惯，要求他们自觉地注意用眼卫生。切实做到读写姿势要端正，书本与眼距离保持 1 市尺(33 cm)左右；连续看书 1 h 左右要休息片刻；不要在直射阳光或暗弱的光线下看书写字；不要躺在床上或走路、乘车时看书；要保证充足的户外运动时间等。

儿童少年在家看电视时应注意用眼卫生。看电视半小时以后应至少休息 5～10 min，不要躺着看电视。眼与电视屏幕的距离应保持在 2.5～3 m，屏幕的高度要比眼睛略低一点，画面要有良好的对比度，亮度要适中，室内应保持一定的照明度，看完电视后应做些轻松的全身活动，或做眼保健操以缓解身体和眼的紧张。

为避免遗传对近视的影响，应做好优生优教工作，如男女双方均为高度近视者应尽量避免婚配。

(二) 沙眼

1. 沙眼的患病率和流行因素

沙眼是由沙眼衣原体引起的慢性传染性眼病，其传播广泛，在婴幼儿及小学儿童中患病者较多。全世界约有 4.5 亿沙眼病人。新中国成立前我国沙眼患病率很高，城市为40%～60%，农村为 60%～80%。晚期沙眼常因并发症使视力受到障碍，严重者可引起失明。同期盲人中有 1/4～1/3 是因沙眼致盲的。新中国成立后全国多次开展了沙眼普查普治工作，加之生活物质水平提高、卫生条件改善，使沙眼患病率有了明显的下降。当前在大城市的中、小学校学生中沙眼患病率已降到 10%左右；郊区较高，约为 20%。

沙眼主要通过接触传染，凡是被沙眼衣原体污染了的手、毛巾、手帕、脸盆、水及其他公用物品都可以进行传播。儿童沙眼大多由父母或其他家庭成员传染。有资料表明，在同一农村中，无沙眼母亲的子女沙眼患病率为 37.7%，而有沙眼母亲的子女沙眼患病率高达 82.5%。

2. 预防措施

沙眼的预防主要在于防止接触感染，其预防措施如下。

(1) 改善环境，开展健康教育　要改善学校和家庭环境条件。学校应尽可能添置流水式洗手设备，保证生活用水，要做到一人、一盆、一巾，公用毛巾用后要煮沸消毒。沙眼衣原体在 70 ℃时 1 min 即可被杀死，0.1%福尔马林或 1%石炭酸也可迅速将之杀灭。

大力开展健康教育，包括对学生、家长和学校教职员以及幼儿园保育员等全面进行健康教育，使他们了解沙眼的病因及其防治方法。可利用广播、电教、电视、电影、图片展览等形象生动的方法开展教育，以提高教育效果。应从小培养儿童养成爱清洁、讲卫生的习惯，使用的手帕、毛巾要保持干净，做到勤洗手，不用脏手、衣服或不干净的手帕擦眼睛。

(2) 治疗沙眼病人　治疗沙眼病人是预防沙眼传播的重要措施。在对儿童少年沙眼病人治疗时，还应同时治好保教人员或家庭中的现症病人。

(3) 人员培训　应有计划地定期培训保教人员、保健教师和校医等，使他们掌握防治沙眼的基本知识和技能，掌握沙眼的检查、诊断、治疗和记录，以及填写报表等方法。

3. 治疗方法

治疗沙眼的药品种类较多，主要药物有利福平、四环素族、金霉素等抗生素。

河南省眼病研究所在筛查大量抗沙眼药物时发现酞丁安具有明显的抗沙眼衣原体作用，对沙眼有较好的疗效，可以与目前疗效好的药物如金霉素、利福平等相比。现经上海、河南、山东、江苏、四川、武汉等地区临床疗效观察，酞丁安滴眼液对沙眼衣原体具有较强的抑制作用，能阻止沙眼衣原体繁殖和包涵体的形成。治疗具体用法：酞丁安滴眼液，每日 3 次，每次 1～2 滴，每 4 周为一疗程。轻度沙眼有效率达 100%，中、重度沙眼可延长疗程，亦有显著疗效。滴眼液应一人一支，不能混用。实施者在点滴眼液前必须洗净双手，防止将手上可能接触的沙眼衣原体带入眼中。

(三) 龋齿

龋齿(dental caries)是人类广泛流行的一种慢性疾病，也是儿童少年时期最常见的疾病之一。儿童少年患龋齿以后不仅引起疼痛，而且影响食欲、咀嚼和消化功能，从而影响到生长发育。如不及时治疗还会因细菌侵入导致继发牙髓炎、齿槽脓肿、颌骨骨髓炎等，造成一种进行性、破坏性的损害，导致患牙的全部破坏，甚至因局部病灶而引发全身疾患。龋齿流行面广、发病率高、危害大，因此被列为世界范围内需重点防治的第三位疾病。

1. 流行特点

（1）龋患率　龋齿是世界范围的流行疾病，龋齿的患病率简称为龋患率，有如下特点：就世界范围而言，龋患率与各国的经济发展状况、人民的生活习惯、饮食结构有密切关系。当今，发达国家的龋患率最高。据报道，美国12岁儿童的恒牙龋患率达90%，欧洲国家小学生龋患率高达98%。而且随着生活水平的提高，饮食结构精细，甜点糖果丰富多彩，龋患率呈上升趋势。

就我国情况而言，各地儿童少年的龋患率有这样几个特点：①幼儿园儿童高于小学生，小学生高于中学生；②城市学生高于农村学生；③大城市儿童少年高于中小城市；④按照WHO的标准衡量，我国的龋齿发生属较低水平，但儿童少年龋患率处于上升趋势。需要指出的是，尽管我国儿童少年龋患率处于较低水平，但大部分龋齿未得到治疗或处理。据资料显示，儿童少年中龋齿已得到充填者仅占龋齿数的1.54%，加之龋患率逐年上升，而口腔医务工作者的人数极少，龋齿的预防工作就显得特别的重要和艰巨。

（2）龋均和病人龋均　龋均（总龋数/受检总人数）和病人龋均（总龋数/患龋总人数）都是反映龋齿患病程度的重要指标。从图6-7可见，病人乳牙龋均从1岁开始已达2个，3岁达5个，7岁时达高峰为5.9个，以后逐年下降。恒牙龋均及病人恒牙龋均6岁时分别达到0.3和1.4个，以后逐年上升，到16岁时分别为1.7和2.9个。无论从龋患率还是龋均来看，乳牙龋都明显高于恒牙龋。因此，防龋工作的重点应放在幼儿园儿童和小学生人群上。

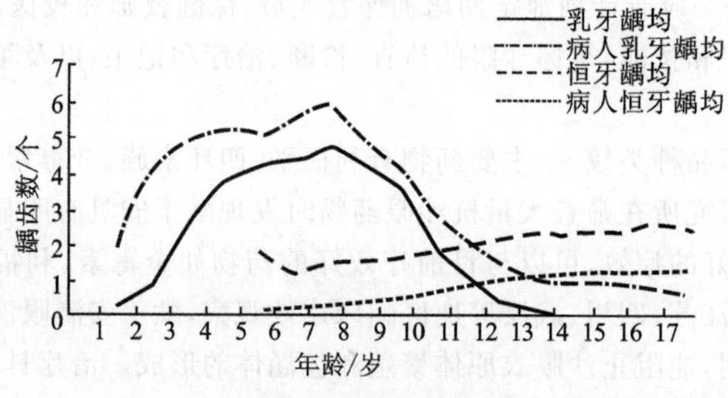

图6-7　龋均与年龄的关系

（3）龋齿的度数分布　乳牙龋和恒牙龋的度数分布有显著差别。据北京市调查，乳牙龋的浅龋（1、2度龋）率（占47.2%）比深龋（3、4、5度龋）率（占52.3%）略低，而恒牙的浅龋率却占85.4%，深龋率只占14.6%，说明防龋也必须从幼儿园和小学做起，同时应抓紧对恒龋的早期充填。

（4）好发牙及好发部位　乳牙龋的好发牙是第一、二乳磨牙（第四、五乳牙），尤其是第二乳磨牙。恒牙龋的好发部位是第一、二恒磨牙（第六、七恒牙），尤其是第一恒磨牙(俗称"六龄齿")。乳牙龋、恒牙龋的好发部位也有相同之处,即都以咬合面为主,乳磨牙和恒磨牙的咬合面分别占好发部位的 60%～70%。因此在向儿童少年宣传刷牙时,应强调重点刷磨牙及其咬合面。

2. 致病因素

龋齿的病因现在已经比较清楚了。20 世纪 60 年代初 Keyes 提出了"三联因素论",即龋齿是由细菌、食物和宿主(主要是牙齿的敏感性)三种因素共同作用造成的。70 年代,Newbrum 又提出,对龋齿的任何考虑都不能离开时间因素,因龋齿的发生发展都相当缓慢,必须有充分的作用时间才能完成龋齿的形成过程,因此又补充了一个时间因素,形成"四联因素论"(图 6-8)。

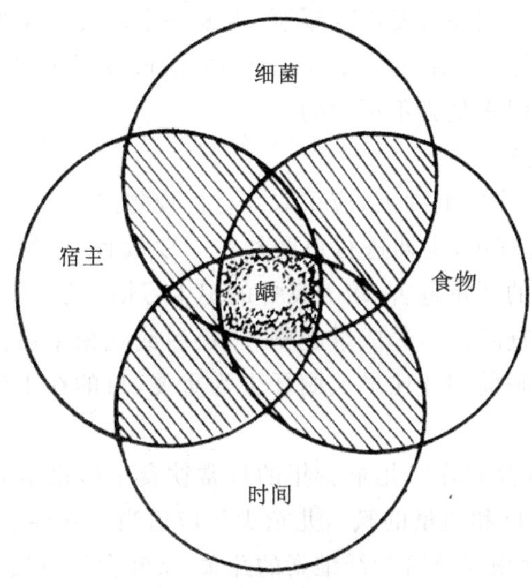

图 6-8　龋齿的四联因素理论

(1) 细菌　细菌是龋齿发生必不可缺的因素,目前已公认的主要致龋菌是变形链球菌,这种细菌能产生一种葡糖基转移酶,该酶能使蔗糖转化为高分子细胞外多糖,这种多糖能诱发变形链球菌的特异性聚集反应,使之易于黏附于牙面,变形链球菌的产酸和耐酸能力都很强,从而导致龋齿发生。其次,放线菌菌株在根面龋中占明显优势,故认为与根面龋的发生相关。另外,乳酸杆菌往往在深龋洞内大量存在,又有相当的发酵能力,其在龋齿中的作用也是不容忽视的。需要指出的是,牙菌斑(由黏附在牙面上的细菌和糖类食物残屑形成)是这些细菌生存和致病的环境,细菌和牙菌斑相辅相成,共同致龋。细菌在牙菌斑深处产酸,酸逐渐腐蚀牙齿,从而使牙齿脱钙、软化,造成组织缺损形成龋洞。

(2) 食物　食物以碳水化合物,尤其是蔗糖为主要致龋食物。碳水化合物不但因酵解产酸而影响牙菌斑 pH 值,还可以通过细胞外和细胞内多糖的合成而直接参与牙菌斑形成,并对菌斑延续和 pH 值的保持有重要作用。深受儿童少年欢迎的富有黏性或精制的碳水化合物,如精细糕点、饼干、糖果等,较易黏附于牙面,尤其容易滞留在牙齿沟窝内而发酵，从而诱发龋齿发生。

(3) 宿主　当宿主抗龋能力(指牙齿对龋齿的抵抗力或敏感性)降低时容易患龋，影响宿主抗龋能力的有以下几点。首先，牙齿的形态、结构、排列和组成在龋齿发病上可起到重要作用，如牙齿的点、隙、裂、沟处易患龋；牙齿排列不整齐、拥挤重叠、容易停留食物残渣和细菌，也易患龋。其次，唾液对牙齿是否患龋也有不可忽视的影响，唾液的流量多、流速快，则清洁牙齿、稀释口腔内酸的能力就强，有助于抑制龋齿的发生。相反，龋患率就高。再者，全身状况与龋齿也有一定关系。另外，内分泌功能改变，如甲状旁腺功能减退、甲状腺功能亢进或是减退，都会影响到牙齿的抗龋能力。

(4) 时间　对于龋齿的发生，时间有着特殊意义。龋齿从牙菌斑的形成到具备致龋能力，从一个小小的早期损害发展为龋洞，需要一个缓慢发生发展的过程，平均需要18个月的时间。如果我们能在其发展的各个不同阶段及时予以干预，必能收到良好的预防效果。因此，时间因素是必不可少的。

3. 龋齿的预防措施

针对龋齿发生的诸多影响因素，应采取综合性预防措施。

(1) 加强口腔保健宣传，定期进行口腔检查　要教育儿童少年认清口腔保健的重要性，了解龋齿对健康的严重危害，培养良好的卫生习惯。学校、老师要宣传，家庭父母要督促孩子从小注意口腔清洁，养成早晚刷牙、饭后或吃糖果后漱口、睡前不吃零食的习惯，特别要强调晚间睡前刷牙比早上刷牙更为重要，目的在于清除残留的食物，减少或控制牙菌斑。

(2) 合理营养和体育锻炼　儿童少年的日常饮食中应供给合理的营养(如钙、磷、维生素，尤其是维生素D和适量的氟)，儿童少年应适当多吃些豆类、乳类、蛋类、芝麻、鱼虾和含钙质较多的食物以及富含纤维素的蔬菜，茶叶含氟量较多，可适量饮用或用茶水漱口。要限制糖类的食用量，尤其不宜多吃黏稠的甜食、奶糖等，因为它们在牙面停留的时间很长，致龋作用大。加强体育锻炼，接受足够的日光，使身体和牙齿得到正常发育，增强抗龋能力。

(3) 药物防龋　药物防龋主要是指氟化物防龋。可采用内服和外用两种方法。在低氟区氟化水源是一些国家采取的大面积防龋措施。局部使用氟化物防龋方法甚多，如用0.2%氟化钠溶液漱口，每周漱口一次，每次含漱2 min，含漱前后均应用清水漱口。还有牙面涂氟、氟离子透入等，用含氟牙膏刷牙是最简便易行的方法。但在饮水(或粮食、蔬菜等)含氟量高的地区不应采用氟化物防龋的方法。

(4) 其他防龋方法　①窝沟封闭：应用高分子材料作为防龋涂料，封闭牙齿咬合面、点隙面和点隙沟裂处，使外界细菌和食物残屑不易进入，起到防龋效果，但涂料容易脱落，需要定期检查和复涂。此法所花时间和人力较多不易推广。②化学制剂防龋：常用0.2%洗必泰溶液漱口，也可用含1%洗必泰的牙膏刷牙。洗必泰作为口腔菌斑抑制剂防龋已比较广泛，其缺点是味苦，可使牙面、舌背等处呈棕褐色着色，但停药后很快就会消失。③酶防龋：研究较多的是葡聚糖酶和变聚糖酶，具有控制菌斑生长的作用，多用于含漱。④激光防龋：有报道应用小能量激光照射牙齿，可使牙齿抗酸能力增强，从而增加抗龋能力。此外，人们正在寻找糖中以代替细菌致龋的重要底物——蔗糖。其他方法如免疫防龋、微量元素防龋等。

（四）单纯性肥胖

肥胖（obesity）是指由于营养过剩、缺乏运动及遗传因素共同作用引起的身体脂肪过度堆积。肥胖可分为单纯性肥胖和继发性肥胖，儿童少年肥胖绝大多数属于单纯性肥胖。肥胖与心血管疾病和糖尿病等均有密切关系，对人类健康有明显的危害，目前国际上已将肥胖和儿童期高血压危险因素的识别和干预同样视为成年期心血管疾病一级预防的主要组成部分。因此研究和预防儿童肥胖的发生对控制某些成人疾病具有重要意义。

1. 流行情况

研究报道，与儿童肥胖相关的一些引起心血管疾病的危险因素，同成人肥胖所导致的结果是一致的。观察结果表明，肥胖儿的血压与总胆固醇比瘦儿童高，而高密度脂蛋白和载脂蛋白 A_1 则低。如果这些危险因素在幼儿期就出现，且持续时间长久，就有可能转为成年期的高血压或高脂血症。

近年来由于生活水平的提高，脂肪、蛋白质和糖类摄入增加，加之膳食结构不合理、体力活动量减少等原因，儿童少年肥胖有不断增加的趋势。

2. 肥胖的判断方法

目前常用的方法是 WHO 所推荐的方法——身高体重法，即实测体重超过身高标准体重的 10%～20%为超重；体重超过身高标准体重的 20%为肥胖，其中超过 20%为轻度肥胖，30%为中度肥胖，50%为重度肥胖。

3. 肥胖发生的影响因素

单纯性肥胖发生的原因比较复杂，影响因素较多，一般认为主要是遗传因素和环境因素两大方面。环境因素中又以饮食为主，肥胖是多基因遗传所致，即受环境和遗传因素的双重影响。

(1) 遗传因素　不少学者认为肥胖与遗传关系密切。动物实验表明，肥胖为常染色体隐性遗传，有家族倾向。据有关资料报道，双亲都肥胖其子女也肥胖者占 70%～80%；双亲之一（特别是母亲）肥胖，其子女也肥胖者占 40%；而双亲都不肥胖者，其子女也有 10%～14%发生肥胖。另外，对双生子研究表明，皮下脂肪厚度有高度遗传性。

(2) 环境因素

①饮食营养因素：饮食营养过度是导致肥胖发生的主要原因之一。肥胖往往发生在能量摄入增加、消耗降低的情况下。热能摄入的增加如超过消耗量，多余的热能即以甘油三酯的形式储存于机体内，易发生肥胖。据 Waxman 的调查，发现肥胖儿在学校中午餐时摄入的热能比同年级的非肥胖学生约多一半。在家晚餐时，肥胖儿比其年龄仅相差 1 岁左右的孩子摄入的热能多。饮食习惯对肥胖的发生亦有一定影响。另外，

晚上进食多者容易发生肥胖。

②社会经济条件：一般发达国家的低阶层中，肥胖检出率高于高阶层。Leicester对学龄儿童的调查表明，低阶层儿童中单纯性肥胖检出率比高阶层儿童高2倍，有的高9倍，其原因与低阶层儿童的食物以碳水化合物为主有关。而在发展中国家和贫困地区，肥胖则主要发生在高阶层人群中。

③家庭因素：有报道，母亲的文化程度与儿童肥胖发生有一定相关。Garn等调查发现，文化程度高的母亲更担心他们孩子的肥胖，他们认为肥胖是一个严重的社会障碍，所以很注意调整孩子的饮食量，同时鼓励他们多参加体育活动。文化程度低的母亲则相反，往往鼓励孩子多食，因而易致肥胖。

④体育活动或户外活动少：肥胖往往发生在那些不爱活动的人群中，而很少发生在活动量大和户外活动多的人群中。

4. 肥胖的易发时期

肥胖发生的关键时期是婴儿期，而孕期第30周到生后9个月是敏感时期，在此期间细胞复制很快，对营养的反应也大，容易发生肥胖。有人提出机体脂肪和瘦组织对生长发育的刺激有特别敏感的4个关键时期，即孕后期、生后第一年、女孩的青春发育早期及17岁以后，在此4个时期内脂肪组织的发育占主导地位。

5. 肥胖对儿童少年身心健康的影响

（1）心理的影响　肥胖对儿童心理的影响有时比生理的损害要严重得多，儿童时期肥胖发生得越早，心理压抑也越大，因而对儿童的个性以及日后能力的发展均会产生长久的影响。尤其是青春期肥胖，使青少年更感苦恼，女孩往往因减肥心切而过分节食，因而影响健康。少数青少年由于心理冲突激烈，甚至产生自杀行为。

（2）身体的影响　肥胖对健康危害的严重性是可导致心血管疾病。这种危险因素往往产生于儿童期，潜伏到成年期发病。有报道，7～12岁儿童其机体脂肪超过25%时可构成危险因素。儿童期肥胖还与高血压的发生关系密切，有报道50%的高血压儿童是肥胖儿。我国的调查表明，肥胖儿中有60%的血压高于第95百分位。血压轨迹的追踪调查表明，儿童期肥胖是成年期动脉硬化症的高危因素。儿童期血压位于临界值高限者，被认为是日后高血压的危险人群。

6. 肥胖的预防

（1）儿童在幼年时应养成良好的饮食习惯，纠正偏食糖类，高脂肪、高热量食物及含糖多的饮料等不良习惯。教育家长掌握有关儿童营养的知识，不应把进食量的多少或以吃某种食物作为对儿童奖励或惩罚的手段。对肥胖儿童应限制进食量，供给的热量和蛋白质要既能保证生长发育，同时又能使储存脂肪减少。

（2）注意观察儿童的体重变化，在发生肥胖的高峰期（1岁以内和7～9岁儿童）尤应注意观察。

（3）加强体育锻炼与户外活动是预防肥胖发生的重要措施。应从幼儿时期开始，每天坚持锻炼。学校、家长应保证儿童少年从事体育锻炼的时间并督促其进行，肥胖儿童每天应进行运动量较大的体育运动，如跑步、爬山、游泳、滑雪、踢球等，坚持每日锻炼才会收效。

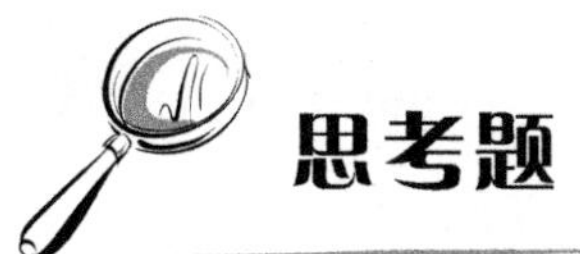

思考题

一、解释下列名词

学生健康监测、发病率、患病率、龋齿、窝沟封闭

二、问答题

1. 简述童年期儿童患病的特点。
2. 简述近视发病的原因。
3. 简述龋齿“四联因素论”。
4. 肥胖发生的因素有哪些？
5. 如何保护学生视力，预防近视？
6. 叙述我国龋齿的流行特点及其预防措施。

(李 新 李玉芳)

第七章 社会心理因素与健康

第一节 社会因素与健康

学习目标

1. 掌握社会经济、社会阶层及文化因素对健康的影响。
2. 掌握各种社会因素对健康的影响。
3. 熟悉下列名词：环境、社会环境、阶层、民族、亚文化、行为模式、文化。
4. 了解社会因素的分类，各社会因素之间的相互作用。

人类的健康或疾病大都是环境因素与遗传因素相互作用的结果。人的生命从受精卵开始即受环境的影响。母亲孕期暴露的因素，如吸烟、酗酒、营养不良、用药或感染均可损害胎儿健康。婴儿出生后的生存能力和健康，取决于对环境的适应程度。

环境可分为物理环境、生物环境及社会环境。前两种又可称为物质环境，与社会环境相互作用；社会环境对物质环境起重要影响。健康和疾病的地区与人群分布很不均匀，不同地区或人群的死亡率、发病率和生长发育水平有明显差异，这在很大程度上可从社会环境得到解释。人类的健康和疾病与社会、经济、文化、生活方式、卫生服务等密切相关，因为这些因素的影响方式是多种多样的，有些是明显的，有些是隐蔽的，因此社会环境与人群健康和疾病的因果关系的确定也是比较困难的。

一、概述

（一）概念

在生物医学模式转变为生物-心理-社会医学模式的今天，社会因素对人类健康的影响越来越明显，与人类健康密切相关的社会-心理因素日益得到普遍的重视。所谓社会因素(social factor)是指社会的各项构成要素，包括自然环境和社会环境，自然环境又称为物质环境，包括未受人类影响的、天然形成的地理环境；社会环境又称为非物质环境，它包括一系列与社会生产力、生产关系有密切联系的因素。探讨社会因素与心理因素的关系，对于控制和预防疾病、提高人类健康水平有着重要的意义。

（二）社会因素与健康联系的特点

1. 作用的广泛性

一种社会因素可导致全身多个器官及系统发生功能变化。虽然有些社会因素的致病作用或健康促进效应有较为明显的靶器官或靶系统，但不像生物因素那样有明显的特异性，原因在于许多社会因素造成的影响具有很大的重叠性。现实生活中，人们接触社会因素的多元性，使每种社会因素的作用难以显示其特异性。其次，由于遗传及后天发展的差异，使每个人对同类型、同强度刺激的耐受性不同，从而使社会因素的致病作用及健康促进效应的特异性不明显。还需指出的是，社会因素作为刺激源很少是一次作用的，一般是通过缓慢逐步积累发生作用的。这就使本来缺乏特异性的刺激作用更无特异性。

2. 持久性与积累性

社会因素广泛存在于人们的现实生活中，对人类产生的作用是持久性的。同时，社会因素是以一定的时间顺序作用于人体的，可形成反应的累加、功能损害的累加和健康效应的累加作用。

3. 交互作用

社会因素对人类健康的作用通常是以交互作用的方式产生效应的，主要是由于其因果关系的多元性所决定的。教育、经济、生育、营养可以分别直接影响人群健康，也可以互为其他社会因素的中介，或以其他社会因素为中介作用于健康。

二、社会因素对健康的影响

（一）社会经济与健康

经济是满足人群的基本需要——衣、食、住、行以及卫生服务和教育的物质基础。经济还涉及生产体制、职业与阶层结构、福利与社会保障及其相联系的社会心理状况。

21 世纪以来，世界经济迅速增长，用于教育和卫生事业的资源不断扩大。人类健康状况有很大提高，平均期望寿命显著增长，这种健康水平的提高与社会经济发展水平有关。

在第二次世界大战前，发展中国家平均期望寿命约为 32 岁，1960 年延长到 49 岁左右，1985 年为 58 岁，但非洲的平均期望寿命偏低，为 50 岁。

婴儿死亡率是评价一个国家或人群健康状况的常用指标。1987 年发达国家婴儿死亡率都在 10‰左右，而不发达国家多在 100‰以上。人均国民生产总值(GNP)和婴儿死亡率之间呈明显负相关关系，但亦有相反情况。如中国和斯里兰卡的婴儿死亡率远比富裕的产油国利比亚和沙特阿拉伯低得多。我国上海市婴儿死亡率已接近发达国家水平。喀拉拉邦是印度最穷的地区之一，但 1980 年该邦农村的婴儿死亡率(41‰)是全印度农村平均数(124‰)的 1/3。贫穷地区的婴儿死亡率的明显降低，说明适当的健康水平不需要等待普遍富裕起来才能达到。相反，在富裕的地区，婴儿死亡率持续很高，表示文化卫生的落后，是政府的社会发展策略失误。婴儿死亡率能敏感地反映社会经济状况和人群文化特征，它决定于婴儿的营养和环境等因素，同时亦受婴儿母亲的营养状况、教育水平和医疗条件的影响。

20世纪发达国家婴儿死亡率显著下降，主要由于新生儿后期（1～12个月）死亡率下降。新生儿后期死亡率的降低取决于社会发展、经济增长和环境改善，进而使腹泻、呼吸道感染和营养不良引起的死亡减少。

发展中国家和发达国家的疾病模式有明显的差异，前者的主要死亡原因是传染病和呼吸系统疾病，后者的主要死亡原因则是癌症和心血管疾病。

尽管"绿色革命"使发展中国家的粮食产量显著增长，但仍然有很多人在挨饿。世界上大约有10亿人营养不良，其中约400万人处于饥饿的边缘。1987年，第三世界5岁以下儿童死亡率比欧洲和北美洲高约30倍，这是营养状况差别悬殊的最好例证。在非洲，30%的儿童有明显的低体重，其中4%呈严重营养不良和消瘦。营养不良和疾病造成儿童体格和精神发育不良，阻碍了社会和经济的发展。

（二）社会阶层与健康

人类社会可按照特殊权利的享有和地位高低划分为不同的群体，表现为劳动分工、谋生方式和经济收入的不同。一个人在社会中相对于他人的位置称为社会阶层或社会经济地位。社会阶层是一项重要的社会因素。

社会阶层反映人们所处的社会环境，它蕴含着许多因素，如经济收入、教育水平、价值观念、对疾病的态度、卫生服务的利用、饮食、就业和生活压力等。不同社会阶层的健康状况可能呈现种种差别。在发达国家这类研究很多，但因果关系和决定因素不易确定。

1. 社会阶层与死亡率

自1911年以来，英国家庭按家长的职业分为5个社会阶层，其中阶层Ⅲ又分为非体力与体力两类。不同社会阶层的社会健康状况呈现规律性差异，英国上层社会男性死亡率明显低于下层社会阶层。

我国近几年来，社会财富分配处于比较平均的状态。一般说来，同一个地区的居民社会经济水平差别不大，因而健康状况也差不多。但是，城市和农村的经济和发展水平以及健康状况均有很大不同。1985年我国72个县的婴儿死亡率平均为25‰，而北京、上海等36个城市平均为14‰。

随着我国改革开放的不断深入，不同社会群体之间的经济和生活方式的差别逐渐扩大，健康状况亦将随之出现较大差异。研究不同群体之间的健康状况，对于改善卫生服务有着重要意义。过去，这方面的系统研究较少，研究适合我国国情的、能够反映影响健康的社会经济地位的分类是非常必要的。

2. 社会阶层与儿童健康

尽管社会条件不断改善，婴儿死亡率普遍下降，各个社会阶层的差别仍然存在。美国的社会阶层与种族密切相关，黑人中贫穷者比例比白人高。1950年美国白人婴儿死亡率为26.8‰，黑人为43.9‰；1975年分别下降为14.2‰和26.2‰，但黑人与白人的差距却扩大了。1983 年英国阶层Ⅰ的婴儿死亡率为 6.1‰,而阶层Ⅴ为 12.8‰,相差 1 倍。在发达国家中不同社会阶层婴儿死亡率的差别持续存在说明这种差别是难以消除的。美国低社会阶层的母亲常具有某些对婴儿不利的人口学、生物学和社会行为特征,如少年妊娠、未婚、多产、流产或死胎史。这些母亲生育的子女中未成熟儿和低体重儿发生率很高。

社会阶层对儿童死亡率有明显的影响,但对儿童各种死因的影响并不相同。英国资料表明,肺炎和胃肠炎与社会阶层的关系十分明显。婴儿猝死综合征的死亡率在各阶层亦不相同:阶层Ⅰ、Ⅱ、Ⅲ相似,阶层Ⅳ、Ⅴ明显升高。此外,低阶层儿童的平均身高较低,女孩月经初潮较晚。

3. 社会阶层与传染病

不同社会阶层的传染病死亡率不同。结核病与贫穷的关系是众所周知的,1970—1972年英国社会阶层Ⅰ的结核病标化死亡比(SMR)为 26,而阶层Ⅴ为 254。低社会阶层中结核病的流行因素是人口拥挤、营养不良、教育水平低下和婚姻破裂,这些都反映失业状况的累积效应和环境条件恶劣因素的影响。有人研究社会因素对结核病家庭内传播的作用,发现病例的严重程度和治疗与否对感染机会的影响最大,而环境因素,如拥挤和生产方式显然与感染率高低有关,就诊机会和遵医用药的程度则与临床病情有关。

风湿热与风湿性心脏病的发病率也与社会经济因素有关。发达国家此病已很少见,而在发展中国家仍是重要问题。20 世纪 50 年代,美国巴尔的摩白人的发病率为 9.6/10万,黑人则为 24.4/10 万,贫穷阶层发病率高,显然与居住拥挤、链球菌传播频率增加有关。但是,良好的环境条件并不一定都有利于减少某些感染、发病和死亡。卫生条件恶劣地区的居民,在幼小时即获得脊髓灰质炎和甲型病毒性肝炎的感染,并产生抗体;而环境条件好的居民则否,成年后仍然易感,此时感染发病的比例可能较高。

4. 社会阶层与慢性病

社会经济地位与冠心病的关系研究很多,但结果不一。1970—1972 年,英国冠心病和癌症死亡率均是低阶层较高,高阶层较低。1960—1962 年美国南部男性冠心病死亡率则低阶层低于高阶层,1968 年调查发现这种差别不复存在。原因是两次调查期间,该地工业化和城市化迅速发展,贫穷男性的体力劳动已大为减少。

英国资料显示肺癌的标化死亡比与社会阶层高低呈等级关系,阶层Ⅰ为 53,阶层Ⅱ为 68,阶层Ⅲ为 118,阶层Ⅳ为 123,阶层Ⅴ为 143。肺癌与吸烟的相关系数为 0.72,但按社会阶层标化后仅为 0.16,表示英国的肺癌与吸烟的关系主要与社会阶层有关,吸烟与环境污染可能产生交互作用,造成更大的威胁。

澳大利亚按职业分为 4 个社会阶层,各阶层居民的慢性病的年龄标化死亡率不同。

研究社会阶层的健康差异的目的之一在于设法区分社会阶层中各种因素与疾病的关系。例如,对英国 5 岁儿童的发病率进行分析发现,反复发生意外伤害、头痛、哮喘发作、肺炎、支气管炎、湿疹、习惯性张口呼吸或打鼾和遗尿,均与社会阶层明显有关。低阶层儿童的哮喘发作与家庭吸烟者有关，肺炎与母亲吸烟和家庭子女多有关，意外伤害和打鼾同居住地区类型有关。而且，各种因素与疾病的关系又可因疾病的阶段不同而改变。如住房拥挤增加初次感染的机会，而教育水平对于疾病的严重程度或许更为重要。这种关系随疾病和卫生服务的模式以及社会经济和发展的状况而异，而社会经济因素又反过来影响居民的教育水平。

（三）文化因素与健康

文化是一个社会或其亚群成员所特有的物质和精神文明的总和，即特定人群适应社会环境和物质环境的模式传统。文化是一个复合体，包括知识、信念、艺术、习俗、道德、法律和规范等。文化的多面性有些是显而易见的，如教育、生活方式、家庭结构和社会交往；有些则是含蓄的，如形成一个群体所共有的价值观念、世界观和时代精神。

与疾病有关的文化因素包括对症状的感知、偏爱的治疗方式，以及实施营养、安全和公共生活的行为方式等。

1. 文化对健康的影响方式

（1）导致或避免有害于人的习惯行为　如大量饮酒、偏爱日光浴以及某些群体聚众斗殴的暴力倾向都是造成疾病和伤害的因素，饮开水和饮茶则是良好的习惯。

（2）对健康价值的认识和卫生服务的反应　对于健康的价值，各人的认识很不相同。有些人把健康看得高于一切，而有些人则认为物质财富的占有、权力和荣誉的获得或生活享乐比健康更为重要，可以牺牲健康来换取，因而不愿改变对健康不利的行为，如戒烟和采取合理的饮食。妇女拒绝男医生检查，农村病人偏爱打针，以及某些民众信仰传统的草药和补剂等都和文化传统有关。

（3）社会心理因素　社会心理因素指一个人的思想、情感和行为，如对腹泻原因的信念及个人的卫生习惯、育儿方式、家庭和社会关系、A 型行为、价值观念冲突引起紧张、代沟和移民的文化震荡，均可损害精神和躯体的健康。

2. 文化、社会组织与传染病模式

在人类社会的发展过程中，寻求适应环境的方式是文化的核心。适应使一个群体的需求与其环境的潜能维持动态平衡。文化的发展使社会组织改善得更适宜群体的生存，同时亦影响健康状况与疾病的模式。

3. 文化与生物学适应

文化与生物学适应的相互作用可用镰状细胞的特征与环境的关系来说明。据推测，大约在两千年以前，非洲从东南亚引进水稻，灌溉为按蚊提供了适宜的孳生条件，导致恶性疟疾流行。

4. 教育水平与健康

教育对健康的影响是多方面的。教育的重要作用是培养适应社会的人才。当传统社会向现代社会过渡时，受过教育者起着改变传统的作用，教育有助于感知疾病，改变不良传统习惯，参与社会卫生和提高卫生服务的利用。仅仅提供设施并不能保证改善卫生状况，还需要通过健康教育使人民正确使用它们。

研究表明，母亲教育水平对婴儿死亡率和儿童死亡率有着很大的影响。据 106 个国家的统计，妇女识字率与婴儿死亡率之间存在显著的负相关。这种关系的可能解释是：

(1) 受教育的妇女易于放弃传统，接受科学的儿童保健知识。

(2) 受教育的妇女能应付现代社会，容易与医护人员合作，并且认识到享受卫生服务是一种权利，而不是接受施舍。

(3) 妇女受教育改变了家庭关系，如夫妻和婆媳关系，对儿童保健产生重要影响。虽然妇女的教育水平受经济和文化的影响，但它的意义绝不是生活水平的一种反映。

妇女教育水平对于降低生育率的影响，则更是显而易见的。

5. 亚文化的影响

亚文化是社会中某一种族、民族、地域、经济或社会群体所具有的，区别于其他人群的文化特征。每一个亚文化群体在价值观、态度和行为上具有一定的独特性，生活方式不同，健康和疾病有别。

1971 年，英国出生于本国的妇女总和生育率平均为 2.3，出生于加勒比地区的英国妇女为 3.4，而出生于印度、巴基斯坦和孟加拉国的则达 5.4。妇女的分娩年龄亦大不相同。1976 年，加勒比地区出生的英国妇女分娩年龄≤20 岁和≥40 岁者分别占 18% 和 4%，而英国出生者分别为 10%和 1%。

维生素 D 缺乏引起的儿童佝偻病在西方国家已极为罕见，可是英国的亚洲后裔儿童中患病率却较高。其可能解释如下，一方面是由于亚裔人饮食中维生素 D 不足，特别是素食者不吃鸡蛋，而且吃蔬菜多，其中有大量粗纤维和植酸盐干扰维生素 D 在肠道的吸收。另一方面，可能由于印度、巴基斯坦人皮肤颜色较深，吸收紫外线差，而且在英国暴露于紫外线亦较在印度为少。佝偻病在我国仍然是儿童的重要健康问题之一，此与传统的育儿方式有关，特别是在北方，寒冷季节婴儿层层包裹，不出门户，暴露日光机会很少。此外，食物中维生素 D 不足亦是因素之一。

1986 年 8 月—1987 年 5 月新疆和田地区发生非甲非乙型肝炎的水型流行。维吾尔族和回族居民的发病率分别为 6.5%和 3.4%，汉族仅 0.65%。原因是有些人在涝坝(一种蓄水坑)取水就地净身，或随地大便，污染水源。他们相信饮用涝坝水——太阳照过的"阳水"能增长力气，而习惯饮生水。汉族则饮用井水。

(四) 生活方式与健康

个人行为对健康的影响人们早已觉察，但系统地评定其影响则始于本世纪初期。生活方式作为一种健康因素是指各种个人和社会的行为模式。它是个人先天的和习惯的倾向，同经济、文化和政治等因素相互作用所形成的。虽然生活方式受到自然环境的影响，如北方寒冷地区的居民常有饮酒的习惯，但它是一种社会行为，或者说是社会文化行为。同时，生活方式又是可以由个人控制的。

绝大多数慢性疾病、失能和早死由环境和行为因素所引起，而这些因素是可以预防的，发达国家慢性疾病和失能的主要行为因素有吸烟、酗酒、滥用药物、营养过度、驾车不慎、暴力、家庭和社会支持减少、同性恋和观看电视时间太长。

1. 吸烟

吸烟可以引起冠心病、肺癌和慢性支气管炎及其合并症。在第三世界，种植烟草导致滥垦和侵占农田，使粮食减产，环境破坏。孕妇吸烟累及胎儿，并有使年幼的子女染上吸烟的倾向，家庭中童年的经历和青少年同伙的压力对诱导吸烟起很大作用。吸烟开始年龄越小，危害越大。家庭成员或密切接触者的被动吸烟同样可以损害健康。

吸烟有其文化基础。一般人认为它能缓解疲劳、提高工作效率。香烟还是某些社会人际交往和沟通的媒介物。尽管不少国家不准在电视中播放香烟广告，但烟草公司赞助的体育比赛使竞技场上充斥着香烟广告牌，并且出现在电视上诱惑青年观众。烟草工业是巨大盈利集团。由于它们的利益，美国政府继续对种植烟草给予补贴。我国香烟产量很大，增长很快，1975 年销售量为 6000 亿支，1987 年达 14000 亿支。

吸烟与社会阶层有明显的关系。英国的高阶层不仅吸烟率较低，而且近年吸烟率下降也比较快。

2. 嗜酒

过量饮酒和酒精中毒不仅可导致肝硬化、消化性溃疡和其他胃肠疾病、神经系统损害、心脏病、营养性疾病和代谢障碍，而且是车祸的重要因素。嗜酒者的寿命比正常人平均缩短 10～12 年。美国 1975 年因酒精引起的直接死亡为 35295 人，间接死亡为 59708 人；车祸、他杀和自杀死亡者中 29%～40%归咎于酒精。另一研究估计，美国 1975 年有 247686 人因酒精中毒死亡，其中 185690 人是早死。酗酒和酒精中毒也是前苏联的重大社会卫生问题。

饮酒在中国有悠久的历史。近年随着商品经济的发展，白酒产量急剧增加，全国产量 1976 年为 143 万吨，1988 年增至 500 万吨。有些人还在倡导“酒文化”。饮酒习惯在我国分布并不均匀，一般农村多于城市，北方多于南方。许多少数民族，如维吾尔族和朝鲜族尤其嗜酒。有些人不仅频繁饮酒，甚至成为每日的生活内容，而且饮酒量大，慢性酒精中毒不可避免。教育水平高的专业人群嗜酒者较少。饮酒对我国居民健康的影响，值得研究。

3. 药物滥用

药物滥用有两种情况：成瘾和习惯性。成瘾是一个人难以抗拒地渴求用药，突然停药则出现戒断综合征，证明机体依赖药物，同时伴有耐受性。习惯性是指心理的依赖性，有用药的欲望，但停药不产生戒断综合征。

滥用禁止的药品通称吸毒。滥用药物是当前世界性卫生问题之一。它不仅直接损害健康，而且不法的注射（吸毒方式之一）可传播病毒性肝炎及艾滋病，同时还引起犯罪等各种社会问题。西方人滥用药物是社会压力和青年一代对社会现实的不满和逆反。应用这些药物可以改善心境、消除焦虑，获得欣快和满足。生产毒品和贩毒是重大的国际性政治、经济和社会问题之一。滥用药物可分为五种：

（1）麻醉剂　麻醉剂主要为海洛因，它极易成瘾。杜冷丁和美沙酮为合成止痛剂，我国有极少数因治疗用杜冷丁而成瘾者。

(2) 致幻剂 LSD(麦角酸二乙酰胺)是此类药物的原型。现在美国青少年中流行的是“天使粉”(苯环己哌啶),用法为鼻嗅、烟吸或吞服,主要作用为精神错乱、感觉失常,无法辨别现实与幻境,出现危险行为或暴力伤人。

(3) 兴奋剂 常用的有可卡因、苯丙胺、利他林和咖啡因等。可卡因虽不成瘾,但习惯性强烈,能引起震颤、精神失常和荒诞的幻觉,亦可引起心率加快、体温和血压升高。苯丙胺作用与可卡因相似。

(4) 安乐药 大麻是西方吸用最广泛的毒品,它影响驾驶和技巧性行为,是导致车祸的重要因素。大麻还降低短期记忆力和脑力活动,使吸用的学生成绩退步,大剂量具有致幻作用,长期使用损伤肺功能。

(5) 镇静剂 巴比妥酸盐有高度成瘾性,大剂量时与酒精的作用类似,表现为“兴奋”或情绪激动,可引起个性改变、暴力行为、抑郁和精神失常。

4. 体力活动太少

体力活动对冠心病具有保护性作用。工作或体力活动过少对健康不利。老年人保持适度的体力活动非常重要。

5. 性滥交与同性恋

西方社会,特别是美国近几十年来的“性革命”彻底转变了人们对性的态度和行为,由此产生了一些社会卫生问题。性滥交不仅传播性病和艾滋病,而且造成意外妊娠和人工流产增多。美国的少年母亲增多,早产儿和低体重儿比例升高,增加了婴儿死亡率。这种情况多发生在黑人低社会阶层。

过去,同性恋被认为是一种精神病态,在法律上是禁止的行为。近些年来,由于同性恋者组织的活动,观念的变化,双方社会已经逐步承认其合法性。1973 年美国精神病学会也把同性恋从精神疾病中删除。但是,艾滋病的猖獗流行与性生活混乱,特别是与同性恋的关系极大,引起社会的震动,激发人们重新估量和规范自己的生活方式。

(五) 社会关系与健康

人们怎样在社会中相处生活,他们的社会联系和社会身份对健康有一定的意义。与此有关的包括家庭、邻里、学校和工作场所,以及局部的和分散的、正式的和非正式的社会网络系统。对这类问题研究的兴起,与工业化社会生活节奏加快、紧张和人情淡化带来的健康问题有关,特别是老年人口。

社会网络(社网)是指一个人周围的社会联系成网状结构,主要内容有:一个人的社网的亲疏程度,即互相了解和影响的程度,一个社网上人数的多少,成员相互支持和尽责的程度,社网成员和中心人物居住距离的远近,社网成员的年龄、社会阶层和宗教信仰等特征的相似程度,以及中心人物与社网成员接近的难易程度。

社会支持指一个人从社网所获得的感情、物质和经济上的帮助。支持一般是相互的,是人与人之间的交换,这种交换包含感情关怀、物质援助(财产和服务)、信息和评价。支持是人的基本社会需要,通过与他人交互动作而获得。社网可以是支持性的,亦可以是非支持性的。

美国的一些研究表明:社会联系减少伴随死亡率升高。年龄调整的相对危险度,男人为2.3,女人为2.8。危险度增加的死因有冠心病、癌症、脑血管和循环系统疾病。社会联系的程度对死亡率的影响在50岁以下很小,50岁以上非常明显。

妊娠期间的社会支持和陪伴可减少合并症,还可以缩短分娩时间,分娩后情绪更好。单亲家庭抚养的儿童患病率较双亲家庭的为高,就医率也高,家庭破裂影响子女的性格和精神发育。幼年丧失母爱可使孩子感情麻木和形成病态心理,日后导致少年犯罪。

1. 婚姻

未婚与配偶丧离者的死亡率显著较结婚者为高,尤其是丧偶、离异和分居者。结婚者的慢性疾病,尤其是精神病患病率比丧离者低,对医疗服务的需求少,住院率低。

丧偶独居对健康有深刻影响,尤其是男性。美国的研究发现,4486名55岁以上的鳏夫丧妻后头6个月的死亡率较同龄组未丧妻者高10%,主要死因为心肌梗死和其他动脉硬化疾病,实际上死亡率升高并不限于头6个月,随访十年也是如此。独居者的死亡率增加是慢性压力所致,而非配偶死亡后的急性效应。

婚姻状况与健康的因果关系很难确定。这种关系似与社会阶层无关,物质上和社会心理上缺乏支持可能是主要因素,但亦不排除存在反向的关系,即健康恶化导致婚姻破裂。我国的家庭结构与传统和发达国家很不相同,婚姻对健康的影响可能有很大的差别。

2. 退休

退休是人生历程中的一个重要界标,它表示一个人社会角色的更替。退休是许多人依赖社会赡养的开始。实行退休的目的,首先是人道主义,实行社会保障;其次是保持工作人员效率和缓解失业。退休后有能力继续工作者,多是自谋职业、自立经营或进入小单位和非正式机构,而且多属于技术性工作。

退休常意味着地位和权利丧失、声望降低和不受重视。因此,经济需要、社会支持、社会价值观念和精神生活都会影响退休者的情绪,退休者重新工作更易获得精神愉快、得到满足。精神压抑是老年人健康受损的重要因素,工作可以解除压抑。

对退休的态度常受个人收入的影响。一个时期人们对退休颇为乐意,以后可能由于通货膨胀、经济困难而叫苦不迭。有些人愿意继续工作的原因是为了保障经济收入。

职业亦决定着退休的态度,高社会阶层和低社会阶层有别。对于高阶层职业的人来说,职业不仅是工作,而且也是重要的生活乐趣,突然失去职业是无可弥补的损失,而体力劳动者关切的主要是退休金不足,生活艰难。

我们近年开始实行退休制度,特别是管理干部和科技人员退休。这是一项重大的社会措施,人们的心理反应是复杂的,但社会失落感和物价上涨带来的生活水平下降则是退休者的共同压力,社会上似乎都感觉到这种压力对老年人健康的影响。退休作为一种社会心理压力可以影响健康,而健康不良亦可导致退休,因此这类研究的设计以长期随访观察为宜，退休前健康状况需加以限定。研究表明：退休对死亡率和发病率并无多大影响，但是，一些案例报告认为，退休造成的主要角色的突然中断可伴有社会性失调和情绪紊乱。

3. 失业

失业在资本主义社会是一种正常现象。一部分人长短不定地经历着就业与失业的循环。社会失业率的高低与经济繁荣或萧条以及政府的政策有关。

失业可影响发病率和死亡率，失业可以作为生活条件和生活水平的指标。社会失业率上升，表示更多人的物质条件恶化。此外，失业是一种生活压力事件。在现代社会里，工作还具有社会和心理上的意义，有时超出经济内容，失业就是剥夺了社会角色和功能，由于社会关系的变化，失业者的自我形象可随之改变。

失业对健康的影响不易评定。失业者多发生于低社会阶层，因此难以与其他社会经济条件的影响分离。失业、贫困和生活压力是相互联系、互为因果的。对个人来说，失业可招致健康恶化，而健康下降也可能是失业的原因。

（六）卫生服务与健康

每个国家都有一个由一系列卫生机构所组成的卫生服务系统或卫生保健系统以满足人民的各种保健需要。卫生服务系统的主要工作是向个人和社区提供范围广泛的促进健康、预防疾病、医疗和康复的服务，保护和改善居民的健康。

卫生服务分为公共卫生服务、医疗卫生两类。前者包括范围广泛的卫生专业人员所提供的独立卫生服务，如卫生防疫、环境保护、计划生育和健康教育等机构提供的服务。后者包括医院和诊所提供的服务，其特点是医生对个人的服务。

1. 卫生服务作用

(1) 医疗服务的功能

①诊治疾病：医学处理致命性急症，如严重意外伤害、难产、中风和冠状动脉闭塞等，及时治疗可以挽救生命；对其他各种可能危及生命或生活质量的疾病进行治疗，可以治愈某些疾病，另外许多疾病虽不能完全恢复，但可以提高生活质量。

②照顾与安慰：慢性病病人或残疾人更需要照顾和安慰。照顾的范围很广，从卧床病人的梳洗、衣着、饮食和活动，到残疾人的教育和训练，这类工作主要由护士和其他人员进行。安慰是指同情和支持，主要由亲属和朋友去做。医生亦应尽其责任。国外尚有社会工作者参与此类工作。

③解除担心：解除病人的疑病和无端恐惧是医生的重要责任。但有时并不容易，例如，乳牙肿块通过病理检查否定恶变，把握很大，但要断定胃肠道症状并非恶性肿瘤，有时则很不容易。

④健康教育：医护人员对病人进行健康教育，效果更好。

(2) 医学进步的影响

医学进步对人类健康的影响有以下三个方面：

①降低死亡率：19 世纪晚期细菌学的发展导致本世纪免疫接种广泛推行，以及化

学药物和抗生素的普遍应用。西方国家20世纪30年代以来死亡率下降与传染病死亡减少有关。美国从1937年起全国广泛应用磺胺药。1945—1951年青霉素等抗生素相继问世,使得这个时期的死亡率急剧下降。医学技术的进步引起人群死亡率显著变化有两个条件:一是这种有效的技术必须是迅速、普遍推广的;二是这种技术应对大范围人口中的一种或多种疾病有效,即在短时间内能使一种相当普遍的疾病死亡率显著减少。磺胺药和青霉素应用初期的情况符合这些条件。

天花的消灭,脊髓灰质炎和麻疹的控制显然都是免疫接种的成就。贫困是导致结核病的重要因素之一,随着异烟肼的广泛应用,许多地区的生活条件虽无大的改善,但结核病死亡率却明显下降。医学对于控制人类传染病和降低其死亡率,做出了巨大的贡献。

由于非传染病的严重性质、病程长短和伴随的病种不同以及失能的程度大不相同,死亡率不是一个好的指标。传染病与此不同,其结局常常不是死亡就是痊愈。对许多治疗非传染病的临床技术未进行过认真的评价,其价值往往依据实验室的间接证据或临床印象,因此,增加了估计其对死亡率影响的困难。

1950—1975年医学上有效的技术进步并不少。化疗可使很大比例的儿童白血病和实体性肿瘤治愈。各种内分泌疾病的激素替代疗法,效果甚佳而且价廉,治疗甲状腺功能失常的药物疗效尤其显著。

此外,在高血压、意外伤害、心脏外科和肾移植,以及某些肿瘤的治疗方面也颇有成效。妇产科医疗技术的进步,使孕产妇死亡率显著下降。新生儿溶血性疾病的预防已有良方。遗传性或先天性疾病的出生前筛检已经可以普遍开展,从而减少了缺陷婴儿的诞生。这些成就提示,医学研究可能解决目前许多医学上的难题,预防、消除或有效地治愈某些不治之症。但是,医疗高技术的应用是一个社会应当审慎考虑的问题,特别是第三世界。

②推迟死亡:死亡率下降作为健康水平提高的指标的缺点是可能忽略了某些医疗技术的贡献,这些技术不能免除死亡,但能延长寿命。糖尿病即是其中一例。现代治疗可以使该病病人寿命显著延长,但不能从死亡趋势上反映出来,因为最后死亡证明书上仍然是糖尿病。由于不管是死因消除(如麻疹)或者死亡推迟(如糖尿病)都使死亡率降低,因此,死亡率的解释并不容易。

③非致命性疾病的治疗:人的患病与死亡并非完全一致。有人平素健康,可能突然发生致命性疾病;而有些人经常小病缠身,却终其天年。因此,使人寿命短的疾病未必是降低日常生活质量的疾病,评价医学对非致命性疾病的影响必须考虑这种疾病的发病率和严重程度。例如,感冒十分常见,但不严重;类风湿性关节炎虽然少见,但病程长而且严重损害健康,因此,概括描述医学对这类疾病的影响非常困难。

大多数常见的非致命性疾病缺少特效治疗。例如,上呼吸道病毒性感染、腹泻、慢性肌肉痛和神经官能症等非致命性疾病多数治疗后可以缓解,或者可能治愈。这类疾病常为自限性或者恶化与好转交替发生,因而无效的治疗可能被认为有效。由于这类疾病的比例很高，发病率很高，因而是医学专家和临床工作的重点。

2. 公共卫生的作用

许多医学家坚持认为，发达国家居民健康状况的提高，在有效的医学技术发明之前已经开始。美国的许多传染病死亡率，在有效疫苗和抗生素治疗问世前已稳步下降，这主要是由于生活环境的改善和行为的变化。因此，与环境改善和整个科学技术的贡献相比较，医学的作用相对较小。

在环境因素中，营养是最为重要的健康条件。为居民提供了丰富的食物，是死亡率下降、人口繁衍昌盛的原因。

19 世纪 50 年代以后，工业化国家不断改进环境卫生条件，供应自来水，进行污水处理和改善居住条件，对健康水平提高的作用仅次于营养。当时把卫生服务作为国家和社会的责任，缘起于传染病的防治，采取的措施就是改善环境和为传染病病人提供医疗服务。恶劣的环境仍是当前第三世界的重要问题，这些国家的农村人口享有安全饮水的比例仍然很低。

对人类健康影响最大的行为变化是生育观念的改变。家庭规模缩小限制了人口数量增长，保证居民有足够的食物和适当的生态环境。人口膨胀是当今发展中国家最为严峻的现实，即使在一些发达国家，卫生和福利亦难以满足人口增长的需要。

在最发达国家，健康的改善亦有赖于改变行为，主要是改变不良的生活方式，如吸烟、摄食过多和运动过少，20 世纪 70 年代以来，这些国家的冠心病死亡率下降，就是由于上述行为的变化。

3. 传统医学

传统医学泛指现代医学科学出现之前业已存在的古老医学，这种医学是民族文化的一部分。虽然当今世界各地都程度不等地使用传统医学，但在第三世界较为盛行，有些国家特别偏爱传统医学，有其文化的、经济的和政治的渊源。发达国家在工业文明建立之前的传统医学，已被现代医学更新取代。历史悠久的国家，传统医学比较丰富。由于现代医学对许多慢性和退行性疾病的治疗效果不佳，加上“身心疾病”越来越广泛，因而有些人对现代医学诊治疾病的原则和作用提出怀疑。同时，第三世界的卫生资源严重短缺，广大农村人口能够享受卫生服务者不到 15%。因此，近些年来 WHO 也支持利用传统医学。

4. 卫生服务分配不公

世界各国的社会发展和经济制度不同，卫生资源的拥有、分配和利用的差别悬殊。第三世界的问题是无法对大多数人提供最低限度的卫生服务，而发达国家则设法对每个人提供最大限度的卫生服务，并且根据经济条件决定医疗措施的先进程度。1980 年，最贫困的国家卫生经费人均不足 2 美元，而富裕的工业国已达 600 美元。按人均计算，发达国家用于卫生的经费支出，比很多发展中国家的人均收入还要高。医疗费用上升的主要原因是应用复杂的技术设备和老年人口比例增高。过去认为社会有责任提供全部卫生服务，使每个公民均可受益的想法，在今天任何国家显然都是办不到的。

从成本-效益分析的角度来衡量，发达国家卫生费用的巨额增长，高技术设备的应用，并未使人民的健康状况得到相应的改善。同时，由卫生服务带来的危害，即各种医源性疾病，如医院感染、药物的不良反应和放射诊断或治疗引起的损伤，促使人们重新审视医疗服务的作用。

发展中国家的卫生资源严重短缺。

在卫生人力方面世界各地同样存在显著的差别，在一个国家内的分布亦不公正，发展中国家更为严重，大约 1/3 人的医生在城市，而那里的人口却只占 1/4。在某些发达国家城市里大量医生失业，而农村缺少医生。

发展中国家政府的卫生经费大部分用于城市医院，这些医院有昂贵的先进设备和训练有素的专科医生，而广大农村和城市贫民区则由于缺少最基本的卫生服务，造成大量可以预防或治愈的疾病的病人死亡。

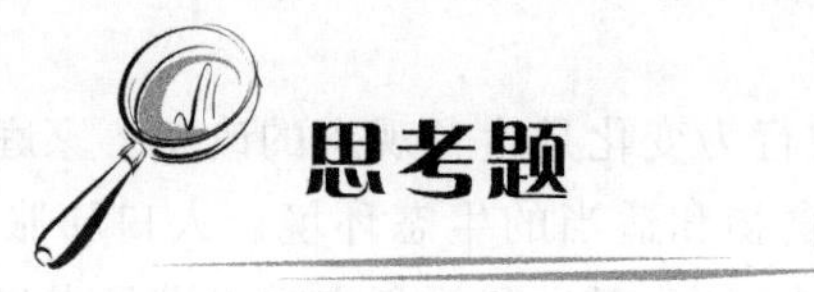

一、解释下列名词

社会因素、社会阶层、文化、生活方式、社会网络、卫生服务

二、问答题

1. 与健康有关的社会因素主要有哪些？它们与人体健康有何关系？
2. 不良的行为生活方式可能与哪些疾病有关？
3. 文化对健康的影响方式是什么？
4. 社会因素与健康之间的联系特点是什么？

第二节　心身疾病与健康

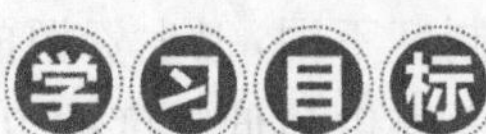

1. 掌握心身疾病的危险因素，能够区别心身疾病发生的影响因素。
2. 掌握心身疾病的分布特征、产生原因、表现、预防措施。
3. 熟悉专业概念：心身疾病、生物疗法。能够识别各种心身疾病的症状与表现。
4. 了解心身疾病的流行特征、主要危险因素。了解心身疾病的分类。

一、概述

（一）概念

心身疾病(psychosomatic disease)又称心理生理性疾病，是一组躯体疾病或综合征，其发生、发展、转归和防治均与社会心理因素密切相关。

（二）特点

心身疾病的主要特点如下：

(1) 心身疾病必须具有躯体症状和与躯体症状相关的体征。

(2) 心身疾病的发病原因是社会心理因素或主要是社会心理因素。

(3) 心身疾病通常涉及自主神经所支配的系统或器官。

(4) 同样性质和更大强度的社会心理因素，对一般人只引起正常范围内的生理反应，而对心身疾病易患病人或病人则可引起病理生理反应。

(5) 遗传和性格特征对心身疾病的发生有一定关系，不同个性特征的人易患某一"靶器官"的心身疾病。

(6) 有些心身疾病病人可以提供准确的社会心理致病过程，大部分病人不了解社会心理因素在发病过程中的作用，但都能感到某种心理因素能加重自己的病情。

（三）心身疾病的范围

目前，尚无公认的分类方法。这里仅把局限于心理因素与情绪反应在病因上起主导作用、受下丘脑影响、与自主神经功能相关的疾病，按系统归类列出。

(1) 心血管系统　原发性高血压、冠心病、心肌梗死、心律不齐、阵发性心动过速等。

(2) 呼吸系统　支气管哮喘、过度换气综合征、过敏性鼻炎、花粉症等。

(3) 消化系统　消化性溃疡、溃疡性结肠炎、结肠过敏、神经性厌食、神经性呕吐、贲门或幽门痉挛、习惯性便秘、功能性大便失禁等。

(4) 泌尿生殖系统　月经失调、经前期紧张症、痛经、功能性阴道痉挛、性欲缺乏、阳痿、早泄、遗尿症、神经性多尿症等。

(5) 内分泌代谢系统　糖尿病、自发性低血糖、甲亢、肥胖、更年期综合征、垂体功能减退等。

(6) 肌肉骨骼系统　痉挛性斜颈、抽动症、紧张性头痛、类风湿性关节炎等。

(7) 神经系统　偏头痛、自主神经功能失调等。

(8) 皮肤系统　神经性皮炎、瘙痒症、过敏性皮炎、慢性湿疹、慢性荨麻疹、银屑病、斑秃、痤疮、酒糟鼻等。

此外，有人还把系统性红斑狼疮、妊娠毒血症、恶性肿瘤等也归入心身疾病的范围。

二、心身疾病的危险因素

现代医学认为，在任何疾病的发生、发展过程中，心理、生理、社会等因素都在起作用，各种因素之间又相互联系和影响，而疾病则是诸因素交互作用的结果（多因素学说）。心身疾病也不例外，与其有关的主要危险因素如下。

（一）社会因素

社会因素包括工作和居住条件、生活节奏、经济收入、工作变动、人际关系等。社会适应能力差、社交障碍的人群，易患心身疾病。

（二）心理因素

由不良精神刺激引起的心理生理反应，称为心理应激（心理压力或心理紧张）。能产生损失感、威胁感和不安全感的精神刺激，如天灾人祸、亲人亡故、事业上的失败、学习和工作上的困境、家庭和婚姻纠纷、人际关系失调等重大生活事件是最易致病的危险因素。社会医学研究发现，中年丧偶者在居丧三年内的死亡率比同龄对照组高 7 倍。

（三）生理因素

社会心理因素总是要通过生理变化的环节，而导致或加重躯体疾病的。在心身疾病的生理因素研究中，集中于生理始基和生理中介机制两个方面。

1. 生理始基

生理始基即心身疾病病人在患病之前所具有的生理特点。例如，胃蛋白酶原升高是溃疡病的生理始基，高甘油三酯血症是冠心病的生理始基，高血浆蛋白结合碘者是甲亢的生理始基等。

2. 中介机制

社会心理因素以各种信息影响大脑皮层的功能，而大脑皮层则通过自主神经系统、内分泌系统、神经递质系统和免疫系统等生理中介机制，影响机体内环境的平衡，可致各“靶器官”产生病变。

（四）情感障碍

强烈的情绪反应，如焦虑、忧郁、愤怒、恐惧、敌对等，都是导致心身疾病的危险因素。

（五）人格类型

有关研究发现，冠心病病人具有 A 型性格的人占 70%，其个性特征为急躁、情绪不稳定、容易冲动、争强好胜、怀有戒心或敌意、精力旺盛、反应迅速、常有时间紧迫感。原发性高血压病病人，具有对一切事物要求过高、易焦虑、不善交往、压抑愤怒等个性特征。溃疡病病人，具有羞涩、内向、压抑、紧张、易怒、忧郁、焦虑、情绪不稳定等个性特征。癌症病人，具有内向、内省、抑郁、好生闷气、不善宣泄、害怕竞争、逃避现实、依赖性大、隐藏着愤怒和失望等抑郁倾向，忧虑时会产生绝望感和无力感。

（六）遗传因素

心身疾病与遗传因素有一定关系。据家系调查，心身疾病有家族高发倾向，在其家族中患同类疾病的概率比一般人群约高 10 倍。

三、心身疾病的防制

（一）心身疾病的个人预防原则

1. 培养健全的人格

一个人的人格是在一定遗传素质的基础上，在特定的社会制度、文化传统、生产关系、政治背景以及家庭、学校、社会教育下，在个人的生活实践中逐步形成的。因此，应当注意早年生活（尤其在3～5岁之间）和家庭对人格形成的影响，以及突发严重的生活事件、社会和文化的影响等。

2. 锻炼应对能力

应对（coping）是指个体对困难情境作出的尽可能合适的反应及其方式。应对能力的锻炼在于丰富自己的生活经历，学会缓解心理应激的技巧（如自制能力、自我安慰能力和自我解脱能力等），掌握正确的认知评价和提高社会容忍力等。

3. 建立良好的人际关系

人际关系的恶化可成为心身疾病的一个发展因素，而良好的人际关系则有助于减轻心身障碍。在社交方面应求其广，这是现实生活中所必要的。在择友方面应有严格选择，以建立真正的友谊。社交的朋友、寻觅的知己以及家人、亲属等构成一支个人的“社会支持力量”，而社会支持可以缓冲生活事件引起的心理冲击。

（二）心身疾病的社会预防对策

1. 不同年龄阶段的心理卫生

不同年龄阶段的心理卫生即纵向社会预防，如积极开展胎教、儿童的家庭教育、青少年的心理卫生教育，以及良好的家庭和社会的支持等。

2. 不同群体的心理卫生

不同群体的心理卫生即横向社会预防，是针对各种职业的作业环境与劳动条件所构成的应激源，如噪声、振动、温度、照明、通风、紧张节奏、人际竞争和拥挤的环境等。遵照心理卫生原则来组织工作、设置作业环境，以减少心身疾病的发生和提高人们的工作效率。

（三）心身疾病的三级预防措施

1. 第一级预防

讲究心理卫生，培养健康的心理素质，提高应付危险因素的能力。在社会心理因素刺激的情况下，不断进行自我调适，保持心理平衡，增强对社会现实的适应性。

2. 第二级预防

对由于社会心理因素所导致的心理失衡，予以早期诊断、早期治疗，力求通过心理咨询和心理治疗使其尽早恢复心理平衡，以阻断心理失衡向功能失调和躯体疾病方向发展。

3. 第三级预防

对于经历心理失衡、功能失调进入躯体疾病者，应积极采取综合性的治疗措施，以防止其病情恶化。

知识链接

人格的定义和特征

人格是指一个人与社会环境相互作用表现出的一种独特的行为模式、思维模式和情绪反应的特征，也是一个人区别于他人的特征之一。在心理学中，还经常运用“个性”一词表达人格的概念。人格包括两部分：性格与气质。性格是人稳定个性的心理特征，表现在人对现实的态度和相应的行为方式上。性格从本质上表现了人的特征，其可分类为人类天生的共同人性与个体在后天环境与学习影响下所形成的独特个性。气质是指人的心理活动和行为模式方面的特点，赋予性格光泽。气质和性格构成了人格。人格具有以下四种特性：

独特性：一个人的人格是在遗传、环境、教育等因素的交互作用下形成的。不同的遗传、生存及教育环境，形成了各自独特的心理点。

稳定性：个体在行为中偶然表现出来的心理倾向和心理特征并不能表征他的人格，人格的稳定性随着生理的成熟和环境的变化，随之产生变化，即是人格的可塑性，人格是稳定性与可塑性的统一。

统合性：人格是由多种成分构成的一个有机整体，具有内在统一的一致性，受自我意识的调控。人格统合性是心理健康的重要指标。当一个人的人格结构在各方面彼此和谐统一时，他的人格就是健康的。否则，可能会出现适应困难，甚至出现人格分裂。

功能性：人格决定一个人的生活方式，甚至决定一个人的命运，因而是人生成败的根源之一。当面对挫折与失败时，坚强者能发奋拼搏，懦弱者会一蹶不振，这就是人格功能性的表现。

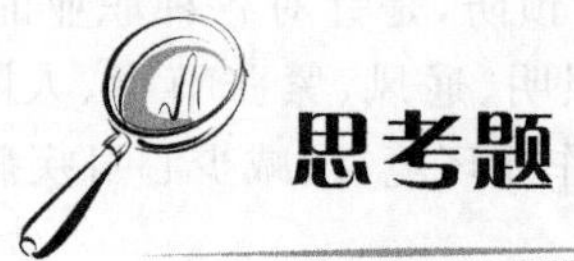

思考题

一、解释下列名词

心身疾病、心理应激、生理始基、中介机制、应对

二、问答题

1. 心身疾病的主要特点有哪些？
2. 心身疾病的预防原则是什么？
3. 如何开展心身疾病的社会预防？

（李　新　刘明清）

第二篇

预防保健策略与措施

第八章 卫生工作目标

第一节　社会卫生策略

1. 掌握“人人享有卫生保健”的总目标。

2. 熟悉“人人享有卫生保健”的基本政策，并能用自己的语言将其描述出来；我国卫生目标的主要内容。

3. 了解 2020 年全球“人人享有卫生保健”的具体目标，全球卫生政策的内容及卫生目标，我国卫生工作的基本任务。

在当今社会，人群健康水平已成为衡量一个国家发展程度的重要标志之一。因此，为提高人群整体健康水平，从根本上解决不利于健康的因素，实现医学保护人群健康的目标，各国政府采取了一系列综合性的干预措施，即社会卫生策略（social health strategy）。

所谓社会卫生策略，是根据人群健康状况的评价以及对健康危险因素的分析，通过多种途径（如政治、法律、规章等），采取多元手段（卫生立法、社区服务等），为提高人群健康水平所制定的相应卫生政策与具体措施。其制定过程可遵循“四步走”原则：首先，发现人群中存在的健康问题；其次，寻找健康问题的诱因；再次，按照轻重缓急的程度，确定需要优先解决的健康问题；最后，制定解决健康问题的具体措施及相应的社会卫生策略。

社会卫生策略的实现，需要世界各国政府和人民的共同努力与协作，为全人类及子孙后代的身体健康而奋斗。世界卫生组织（WHO，World Health Organization）在其宪章中宣告“享受最高标准的健康是每个人的基本权利之一”，旨在尽可能提高世界各国人民的健康水平，同时 WHO 在落实全球卫生策略和维护人群健康方面亦做出了巨大的努力，并提出了“人人享有卫生保健”的全球策略。

一、“人人享有卫生保健”的概念

20 世纪 70 年代初，WHO 对全球的卫生状况进行了调查，其结果显示：世界各国不同人种之间，各国内部不同人群之间的健康水平差异较大，全球50多个国家的新生儿死亡率在100‰以上，70多个国家的人均期望寿命低于55岁；发展中国家存在10亿人生活极度贫困，连基本的卫生服务也无法获得；同一国家内不同地域或城乡之间的卫生服务条件存在差异，卫生资源分配尚不合理，对于经济落后地区和农村而言，基本的卫生服务资源十分匮乏。

基于世界范围内的卫生条件现状及发展形势分析，WHO认为在全世界范围内开展卫生变革是十分必要的，因此在1977年第30届世界卫生大会上，提出了“2000年人人享有卫生保健（HFA/2000，health for all by the year 2000）”的全球战略性的目标，即“到2000年使世界全体人民都能享有基本的卫生保健服务，并且通过消除和控制影响健康的各种有害因素，使人们都能享有在社会和经济生活方面均富有成效的健康水平，达到身体、精神和社会适应的完好状态”。

HFA/2000不是一个单一且有限的目标，它是促进人民健康水平不断提高的过程；它也不是指到2000年时，世界上每一个人的任何疾病都能被治愈，而是指人们可以运用比当年更好的方法去预防疾病，减轻由不可避免的疾病和伤残所带来的痛苦，从而能够更加健康地进入成年和老年并安然离世；能在不同的国家、地域及人群之间，公平地、均匀地分配卫生资源，使每家每户每个人都能充分参与并享有最低限度的卫生保健服务。

二、“人人享有卫生保健”的总目标

自从WHO提出HFA/2000以来，全球卫生状况及卫生服务水平有了明显的提高。但是，随着社会的发展进步，人类对生存环境的改变，世界卫生问题迎来了诸多新挑战，如：慢性非传染性疾病的发病率不断上升；新型传染病的出现及旧传染病的死灰复燃；人口老龄化、城市化及环境污染对人类可持续发展的影响日益加深。这些新的挑战，共同造成了当今全球更为严峻的公共卫生局面。为了应对上述挑战，1998年5月在第51届世界卫生大会上，WHO审议通过并发表了《21世纪人人享有卫生保健》宣言，从而确立了21世纪前20年“人人享有卫生保健”的全球总目标和具体目标。

（一）21世纪“人人享有卫生保健”的总目标

（1）使全体人民增加期望寿命并提高生活质量。

（2）在国家之间及国家内部促进健康公平。

（3）使全体人民均能得到可持续发展的卫生系统所提供的服务。

（二）2020年全球“人人享有卫生保健”的具体目标

（1）到2005年，将在国家间及国家内使用健康公平指数作为促进和监测健康公平的基础，最初将以测定儿童发育为基础来评价公平性。

（2）到2020年实现在世界会议上确定孕产妇死亡率、5岁以下儿童死亡率及期望寿命的具体目标。

（3）到2020年全世界范围内的疾病负担将极大减轻，结核病、艾滋病、疟疾、烟草相关疾病与暴力和损伤引起的发病率和残疾的上升趋势将得到控制。

(4) 到2010年恰加斯病(Chagas' Disease)的传播将被阻断,麻风将被消灭;到2020年麻疹将被彻底根除,淋巴丝虫病及沙眼将被消灭;此外,在2020年前维生素A和碘缺乏症也将被消灭。

(5) 到2020年所有国家将通过部门间的行动,在提供适当的环境卫生、安全的饮用水、数量充足及质量良好的食物和住房方面取得重大进展。

(6) 到2020年所有国家将通过经济、教育、管理、组织和以社区为基础的综合规划,采纳并积极管理及监测能巩固促进健康或减少有损健康的生活方式的策略。

(7) 到2005年所有会员国将有制定、实施及监测与"人人享有卫生保健"政策相一致的各项具体政策的运行机制。

(8) 到2010年全体人民将终身获得由基本卫生职能支持的综合、基本、优质的卫生保健服务。

(9) 到2010年将建立起适宜的全球与国家卫生信息、监测和警报系统。

(10) 到2010年研究政策和体制的机制将在全球、区域及国家各级予以实施。

三、全球卫生政策与卫生目标

(一) 全球卫生政策

(1) 健康是一项基本人权,亦是全世界的共同目标。

(2) 现阶段人们的健康状况存在很大差距,这是所有国家共同关注的问题,而这些差距必须逐渐缩小。因此各国内部和各国之间应平均分配卫生资源,以保障人人都能得到最基本的初级卫生保健。

(3) 人们有权利,也有义务单独地、集体地参加他们的保健计划并实施工作。

(4) 政府对其人民的健康负有责任,这种责任仅能通过适当的卫生措施及其他社会措施来实现。实现"人人享有卫生保健"不单是卫生部门应承担的政治义务,整个国家的重视和投入才是实现这个全球战略性目标的必要保证。

(5) 各国要保障自己国民的健康,就必须在卫生事业中自力更生,即国家发挥自己的积极性,而不一定是指国家自给自足的。

(6) 实现"人人享有卫生保健"的目标,不能单靠卫生部门的努力,更需要社会其他部门的协作,尤其是农业、畜牧业、粮食、工业、教育、住房、公共工程、交通部门等的帮助。卫生部门在促进各部门协作中起到重要的作用。

(7) 必须充分利用世界的资源来全面促进公共卫生事业的发展。

(二) 卫生目标

到2000年预期达到的卫生目标及要求:

(1) 全世界各国人民都能方便地享有初级卫生保健和第一级转诊措施。

(2) 所有人都能在其可能的范围内积极参与自己及家庭的保健工作和社区的卫生活动。

(3) 世界各国各地的社区都能与政府一同担负起对其成员的卫生保健责任。

(4) 各国政府都要对其人民的健康负起责任。

(5) 所有人都享有安全的饮用水和环境卫生设施。

(6) 所有人都能得到足够的营养。

(7) 所有儿童都接受了预防主要传染病的免疫接种。

(8) 发展中国家的传染病发病率，到2000年时不超过发达国家1980年的水平。

(9) 通过采取一切可能的措施，改变生活方式及改善自然、社会、心理环境来预防、控制非传染性疾病，从而促进精神卫生。

(10) 所有人都能得到基本的药物供应。

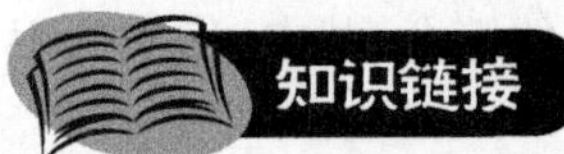

阿拉木图宣言

1977年5月，在第30届世界卫生大会上通过了WHO第30/43号决议，确定了各国政府和WHO在未来几十年的主要社会目标：到2000年世界全体人民都应达到具有能使他们的社会和经济生活富有成效的那种健康水平，即通常所说的"2000年人人享有卫生保健"。这就是WHO在总结世界各国几十年卫生服务提供方式、效果和经验的基础上，经过认真的调查分析，针对世界各国面临的卫生问题而提出的一项全球性战略目标。它得到了联合国和世界多数国家政府的认同和承诺，是世界人民健康迈向21世纪的必要保障，为人类的健康事业做出了重要贡献。

1978年9月，WHO和联合国儿童基金会联合在苏联的阿拉木图主持召开国际初级卫生保健大会，通过了著名的《阿拉木图宣言》，明确了初级卫生保健是实现"2000年人人享有卫生保健"全球战略目标的基本途径和根本策略。1979年的联合国大会和1980年的联合国大会特别会议，分别表示了对《阿拉木图宣言》的赞同，使初级卫生保健活动得到了联合国的承诺。我国政府分别于1983年、1986年、1988年明确表示了对"2000年人人享有卫生保健"战略目标的承诺。

四、2010年中国卫生发展总目标

(一) 卫生发展的总目标

根据《中华人民共和国国民经济和社会发展"九五"计划和2010年远景目标纲要》所提出的国民经济和社会发展目标，2010年卫生发展的总目标：到2010年，在全国建立起适应社会主义市场经济体制及人民健康需求的、比较完善的卫生体系；国民健康的主要指标在经济较发达地区达到或接近世界中上等发达国家的平均水平，在欠发达地区达到各发展中国家的先进水平。

（二）主要健康指标

（1）平均期望寿命　2010 年任何地区不得低于 68 岁，达到 73～74 岁，并延长人们的健康生活时间。

（2）婴儿及 5 岁以下儿童的死亡率　2010 年，婴儿死亡率在 2000 年的基础上降低 1/4，任何地区不得高于 50‰；5 岁以下儿童的死亡率在 2000 年的基础上降低 1/40。

（3）孕产妇死亡率　2010 年在 2000 年的基础上降低 1/30。

（三）卫生工作的基本任务

（1）不断缩小各地区之间卫生服务的差异。积极推行区域间的卫生规划，改革城市内的卫生服务体系，发展社区中的卫生服务水平，深入开展农村里的初级卫生保健，逐步地形成布局合理、不同层次、具备综合功能的卫生服务网。

（2）保障绝大多数居民都能得到基本的卫生服务。建立健全的、多种形式的，且符合我国国情的医疗保险制度；加速公费及劳保医疗制度的改革，建立城镇职工的基本医疗保险制度；扩大多种形式的农村医疗保障制度（如健康保险、合作医疗等）的覆盖面。

（3）基本控制已具备有效预防和治疗方法的疾病。进一步降低寄生虫病、地方病及传染病对人类健康的威胁。对慢性非传染性疾病的危险因素逐步开展综合防治。

（4）提高妇幼保健水平，完善妇幼保健工作。对妇女做好婚前保健服务，做到妇女和儿童系统保健管理的基本普及。

（5）建立健全、综合的卫生执法监督体系，以保障人民的健康权益。该体系应包含食品、饮水、化妆品、生活日用品、儿童用品、消毒器械、植入体内的特殊材料（人体器官等）等制品及生产、生活、娱乐、学习等场所及医疗服务。

（6）大力开展健康相关教育，普及基本的卫生知识，使城乡居民能够逐渐养成良好的卫生习惯；同时继续优化饮用水的卫生和环卫设备。

（7）积极促进并严格管理医疗机构的配套改革，促进医疗服务效率与质量的提高。

（8）建立起以“政府负责、群众参与、部门协调、法制保障”为基本特征的卫生工作体系，建立与社会主义市场经济相匹配的筹资运行机制。

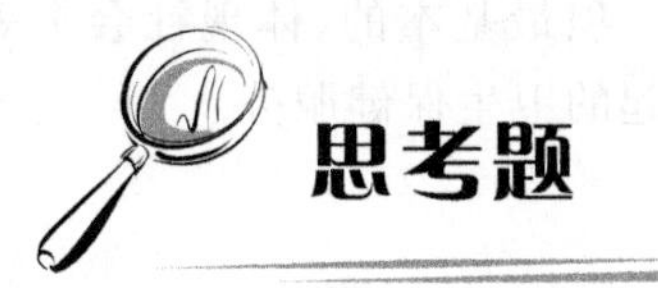

思考题

一、解释下列名词

人人享有卫生保健

二、问答题

1. 简述 2010 年我国卫生发展的总目标和主要健康指标。

2. 简述中国卫生工作的基本任务。

第二节　初级卫生保健

1. 掌握初级卫生保健实施的基本原则。
2. 熟悉初级卫生保健的主要内容,初级卫生保健的八项工作。
3. 了解初级卫生保健概念的提出背景,初级卫生保健的概念,并能用自己的语言将其描述出来。

为推动 HFA/2000 这一全球战略性目标的实现,1978 年 WHO 与联合国儿童基金会(United Nations International Children's Emergency Fund,UNICEF)一同在阿拉木图召开了国际初级卫生保健大会,会上发表了著名的《阿拉木图宣言》,其中明确指出初级卫生保健是实现 HFA/2000 的基本策略和途径。初级卫生保健得到了联合国及多数国家政府的认同与承诺,是各国人民健康迈向 21 世纪的必要保障,为人类的健康事业长足发展做出了突出贡献。

一、初级卫生保健的概念

《阿拉木图宣言》中指出:初级卫生保健依靠的是学术上可靠、切实可行且为社会所接受的方法和技术;它是社区内的个人及家庭通过积极参与即能够普遍享受到的;它的费用也是社区或者国家在各个发展时期,通过自觉精神和自力更生能够担负得起的;它是国家卫生系统及社会经济发展的组成部分;它是个人、家庭、社区同国家卫生系统接触的第一环。

各国依据本国自身的经济发展水平,在采纳初级卫生保健策略时是不尽相同的。我国对其表述为:初级卫生保健是一项最基本的、体现社会平等权利的、人人都可得到的、人民群众及政府都能够负担得起的卫生保健服务。

二、初级卫生保健的原则

(一) 合理分配卫生资源

初级卫生保健面向的是全体人民,旨在为其提供最基本的卫生保健服务,因此,合理配置卫生资源是保障卫生保健公平性的关键,亦是人人都可以享受到基本卫生保健服务的保证。故政府应当承担起其相应的责任,从卫生资源的可获得性角度出发,对基层卫生保健机构给予更多帮助,加强偏远农村和边远山区的初级卫生保健工作,通过对医疗卫生保健制度的改革,来实现卫生保健制度的公平。

（二）社区及个人参与

初级卫生保健并不是简单地将医疗机构搬到社区中来，还必须有社区居民主动担负起自身的责任。这就要求在政府的统一领导、大力宣传及正确引导下，各部门齐心协力，使社区居民充分了解初级保健的意义和方法，深刻意识到通过自身努力可促进健康，自发改变不良生活方式和不健康行为，提高自我保健的能力，合理使用适宜的卫生保健服务，并积极主动地参与到卫生保健政策的制定和实施中去。

（三）预防为主

明确预防为主是初级卫生保健的显著特征，将初级卫生保健的重点放在预防服务上，而不单纯是治疗服务。

（四）适宜的医疗方法

适当的医疗方法是学术可靠、易于使用、便于推广、符合当地经济发展水平、费用低廉且能被居民所接受的技术、手段及设备的总称，此外，它也是实施初级卫生保健的重要基础。

（五）综合服务

除提供基本的医疗卫生服务外，还应当致力于满足个人生活中最低、最基本的需要，如教育、营养、饮水及住房等。

三、初级卫生保健的内容和任务

初级卫生保健是一项综合性服务，立足于解决居民的主要健康问题，主要包含四方面内容和八项工作任务。

（一）四方面内容

(1) 促进健康　通过大力宣传健康教育及各项政策法规的支持，促使人们自发采纳良好健康的生活方式，增强自我保健意识，保持心理健康，合理营养，提高生活质量。

(2) 预防疾病　致力于研究影响社会人群健康的疾病，掌握发展规律，在未发病时采取积极有效的预防保健，亦可采取慢性病管理、特定传染病的免疫接种、健康检查等具体措施。

(3) 合理治疗　以社区卫生服务中心为圆心，通过巡诊、建立家庭病床等方法，做到早发现、早治疗，促进病情尽快痊愈。

(4) 社区康复　病症出现后应积极采取措施，防止进一步致残及并发症。对于已丧失正常功能或功能上有所缺陷的残疾者而言，应通过社区康复治疗，采取综合措施，促进其康复。

（二）八项工作任务

(1) 提供充足的安全饮用水及增强必要的营养。

(2) 提供清洁的、基本的环境卫生。

(3) 开展妇幼保健(包括计划生育)。

(4) 针对主要传染病进行预防接种。

(5) 预防和控制地方病。

(6) 妥善处理常见病和意外伤害。

(7) 宣传目前主要的卫生问题及其预防、控制方法。

(8) 供应基本药物。

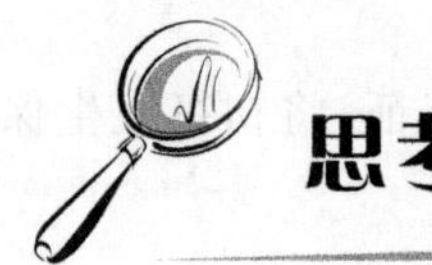

思考题

一、解释下列名词

初级卫生保健

二、问答题

1. 初级卫生保健的主要内容和任务有哪些?
2. 初级卫生保健的原则是什么?

(吕冠薇　梁龙彦)

第三篇

疾病预防与控制

第九章 传染病的预防与控制

第一节 传染病的流行过程

学习目标

1. 掌握传染病发生的基本条件、传染病流行过程的三个环节、传染病疫源地及流行过程的定义、影响传染病流行过程的两个因素。

2. 熟悉传染病的含义、传染病流行过程三个环节的具体内容及分类。

3. 了解疫源地的范围大小及其是否被消灭的判断标准，影响传染病流行过程的因素对于三个环节的影响。

传染病(communicable disease)是由致病的特异病原体(如细菌、寄生虫、病毒、立克次体等)或其毒性产物所引起，在适宜条件下侵入人体并在人群中传播，使人体健康甚至整个社会受到损害的一种疾病。尽管现阶段，我们在传染病的预防和控制方面已取得了巨大的成就，并且一些常见传染病(如麻风、百日咳、破伤风等)的发病率已明显下降，但各种新发传染病及慢性传染病的流行，预示着人类与传染病的斗争仍在继续。

一、传染病发生的基本条件

任何一种传染病从发生至传播的过程，都可视为是病原体与宿主及外界环境之间相互作用、相互斗争的结果。因此，传染病发生的两个基本条件是病原体和宿主。

(一) 病原体

病原体(pathogen)是能够使宿主致病的各种生物体，包括细菌、真菌、病毒和寄生虫等。病原体入侵宿主机体后能否致病，主要取决于两方面的因素：其一是病原体本身的特征、数量及其入侵门户；其二是宿主自身的反应。

(二) 宿主

宿主(host)是在自然条件下为病原体提供生存环境的机体，包括人或者动物。当机体具有较强免疫能力的时候，病原体很难侵入，即便侵入成功也难以在宿主体内存活、繁殖，也就不能引起传染病的发生；反之，机体将会被感染甚至发病。

二、传染病流行过程的三个环节

传染病若要在人群中流行起来，必须具体三个基本条件，即流行过程的三个环节：传染源、传播途径和易感人群。这三个环节相互关联、相互依赖，如果缺失任意一个环节或切断其间的联系，传染病的流行过程将停止（图 9-1）。

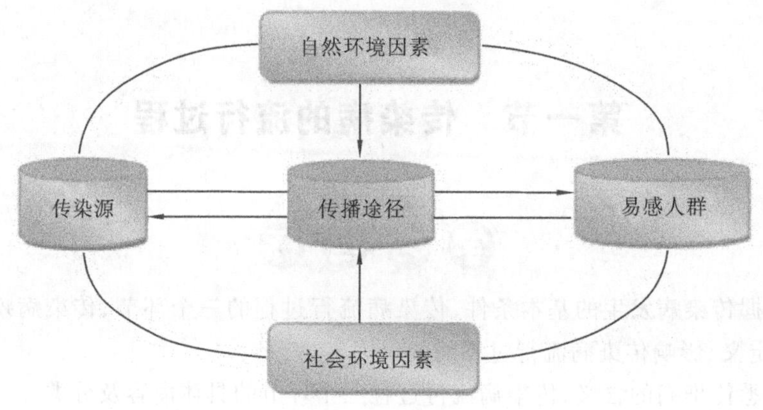

图 9-1　传染病流行过程的三个环节

（一）传染源

传染源（source of infection）是指体内有病原体生长、繁殖，并且能够排出病原体的人和动物，包括病人、病原携带者以及受感染的动物。受感染者能够排出病原体的整个时期，称为传染期（communicable period）。传染病病人的传染期长短既可作为判断其隔离期限的重要依据，亦可影响疾病的流行特征，如传染期短的疾病，其继发病例一般是成簇出现的；反之，则陆续出现，持续时间相对较长。传染源主要可分为以下几种。

1. 病人（patient）

通常，在病人的体内都存在着大量的病原体，且具备有利于病原体排出体外的临床症状，如腹泻、咳嗽等，通过这些途径可大量地排出病原体，随即增加了传染他人的概率。因此，病人是传染病流行过程中最为重要的传染源。

（1）病人的类型　鉴于病人排出病原体数量的不同，可将病人分为轻、中、重型。不同类型的病人，其作为传染源的意义亦有所不同。一般而言，轻型病人所排出的病原体数量小于重型病人，因此其传染能力一般较弱。

（2）病人的病程　根据疾病的自然史，可将传染病发病的过程分为潜伏期、临床症状期以及恢复期。处于不同病期的病人所排出的病原体数量及频度不同，故其作为传染源的意义也就不同。

①潜伏期：从病原体侵入机体到最早出现临床症状的时间范围。不同的传染病其潜伏期长短不一，短至数小时，长者甚至可达数年之久。潜伏期在流行病学研究中具有

非常重要的意义，例如，潜伏期可用来判断病人受传染的时间、途径及追溯传染源，或通过潜伏期来确定接触者的免疫接种时间等。

②临床症状期：出现特异性临床症状及体征的时间范围。处于临床症状期的病人，其机体组织已受到损害，病原体陆续地被排出体外。在此阶段，一些临床症状又有助于病原体的排出，因此是传染性最强的时期。尽管重型病人所排出的病原体数量较大，但由于其具有典型而明显的临床症状和体征，使得病情易于诊断，如果住院隔离治疗及时，则其传染性可得到很好的控制。但有些轻型病人的病情容易被忽视或误诊，因此其作为传染源的意义相较于重型病人而言显得更为重要。此外，还有一些疾病的临床表现呈慢性或迁延性（如肺结核、慢性活动性乙型肝炎等），但其仍然能够持续地排出病原体，从而延长威胁周围健康人群的时间，因此这些疾病作为传染源的意义也非常重大。

③恢复期：机体所遭受的各种损害逐渐恢复至正常状态的时间范围。对于有些传染病，当病人的主要临床症状消失后，一般不会再起到传染源的作用。但也有一些传染病（如痢疾、乙型病毒性肝炎等）在恢复期仍可排出病原体，继续发挥传染源的作用，甚至有些可以终生都作为传染源（如部分伤寒病）。

（3）病人的活动范围　病人的活动范围与其作为传染源的意义是成正比的，简言之，如果病人的活动范围较大，则其作为传染源的意义也相对较大。因此，即便是轻型病人，若其活动范围很大，则其作为传染源的意义也是非常重要的。

2. 病原携带者(carrier)

病原携带者是指没有任何临床症状却能排出病原体的人。由于这类人群只能通过病原学检查被发现，并且其日常活动与健康人群无异，因此常常成为某些传染病的重要传染源。病原携带者按照病原携带状态和临床分期，可分为潜伏期病原携带者、恢复期病原携带者和健康病原携带者三类。

（1）潜伏期病原携带者（incubatory carrier）　潜伏期病原携带者是在潜伏期内携带并可排出病原体的人。除少数传染病（如麻疹、水痘、痢疾等）在潜伏期即具有传染性以外，其他传染病在潜伏期的传染性很小或一般不具有传染性。

（2）恢复期病原携带者（convalescent carrier）　恢复期病原携带者是临床症状消失后，仍然能够继续携带并排出病原体的人。一般而言，恢复期病原携带状态持续的时间较短，凡是在临床症状消失后的 3 个月内仍有病原体排出者，称为暂时性病原携带者；超过 3 个月的，称为慢性病原携带者；也有少数人甚至可以持续携带终生。鉴于慢性病原携带者能长时间地携带病原，所以其往往会引起传染病的暴发和流行，故其流行病学意义非常重要。

（3）健康病原携带者（healthy carrier）　健康病原携带者是整个感染过程中没有出现明显的临床症状却能排出病原体的人。健康病原携带者作为传染源意义的大小主要取决于其排出病原体的数量、携带病原体时间的长短、携带者的职业、个人卫生习惯、环境卫生及社会活动范围等。这类人群所排出的病原体数量较少，持续时间较短，因此其流行病学意义相对较小。但也有些传染病（如脊髓灰质炎、流行性乙型脑炎、白喉等），其健康病原携带者人数较多，因此应被视为重要的传染源。

3. 受感染的动物(infected animal)

人类所罹患的某些传染病是由动物传播所造成的，这些病原体在动物间相互传播，因此也被称为动物传染病(zoonosis)。在适宜的条件下，这些传染病也可以传染给人，所致疾病统称为人兽共患传染病，如炭疽、狂犬病、血吸虫等。在众多动物中，鼠类等啮齿类动物是最为主要的传染源，可引起鼠疫、肾综合征出血热、多种立克次体病等 20 余种传染病。其次是牛、羊、猪、狗、猫等家畜及家养动物，可引起布鲁斯菌病、肺结核、弓形虫病等。

动物作为传染源其意义主要取决于受感染的动物与人接触的密切程度和机会、传染源的种类及生存环境是否适宜等。但由于通常不会在人与人之间进行传播，所以其作为传染源的意义一般不大。

(二) 传播途径

传播途径(route of transmission)是指病原体从传染源排出后到侵入新的宿主前的这段时间内，在外界环境中所经历的全过程。在此过程中，需要借助一些外界环境中的媒介物质来传播病原体(如空气、食物、日常用品等)，统称为传播因素或传播媒介。多种传播因素的组合形成了传播途径，而一种或数种传播途径的组合，造成了传染病的传播。

1. 经空气传播(air-borne transmission)

(1) 经飞沫传播　借助病人呼气、说话、打喷嚏、咳嗽等途径，将含有大量病原体的飞沫通过口或鼻咽部排至环境中。大的飞沫会迅速落到地面；小的飞沫可在空气中短暂悬浮，但其传播范围仅仅局限于传染源周围 2 m 内的范围。因此，经飞沫传播只会影响到传染源周边的密切接触者。一般而言，对外界环境抵抗力较弱的病原体常通过这种方式进行传播，如流感病毒、百日咳杆菌等。

(2) 经飞沫核传播　悬浮在空气中的飞沫，由于蒸发而失去水分后，所剩下的蛋白质包裹着病原体的结构，称为飞沫核。这种飞沫核可以悬浮在空气中存活数小时甚至更长时间，因此其漂浮距离也会相对较远。结核杆菌等抗病能力较强的病原体可经飞沫核传播。

(3) 经尘埃传播　含有病原体的分泌物质或较大的飞沫落到地面上，干燥后形成了尘埃。随后由于人的活动，使得尘埃又重新悬浮到空气中，被易感者吸入而造成感染和传播。结核杆菌与炭疽杆菌等对外界体抗力较强的病原体，可经尘埃传播。

经空气传播的传染病，其流行特征如下。

①传播途径易于实现，发病率高，有续发病例，传播迅速、广泛。

②季发性，多发于冬、春季。

③多发于少年儿童。

④未经免疫预防的人群中，发病呈周期性升高。

⑤居住条件及人口密度等与发病密切相关。

2. 经水传播(water-borne transmission)

许多消化道传染病及一些寄生虫病等多是经水传播引起感染的,主要包括以下两种方式。

(1) 经饮水传播　自来水管网破损导致污水渗入,或因粪便、污物等污染水源,都可造成饮水被污染。这类疾病常呈暴发态势,如霍乱、伤寒、甲型病毒性肝炎等。其流行特征如下。

①病例的分布与饮水供应范围一致,病人有饮用同一水源史。

②发病没有年龄、性别、职业的差别。

③经常受污染的水源地周边,病例长年不断。一旦停止使用污染水源,或将其净化、消毒处理后,流行或暴发即可平息。

(2) 经疫水传播　人们接触到被病原体污染的水体时,病原体通过皮肤、黏膜侵入机体,如血吸虫病、钩端螺旋体病等。其流行特征如下。

①病人有疫水的接触史。

②发病有季节、职业和地区的差别。

③当大量的易感者进入疫区接触疫水时,可引起流行或暴发。

④加强疫水的消毒、处理及个人防护,可控制病例的发生。

3. 经食物传播(food-borne transmission)

许多肠道传染病、某些寄生虫病及个别呼吸道传染病可经食物引起传染病的传播,主要包括以下两种方式。

(1) 食物本身含有病原体　已受到感染的动物性食品(肉、内脏、奶及水生生物等)若未经煮熟或消毒而直接食用,可引起感染。例如,1988 年在上海,因人们生吃或半生吃被污染的毛蚶,而引起了波及数十万人发病的甲型病毒性肝炎流行。

(2) 食物后续被污染　因为食物是病原微生物生长繁殖的良好场所,因此在生产、加工、储存、运输、烹调、销售的各个环节都有可能被污染。其中,肉类、乳制品和鱼类因其营养物质丰富、水分含量充足,而最易受到污染。

经食物传播的传染病,其流行特征如下。

①病人有进食某一共同食物史,不食者则不发病。

②累计发病人数与同食污染食物的人数有关,一次大量污染可导致暴发。

③对污染食物消毒处理或停止供应后,暴发即可平息。

4. 接触传播(contact transmission)

(1) 直接接触传播　在没有任何外界因素参与的情况下,传染源与易感者通过直接接触造成的传播,如狂犬病、性病等。

(2) 间接接触传播　间接接触传播又称为日常生活接触传播,是易感者接触到被传染源所排出的或所分泌的物质污染的日常生活用品后所造成的传播,如被污染的便器传播细菌性痢疾等,被污染的毛巾传播急性出血性结膜炎等。其流行特征如下。

①卫生条件较差的地区及卫生习惯不良的个人,发病较多。

②一般为散发性病例，很少造成流行，但有时可形成家庭聚集性。

③无明显季节性。

④改善环境条件，注意个人卫生，可防止发病。

5. 经媒介节肢动物传播(arthropod/vector-borne transmission)

(1) 机械携带传播　机械携带传播指节肢动物与病原体之间没有生物学的依存关系，只是起到机械地携带、传送作用，如苍蝇、蟑螂等作为携带肠道传染病病原体的媒介，来传播细菌性痢疾和伤寒。

(2) 生物学传播　生物学传播指病原体进入节肢动物体内之后，经过一段时间(外潜伏期)的发育或繁殖，随后传播感染易感者，例如，疟原虫在按蚊体内经过有性繁殖后才能传播疟疾，而登革热、流行性乙型脑炎、丝虫病、回归热等疾病是通过吸血性节肢动物传播的。

经媒介节肢动物传播的疾病，其流行特征如下。

①有明显的季节性和地区性。

②有些疾病具有职业性特征，如森林脑炎多发病于林区工人。

③发病率与暴露机会呈正相关，一般多发病于青壮年及儿童。

④发病率与节肢动物的密度呈正相关。

6. 经土壤传播(soil-borne transmission)

传染源的排泄物、分泌物，或其尸体的埋葬不当，可直接或间接地污染土壤。有些寄生虫卵(如蛔虫、鞭虫等)在从宿主体内排出后，只有在土壤中发育一段时间后，才具有传染性；有些可形成芽胞的病原体(如破伤风、炭疽等)可在土壤中长期存活，其传染性可达数十年之久。

经土壤传播的传染病的意义取决于病原体在土壤中的存活能力与存活时间、个人与土壤接触的机会及个人卫生习惯和条件等因素。

7. 医源性传播(iatrogenic transmission)

医源性传播指易感者在接受医疗、预防的过程中，由于操作者未严格按照规范操作(如医疗器械消毒不严、生物制剂或药品被污染)而人为地导致某些传染病(如艾滋病、丙型肝炎等)的传播。

(三) 易感人群

易感人群是指有可能被传染病感染的人群。将人群作为一个整体，其对于传染病的易感程度称为人群易感性(herd susceptibility)。人群易感性可通过人群中非免疫的人口占全部人口的比例来表示，若群体免疫水平低，即人群中非免疫的人口比例大，则人群易感性高，可造成传染病的流行。人群易感性的变化常常会受到以下多种因素的影响。

1. 人群易感性升高的主要因素

(1) 新生儿数量的增加　出生 6 个月以上且未经过人工免疫的婴儿，由于其源自母体的抗体逐渐消失，但获得性免疫尚未形成，缺乏特异性的免疫能力，因此其对于许多传染病易感。

(2) 易感人口的迁入　流行病区的常住居民因隐性感染或患病而获得了免疫力，但如果大量非流行病区的居民迁入此地，因其缺乏相应的免疫力，可使得流行病区人群易感性升高。

(3) 免疫人口的免疫力自然消退　人群通过人工免疫、隐性或显性感染后所获得的免疫力随时间逐渐消退，使得人群易感性升高。

(4) 免疫人口的死亡　具有免疫力的人口死亡，可使人群易感性相对升高。

(5) 病原体变异　病原体变异后，由于人群缺乏相应免疫力，因此普遍易感。

2. 人群易感性降低的主要因素

(1) 计划免疫　通过对人群进行预防接种，使其获得特异性免疫力，是对抗传染病、降低人群易感性的重要措施。

(2) 传染病流行　在一次传染病流行之后，人群中的相当一部分人会因隐性感染或发病而获得特异性免疫力，但通过这种方法所获得的免疫力，因病种不同而持续时间不同，有的甚至可以终身免疫。

(3) 一般抵抗力的提高　人群通过营养摄入、体育锻炼等方式增强了一般抵抗力，可降低易感性。

三、疫源地及传染病流行过程

(一) 疫源地

疫源地(infectious focus)是指病原体从传染源排除后有可能波及的范围，也就是易感人群可能受到感染的范围。因此，存在传染源及病原体能够传播是形成疫源地的必备条件。每个传染源可单独形成一个疫源地，而一个疫源地内可以有多个传染源同时存在。

根据疫源地的范围大小，可以将其分为疫点和疫区：疫点即为范围较小或仅有一个传染源的疫源地；疫区则是范围较大的疫源地或是由若干个疫源地连接成片时所形成的。

决定疫源地范围大小的主要因素如下：传染源存在的时间和活动的范围，疾病传播的途径和环境因素，以及周围人群的免疫力。如：经飞沫传播的麻疹，其疫源地仅局限于传染源的住所及其活动范围附近；而经蚊虫传播的疟疾，其疫源地则取决于蚊虫所能到达的范围；自由活动的传染病病人或病原携带者与住院隔离中的病人相比，其疫源地范围则较大。因此，疫源地范围的大小决定着采取防疫措施的范围。

在传染病的预防控制中，最为重要的措施是控制疫源地范围，缩小疫源地区域，最终消灭疫源地，而判断疫源地是否被消灭的标准可参见表 9-1。

表 9-1 疫源地是否被消灭的判断标准

序号	判断条件	判断结果	
		是(已消灭)	否(未消灭)
1	传染源已被移走(隔离或死亡)或治愈	√	×
2	传染源散播在环境中的病原体已被彻底消灭	√	×
3	易感人群均经过了最长潜伏期且未发生新病例或新感染	√	×

(二) 流行过程

传染病的流行过程(epidemic process)是由一系列相互联系且相继发生的疫源地所构成的。这一过程也可以视为是病原体通过某种传播途径不断更换宿主的过程。疫源地是流行过程的基本组成部分,因此及时、有效而彻底地消灭疫源地,即可中断流行过程、终止传染病的流行。

四、影响传染病流行过程的因素

传染病流行的三个基本环节是传染源、传播途径和易感人群,三者之间相互连接、相互延续,如果任意环节出现变化都可能会影响到传染病的消长及流行。但这三个环节也不是独立存在的,它们往往会受到外界因素(即自然因素和社会因素)的影响与制约。

(一) 自然因素

在众多的自然因素(如气候、地理、土壤、植被、动物等)中,对传染病的流行过程影响最为显著的是气候和地理因素,它们对于宿主、生物媒介及外界环境中病原体的存活状况均有明显的影响。

1. 对传染源的影响

当以动物作为传染源时,气候、地理等自然因素可通过动物的特异性栖息习性,影响相应传染病的流行。如:肾病综合征出血热的传染源黑线姬鼠,主要栖息在潮湿、多草的地区,而野鼠鼠疫的传染源旱獭,仅栖息于高山和草原,这便决定了上述传染病流行的主要地区;黄鼠鼠疫(可引起人间鼠疫)的传染源黄鼠,有冬眠的习性,春、夏季进行交配繁殖,至秋季数量最多,从而决定了该传染病流行的季节为 4～10 月份。

2. 对传播途径的影响

当以媒介节肢动物作为传播途径时,自然因素的影响较为显著。媒介生物的季节消长、地理分布、活动范围以及病原体在其体内的生长繁殖、致病能力,均受到自然因素的影响。如:全球变暖的趋势使地表温度升高并带来新的降雨格局,大量的水洼和适宜的温度为蚊、蝇等媒介昆虫提供了良好的孳生环境,从而促进了其生长繁殖,并增强了其体内病原体的致病能力,最终导致疟疾、流行性乙型脑炎、登革热等传染病的流行和暴发;森林砍伐、环境污染改变了媒介昆虫的栖息习性,从而增加了传染病蔓延和传播的可能性。

3. 对易感人群的影响

自然因素制约着人们的生活习惯和身体状况，从而影响人群受感染的机会。如：夏季气候炎热，人们偏好于生冷食品，因此易引起肠道传染病；而冬季寒冷，人们的活动范围多局限于室内，从而增加了飞沫传播的传染病的发病概率。

（二）社会因素

社会因素包含人类的一切活动，如生活习惯、医疗卫生状况、文化水平、人口迁移、宗教信仰、风俗习惯、社会动荡等。许多新发或再发的传染病流行，在很大程度上是受到了社会因素的影响。社会因素对于传染病流行的三个环节也有着一定程度的影响。

1. 对传染源的影响

随着旅游业的蓬勃发展，航运速度的不断加快，传染源的活动范围不断增大，从而促进了传染病的全球性传播。在此方面，我国建立并严格执行国境的卫生检疫，最大限度地防止境外传染源流入我国。此外，我国也建立了各级疾病预防、控制机构，卫生防疫部门及传染病医院，保证了传染病的及时报告、隔离和医疗，有助于控制传染病在各地的流行。对于餐饮、水厂的相关工作人员，定期地进行肠道传染病病原体检查，以便及早发现传染源，从而降低肠道传染病的发病与流行。

2. 对传播途径的影响

社会因素对传播途径的影响是方方面面的，也是最为显著的。居民饮水品质的好坏、洁净与否可影响多种肠道传染病的传播，如痢疾、伤寒、霍乱等；杀虫剂和抗生素的滥用使传播媒介的耐药性不断增强，严重影响了蚊、蝇的消灭，从而引起了登革热、疟疾等的流行；人们卫生知识水平的提高，如不饮用生水、饭前便后洗手、不随地大小便等，可降低肠道传染病的发病机会。

3. 对易感人群的影响

通过预防接种的方式来提高人群免疫力、降低人群易感性，从而控制传染病的传播及流行，最终达到消灭传染病的目的，是社会因素对易感人群的最主要影响。我国通过这种方式，已成功且有效地预防了麻疹、破伤风、百日咳、脊髓灰质炎等多种传染病。

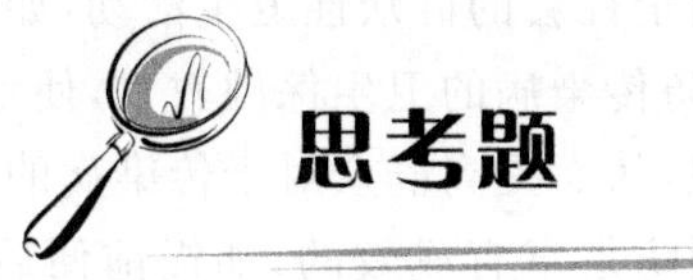

一、解释下列名词

疫源地、流行过程、传染源、传播途径

二、问答题

1. 列举传染病发生的基本条件及流行过程的三个环节。

2. 简述外界因素是如何影响及制约传染病流行过程的。

第二节　传染病的防制原则

熟悉传染病的预防及控制策略。

传染病的防制(即预防与控制)是传染病发病的预防、流行的控制,以至最终消灭传染病的重要组成,在实施过程中应讲求策略,采取合理的措施。其方针可归纳如下:预防为主,防治结合,分类治理,依靠科学,借助群众。

一、传染病的预防

传染病的预防是指在传染病未发生之前,针对可能存在病原体的环境及媒介生物,或对易感人群采取有效的措施,以避免传染病的发生或减少传染病的流行。传染病的预防措施主要包括控制传染源、阻断传播途径和保护易感人群。其具体做法如下。

(一)改善卫生条件

改善卫生条件(如饮水卫生、环境条件、食品质量等),消除自然环境中潜在的疾病传播因素或使其无害化,是传染病预防的基本措施。具体内容如下:保护水源,实行饮水消毒,改善饮用水质量;优化居民居住条件,加强污水排放、垃圾回收、粪便无害化处理工作;保障公共场所环境卫生,严格执行消毒、灭鼠、灭蚊虫等措施;贯彻执行《中华人民共和国食品安全法》,对食品质量进行严格的监管等。

(二)加强健康教育

健康教育主要是通过倡导人们改变不良的卫生习惯,采取有益健康的生活方式来预防传染病的。可通过开展面向全社会的群众性卫生活动,如开展专业讲座宣讲、通过大众媒体进行宣传等,来进行预防传染病的卫生保健教育,使不同教育背景的人群能够获得有关传染病预防的相关知识,从而提高群众对于传染病的认识和应对能力。

加强健康教育对传染病的预防是卓有成效的,如饭前便后要洗手与肠道传染病的预防、安全性行为与艾滋病的预防等,同时它也是一种成本低、效果好的传染病防治方法。

(三)加强人群免疫

人群免疫主要是通过预防接种来实现的,即根据传染病的防制规划,依照国家要求的免疫程序,采取合适的途径将预防性生物制品接种到易感人群体内,来提高其免疫能力,最终达到预防传染病的目的。实践证明,加强人群免疫是防制传染病的有效措施之一，同时也是保护易感人群的有效手段之一。有些传染病，如白喉、百日咳、麻疹、破伤风等都因人群普遍进行免疫接种，从而控制了流行和暴发。

（四）加强卫生检疫

卫生检疫可简称为检疫，分为三类，即国境检疫、国内检疫和疫区检疫。国境检疫是国境的卫生检疫部门依照相关法律法规对出入境人员、货物、行李等实施医学及卫生的检查和必要的处理，以防止传染病经国境传出或传入；国内检疫是国内交通卫生检疫；疫区检疫是国内某地区出现传染病病情时，相关部门宣布该区域为疫区，并对其进行检疫，同时限制其与非疫区的往来，以防止传染病的进一步传播。

二、传染病的控制与管理

传染病的控制是指在传染病发生之后，为了阻断传染病的流行和缩小其强度及影响范围，防止疫情进一步蔓延而采取的措施，如消除传播因素、对传染源进行隔离和治疗等。

（一）针对传染源的措施

1. 针对病人

针对病人应做到早发现、早诊断、早上报、早隔离及早治疗。病人一经确诊为传染病，应立即按照规定进行分级管理。只有迅速地找出并管理传染源，才能够及时、有效地控制传染病在人群中蔓延。为达到上述目标，加强健康宣传教育、提高医护人员水平、定期开展人群健康普查等方法是行之有效的。

1989 年我国颁布的《中华人民共和国传染病防治法》规定，凡是从事医疗、卫生防疫、保健工作的相关人员都是法定的报告人。同时也明确了法定报告的病种为甲、乙、丙三类，共 35 种，其中甲类传染病病人必须实施隔离治疗，必要时可申请公安机关的协助；乙或丙类传染病病人，应视其病情采取必要的治疗、管理措施。

2. 针对病原携带者

针对病原携带者应做好登记，并依据其所携带的病原种类进行分类管理，并定期进行随访直至其体内病原体的相关检查 2～3 次呈阴性。在食品、服务及托幼行业工作的病原携带者，必须暂离其工作岗位；艾滋病、乙型病毒性肝炎及疟疾的病原携带者严禁成为献血员。

3. 针对接触者

凡是与传染源有过接触者均应当接受检疫，检疫期从其最后与传染源接触之日起至该传染病的最长潜伏期止。

4. 针对动物传染源

依据不同动物的经济价值及其所罹患传染病的危害程度，采取不同的处理方法。若为危害巨大的病畜或野生动物应予以处死、焚烧或深埋等措施，以彻底消灭传染源。

（二）针对传播途径的措施

对传染源所污染的环境，即疫源地，采取有效的卫生措施，如消毒、灭鼠、除蚊虫等，去除和消灭病原体。例如,传染性非典型肺炎,因为是呼吸道传染病,主要通过呼出的空气和咳嗽、痰等分泌物污染空气,因此在防制过程中,勤通风、常洗手、消毒空气等是最主要的针对传播途径的措施。

（三）针对易感人群的措施

应提高易感人群的机体免疫力,降低人群易感性,保障其不受传染。

1. 免疫预防

传染病的免疫预防包括被动免疫和主动免疫两种。当传染病发生时,被动免疫可以为易感人群提供及时的保护,如注射丙种球蛋白和胎盘球蛋白可用来预防麻疹、甲型病毒性肝炎、流行性腮腺炎等。而主动免疫主要是指计划免疫,是预防传染病流行的重要手段。

2. 药物预防

药物预防是预防传染病传播的一种应急手段。但由于其药效持续时间有限、预防效果不牢固、容易产生耐药性等缺点,因此在使用上有较大的局限性。一般情况下只对密切接触者使用药物,而对大众人群不提倡使用该种方法。

3. 个人防护

易接触传染病的医护人员及实验室工作人员,应当严格遵守相关操作规程,配备及使用必需的个人防护用品。针对不同类型的传染病,口罩、手套、鞋套等个人防护用品及蚊帐、驱蚊水等药物的使用可起到一定的防护作用。

传染病报告制度

严格执行《中华人民共和国传染病防治法》,执业医师有义务做好传染病的登记、报告。任何单位及个人不得瞒报、迟报、谎报或授权他人瞒报、迟报、谎报。

一、临床医生必须按规定做好门诊日志的登记工作,填写专卡,要项目齐全、字迹清楚,住址写到行政、自然村,不得有缺项、漏项。

二、发现甲类及按甲类管理的传染病须在 2 h 内报告防疫科,乙类及丙类传染病须在 6 h 内报告。

三、发现传染病暴发、食物中毒或突发公共卫生事件,首诊医生以最快的速度报告防疫科。

四、防疫科每月对辖区内的门诊和住院日志进行一次检查核对。

五、医院防保人员应根据《突发公共卫生事件传染病疫情监测信息报告管理办法》对甲、乙、丙类传染病疫情按要求时限网上直报。

六、医务工作者在医疗过程中,对疑似或确诊甲、乙、丙类传染病不按要求瞒报、缓报、谎报,一经查实将给予教育、经济处罚,并及时补报,情节严重者按《中华人民共和国传染病防治法》规定追究行政、法律责任。

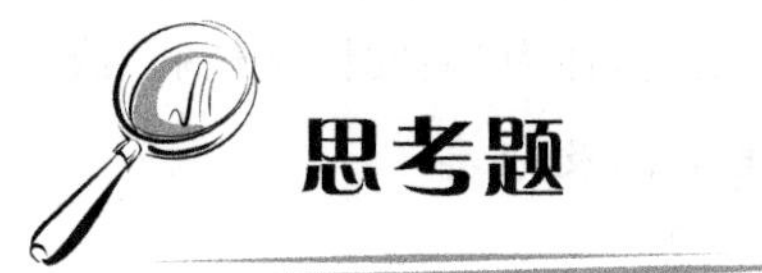

一、解释下列名词

传染病的防制方针

二、问答题

1. 如何预防传染病的发生?
2. 如何控制传染病的进一步发展及蔓延?

第三节　社区常见传染病的预防

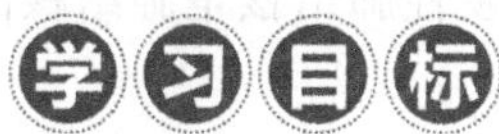

1. 熟悉社区常见传染病流行的三个环节。

2. 了解社区常见传染病的概念,并能用自己的语言将其描述出来;了解社区常见传染病的主要症状、治疗方法及预防措施。

一、结核病

结核病(TB,tuberculosis),又成为痨病及"白色瘟疫",是由结核杆菌所引起的慢性传染性疾病,它可入侵人体全身的各个器官,尤以侵犯肺部引起肺结核最为常见。结核病是一种古老的全球性传染病,在历史上,它曾广泛流行于世界各地,危害人类健康。在所有传染病当中,结核病所导致的死亡人数最多。鉴于如此严峻的形势,1993 年,WHO 将每年的 3 月 24 日设定为"世界防治结核病日",以共同面对这一严重的公共卫生问题。

我国通过对全国结核病进行了多次的流行病学抽样调查,总结出其主要的疫情特点为感染率高、患病率高、农村疫情较城市偏高,中老年结核病病人的患病及死亡比例较高。

(一)结核病的发生和发展

结核杆菌首次入侵人体,是通过呼吸道进入肺泡,并在其中进行繁殖,称为原发感染。在原发感染处形成原发病灶，结核杆菌从此处沿淋巴管进入血液，随其流动，称为血行播散。通过这种方式，结核杆菌流进各个脏器，有的立即发病，有的则潜伏起来等到机体免疫力降低的时候才会发病，称为“继发性结核病”或“内源性发病”。

（二）结核病的基本病理变化及分类

1. 结核病的基本病理变化

（1）以渗出为主的病变　出现在结核病的早期或机体抵抗力差，结核杆菌菌量大、毒性强或变态反应强的时候，主要表现为浆液性或浆液纤维素性炎症。病变的早期以中性粒细胞浸润为主，随后被巨噬细胞取代。

（2）以增生为主的病变　出现在菌量小、毒性低或免疫反应强的时候，形成结核结节。

（3）以坏死为主的病变　出现在菌量大、毒性强的时候，形成结核干酪样坏死灶。

2. 结核病的分类

结核病可分为如下五类，其代号可用Ⅰ～Ⅴ来表示。

（1）原发性肺结核（Ⅰ）　原发性肺结核包括原发综合征和胸内淋巴结核。

（2）血行播散型肺结核（Ⅱ）　血行播散型肺结核包括急性、亚急性及慢性血行播散型肺结核。

（3）继发性肺结核（Ⅲ）　继发性肺结核是肺结核的主要类型，病理特征包括浸润、增殖、干酪样坏死及出现空洞等。

（4）结核性胸膜炎（Ⅳ）　结核性胸膜炎包括渗出性胸膜炎、干性胸膜炎及结核性脓胸。

（5）其他肺外结核（Ⅴ）　按照部位名称及脏器进行命名，如骨结核、肾结核、脑膜结核等。

（三）结核病的流行病学特征

1. 结核病的传染性

关于结核病的传染性问题，必须要认清的是并不是所有类型的结核病都有传染性（如Ⅴ型结核病无传染性），也不是所有结核病病人在其整个患病期间都具有传染性。用来衡量及判断病人是否具有传染性的标准是对病人的痰做涂片染色并进行镜检，如结果显示为阳性，则具有传染性，反之则不具传染性。

2. 结核病流行过程的三个环节

（1）传染源　排菌病人，即痰涂片阳性病人为主要传染源。

（2）传播途径　主要经呼吸道传播。传染性病人在咳嗽、打喷嚏等过程中喷出含结核杆菌的微滴或飞沫，当健康人群吸入后可被传染。

（3）易感人群　未受到结核杆菌感染，结核菌素试验为阴性者。

（四）结核病的主要症状

结核病的早期，由于不表现出症状或症状轻微（如疲乏、食欲减退等）而常常被忽视，但随着病变的活动进展，陆续发生如下症状。

1. 发热

主要是午后体温升高，自觉脸发热，至16～20时体温最高(达37～38℃)，常伴有全身乏力、夜间盗汗，女性可出现月经不调甚至停经。

2. 咳嗽、咳痰

咳嗽、咳痰是肺结核最常见的早期症状，但经常被误诊为是由于感冒或气管炎所致。

3. 痰中带血

痰液内带血丝或小血块，是肺结核的明显症状。

(五) 结核病的治疗

1. 化学治疗

化学治疗是现如今治疗结核病的最主要方法，它是指用生物、化学制剂的抗结核类药物进行治疗，又称为化学疗法，简称化疗。化疗是控制结核病传播、流行的唯一有效方法，而其他方法则都是辅助治疗方法。

结核病化疗的基本原则是早期、联合、适量、规律及全程用药。只要病人与医生共同努力、良好合作，结核病是可以治愈的。

2. 药物治疗

我国对于结核病的防治规划，目前采用的方法是直接观察下的短程督导化疗并采用隔日服药的方法。短程督导化疗可分为两个阶段：强化期与继续期。强化期是杀菌阶段，一般是在开始治疗后的2～3个月，在此阶段联合使用4～5种药物来抗击结核杆菌，以期在短时间内快速杀灭大量活跃的敏感菌，避免耐药菌的产生；继续期是巩固治疗阶段，是在强化期后的4～6个月内继续消灭残留的非敏感菌和细胞内菌，达到减少复发的目的。

目前我国应用的五种抗结核药物为异烟肼、利福平、吡嗪酰胺、乙胺丁醇及链霉素，在强化期内几乎全部都被采用，而在继续期则仅选择2～3种来使用。

3. 饮食指导

为病人提供适宜的饮食，指导其增加营养，摄入优质蛋白质及新鲜的果蔬。合理健康的饮食既能促进结核病病人的早日康复，又可避免过剩的营养物质对其肝脏所造成的负担。因抗结核药物存在伤肝的副作用，因此在饮食指导中应避免高热量食物的摄入，如煎炸、烧烤类食物及糖果、巧克力等，以防止肝部脂肪变性导致肝细胞修复受阻。对于进食量少的病人，则应通过静脉注射的方式，适当为其补充氨基酸、葡萄糖、维生素等营养成分。

(六) 结核病的预防措施

(1) 加大健康宣传教育的力度，保持环境卫生，不随地吐痰。

(2) 对入学新生进行胸部X线透视检查，避免传染。

(3) 严控开放性肺结核病人，对其使用过的物品进行消毒处理。

(4) 加强营养摄入,规律生活作息。

(5) 对婴幼儿进行卡介苗接种,对结核菌素试验阴性人群可补种卡介苗。

二、病毒性肝炎

目前已公认的病毒性肝炎总共有五种,即甲、乙、丙、丁、戊型病毒性肝炎,在此仅介绍甲型病毒性肝炎(HAV,viral hepatitis type A)。

甲型病毒性肝炎,简称甲肝,是由甲型肝炎病毒所引起的急性消化系统疾病。甲型肝炎病毒为嗜肝病毒,呈球形颗粒状,分为空心与实心两种,其中空心颗粒不含核酸,因此无传染性。

(一) 流行特征

1. 传染源

HAV 病人及病原携带者是此病的传染源。病人从起病前 2 周至发病后 1 个月内均具有传染性,其中以发病前 4 天至发病后 4～6 天的传染性最强。

2. 传播途径

甲型肝炎病毒在肝细胞浆中进行复制,随后经胆汁从粪便中排到体外。粪便中的病毒主要通过"粪-口"途径传播,通过直接或间接的途径污染食物,如污染水源或水产食品、带菌的手接触食物等,则会造成 HAV 的流行及暴发。生活密切接触者可导致散发流行。此外,HAV 也可通过注射途径传播,但并不主要。

3. 易感人群

人群对 HAV 普遍易感。因其发病后可获得巩固的免疫力,故复发病人极其少见。这也决定了 HAV 最主要的易感人群是幼童,在大城市及南方部分省份(如江苏、浙江等)其易感人群可扩大至青少年。

(二) 主要症状

HAV 的潜伏期为 2～6 周。其起病较急,易引起急性肝炎或急性重型肝炎,出现畏寒、发热,少数病例伴随有上呼吸道的症状。HAV 的突出症状为厌油、食欲减退、恶心、呕吐、全身乏力、便秘或腹泻、出现黄尿等持续数天至 2 周,巩膜、皮肤黄染,尿色深如浓茶状,大便颜色呈浅灰白色,肝大,并有触痛或叩击痛,肝功能明显异常。

(三) 预防措施

(1) 加大健康宣传教育的力度,针对不同人群采取不同策略,引导人们搞好个人卫生,饭前便后要洗手,不吃污染食物,不喝生水。

(2) 相关部门应对粪便、垃圾进行无害化处理,保护水源并提供安全、洁净的饮用水,消灭蚊蝇孳生地。

(3) 做好病人的隔离工作。HAV 病人自发病之日起,应至少隔离 1 个月。对病人的衣服、餐具应煮沸消毒,其他物品可在日光下暴晒来消毒,对其接触过的门窗、桌椅等可采用 0.5%的优氯净或 3%的氯亚明溶液进行喷洒来消毒,对其排泄物也应进行消毒。病人的各种用具应为专用，避免混用。对密切接触者至少应观察 40 天，若出现发病表现，应立即隔离治疗。另外，凡有过 HAV 病史者，不可进行献血。

（4）易感者应接种减毒活疫苗或灭活 HAV 疫苗。

三、手足口病

手足口病（HFMD，hand-foot-mouth disease）是发生在小儿间，由肠道病毒所引起的急性传染病。其多发于夏、秋季，1～5 岁儿童中较为常见，可在一个家庭中散发，亦可在托儿所或学校中局部流行。

（一）流行特征

1. 传染源

HFMD 的主要传染源是该病的病人、隐性感染者及病毒携带者。在发病早期，病人的传染性最强，其粪便中的病毒也有着很高的浓度。

2. 传播途径

HFMD 主要是通过密切接触进行传播的，病毒可经由被唾液、疱疹液、粪便等污染的手、手绢、毛巾、餐具、玩具、衣物等引起间接接触性传播，亦可通过飞沫传播的方式将病人唾液或口腔内分泌物中的病毒传染给他人。此外，若水源被病毒污染，也可以经水传播病毒。

3. 易感人群

HFMD 的易感人群是儿童（主要是婴幼儿），而成人随着年龄增长，可因隐形感染而获得肠道病毒的自然免疫，从而降低 HFMD 的易感性。

（二）主要症状

（1）多数患儿发病迅速，最先表现为发热（体温在 38 ℃以上）、头疼、咳嗽、流涕等症状，体温越高，病程越长，病情也就越为严重。

（2）患儿发热同时或发热 1～2 天后，在其口腔黏膜及唇内可见到疱疹，疱疹破后形成溃疡，此时有较重的疼痛感，因此患儿常有哭闹、流口水、不进食等表现。

（3）口腔内疱疹破溃后 1～2 天，在患儿的手心、足心及臀部可看到皮肤斑丘疹（以足心最多），呈圆形或椭圆形，较硬，扁平状，小至米粒、大至豌豆粒大小，内有浑浊液体，周围有红晕。这种皮疹较少出现于面部及躯干上，一般 1 周左右即可消退，不会留下瘢痕。

（4）HFMD 是一种病情较轻的自愈性传染病，绝大部分患儿预后良好，极少数重症患儿可并发心肌炎、脑炎等。

（三）预防措施

（1）做好相关疫情的报告，做到早发现、早隔离，及时发现病人并采取积极有效的防制措施，避免病情的进一步扩散与蔓延。

（2）对病人接触过的食具、衣物应及时进行煮沸消毒，对于其他不便煮沸的玩具、书籍、被褥等应置于阳光下暴晒消毒。必要时,病人的排泄物应使用3%的漂白粉或高锰酸钾等进行消毒。

(3) 在HFMD流行时,应做好环境卫生、个人卫生以及食品卫生,保持室内换气、通风,勤洗手,预防病从口入。

(4) 尽量避免到人群聚集的公共场所,以降低被感染的机会;同时也要注意摄入充足的营养,加强锻炼,充分休息,增强自身免疫力。

四、非典型性肺炎

非典型性肺炎(SARS,severe acute respiratory syndrome)又被称为严重急性呼吸道综合征,是指由细菌以外的病原体所导致的肺炎,其具有类似于肺炎的临床表现、胸部射线特征及对抗生素治疗的反应。

SARS的名称起源于1938年,与典型肺炎相比较,后者主要是由细菌所引起的大叶性肺炎或支气管肺炎。SARS的主要病原体目前认为是肺炎支原体、肺炎衣原体、鹦鹉热衣原体、军团菌及立克次体、病毒或其他不明原因但可引起肺炎的病原体。

2002年11月起,我国的局部地区发生了主要由近距离空气飞沫及密切接触传播的SARS,与之前由肺炎支原体、肺炎衣原体、军团菌及常见的病毒所引起的肺炎不同,其传染性更强、病情更重、危害更大。2003年4月,WHO通过网络会议宣布,这种SARS的病原体是一种新发现的冠状病毒,并将其命名为SARS冠状病毒(SARS-CoV,SARS Coronavirus),从而为防治其进一步流行提供了依据。

(一) 流行特征

1. 传染源

就目前而言,病人是本病的主要传染源。随着其他冠状病毒株的发现,动物也有可能成为SARS的传染源,但具体不详,仍有待进一步的研究。

2. 传播途径

SARS以近距离空气飞沫传播为主,也存在通过接触排出体外的呼吸道分泌物传播的途径,亦可被污染的手、器具等经口鼻传播。

3. 易感人群

人群普遍易感。SARS病人的密切接触者及医护人员是本病的高危人群,通过采取必要的防护措施,可保障其感染率降低。

(二) 主要症状

1. 潜伏期

SARS的潜伏期在2周之内,平均为4天。

2. 临床症状

SARS起病急,自发病之日起2~3周内病情均可处于进展状态。其主要表现为以下三类症状。

(1) 发热及相关症状　发热是SARS的首发及主要症状,病人体温一般高于

38 ℃，持续高温数天，并伴有畏寒、全身乏力、肌肉疼痛、关节酸痛、头痛。发病早期可通过退热药来降低体温，但当病情进入进展期，退热药则难以控制高热。

（2）呼吸系统症状　病人呼吸道症状明显，可有咳嗽，多为干咳、少痰，偶有含血丝的痰液，可有胸闷，严重者 5 天后会出现呼吸急促、憋气，甚至呼吸窘迫的状况。

（3）其他方面症状　部分病人会出现恶心、呕吐、腹泻等消化道症状。

3. 体征

SARS 病人的肺部体征一般不明显，部分病人肺部有少许啰音或有肺实变体征等。

（三）治疗方法

（1）若出现呼吸道症状，应尽早寻医问诊，越早诊治治愈的概率越高。若治疗及时，SARS 是可以痊愈的。

（2）引起病因仍不明确，故专家建议最好采取扶正祛邪的中医方法治疗，或通过激发、增强病人免疫功能的方法治疗。

（四）预防措施

（1）因其发病流行具有季节性，故冬、春季节应尽量避免前往人群密集的公共场所，如不得不前往，则应佩戴 16 层纱布口罩。

（2）经常开窗通风，以保持室内空气的流通。

（3）注意个人卫生，用正确的方法勤洗手（使用皂液、流水洗手，持续时间在 30 s 之上），保持双手清洁。

（4）注意饮食调节，进行身体锻炼，保证充足睡眠，以增强机体抵抗力。

（5）有关部门应对公共场所内经常使用或触摸的物品进行定期消毒。

五、甲型 H1N1 流感

甲型 H1N1 流感（H1N1，novel influenza A）是一种新型的急性呼吸道传染病，其病原体是一种新型的甲型 H1N1 流感病毒。与以往的季节性流感病毒不同，该病毒包含了禽流感、猪流感和人流感三种流感病毒的基因片段。

（一）流行特征

1. 传染源

甲型 H1N1 流感的传染源主要是该病的病人，无症状病毒携带者也具有传染性。

2. 传播途径

主要通过飞沫传播的途径经呼吸道进行传播，也可通过眼睛、鼻腔或口腔处的黏膜直接或间接的接触传播，接触病人的体液、呼吸道分泌物或被其污染的物品亦可引起感染。

3. 易感人群

人群普遍易感。

（二）主要症状

1. 潜伏期

甲型 H1N1 流感的潜伏期一般为 1～7 天，多数情况下为 1～3 天。

2. 临床表现

该病的早期症状与普通流感相似，包括发热（体温≥37.5 ℃）、头痛、鼻塞、流涕、咳嗽、咽喉痛、四肢酸痛、全身乏力，部分病人出现呕吐和（或）腹泻。少数病人不发热，仅有轻微的上呼吸道症状。主要体征为咽部充血和扁桃体肿大。

少数病人病情进展迅速，突发高热（体温＞39 ℃），甚至出现呼吸窘迫、肺出血、休克、脏器衰竭等症状；严重者可致死亡。

（三）治疗方法

1. 对症支持

（1）对疑似及确诊病人采取就地隔离治疗，做到早发现、早治疗。

（2）主要采取综合对症、支持治疗，注意营养，多饮水，保证充足的休息，密切关注病情的变化。在发病前 2 天内是最佳治疗期。

2. 药物治疗

（1）抗病毒治疗　应尽早采用抗病毒类药物，可试用神经氨酸酶抑制剂奥司他韦（达菲），成人剂量为 75 mg/d，每天 2 次，5 天为 1 个疗程（儿童慎用）。

（2）其他治疗　①如出现合并休克时，应给予相应的抗休克治疗；②如出现脏器功能损伤时，应给予相应的支持治疗；③如出现继发性感染时，应给予相应抗感染的治疗；④如出现呼吸衰竭，应采取相应措施及时施救，包括氧疗、机械通气等。

3. 中医辨证治疗

（四）预防措施

（1）合理营养，摄入充足的水分，保证充足的睡眠，养成良好的个人卫生习惯，如勤洗手，打喷嚏时用纸巾盖住口鼻，不随地吐痰等。

（2）尽量减少到人群密集的公共场所，同时应经常开窗通风、换气，保持室内空气洁净。

（3）避免接触生猪或前往养猪场，在烹饪过程中应注意，若皮肤上有伤口，则应减少接触的机会。

（4）定期服用板蓝根、薄荷叶、金银花等，从而起到预防的作用。

（5）若出现身体不适，突发高热、流涕等症状时，应戴上口罩并及早就医。

甲型 H1N1 流感

1918—1920 年期间，猪型 H1N1 流感病毒在世界范围内大流行，此次流行首发于

1918年1月美国东部，1918年4月在法国军队中流行，之后迅速蔓延，波及全球。此次大流行被称为人类历史上最大的瘟疫，造成的死亡总人数估计约5000万。

2009年4月25日，墨西哥暴发了“人感染猪流感”疫情，并迅速在全球范围内蔓延，WHO将其命名为“甲型H1N1流感”。同年6月11日，WHO宣布将甲型H1N1流感大流行警告级别提升为6级，全球进入流感大流行阶段。此次流感为一种新型呼吸道传染病，其病原为新甲型H1N1流感病毒株，病毒基因中包含有猪流感、禽流感和人流感三种流感病毒的基因片段。

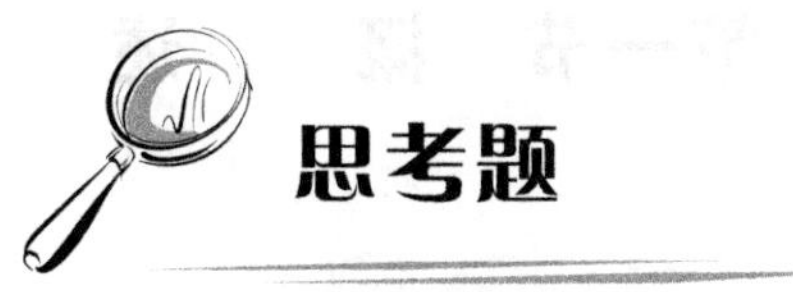

思考题

问答题

1. 如何预防结核病？
2. 如何预防甲型病毒性肝炎？
3. 手足口病的主要症状有哪些？
4. 非典型性肺炎的预防措施有哪些？
5. 甲型H1N1流感的主要表现是什么？如何预防？

（吕冠薇　隋小宁）

第十章 慢性非传染性疾病的管理

第一节 概 述

学习目标

1. 掌握慢性非传染性疾病的概念，并能从广义上解释它；掌握慢性非传染性疾病的社会危害，并能用简短的语言概括它。

2. 熟悉我国慢性非传染性疾病流行的主要特点。

3. 了解慢性非传染性疾病的特点，全球范围内慢性非传染性疾病流行的趋势。

随着人口老龄化、生活方式改变、疾病谱及死亡谱的变化，慢性非传染性疾病(NCD，non-communicable diseases)简称慢性病，迅速增加并造成了严重的疾病负担，已成为一个全球性重要的公共卫生问题。开展慢性病防治是疾病控制的重要任务之一。目前世界上普遍流行的慢性病有脑卒中、冠心病、糖尿病、高血压、肿瘤等。

一、慢性病的概念

慢性病不是特指某一种疾病，而是对一系列潜伏期长，起病隐匿，一旦发病无法自愈且很难被治愈，缺乏明确病因依据的非传染性疾病的总称。从广义上来讲，慢性病是在遗传基因轻度异常的基础上，由于长期精神紧张和身体疲劳，再加上不规律的作息，不健康的饮食，环境污染物的接触，忽视心理应变平衡和自我保健，而逐渐累积最终导致发生的疾病。

慢性病具有如下特点。

(1) 慢性病是常见病和多发病。

(2) 潜伏期长，起病隐匿。

(3) 一果多因，即一种慢性病可由多种因素共同导致。

(4) 一因多果，即一种因素可成为多种慢性病的诱因。

(5) 一体多病，即一个人可罹患多种慢性病。

(6) 增速迅猛，发病呈现年轻化趋势。

二、慢性病的流行特征

（一）全球慢性病的流行趋势及特点

慢性病的影响范围已波及世界各国，包括发达国家，也包含发展中国家，威胁着全世界人民的身体健康，逐渐成为致残和死亡的主要原因，并且由慢性病所导致的死亡呈上升趋势。据 WHO 统计，1999 年慢性病所造成的死亡人数约占全球死亡人数的60%，而全球疾病负担的 43%是由慢性病所致。预计到 2020 年，由慢性病所造成的死亡人数比例将上升至 75%，占疾病负担的比例将升至 60%。

慢性病的发病并不仅局限于经济发达的中、高收入国家及地区，相反，慢性病更多地发病于经济相对落后的中、低收入的发展中国家，其死亡人数占全球慢性病死亡人数的四分之三。将近 50%由慢性病所导致的死亡发生在 70 岁之前，而在这类“过早”死亡的情况中，有 82%发生在中、低收入的发展中国家。

在众多的慢性病中，心血管疾病所引起的死亡人数最多（每年造成 1750 万人死亡），其次是癌症（820 万人）、呼吸系统疾病（400 万人）和糖尿病（150 万人），而这四类疾病的死亡人数约占全部慢性病死亡人数的 82%。

（二）我国慢性病的流行特点

在我国，随着经济社会的发展、人口老龄化加剧及生活方式的改变，慢性病已成为制约我国社会经济发展，阻碍我国人民健康水平提高的重大社会问题，亦成为影响我国人民发病和死亡的首要因素。相关数据显示，2012 年我国已确诊的慢性病病人超过2.6亿人，其死亡率占我国居民总死亡人数的 85%。我们必须意识到，我国当前已迈入慢性病的高负担期，其防治任务变得更加艰巨。

我国慢性病流行的主要特点如下。

1. 高患病率及高死亡率

全国疾病监测系统的资料显示，从 1991 年到 2000 年，我国慢性病死亡占总死亡的比例呈持续上升的趋势，已经由 1991 年的 73.8%上升至 2000 年的 80.9%，死亡人数将近 600 万（图 10-1）。

如今，慢性病已经成为我国城乡居民死亡的主要原因，城市及农村慢性病死亡的比例分别达 85.3%和 79.5%。即使在贫困的地区，慢性病的死亡也不容忽视，根据相关部门的统计，许多贫困县已经达到 60%的死亡比例。

并且从 1991 年到 2000 年这 10 年内，慢性病所造成的死亡率节节攀升，呈现出显著的上升趋势（图 10-2）。

2. 疾病负担不断加重

慢性病通常是终身性的疾病，疼痛、伤残、迅速的增长及高昂的医疗费用不仅严重地影响着病人的生活质量，也给国家和社会带来了不堪重负的经济负担。根据相关部门统计信息中心的估算，1993 年我国慢性病经济负担为 1963.44 亿元，在随后的10 年里增长了约 3.4 倍，至 2003 年已升至 8580.54 亿元；并且在 2003 年，慢性病的经济负

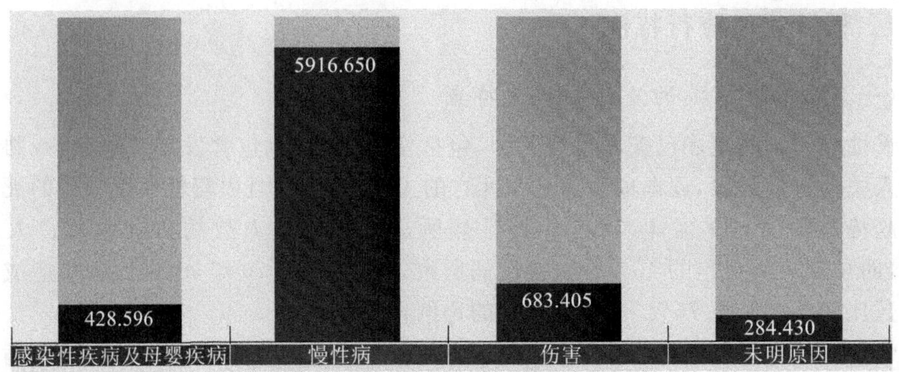

图 10-1　2000 年我国各类疾病的死亡人数

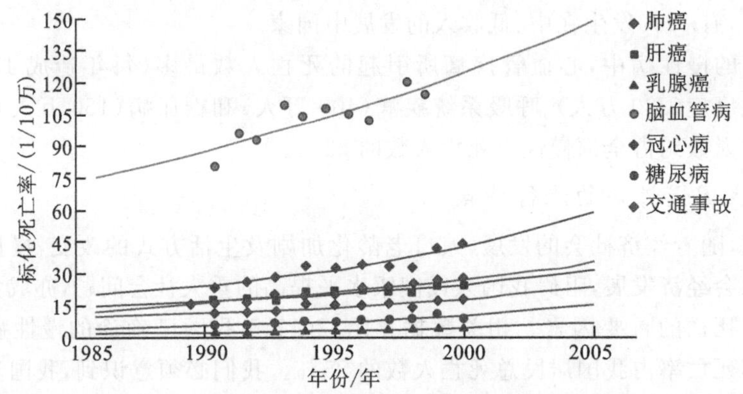

图 10-2　1991—2000 年我国死亡率呈上升趋势的疾病

担占全国疾病总负担的比例已高达 71.45%。

3. 危险因素暴露水平不断提高

目前已知的慢性病危险因素主要有人口老龄化、生活方式、环境因素和遗传等。根据统计分析发现，慢性病病人随着年龄的增加，其人群分布比例呈现出上升的趋势。WHO 预计，到 2020 年，发展中国家内与老年病有关的死亡将达到 3/4，其中最主要的疾病是肿瘤、循环系统疾病和糖尿病。我国 60 岁以上的人口数约占总人口的 10%，预计到 2050 年将攀升至 4 亿人。按照这个趋势，到 21 世纪 30 年代或 40 年代，我国将迎来老年人口的高负担期，对慢性病防治亦是严峻的挑战。

除人口老龄化外，城市化也是一个不断上涨的危险因素。根据人口普查的数据发现，随着经济的现代化、城市化发展，我国城镇居民或城市化了的农民人数逐年升高。这些人群的饮食结构不平衡(如过多地摄入畜肉类和油脂、倾向于选择精细的粮食等)且生活习惯不规律(如久坐的生活方式、承受更多的心理压力等)共同导致了慢性病的人群分布呈现出城市高于农村的特点。

此外，吸烟人口数的增长也成了慢性病发病的危险因素。

三、慢性病的社会危害

慢性病的社会危害主要体现在两个方面：其一是慢性病可严重危害人群的健康，具体而言，慢性病的患病率高、预后差且常伴有严重的并发症，或可致残疾（如糖尿病可导致全身器官的功能障碍及衰竭，严重者可致失眠等），给病人造成巨大的心理创伤，同时也给其家庭带来不小的精神压力和经济负担；其二是慢性病所造成的经济负担日益加重，其所导致的卫生服务需求和利用不断增加，医疗费用亦迅速增长，从而给国民经济带来了巨大的影响。

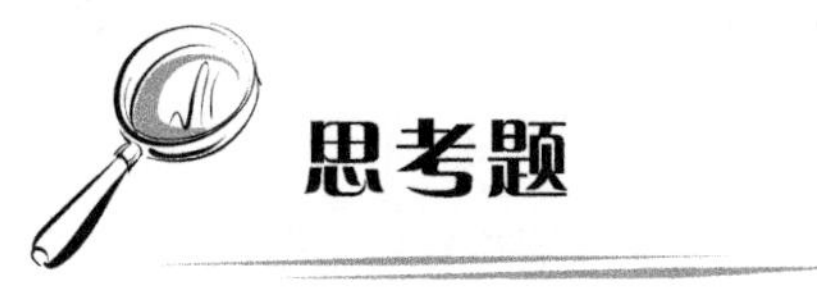

一、解释下列名词

慢性病、高危人群

二、问答题

1. 简述慢性病的特点。
2. 简述我国慢性病的流行特点。
3. 慢性病的主要危险因素有哪些？

第二节　慢性病的防控管理

1. 掌握慢性病的主要危险因素、慢性病高危人群的管理原则。
2. 熟悉慢性病监测的基本过程、慢性病高危人群的判断标准。
3. 了解慢性病的危险因素对于发病的影响、慢性病危险因素的干预措施、慢性病监测的目的及具体做法。

一、慢性病监测

慢性病的监测是持续、系统地收集慢性病信息，并通过汇总、分析、解释其数据，制订出相应的卫生策略，评价干预措施的效果并发现新的卫生问题的一系列过程

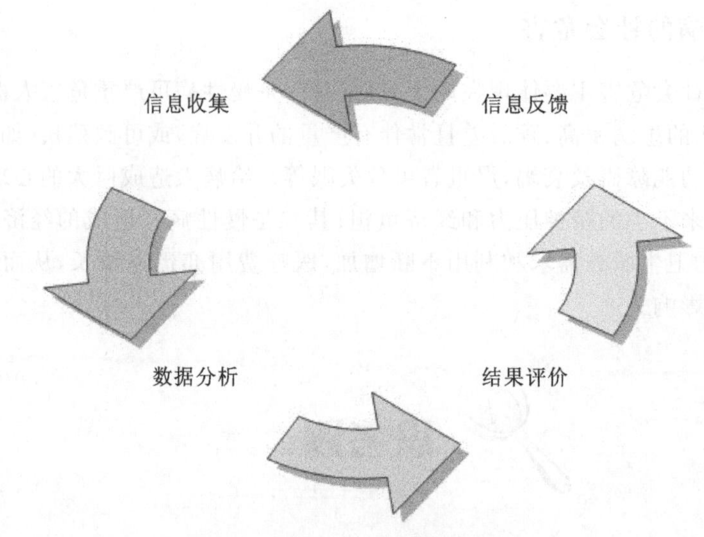

图 10-3　慢性病监测的基本过程

(图 10-3)。

(一) 慢性病监测的目的

实施慢性病监测的目的:了解和掌握我国居民的慢性病危险因素,主要慢性病的流行状况及变化趋势,为确定慢性病防控措施提供科学依据。在慢性病监测的过程中,应多关注其发病和死因的监测,以及与其相关的行为危险因素的监测。

(二) 慢性病监测的实施方案

参照《中国慢性病监测项目 2010 年总体工作方案》,慢性病监测的过程分为确定调查范围、开展调查工作和调查结果的录入及管理三个阶段。

1. 确定调查范围

确定调查范围主要包括监测点及调查对象的确定。

(1) 确定监测点　在全国疾病监测系统中,组建所需监测的慢性病监测点。

(2) 确定调查对象　在每个监测点内随机抽取一定人数进行调查,鉴于该方法是依照多阶段分层整群抽样的原则建立的,其监测结果可用来代表全国人群。

2. 开展调查工作

慢性病监测过程中,需开展三项基本的调查,即询问调查、身体测量及实验室检测。

(1) 询问调查　询问调查包括家庭问卷和个人问卷两种。问卷需由经过统一的专业培训的调查员通过面对面询问的方式来进行,不可由调查对象自行填答。

①家庭问卷:调查人员入户进行,若问题涉及 50 岁及以上人群的健康状况,原则上需由被调查者自己回答,若回答困难,可由熟悉其情况的其他家庭成员代为回答。

②个人问卷:包括饮食、吸烟、喝酒、身体状况、血糖、血脂、血压等基本问题。

(2) 身体测量　主要包括身高、体重、腰围和血压的测量。

(3) 实验室检测　检测的指标根据需要被监测的慢性病来确定，例如，糖尿病检测需要采集调查各时段的血糖指数，其检测指标包含胰岛素、血糖、血脂等。

3. 调查结果的录入及管理

各监测点通过国家统一编制、下发的程序，录入其调查的结果，并每周向省级疾控中心上报；省级疾控中心定期检查各监测点所录入的数据情况，并每 2 周向国家项目组上报完整的审核数据；国家项目工作组定期整理、分析上报数据，并将结果反馈至各省，各省再将数据反馈给各监测点。

二、慢性病危险因素干预

慢性病的主要危险因素包括过量饮酒、吸烟、不健康的饮食、久坐等生活方式及心理压力过大等，而常见的慢性病，如心血管疾病、糖尿病、肿瘤和慢性呼吸系统疾病等都与这些危险因素有关(表 10-1)。同时，各危险因素与慢性病之间又存在“一因多果、一果多因、多因多果、互为因果”的关系(图 10-4)。

表 10-1　常见慢性病的共同危险因素

序号	危险因素	常见慢性病			
		心脑血管疾病	糖尿病	肿瘤	慢性呼吸系统疾病
1	吸烟	√	√	√	√
2	饮酒	√		√	
3	营养	√	√	√	√
4	久坐生活方式	√	√	√	√
5	肥胖	√	√	√	√
6	高血压	√	√		
7	高血糖	√	√	√	
8	高血脂	√	√	√	

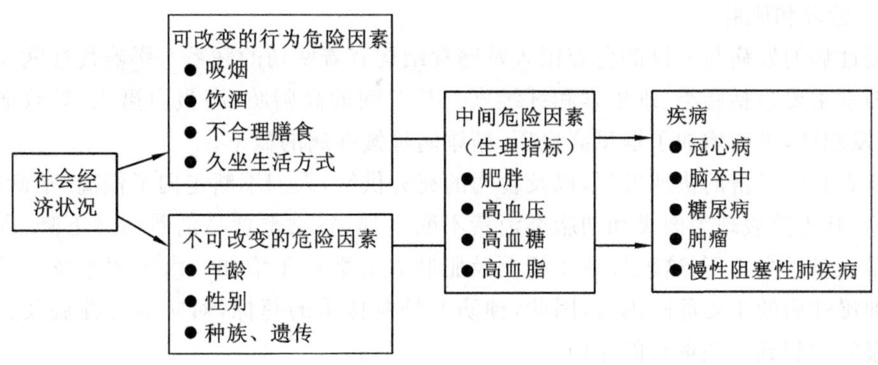

图 10-4　常见慢性病及其共同危险因素之间的内在关系

（一）慢性病的主要危险因素

1. 吸烟

吸烟是一种成瘾性的不健康行为，现阶段每年有大约400万人死于吸烟所引起的疾病。全世界目前约有11亿烟民，其中70%以上分布在发展中国家。我国是世界烟草生产及消费量最大的国家，吸烟者数量已达3.5亿人，且吸烟者逐渐朝着低龄化发展，青少年烟民数逐年上升，数据显示，2002年的烟民年龄较1984年提前了4～5岁。

吸烟是诱发大约25种慢性病的首要危险因素，如肺癌、脑卒中、心脏病、喉癌等。此外，吸烟对女性存在特殊的危害：吸烟的妇女同时口服避孕药，则会增加其心脏病发作和下肢静脉栓塞的机会；吸烟的妇女若为孕妇，则其腹中胎儿成为早产儿或轻体重儿的概率升高。

吸烟不但危害吸烟者自身的健康，同时也影响着其周围的人群，被动吸入"二手烟"的危害甚至会更大，尤其对于儿童，由于其缺乏自我保护能力，因此受到的危害更为严重。

2. 过量饮酒

众多研究表明，饮酒与健康之间存在"U"型关系，即适度饮酒者比不饮酒和酗酒者更健康长寿，但如果饮酒过量，则会引起诸多健康问题，如高血压、脑卒中等。过量饮酒不但会损害饮酒者自身的生理功能，对其大脑、神经、肝脏、心脏等器官造成损伤，同时也会对其心理及社会功能造成不良影响。

过量饮酒所摄入的酒精会损害饮酒者的协调能力和判断力，从而容易导致家庭内部或公共场所的意外事故发生，如家暴、酒驾等。此外，长期过量饮酒可诱发心血管疾病、肝脏疾病、精神错乱、糖尿病及多种癌症（如咽癌、喉癌、女性乳腺癌及男性结肠、直肠癌等）。

饮酒所造成的危害大小主要取决于饮酒的方式和饮酒的量。饮酒的方式包括节假日饮酒、周末狂欢、聚餐饮酒、餐外饮酒等，报告显示，大量饮酒人群的肝癌死亡率可增加50%。

3. 营养和肥胖

慢性病的发病与人群的营养摄入及膳食结构有着密切的联系。影响慢性病发病的营养因素主要包括脂类、维生素和纤维素。长时间的高脂肪、高蛋白摄入，导致血脂升高，诱发肥胖，进而增加了罹患高血压、糖尿病等慢性病的概率。

随着我国经济的快速发展，以及食物的充分供给，人们不断走向了偏离"平衡膳食"的道路，其主要表现为肉类和油脂类消费不断增加，谷物类食品消费明显下降，同时食盐的摄入量居高不下，这就导致了超重及肥胖人群数逐年增加。由于超重及肥胖是诱发多种慢性病的主要危险因素，因此，预防并控制体重的超标，对防治慢性病及其相关的健康问题起到至关重要的作用。

4. 久坐的生活方式

2000年全国体质调研的结果表明，我国居民每周参加3次以上体育锻炼的比例不足1/3，其中30～49岁的中年人锻炼最少。而久坐的生活方式和身体活动的不足是导致慢性病发病的主要危险因素之一，亦是造成死亡的第四位危险因素（占全球死亡归因6%）。

5. 精神、心理失衡

随着社会经济的发展、城镇化的进展、竞争的加剧，使得现代人的工作节奏越来越快，所承受的压力越来越大。如果心理承受能力差，精神压抑长期积蓄，且不能够及时地调整自己的心态、自觉地化解压力，不仅会妨碍脑细胞所需的氧和营养的补充，使内分泌系统紊乱、降低机体免疫力，导致人体进入亚健康状态；同时也会导致血压升高、心跳加速，从而诱发高血压等心脑血管疾病。

（二）慢性病危险因素的干预

慢性病危险因素的干预是慢性病防控过程中的重要措施。在WHO所确定的《西太平洋区域非传染性疾病防控行动计划》中，明确了与慢性病危险因素相对应的干预措施和战略行动领域（图10-5）。

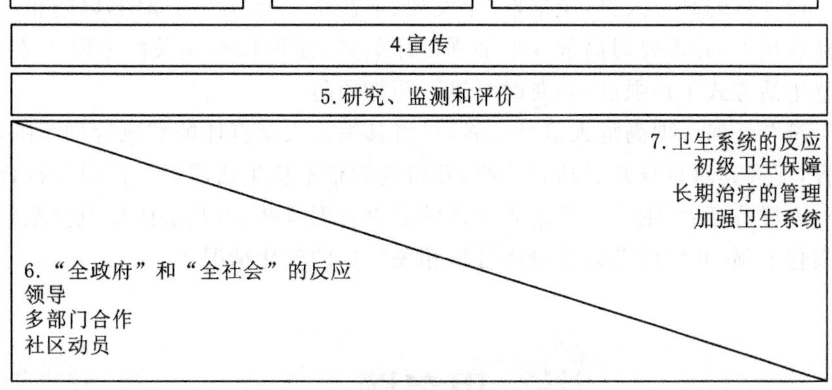

图10-5 西太平洋区域非传染性疾病防控行动计划的干预措施和战略行动领域

我国针对慢性病的主要影响因素采取了一系列的干预措施，如控烟、促进饮食和身体活动、减少有害食用酒精等（表10-2），以期降低个人及人群受其影响的程度，为慢性病的防控奠定基础。

表10-2 我国针对慢性病的主要危险因素所采取的干预措施

序号	慢性病危险因素	干预措施
1	吸烟	提高烟类税，加大宣传力度，履行WHO《烟草控制框架公约》
2	膳食用盐	大众媒体宣传，餐饮业减少食盐消费

续表

序号	慢性病危险因素	干预措施
3	超重/营养过剩	加强健康教育，增收食品税，补贴食品企业，在食品上贴标签
4	身体缺乏活动	加强健康教育，参考 WHO《饮食、身体活动和健康全球战略》执行
5	过量饮酒	提高酒类税，禁止广告，限制获得；履行 WHO 相关文件精神

三、慢性病高危人群管理

（一）慢性病高危人群的判断标准

只要满足下列特征之一者，即可判定为慢性病的高危人群。

(1) 现在吸烟者。

(2) 血压水平：(130～139)/(85～89) mmHg。

(3) 空腹血糖水平(FBG，fasting blood glucose)：6.1≤FBG≤7.0 mmol/L。

(4) 血清总胆固醇水平(TG，total cholesterol)：5.2≤TG≤6.2 mmol/L。

(5) 中心肥胖者：男性腰围≥90 cm，女性腰围≥85 cm。

（二）慢性病高危人群的管理

对于慢性病的高危人群，应采取"早发现、早诊断、早治疗"的原则，以防止或延缓其成为慢性病病人，并需要对高危人群加强健康管理，定期监测相关的危险因素水平，不断地调整生活方式干预强度，必要时可进行药物预防。

对于符合任何一项高危人群特征者，可将其纳入大众群体的健康管理范围，即通过宣传教育，促进其对自身开展动态监测，并自觉调整不良生活习惯。但对于符合三项及以上高危人群特征者，则应将其纳入个体的健康管理范畴，由基层医疗卫生服务机构对其开展强化干预，并定期随访其身体各项相关指标的变化情况。

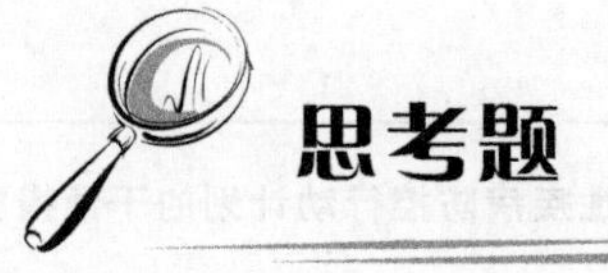

思考题

一、解释下列名词

慢性病监测

二、问答题

1. 慢性病监测的目的是什么？

2. 慢性病监测时的调查内容有哪些？

3. 简要描述一下慢性病监测的过程。

4. 影响慢性病的主要危险因素有哪些?

5. 慢性病高危人群的判断标准是什么?

第三节 慢性病管理

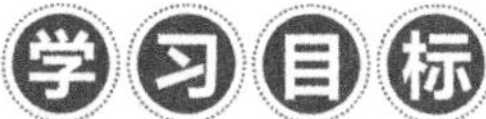

1. 掌握慢性病管理的三级预防策略。

2. 熟悉四种常见慢性病(心脑血管疾病、恶性肿瘤、高血压及糖尿病)的危险因素,及针对四种常见慢性病的预防策略。

3. 了解四种常见慢性病的概念,并能用自己的语言将其描述出来;了解四种常见慢性病的分布特点。

一、心脑血管疾病管理

心脑血管疾病(CVD,cardiovascular disease)是常见的慢性病,包括心血管病(冠状动脉粥样硬化性心脏病(简称冠心病)、高血压性心脏病等)和脑血管病(脑卒中等)。据WHO 2000年统计数据显示,全球每年有1670万人死于CVD,占死亡总人数的30%。如今,CVD已成为威胁人类健康和生命的关键疾病因素,特别是脑卒中和冠心病,已成为致死的主要疾病。

(一) CVD的分布

1. 地区分布

CVD虽已成为世界各国的首位死因,但是在不同的国家,该病的分布也是具有差异性的,例如,在澳大利亚、新西兰、美国等国家,冠心病的死亡率居首,而在我国和日本,则以脑卒中更为多见。此外,在同一国家的不同地区,该病的死亡率也有所差别,如在我国,冠心病死亡率存在北方高于南方、城市高于农村的地区性差别。

2. 时间分布

CVD的发病率和死亡率可随时间而出现升高或下降的趋势,例如,美国在20世纪70年代中期,CVD的死亡率出现明显的下降趋势,而同一时间段的欧洲部分国家,其死亡率则呈现出明显的上升趋势。根据预测,在今后的一段时间里,随着人口老龄化的加剧,CVD的患病率及死亡率仍会继续升高。

CVD的发病没有季节性差异,但是其死亡率在12—2月最高,5—7月最低。

3. 人群分布

(1) 性别 CVD的患病率及死亡率在不同性别人群中的分布是不同的,普遍规律为男性明显高于女性。但对于绝经后的中老年女性而言，其发病率与男性接近。

（2）年龄　CVD 常被认为是主要的“老年病”，但事实上它可以发生在任何的年龄阶段，只是其呈现出随年龄增长而增加的趋势。然而近年来，我国 CVD 的发病年龄正逐渐提前，呈现出年轻化的态势。

（3）民族　即使生活在同一地区，不同民族间的患病情况也有所不同，例如，在新疆哈密地区，罹患 CVD 的人数比例为维吾尔族 3.1％、哈萨克族 6.23％、汉族 2.32％。

（4）职业　从事脑力劳动者，特别是精神高度紧张的职场人群，其 CVD 的发病率普遍高于其他职业的人群。

（二）CVD 的危险因素

CVD 的发生受到多种因素的影响，如冠心病的主要危险因素有高血压、高脂血症、吸烟等；而脑卒中的危险因素除高血压外，还包括生活方式、社会心理因素、机体等多种因素。

1. 机体因素

（1）年龄和性别　一般来讲，CVD 的发病率是随着年龄的增长而逐渐升高的，且男性高于女性，如 40 岁之后的男性，其年龄每增加 10 岁，冠心病的发病率可增加 1 倍；而女性因雌激素的保护作用，该病的平均发病年龄较男性晚 10 年左右，至绝经后逐渐接近男性。

（2）体重与肥胖　肥胖可损害体内各个系统的正常生理功能，对心脑血管的损伤最为严重，如肥胖所引起的脂质代谢紊乱易诱发动脉粥样硬化。

（3）遗传　多种 CVD 均呈现出一定的家族聚集性，在有相关疾病家庭史的人群中，其发病率和死亡率都较其他人群更为显著，如冠心病、高胆固醇血症、脑卒中等。

2. 疾病因素

（1）高血压　高血压是 CVD 的主要危险因素之一。罹患高血压的年龄越小，患冠心病的危险性越大。此外，脑卒中的发病危险性也随着血压升高而增加。日本一项研究表明，高血压病人的脑卒中发病危险性是正常人的 13.1 倍。

（2）高脂蛋白血症　高脂蛋白血症是血清中的某一种或几种脂蛋白的增多，其中低密度脂蛋白能够诱使动脉粥样硬化病变形成，因此，其数量的增多与冠心病的发病有相关性。

（3）糖尿病　在糖尿病病人的众多并发症中，冠心病是最为常见和最为严重的。根据调查数据，糖尿病病人中，冠心病的发病率较正常人高出 2 倍，且发病较早、病变范围较广。

（4）心脏病　心脏功能不良可直接或间接地引发脑卒中，无论血压水平正常与否，心脏病病人罹患脑卒中的危险性均明显增加，尤其对于冠心病病人而言，其脑卒中发病的风险是正常人的 5 倍。

3. 生活行为因素

（1）吸烟　吸烟是公认的 CVD 发病危险因素，其与 CVD 的发病存在剂量-反应关系。随访研究资料的结论显示，大量吸烟的人群发生CVD的危险性是非吸烟人群的3倍。青年男性每天吸烟量在20支以上者，无论血压是否正常，其发生脑梗死的危险性都要比不吸烟者高2倍。

(2) 过量饮酒 过量饮酒的人群，其冠心病的发病危险性显著增加。此外，在动脉粥样硬化的基础上，由于过量饮酒所导致的情绪激动将诱发脑卒中。

(3) 饮食 饮食状况对于CVD的发病率和死亡率亦存在着影响。

①冠心病的死亡率与饮水的硬度呈负相关。

②脑卒中的发病与膳食中钠盐的高负荷及钙的摄入不足有关。

③膳食结构以动物性食品为主时，因摄入过多的胆固醇，使得冠心病的发病率有所增加。若牧民的饮食中以动物性脂肪为主要的能量供给来源，则其冠心病的发病率高于其他人群。

(4) 运动 久坐的生活方式、体力活动的减少使热量消耗减少、脂肪囤积，心血管的代偿功能减退，从而促进动脉粥样硬化，诱发冠心病。

4. 社会心理因素

(1) 职业 需要注意力高度集中的职业，或对视、听有慢性刺激的职业，均可导致血压升高，从而诱使CVD的发病率升高。

(2) 性格 研究结果表明，A型性格的特性可影响血液中甘油三酯的含量，促进动脉粥样硬化进而诱发CVD，因此，A型性格是冠心病的危险因素。

5. 气象因素

寒冷是CVD发病的重要危险因素之一，研究表明，CVD的患病率及死亡率与平均气温呈明显的负相关关系。

（三）CVD的防治

CVD的发病基础是高血压，因此，在人群中进行高血压的防治，对于预防CVD有着重要的意义。根据WHO的建议，采取如下三级预防策略。

1. 第一级预防(群体策略)

群体策略是指针对主要的病因，以群体为对象的策略，包括改变行为因素、生活方式因素和社会经济因素等。

这一策略主要是对一般人群的防治，对全体居民采取一系列综合性措施。例如，控制体重、限制食盐摄入量、控制吸烟及饮酒量、纠正不合理的饮食习惯、消除不健康的社会心理因素、增强体育锻炼等，其效果远超过一般的单纯治疗。

2. 第二级预防(高危人群策略)

高危人群策略是指对有特殊危险性的个体所采取的预防措施。例如，在体检中将测量血压作为常规的检查项目，可做到早期发现高血压；定位CVD的高危人群及高危环境，以便采取积极的治疗措施。

3. 第三级预防(三级预防策略)

三级预防策略主要是针对病人而言，其目的是为了避免复发和防止病情的进一步

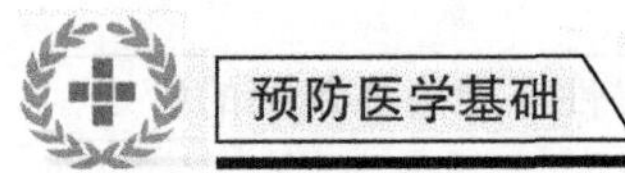

发展。例如，在积极治疗CVD的基础上，应对病人进行心理和功能的康复性治疗，并定期随访，以预防CVD并发症的出现。

二、恶性肿瘤管理

恶性肿瘤(malignant neoplasm)又称为癌症(cancer)，是一类多种不同部位的肿瘤的统称。从20世纪开始，全球癌症的发病人数呈现出逐年上升的趋势，对人类健康的威胁也日益加重，现已成为威胁人类健康和生命的主要常见病之一。在我国，1975年城市人口中癌症的死亡率为11.5/10万，至2002年已攀升至135.38/10万。

(一) 癌症的分布

1. 时间分布

自20世纪20年代起，癌症的发病率和死亡率就开始逐年升高；至50年代各国的肺癌发病率上升明显，尤以城市男性更为明显；60年代时，许多地区的女性肺癌死亡率也开始增加，且其发展趋势较男性更快，同一时期内，各国的胃癌、宫颈癌发病率和死亡率有所下降。

20世纪70年代，我国患病率及死亡率最高的九种恶性肿瘤依次为胃癌、食管癌、肝癌、宫颈癌、肺癌、肠癌、白血病、鼻咽癌和乳腺癌，至90年代初，肺癌已跃居首位，同时肝癌的发病率和死亡率呈明显的上升趋势。

2. 地区分布

基本上所有部位的癌症都有其明显的地区分布特点。如：在工业化发达国家，肺癌的发病率及死亡率最高；我国的长江以南地区、东南亚部分国家、日本等地的肝癌发病率较高；我国北方、伊朗北部、肯尼亚、智利北部等地区常出现食管癌病人。

3. 人群分布

(1) 年龄　癌症可出现在任何年龄，但一般来讲，其发病率随年龄的增长而升高。此外，不同年龄层其高发的癌症类型不同。一般认为，5岁以下的儿童，好发白血病或各种细胞瘤及神经系统肿瘤；青壮年期肝癌发病率高；至中老年期则以胃癌、肺癌、食管癌、宫颈癌、肝癌为高发；对于女性而言，在其青春发育时期和围绝经期，乳腺癌的发病出现两次高峰。

(2) 性别　癌症的发病率一般是男性高于女性，但随着年龄的增长，这种性别差异也有所不同。在10岁以下的年龄，各类癌症发病率均为男性高于女性；到20～60岁间，尤其是35～55岁时，女性癌症的发病率高于男性(主要原因是乳腺癌、宫颈癌的发病率上升)；至60岁以上年龄，男性癌症的发病率明显高于女性(主要原因是肺癌、肠癌、胃癌等发病出现高峰)。

(3) 种族　不同种族之间，多发的癌症有所不同。例如，我国广东人鼻咽癌发病率高，哈萨克族人食管癌发病率高；印度人口腔癌发病率高；白种人皮肤癌发病率高；黑种人宫颈癌发病率高等。

(4) 职业　生产加工过程中存在的致癌因素使许多职业与癌症的发病有关。目前,国际上公认的职业致癌物或工业生产过程有40多种,其中20余种是确认的致癌工业化学品,如联苯胺可引起膀胱癌,煤焦油可以起皮肤癌;另外的10多种是致癌的生产过程,如铝生产业多发肺癌,鞋靴制造业多发白血病。

(二) 癌症的危险因素

1. 环境因素

环境因素包括化学、物理及生物致癌因素。一般来讲,癌症90%是由环境因素所引起的,而化学因素占据首位。随着科技的发展,新合成的还有致癌性的化学物质种类不断增多,它们可污染水、大气、土壤及食物,从而引起癌症发病率的增加。

危害人类身体健康最为严重的是肺癌,而城市居民的肺癌发病率远远高于农村,这是由城市工业化、尾气排放等导致的空气污染所造成的。另外紫外线长期直射皮肤,可诱发皮肤癌;经常接触放射线或电离辐射的人群,多发白血病。

2. 生活行为因素

(1) 吸烟　经过长达50年的研究,现已明确肺癌的发病与吸烟有关,数据显示,吸烟者与不吸烟者的肺癌死亡率分别为85.2/10万和14.7/10万。大量的研究证实,吸烟与肺癌存在剂量-反应关系。烟民的吸烟年龄越小,吸烟的数量越多,其发生肺癌的风险性越大。

(2) 饮酒　虽没有明确的研究证实饮酒与癌症的关系,但其与肝癌、喉癌、口腔癌、食道癌、直肠癌等存在一定的联系。

(3) 膳食因素　一般来讲,过多地摄入精粮或高热量、高脂肪、高蛋白食物,易诱发大肠癌;而营养素摄入不足或食物过于粗糙,易诱发食管癌和胃癌。另外食物中的亚硝酸盐、粮油受真菌污染所产生的黄曲霉毒素,食品在煎炸、烘烤等过程中产生的杂环胺、苯并芘等均为致癌物质,常摄入含有这些物质的食物,会诱发多种癌症,如肝癌、胃癌、食道癌等。

3. 药物

氯霉素可诱发再生障碍性贫血及白血病,己烯雌酚可导致阴道癌或子宫内膜癌,睾酮可导致肝癌等。

4. 遗传因素

机体的遗传易感性在很大程度上决定了该人群是否罹患癌症,如机体代谢及转化外源性化学致癌物的能力、免疫系统的状况、DNA受损的修复能力及是否具有某种特定的遗传缺陷等。

调查表明,癌症有家族聚集的特点,这些家庭的成员普遍存在癌症易感的倾向,但遗传因素所起的比重很小,一般不超过5%。

5. 多种因素的综合作用

癌症的发生、恶化涉及多种因素,这些因素可能单独存在,也可能协同作用,这就增加了癌症危险因素的复杂性。

（三）癌症的防治

癌症的防治包括预防、普查、早期诊断、分期治疗、康复及临床终期癌症病人的处理。对此，WHO于1984年提出：通过健康教育来改善生活方式，消除病因因素，有1/3的癌症是可预防的；通过早期发现、诊断、手术、放射治疗及药物治疗等，预计1/3的癌症是可治愈的；对于那些无法治疗的晚期病人，可使用药物减轻其痛苦。这就概括了癌症的三级预防措施。

1. 第一级预防

(1) 开展流行病学调查和动物性实验，确定癌症的危险因素及发病条件，了解并阐明癌变的机制，找到办法来消除病因或避免接触致癌物质。

(2) 加强防癌的健康教育，敦促人们改变不良的生活习惯，以期达到减少癌症危险因素的目的。同时控制环境污染，加强对职业性致癌因素的控制，鼓励人们戒烟，避免过量饮酒，合理饮食，进行体育锻炼等。

(3) 对于生物性因素所引起的癌症，可通过接种疫苗的方式来预防感染。

2. 第二级预防

早发现、早诊断并积极采取治疗措施是癌症防治的关键，可参照常见肿瘤的10种前驱症状来进行自我检查，以便进一步的筛检。

(1) 身体任何部位（如乳腺、颈部、腹部等）的肿块，尤其是逐渐变大的。

(2) 身体任何部位（如舌头、脸颊、皮肤等）虽没有外伤，但出现溃疡，且经久不愈的。

(3) 不正常的分泌物或出血（如中老年妇女出现不规则的阴道流血）。

(4) 进食时感到胸骨后闷胀、灼痛、有异物感或进行性加重的吞咽困难。

(5) 久治不愈的干咳且咳中带血。

(6) 长期消化不良、食欲减退、消瘦，但未找到明确的病因。

(7) 大便习惯发生改变或便血。

(8) 鼻出血、鼻塞、偏头痛或伴有复视等。

(9) 黑痣或赘生物突然增大或破溃流血，或毛发脱落。

(10) 无痛性的尿血。

3. 第三级预防

通过综合治疗方法，防治手术后残疾及癌细胞的转移，并尽可能地降低病人的痛苦，延长其寿命。

三、高血压管理

高血压（hypertension）是由于心输出量与总外周阻力关系的紊乱而导致的血流动力学异常，从而引起的以动脉收缩压和（或）舒张压持续增高为主要特征的综合征。它既是一种主要的慢性病，也是其他CVD的主要危险因素。

高血压可分为两类，原发性高血压和继发性高血压。原发性高血压是一种病因不明的独立性慢性病，以血压升高为主要表现，占高血压的95%以上；而继发性高血压是一种具有明确而独立病因的慢性病。血压升高是某些疾病（如肾脏疾病）的一种临床表现，在高血压中的比例不足5%。

（一）高血压的分布

1. 地区分布

我国北方的高血压发病率高于南方，有自东北向西南递减的态势。另外城市发病率高于农村，但是近年来农村高血压的发病率增长迅速，“城乡差异”正在逐渐缩小。

2. 人群分布

（1）年龄　高血压的患病率随着年龄的增长呈明显上升趋势，根据2002年全国调查的数据表明，18～44岁、45～59岁和60岁及以上人群的高血压患病率分别为9%、29%、49%，即60岁及以上老年人中有近一半为高血压病人。但近年来，高血压不断呈现出年轻化趋势。

（2）性别　一般认为，40岁以前男性患病率高于女性，但女性更年期后，则差别消失或出现逆转，这可能与女性更年期的内分泌失调有关。

3. 职业分布

调查结果表明，长期从事脑力劳动、精神高度紧张、工作繁重且体力活动少的人群，其高血压患病率高于体力劳动者。

（二）高血压的危险因素

原发性高血压是环境因素及遗传因素长期相互作用的结果，其中包括可改变的危险因素和不可改变的危险因素（如遗传因素、性别、年龄等），而可改变的危险因素即是高血压干预中可操作的部分。

1. 高钠、低钾膳食

钠盐（氯化钠）的摄入量与高血压患病率呈正相关，而钾盐的摄入量与其呈负相关。人群中的钠盐摄入量越多，高血压的发病危险性越高。在我国北方地区，人均每天盐摄入量在12～18 g，南方为7～8 g，均超过了WHO所建议的每天6 g以下的标准。

2. 超重和肥胖

人群的体脂含量与血压水平及高血压的发病呈正相关，其可以用体脂指数（BMI，body mass index）来表示。随访资料的汇总分析显示，BMI≥24 kg/m^2（超重）者发生高血压的风险是正常体重者的3～5倍。

此外，体内脂肪的分布与高血压的发病也有关联，例如，腹部脂肪聚集得越多，其罹患高血压的危险性越大，即当男性腰围≥90 cm或女性腰围≥85 cm时，其高血压发病的风险是正常人群的4倍以上。

3. 过量饮酒

人群的高血压发病率随其饮酒量的增加而升高，虽然在少量饮酒后的短时间内，血压会有所降低，但长期、少量地饮酒仍会使血压轻度升高，过量饮酒则会使血压明显升高。

在我国，饮酒的人数众多，部分男性持续大量饮酒者与不饮酒者相比，其4年内的高血压发病危险性增加40%。

4. 长期精神过度紧张

国内外研究报道均表明，内向、压抑、愤怒可造成血压的升高，因此长期从事高度精神紧张工作的人群，其高血压发病的危险性增加。

5. 缺乏体力活动

有久坐生活方式者与其他对照者相比，其高血压发病的危险性增加了20%～50%。

（三）高血压的防治

1. 第一级预防

针对一般人群所采取的措施，其目的是减少危险因素的流行概率并降低非正常的血压水平。减少危险因素的具体措施包括限制食盐摄入量、控制体重、多吃水果蔬菜、戒烟、适量饮酒、增强身体锻炼、保持心理健康等。

2. 第二级预防

针对高危人群，本着早发现、早诊断、早治疗的原则，采取定期的健康检查，以便对筛选出的高危人群或高血压病人实施早期治疗。

3. 第三级预防

针对病人进行规范化的治疗并采取随访的管理措施，以期达到预防及延缓并发症的目的。

四、糖尿病管理

糖尿病(diabetes mellitus)是由环境因素和遗传因素共同作用所导致的一种常见的全身性、代谢性疾病，主要是因为机体内的胰岛素（相对或绝对）分泌不足而导致糖类、脂肪、蛋白质及水和电解质的代谢紊乱。糖尿病的主要特点为血糖高和尿糖，可对体内诸多系统产生不良影响，尤以对心血管系统和神经系统的危害最大，易并发多种慢性病（如肾功能衰竭等）。

（一）糖尿病的分布

1. 城乡分布

城市地区糖尿病的患病率及死亡率都高于农村，但随着经济水平的提高，农村呈现出较高的增长率。

2. 地域分布

从地域分布来看，我国糖尿病的发病率呈“北高南低、东高西低”的特点，这与我国的区域化经济发展水平有关。具体而言，北京的患病率最高，达5.3%；河北、河南等省份，其患病率可代表全国的平均水平，即3.21%；而新疆、西藏等西部地区的患病率最低，低于1.5%。

3. 年龄分布

其患病率随年龄的增长而增加，一般以40岁作为分界线，40岁后的患病率呈现出急剧上升的态势。但近年来，糖尿病也出现了发病年轻化的趋势。

4. 职业

久坐的工作性质，以及轻体力活动、重精神压力的脑力劳动者的患病率高于其他职业的对照者。

（二）糖尿病的危险因素

1. 与遗传有关的危险因素

(1) 人群易感性　糖尿病属于多基因共同导致的显性遗传性疾病，常有明显的家族聚集性，因此对于有糖尿病家族史的人群，其患糖尿病的概率高于正常人群。

(2) 年龄　40 岁以上的中年人是糖尿病的高危人群。

2. 与环境相关的危险因素

(1) 膳食　膳食是诱发糖尿病的重要危险因素之一，饮食结构的不合理，使得过量的脂肪及胆固醇摄入体内并堆积在体内，从而破坏了胰岛素的产生。

(2) 肥胖和超重　大量资料表明，无论环境、种族等条件如何，糖尿病的发病率与肥胖和超重都有着明确的相关性。

(3) 体力活动不足　研究表明，长时间久坐少动，容易降低胰岛素的敏感性和糖耐量。

（三）糖尿病的防治

糖尿病是一种终身性的疾病，但也是可以预防及控制的疾病。

1. 第一级预防

针对一般人群，主要措施如下。

(1) 开展健康教育　通过对公众开展有关糖尿病的健康宣传教育，来全面提高人群对于糖尿病防治的认识和水平，倡导健康的的生活方式，从而降低糖尿病的发病率。

(2) 改变饮食结构　提倡合理的膳食，避免能量过剩，增加果蔬谷物等膳食纤维的摄入，增加优质蛋白质的摄入等。

(3) 戒烟，适当的饮酒。

(4) 开展适当的体育锻炼　经常性做适量的体力活动可以帮助减轻体重，同时可增强心血管功能，起到预防糖尿病及其并发症的作用。

2. 第二级预防

针对高危人群，进行定期的分阶段筛查，不仅要排查出隐性的糖尿病病人及未注意的显性病人，同时还要查出过渡态人群。过渡态人群介于正常和糖尿病之间，具有双向转归性，既可以变成正常，也可以保持此状态，还能够变成糖尿病。因此，在此阶段积极采取措施具有重大的临床及公共卫生学意义。

3. 第三级预防

针对糖尿病病人，应进行规范的治疗和管理，以及定期的随访，从而达到稳定病情、预防和延缓糖尿病及其并发症的发生或发展，避免伤残及死亡，提高病人生活质量的目的。

糖尿病成因与分型

糖尿病是一类代谢性疾病，它的特征是血糖长时间高于标准值。高血糖会造成三多一少的症状，即多吃、多喝、多尿及体重下降。如果未经治疗，糖尿病可能引发许多并发症，急性并发症包括糖尿病酮症酸中毒与高渗性非酮症昏迷；严重的长程并发症则包括心血管疾病、中风、慢性肾脏病、糖尿病足及视网膜病变等。

糖尿病的成因有二：胰脏无法生产足够的胰岛素，或者是细胞对胰岛素不敏感。临床上糖尿病则被分为如下三类。

(1) 第一型　糖尿病是由于身体无法生产足够的胰岛素，过去也被叫做胰岛素依赖型糖尿病或是青少年糖尿病，病因目前不明。

(2) 第二型　糖尿病始于胰岛素抵抗(细胞对于胰岛素的反应不正常)，随着病情进展胰岛素的分泌亦可能渐渐变得不足。这个类型过去被称为非胰岛素依赖型糖尿病或成人型糖尿病，病因是体重过重或缺乏运动，也是发达国家的文明病之一，病人数量不断攀升。

(3) 妊娠糖尿病　常见的糖尿病种类，它指的是过去没有糖尿病史，但在怀孕期间血糖高于正常值的孕妇身上发生的糖尿病。

WHO在2011年的报告中指出，全世界有3.46亿人患有糖尿病，2004年估计有340万人死于高血糖引起的后果，超过80%的糖尿病死亡发生在低收入和中等收入国家。2013年全球共有3.82亿名糖尿病病人，当中有90%是第二型糖尿病。在成年人中患有糖尿病的比例已经来到8.3%，性别比例则大致相等，预期到2035年全世界病人将增加到5.92亿名。2012—2013年间，糖尿病每年造成1500万至5100万人死亡，在死因中排名第八。罹患糖尿病一般而言会使死亡风险加倍，2013年全球因糖尿病所造成的花费估计达5480亿美元，2012年单在美国就花费2450亿美元。另有研究发现，亚洲人(特别是东亚)更容易患糖尿病，与其以米饭为主食具有高度的正相关性。

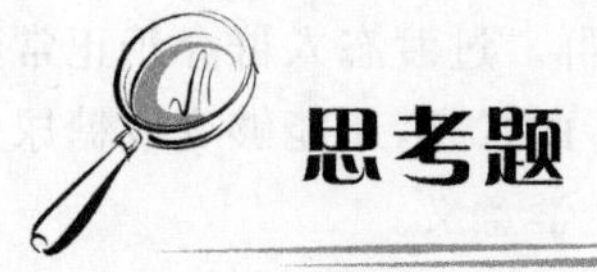

思考题

问答题

1. 简述CVD的危险因素及其影响。

2. 恶性肿瘤的三间分布如何？
3. 如何预防高血压？
4. 简述糖尿病一级预防的内容。

（吕冠薇　隋小宁）

第四篇

流行病学原理与方法

第十一章 流行病学基本理论

第一节 流行病学的定义和简史

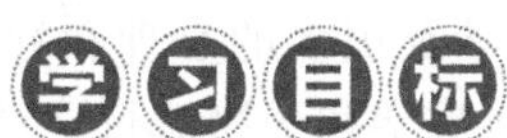

1. 掌握流行病学的定义。
2. 熟悉流行病学的内涵。
3. 了解流行病学的发展简史。

一、流行病学的定义

国内流行病学界在多年实践的基础上，提炼出来的比较公认的流行病学定义如下：流行病学(epidemiology)是研究疾病(包括伤害)和健康状态在人群中的分布及其影响因素，借以制订和评价预防、控制和消灭疾病及促进健康的策略与措施的科学。

这个定义虽然只有几十个字，但是却包括了丰富的内容，其基本内涵包括以下几点。

(1) 流行病学的研究对象是人群，这里的人群是一个特定的群体，是具有某种特征的人群。这是流行病学区别于临床各学科的主要特征之一。

(2) 流行病学的研究内容包括了疾病、伤害和健康三个层次。

(3) 流行病学的研究重点是研究疾病和健康状态的分布及其影响因素。

(4) 流行病学的研究目的是为控制和消灭疾病及促进健康提供科学的决策依据。

二、流行病学发展简史

流行病学是人类在与疾病长期斗争的过程中逐渐形成的一门学科，它的思想萌发于2000多年前。在过去的一个世纪里，流行病学在防治疾病和促进健康方面发挥了巨大的作用。现代流行病学的发展经历了四个主要阶段。

(一) 第一阶段

19世纪中叶，流行病学学科开始形成。当时环境恶劣，瘟疫肆虐，这一时期流行病学主要以研究传染病的人群现象为主。

（二）第二阶段

20 世纪 40 年代到 50 年代，社会实践刺激了流行病学理论的发展。其中英国的 Doll 和 Hill 对于吸烟与肺癌关系的研究、美国的弗雷明汉心脏研究及 Austin B. Hill 在 1948 年所做的全球首次随机对照试验（链霉素治疗肺结核的随机对照临床试验研究）被称为现代流行病学的三大支柱。随着社会的发展，非传染性疾病对人类健康的危害日趋严重，流行病学的研究范围自然就扩大到慢性非传染性疾病。同时，流行病学工作者越来越多地认识到统计学方法对于流行病学的重要性。

（三）第三阶段

20 世纪 80 年代以来，医学模式由生物医学模式发展为生物-社会-心理医学模式，社会经济发生了巨大进步，如何提高健康水平和生活质量，以及延长人们的寿命等问题已成为研究重点。流行病学研究涉及更多的心理和社会因素，流行病学的方法学也随之不断发展。与此同时，临床流行病学和药物流行病学得到了迅速发展。

（四）第四阶段

20 世纪 90 年代，流行病学与其他学科交叉融合，更新理念和模式，不断推出新的分支学科，流行病学应用领域不断扩大。

近年来流行病学的作用已逐渐得到医学各界人士的认识和广泛关注。流行病学作为一门独立的学科对现代医学的发展发挥着不可替代的作用，现正处于蒸蒸日上的发展阶段。

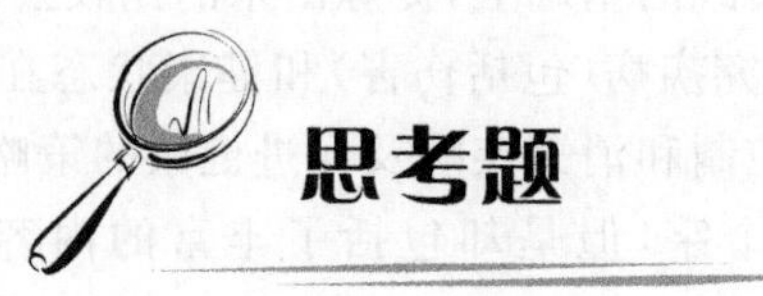

一、解释下列名词

流行病学

二、问答题

1. 流行病学的研究对象是什么？
2. 流行病学研究内容的三个层次是什么？

第二节　流行病学的研究方法

1. 掌握流行病学基本的研究方法分类。

2. 熟悉流行病学基本研究方法中的观察法和实验法。

3. 了解流行病学基本研究方法中的数理法。

流行病学是一门方法学,流行病学研究方法有观察法、实验法和数理法,又以观察法和实验法为主。

一、观察法

观察法是流行病学研究的基本方法,分为描述性研究和分析性研究。

(一) 描述性研究

描述性研究(descriptive study)是流行病学研究的基础。流行病学研究通过描述疾病和健康状况在人群中的分布,提供病因假设的线索,并为防治疾病与促进健康提出策略和措施。描述性研究又可分为如下三种。

1. 横断面研究

横断面研究(cross-sectional study)又称现况调查或患病率调查,是研究特定时点或期间与特定范围内人群中的有关变量(因素)与疾病或健康状况的关系。横断面研究又有普查和抽样调查两种。

2. 筛检

筛检(screening)是运用快速、简便的试验、检查或其他方法,将健康人群中那些可能有病或缺陷但表面健康的个体,同那些可能无病的人区别开来的方法。筛检阳性者应进一步确诊,以达到早诊断、早治疗和提高治愈率的目的。

3. 生态学研究

生态学研究(ecological study)是以群体为观察和分析的单位,通过描述不同人群中某因素的暴露状况与疾病的频率,分析两者之间的关系。生态学研究的方法有生态比较研究和生态趋势研究。

(二) 分析性研究

分析性研究(analytical study)是选择一个特定的人群,对由描述性研究提出的假设进行验证的研究方法。其主要研究方法有病例对照研究和队列研究。

1. 病例对照研究

病例对照研究(case-control study)是从研究人群中选出一定数量患有某病的病人作为病例组,在同一人群中选择一定数量的未患该病的病人作为对照组,调查病例组与对照组人群既往某些暴露因素出现的频率并进行比较,来分析这些因素与疾病的联系。

2. 队列研究

队列研究(cohort study)又称随访研究(follow-up study),是将研究对象按是否暴露于某可疑因素及其暴露程度分为若干组,追踪其各自的结局,比较不同组之间结局的差异,从而判定暴露因素与结局之间有无因果关联的一种研究方法。

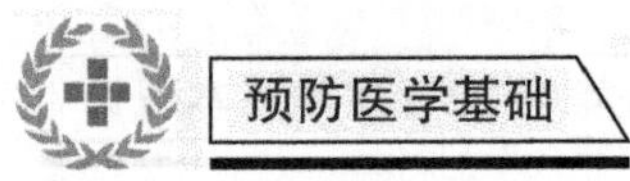

二、实验法

流行病学的实验法称为流行病学实验或实验流行病学，与观察法的不同之处在于实验法中研究者在一定程度上掌握着实验的条件，主动给予研究对象某种干预措施，因而结果更为真实可靠。流行病学实验既可以在人群现场中进行，也可以在医院中进行。其主要类型有两种，临床试验和社区试验。

三、数理法

（一）理论流行病学研究

理论流行病学研究（theoretical epidemiology）又称数学流行病学，是用流行病学调查所得到的数据，建立有关的数学模型或用电子计算机进行理论研究。

（二）流行病学理论和方法的研究

流行病学不仅是一门防治疾病和促进健康的应用学科，同时也是一门医学方法学。随着流行病学方法应用领域的不断扩大和计算机技术的飞速发展，流行病学本身也需要不断完善和发展。

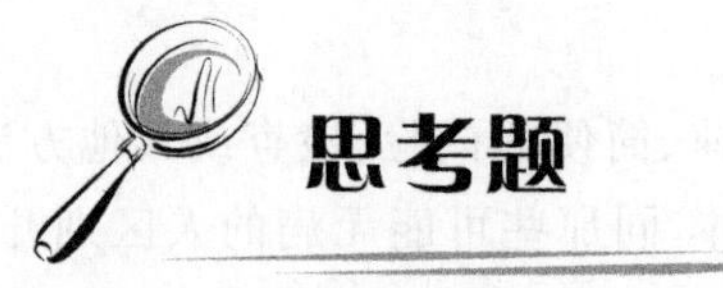

一、解释下列名词

描述性研究、分析性研究

二、问答题

1. 流行病学的研究方法有哪几种？
2. 描述性研究分为哪几种？
3. 分析性研究分为哪几种？

第三节　流行病学的研究范围和内容

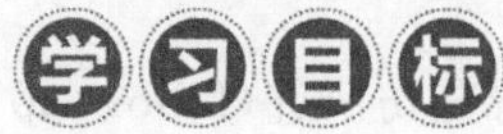

熟悉流行病学的研究范围和应用。

目前几乎在医学的所有研究中都需要应用流行病学研究方法,同时随着医学模式由生物医学模式到生物-社会-心理医学模式的转变,流行病学的研究范围和应用也日益扩大,归纳起来可分为如下几方面。

一、研究人群中疾病与健康状况的分布

疾病(或健康状况)的分布是指它在不同地区、不同时间、不同人群中的发病率、患病率或死亡率等。通过研究人群中疾病与健康状况的分布,可以为寻找影响分布的原因提供线索,同时可以为制订卫生决策提供参考依据。

二、探讨病因与影响流行的因素并确定预防方法

随着人类社会的不断发展,心理、社会、遗传以及生活方式等因素对疾病的影响日益受到重视,流行病学可以探讨疾病的影响因素,从而提出有效的控制措施。

三、对社区和人群健康作出诊断,选择治疗方案及预后的评价

流行病学的原理和方法可以提高临床医生的诊断水平,对社区和人群健康作出诊断。流行病学实验可以帮助临床医生选择治疗方案以及合理用药。同时,应用流行病学方法可以对预后作出评价。

四、疾病的预防与控制

流行病学通过对疾病病因、分布及流行因素的研究,可以达到预防、控制疾病的目的。

五、医疗、卫生、保健服务的决策和评价

流行病学可用于研究和促进卫生服务的实施和利用,用于卫生决策和评价。卫生行政主管部门可以应用流行病学的知识以及流行病学的观点,使有限的卫生资源发挥最好的效益,有助于确定优先的预防及保健项目的卫生规划。

六、揭示疾病完整的自然史

疾病从发生到结局是一个自然发展的过程,疾病在人群中的自然发生发展的规律叫做人群的疾病自然史,通过研究疾病的自然史可以了解疾病和健康的发展规律,有助于疾病预防和健康促进。

流行病学的定义

流行病学是人类在与疾病作斗争的过程中形成和发展起来的一门应用学科,在探

索疾病病因，预防、控制疾病，制订和评价公共卫生策略、措施，以及改善人群健康等诸多方面扮演着重要的角色。随着现代医学模式的转变，流行病学的应用范围已经由传染性疾病扩展到慢性非传染性疾病、伤害和健康相关领域等。流行病学的理论和方法也日趋完善成熟，已经成为预防医学的基础学科和现代医学的骨干学科，被誉为"公共卫生之母"。

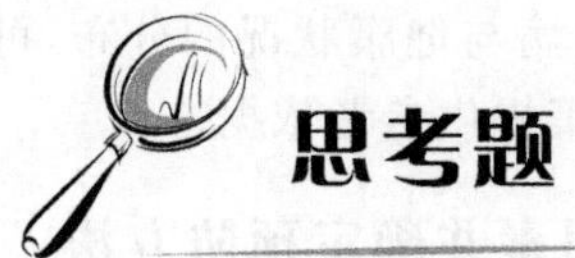

思考题

问答题

流行病学的研究范围和应用有哪些？

（王璐璐　李　雪）

第十二章 疾病的分布

正确描述疾病的分布，有助于认识疾病的群体现象、分布规律及其影响因素，从而为临床诊断和治疗决策提供依据，为进一步探讨病因提供线索，并有助于政府确定卫生服务的工作重点，为合理制订疾病的防制、保健策略和措施提供科学依据。

第一节 描述疾病分布的常用指标

1. 掌握描述疾病分布的指标，重点掌握死亡率、病死率、发病率、患病率的定义及公式。
2. 熟悉患病率与发病率的区别，影响患病率升高和降低的因素。
3. 了解疾病分布常用指标的应用。

一、死亡频率测量

（一）死亡率

1. 定义

死亡率(mortality)是指某人群在一定期间内死于所有原因的人数在该人群中所占的比例。死亡率是测量人群死亡危险最常用的指标，其分子为死亡总人数，分母为该人群年平均人口数。常以年为单位。

$$死亡率=\frac{某人群某年死亡总人数}{该人群同年平均人口数}\times K$$

式中：$K=100\%$，$1000‰$，或 $10000‱$。

死于所有原因的死亡率称为粗死亡率(crude death rate)，是一种未经调整的率。死亡率按不同特征如年龄、性别、职业、民族、婚姻状况等分别计算称为死亡专率。

2. 应用

死亡率能够反映一个人群的总死亡水平，可以衡量某一时期一个地区人口死亡危险性的大小。它不仅反映一个国家或地区在不同时期的居民健康状况和卫生保健水平，而且可以为该地区卫生保健工作的需求和规划提供科学依据。死亡专率可以提供某病死亡在人群、时间、地区上的变化情况，用于探讨病因和评价防治措施。

（二）病死率

1. 定义

病死率(fatality rate)是表示一定时期内(通常为 1 年)，患某病的全部病人中因该病死亡者的比例。

$$病死率=\frac{某时期内因某病死亡人数}{同期确诊的某病病例数}\times 100\%$$

如果某病处于相对稳定状态时，病死率可由死亡专率和发病专率算得。

$$病死率=\frac{该病死亡专率}{该病发病专率}\times 100\%$$

2. 应用

病死率可表明疾病的严重程度，也可以反映医疗水平和诊断能力，多用于急性传染病，较少用于慢性病。医疗设备好、规模较大的医院接受危重型病人比较小的医院要多，病死率可能高于小医院。所以用病死率作为评价不同医院医疗水平的指标时，应注意不同医院入院病人的病情严重程度及医院的医疗设备条件等因素的影响。

（三）生存率

1. 定义

生存率(survival rate)是指患某种疾病的人(或接受某种治疗的病人)经若干年随访，到随访结束时仍存活的病例数占观察病例总数的比例。

$$n\,年生存率=\frac{随访满\,n\,年尚存活的病例数}{随访满\,n\,年的病例数}\times 100\%$$

2. 应用

生存率可以反映疾病的危害程度，常用于评价某些慢性病如癌症、心血管疾病、结核病等的远期疗效。应用该指标时，应确定随访开始日期和截止日期。开始日期一般为确诊日期、出院日期或手术日期，截止时间通常可为 1 年、3 年、5 年或 10 年。

二、疾病频率测量

（一）发病率

1. 定义

发病率(incidence rate)是指一定时期内，特定人群中某病新发病例出现的频率。

$$发病率=\frac{一定时期内某人群中某病新发病例数}{同期暴露人口数}\times K$$

式中：$K=100\%$，$1000‰$，或 $10000\,‱$。

2. 分子与分母的确定

分子是一定时期内的新发病例数。若在观察期间内一个人可能多次患同种疾病，则应分别计为新发病例数。分母中所规定的暴露人口是指在观察期间内，可能会发生该病的人群。发病率可按不同特征（如年龄、性别、职业、民族等）分别计算，此即发病专率。

3. 应用

发病率作为一个常用的重要指标，对于描述死亡率极低或不致死的疾病尤为重要。发病率常用来描述疾病的分布、探讨发病因素、提出病因假说、评价防制措施的效果等。发病率的准确性取决于疾病报告和登记制度是否健全、疾病的诊断水平等。

（二）罹患率

1. 定义

罹患率(attack rate)是指在某一局限范围，短时间内的发病率。

$$罹患率=\frac{观察期间某病新发病例数}{同期暴露人口数}\times K$$

式中：$K=100\%$，$1000‰$，或 $10000‱$。

2. 应用

罹患率与发病率的相同之处是分子均是某病新发病例数。不同之处是罹患率一般多用于衡量小范围、短时间的发病频率，观察时间可以日、周、旬、月为单位。罹患率适用于局部地区疾病的暴发，如食物中毒、传染病及职业中毒等暴发流行情况。其优点是可以根据暴露程度精确地测量发病概率。

（三）患病率

1. 定义

患病率(prevalence rate)也称现患率或流行率，是指某特定时间内一定人群中某病新旧病例所占的比例。

$$患病率=\frac{特定时间内某人群中某病新旧病例数}{同期观察人口数}\times K$$

式中：$K=100\%$，$1000‰$，或 $10000‱$。

2. 患病率与发病率的区别

(1) 患病率的分子为特定时间内所调查人群中某病新旧病例的总和，而发病率的分子则为一定时期内暴露人群中某病的新发病例数。

(2) 患病率来源于横断面调查，是衡量疾病的存在或流行情况的静态指标；而发病率来源于疾病报告登记或队列研究，是衡量疾病发生情况的动态指标。

3. 影响患病率的因素

影响患病率的因素（表 12-1）中以发病率和病程对患病率的影响较大。当某地某病的发病率和该病的病程在相当长时间内保持稳定时，患病率、发病率和病程三者之间的关系如下：

$$患病率(P)=发病率(I)\times 病程(D)$$

因此可以根据患病率和发病率计算出平均病程。

4. 应用

患病率可以为病程较长的慢性病的发生或流行情况提供有价值的信息，评价疾病对人群健康影响的程度，反映某地区人群对某疾病的疾病负担程度。同时可为医疗设施规划，估计医院床位周转、卫生设施及人力的需要量，为医疗质量的评估和医疗费用的投入等提供科学的依据。

表 12-1 影响患病率升高和降低的因素

升　高	降　低
病程延长	病程缩短
病人寿命延长	病死率提高
发病率升高	发病率下降
病例迁入	病例迁出
健康者迁出	健康者迁入
诊断水平提高	治愈率提高
报告率提高	

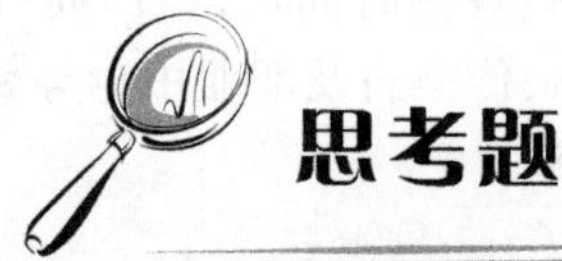

一、解释下列名词

死亡率、病死率、发病率、患病率

二、问答题

1. 患病率与发病率的区别有哪些？
2. 影响患病率升高的因素有哪些？

第二节　疾病的流行强度

1. 掌握描述疾病流行强度的常用指标。
2. 熟悉形成散发的原因。

疾病的流行强度是指某病在某时期内某地区某人群中发病率的变化及其病例间的联系程度。描述疾病流行强度的常用术语包括散发、暴发、流行和大流行。

一、散发

散发是指某病的发病率在某地区人群中呈历年一般水平，各病例间在发病时间和地点方面无明显联系，散在发生。散发用于描述较大范围（如区、县以上）人群的某病流行强度，而不用于人口较少的居民区或单位，因为其发病率受偶然因素影响较大，年发病率很不稳定。

确定是否散发一般与同一个地区、同一种疾病前 3 年的发病率水平比较，若当年的发病率未明显超过历年一般发病率水平时为散发。

形成散发的原因如下。

（1）疾病在当地常年流行，居民有一定的免疫力或因预防接种使人群维持一定的免疫水平。

（2）以隐性感染为主的传染病。

（3）传播机制不易实现的传染病。

（4）潜伏期长的传染病。

二、暴发

暴发是指在一个局部地区或集体单位的人群中，短时间内突然有许多临床症状相似的病人出现。暴发往往是通过共同的传播途径感染或由共同的传染源引起，如集体食堂的食物中毒、托幼机构的麻疹暴发流行等。

三、流行

流行指某地区某病在某时间的发病率显著超过历年该病的散发发病率水平。流行与散发是相对的概念，用于同一地区某病历年发病率之间的比较。

四、大流行

大流行是指某病的发病率水平超过该地一定历史条件下的流行水平。这种流行在短期内可越过省界波及全国，甚至超出国界、洲界，形成世界性大流行。例如，2003 年 SARS 的流行，几个月的时间就波及 30 个国家和地区。流行性感冒、霍乱也曾多次形成世界性大流行。

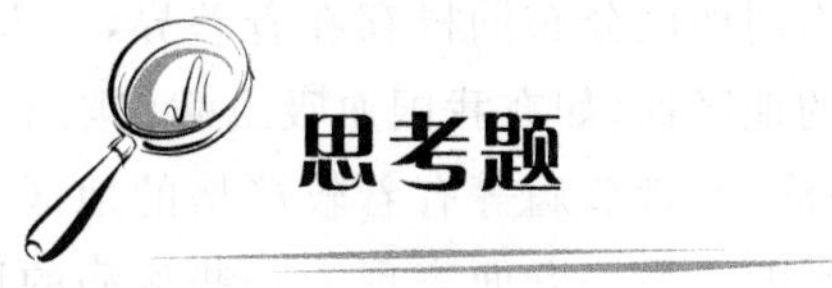

思考题

一、解释下列名词

散发、暴发、流行

二、问答题

1. 描述疾病流行强度的常用指标有哪些?
2. 形成散发的原因有哪些?

第三节　疾病的分布

1. 掌握疾病地区分布和疾病时间分布的类型及疾病人群分布的特征。
2. 熟悉疾病地区分布的原因及研究疾病年龄分布的目的。
3. 了解疾病三间分布综合描述的方法。

一、疾病的地区分布

研究疾病的地区分布特点有助于探讨疾病的病因及流行因素,并为制订疾病的防治策略和措施提供依据。影响疾病地区分布的主要原因如下:①地球表面元素分布不均;②疾病的中间宿主及媒介昆虫分布不均;③当地的气候条件不同;④居民的风俗习惯、宗教信仰、社会经济文化、卫生水平、遗传等因素有差异。

(一) 疾病在不同国家的分布

许多疾病在地区分布上都会表现出国家间的一些特点,有些疾病仅发生于某些地区,如黄热病在世界上仅局限于南美洲和非洲。有些疾病虽在全世界均可发生,但不同地区的分布各有特点,例如,乙肝虽呈世界性分布,但以亚洲,尤其是中国人(包括台湾地区在内)感染率较高。一些恶性肿瘤的分布也表现出较大的国家间差异,如乳腺癌、肠癌多见于欧洲、北美洲而肝癌多见于亚洲、非洲。这种地区分布特征虽与多种因素有关,但其中环境因素中的膳食组成特点可能起主要作用。

(二) 疾病在同一国家内的不同地区分布

疾病在同一国家内的不同地区分布同样存在着差异,一方面表现为某些疾病的分布在一个国家内具有严格的地区性,如在我国血吸虫病仅限于长江以南地区;一些地方病如地方性甲状腺肿、克山病、大骨节病等有着较严格的地区分布特点,主要受当地环境中微量元素含量多少的影响。另一方面表现为一些疾病的地区分布范围较广,可覆盖整个国家,但在一个国家内的不同地区其发病率的高低可表现出较大的差异。如:食管癌在我国北方多于南方;鼻咽癌在我国主要分布于华南地区,在广东的死亡率最高,故有"广东瘤"之称。

（三）疾病的城乡分布

城市与农村由于生活条件、卫生状况、人口密度、交通条件、工业水平的分布等情况不同，所以许多疾病在地区分布上表现出明显的城乡差别。城市交通方便、人口稠密、居住拥挤、人口流动性大，有利于呼吸道传染病的流行与传播。农村交通不便、人口稀少、居住分散，呼吸道传染病往往不易发生流行，但一旦有病人或携带者传入，由于人群的易感性较高，故也可引起大规模的流行。

城市工业发达，空气、水、环境污染严重，加上人们生活节奏的加快、压力的增大，一些慢性病和肿瘤的发病率和死亡率明显高于农村。农村由于卫生条件较差，肠道传染病、虫媒传染病，如疟疾、流行性出血热、钩端螺旋体病等的发病率和死亡率均高于城市。

值得注意的是，随着城乡经济的发展，城市化进程的不断加快以及交通建设和乡镇工业的发展，城乡发病差别将日益减少。

（四）地方性疾病

地方性疾病（endemic disease）也称地方病，是指局限于某些特定地区发生或流行的疾病，或是在某些特定地区经常发生并长期相对稳定的疾病。地方病按其病因分为生物地球化学性地方病和自然疫源性地方病。

(1) 生物地球化学性地方病：这是一类由于当地的自然地理环境中缺乏或过多地存在一些微量元素所造成的疾病，如地方性甲状腺肿、氟中毒、大骨节病等。

(2) 自然疫源性地方病：由于该地区存在该传染病的动物传染源、传播媒介及病原体生存传播的自然条件，病原体可在自然界生存、繁衍后代，人进入这种地区时能遭受感染，这类人兽共患的传染病称为自然疫源性地方病，如森林脑炎、地方性斑疹伤寒、鼠疫等。

二、疾病的时间分布

无论是传染病或慢性病，其流行过程均有随时间推移而不断变化的特点，研究疾病的时间分布规律，可以了解疾病的流行动态，有助于验证可能的致病因素与疾病的关系，为制订疾病防治措施提供依据。疾病时间分布的变化主要有短期波动、季节性、周期性和长期趋势四种形式。

（一）短期波动

短期波动（rapid fluctuation）又称暴发或时点流行，是指在一个集体或固定人群中，短时间内某病发病数突然增多的现象。

短期波动是因人群中大多数人在短时间内接触或暴露于同一致病因素所致。例如，食物中毒的暴发多因大量人群同时食用相同的被污染食物引起，其潜伏期短，发病可在几天或几小时内达高峰。除致病因素持续起作用的暴发外，一般情况下，传染病的发病曲线都是迅速上升、自行下降，形似钟形，呈对数正态分布。非传染性疾病有时也会出现短期波动，如过敏性疾病、营养缺乏性疾病等。

（二）季节性

季节性(seasonality)是指疾病在一定季节内呈现发病率升高的现象。疾病的季节性主要表现为以下三种情况。

1. 严格的季节性

疾病的发生严格局限于一年中的特定季节，其他季节不发生，多见于虫媒传播的传染病。

2. 季节性升高

疾病在一年四季中均可发生，但在不同的月份疾病的发病率可表现出较大的差异，例如，全年均有发生呼吸道传染病，却多见于冬、春季。有些非传染性疾病也有季节性升高的现象，例如，糙皮病常在春季高发，脑卒中常发生在冬、春季。

3. 无季节性

疾病的发生无明显季节性升高现象，表现为一年四季均可发病，如艾滋病、结核病、乙肝等。

（三）周期性

周期性(periodicity)指疾病按照规律性的时间间隔发生流行。通常每隔 1、2 年或几年后发生一次流行。在无有效疫苗使用之前，大多数呼吸道传染病均可表现出周期性流行的特点。如在未实施麻疹疫苗接种前，在大中城市麻疹几乎每隔 1 年就要发生一次流行。有效的预防措施可以改变疾病的周期性规律。

疾病周期性流行主要取决于以下几个方面。

(1) 传播机制容易实现，只要有足够的易感者便可迅速传播。

(2) 这类疾病可以形成较为牢固的免疫力，流行后人群免疫水平持续的时间长短决定该病流行间隔的时间。

(3) 新生儿的数量、易感者积累的速度也决定着流行的间隔时间。

(4) 病原体的变异及变异速度。

（四）长期趋势

长期趋势(secular trend)又称为长期变异(secular change)，是指在一个相当长的时间内（通常为几年、十几年或几十年）疾病的发病率、死亡率、临床表现、病原体种类及宿主等，随着人类生活条件的改变、医疗技术的进步、自然条件的变化而发生显著变化。这种变化不仅在传染病中可观察到，在非传染病中也同样可观察到。

疾病出现长期趋势的原因比较复杂，可能的原因有以下几个方面。

(1) 病因或致病因素发生了变化。

(2) 医生诊断经验和诊断技术的提高，以及新的诊断技术方法的引进及普及应用。

(3) 观察人群的人口学资料的变化，如年龄分布的改变。

(4) 登记报告及登记制度的改变。

研究疾病的长期趋势有助于探索致病因素和宿主变化的原因，为探讨疾病的病因提供线索，并为有针对性地制订疾病的预防策略和措施提供依据。

三、疾病的人群分布

疾病的发病率、死亡率和病死率常因人群的不同特征而有差异，这些特征包括年龄、性别、职业、种族和民族、婚姻与家庭状况、社会阶层、行为等。研究疾病在不同人群中的分布特征，可以帮助人们确定危险人群、探索病因及流行因素。

（一）年龄

在研究不同人群的疾病分布特征中，年龄因素与疾病的发生关系最为密切。随着年龄的增长，几乎大部分疾病的发病率都显著变化，但不同的疾病在不同年龄组的发病率高低有很大差异，一般表现如下。

(1) 易于传播且病后可获得持久免疫力的传染病，大多表现为在儿童时期发病率较高，如麻疹、水痘、腮腺炎等。

(2) 一些以隐性感染为主的传染病，如流行性脑脊髓膜炎（流脑）、脊髓灰质炎（小儿麻痹症）等的年龄分布特点都是以儿童发病率为高，成人较少发病。

(3) 即使是同一种疾病，也可因其流行的型别不同而表现出年龄的分布差异。如洪水型钩端螺旋体病在流行时以青壮年发病较高，雨水型钩端螺旋体病流行时以儿童发病较多。

(4) 疾病流行的历史常可影响年龄分布。一个地区如果新传入一种疾病，则流行时常表现为各年龄组均可发病，但是如果此病常年存在反复流行时，则以婴幼儿患病为主，如流行性脑炎、疟疾等。

(5) 大多数癌症的发病率均表现为随年龄增加而增加的趋势，如乳腺癌、脑癌、肺癌、食道癌、膀胱癌等，但白血病则在儿童期及老年期比较多见。

研究疾病年龄分布的目的：①有助于分析造成疾病不同年龄分布的客观原因，深入探索致病因素，为病因研究提供线索、制订疾病的预防对策与措施；②根据年龄分布特征可以帮助提供重点保护对象及确定危险人群，为今后有针对性地开展防治工作提供依据；③对传染病来说，根据不同年龄组发病的分布动态，有助于观察人群免疫状况的变化趋势。

（二）性别

描述疾病在不同性别人群中的分布规律一般是指比较男女间的发病率和死亡率。疾病分布所表现出的性别差异主要原因如下。

(1) 男女两性暴露或接触致病因素的机会不同。由于多种原因而使得不同性别对很多疾病的致病因素有不同的接触机会，如血吸虫病、野鼠型出血热、钩端螺旋体病等，都因男女接触病原体的机会不同而导致两性发病率不同，以上疾病多表现为男性发病高于女性。大多数恶性肿瘤的死亡率均表现为男性高于女性，其中一个不可忽视的重要原因就是男性接触致病因素的机会较大。

(2) 遗传、生理解剖、生理特点及内分泌代谢不同。遗传、内分泌、心理及生理解剖等因素可使不同性别易患某疾病或者被得以保护而不患病，如乳腺癌、地方性甲状腺肿、宫颈癌、胆囊癌等均以女性发病为主。

(3) 两性生活方式、嗜好不同也可能出现疾病的性别分布差异，如肺癌、肝癌、食管癌、胃癌等表现为男性发病多于女性。

(三) 职业

从事不同职业的人群，其疾病的分布可能有所不同。在研究职业与疾病的相互关系时，应考虑以下几方面。

(1) 职业接触机会的多少与劳动条件的好坏有关。

(2) 不同职业人群所处的社会经济地位和卫生文化水平。

(3) 不同职业的劳动强度和精神紧张程度不同，在疾病的种类上也有不同的反映。

这些因素能够从不同程度上影响疾病的职业分布。例如，煤矿工人易患矽肺，炼焦工人易患肺癌，从事制鞋、染料工作者易患苯中毒，脑力劳动者易患高血压和冠心病等。

(四) 种族和民族

许多疾病的分布常常会表现出种族和民族上的差异，其主要原因是不同种族和民族间遗传、地理环境、国家、宗教、生活习惯、卫生水平及文化素质有所不同。例如，美国黑人的高血压、脑血管疾病、结核病、梅毒的发病率和死亡率高于白人，而白人的动脉粥样硬化和白血病的死亡率较高。

在马来西亚主要居住有三种不同的民族，他们虽然都生存在相同的环境条件下，但其在恶性肿瘤的发生上却表现出了极大的差异。例如，马来人患淋巴癌较多，印度人患口腔癌较多，而中国人患鼻咽癌和肝癌较多。

(五) 婚姻与家庭状况

婚姻状况的不同可以影响疾病的分布特征。已有的研究表明，对于多数疾病和各种原因的死亡率来说都可以看到已婚者的死亡率最低，单身和丧偶者次之，离婚者最高。对已婚妇女，其婚后的性生活、怀孕、分娩、哺乳等均会对健康产生影响，影响的程度因疾病不同而有所差异。

家庭是构成社会的基本单位。在这个特殊的环境中，家庭成员有着共同的生活环境、生活习惯、遗传特性及生活上的密切接触。因此，很容易造成一些传染病在家庭成员间传播，如结核病、细菌性痢疾、病毒性肝炎等。除此还有一些与遗传有关的疾病，如家族性糖尿病、肝癌、高血压等均可形成一定程度的家庭聚集性。近亲婚配可导致后代先天畸形、出现遗传性疾病等。因此，我们必须充分认识婚姻与家庭状况对疾病分布的影响，以便有针对性地采取防治措施，减少疾病发生。

(六) 社会阶层

社会阶层是与人们的工薪收入、职业、文化教育程度、生活状况等有关的一个概念。由于疾病的发生与社会因素有关，而社会阶层又正好能够体现各种社会因素的综合，因此，研究疾病在不同社会阶层人群中的分布特点，有助于发现影响疾病发生的因素，以便有针对性地采取相应的措施控制疾病的发生。

（七）行为

不同行为人群其疾病的分布特征可以表现出明显的差异，主要表现为具有不良行为（如吸烟、酗酒、吸毒、过度迷恋上网等）的人群的一些疾病的发病危险性增加，如高血压、冠心病、糖尿病、意外伤害、疲劳综合征等。WHO 报告指出，在部分发达国家，在危害人类健康的主要慢性病中有 60%～70%是由社会因素、不健康生活方式及不良行为引起的。

四、疾病的三间分布的综合描述

以上分别阐述了疾病的三间分布即地区、时间和人群分布问题，但在疾病流行病学研究实践中，常常需要综合地描述和分析疾病在地区、时间和人群上的分布情况，只有这样才能全面获取有关病因线索和流行因素的资料。移民流行病学是进行这种综合描述的一个典型。

（一）移民流行病学的概念

移民流行病学是通过比较移民人群、移居地当地人群和原居住地人群的某病发病率和死亡率差异，分析该病的发生与遗传因素和环境因素的关系。它是一种综合描述疾病三间分布的方法，同时也是对自然因素、社会因素的全面探讨。

移民流行病学研究的目的是分析疾病的病因中环境因素与遗传因素的作用大小。

（二）移民流行病学研究的原则

(1) 若某病在移民中的发病率或死亡率与原居住地人群的发病率或死亡率不同，而与移居地当地居民人群的发病率及死亡率接近，则该病可能主要受环境因素的影响。

(2) 若某病在移民中的发病率或死亡率与原居住地人群的发病率或死亡率相近，而与移居地当地居民人群的发病率及死亡率不同，则该病可能主要受遗传因素的影响。

上述原则在分析结果时，还需考虑移民人群生活条件和生活习惯改变的程度，现居住地和原居住地的社会、经济、文化、医疗卫生水平差异，以及移民本身的人口学特征，如年龄、职业、文化水平、社会经济状况、种族、工作条件、生活环境的变化是否和非移民相同。

疾病的三间分布

疾病的分布是指各种疾病在不同地区、不同时间和不同人群中的存在状态及规律。由于致病因子、人群特征以及自然、社会环境等多种因素综合作用的影响，疾病在不同人群、不同地区及不同时间的流行强度不同，存在状态也不完全相同。研究疾病的分布，有助于正确认识疾病的群体现象、分布规律及影响因素，有助于探讨疾病的病因，为制订疾病防治措施提供依据。

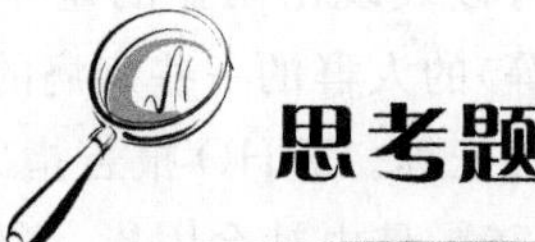

思考题

一、解释下列名词

地方性疾病、短期波动、季节性、周期性、长期趋势

二、问答题

1. 描述疾病时间分布的变化有哪几种形式？
2. 疾病人群分布的特征有哪些？

（王璐璐　李　雪）

第十三章 流行病学研究方法

第一节 观察性研究

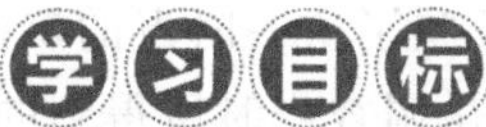

1. 掌握横断面研究、普查、抽样调查、筛检的定义。

2. 掌握病例对照研究的定义、基本原理及数据的整理和分析方法。

3. 熟悉横断面研究的目的、普查与抽样调查的优缺点、筛检试验的评价指标、病例对照研究的优点及局限性。

4. 了解横断面研究的应用和生态学研究的定义、方法、优点及局限性，以及筛检的目的和原则，病例对照研究中的偏倚及控制。

一、概述

流行病学观察性研究是指应用观察法客观地记录某些现象的现状及相关特征，所用资料可来自于日常记录或特殊调查（包括实验室检查），将资料按不同特征分组，研究一个社区人群疾病或健康状况。观察性研究包括描述性研究和分析性研究。

描述性研究（descriptive study）是指根据日常记录资料或通过特殊调查所获得的资料，通过描述疾病或健康状况的三间分布情况，找出某些因素与疾病或健康状况间的关系，提供病因线索。它既是流行病学研究工作的起点，也是其他流行病学研究方法的基础。进行描述性研究时，无需设立对照。描述性研究包括横断面研究、生态学研究、筛检。

描述性研究的基本方法是以某条件、特征或变量来分组，然后测量疾病的频率分布，如发病率、死亡率等，以及健康状态和事件分布情况。这些条件、特征或变量，在时间上可用人为的单位如年、季、月、周、日、时等分组，在地区上按不同的地区、环境等分组，人群可按年龄、性别、职业、文化程度、经济状况、民族、种族、居住条件、生活习惯与生活方式等分组。描述性研究提供了疾病或健康状态分布的情况，可作为卫生决策的参考依据，即使在病因不明的情况下，也为疾病防治提出了重点地区、时间和对象。

分析性研究（analytical study）是指选择一个特定的人群，对描述性研究提出的病因或流行因素通过分析进一步验证。通常将某一特定人群可按是否患某病分为病例组和对照组，也可按是否暴露于某因素分为暴露组和非暴露组。根据分组的不同，分析性研究可分为病例对照研究(case control study)和队列研究(cohort study)。

二、横断面研究

(一) 概念

横断面研究(cross-sectional study)是在某一特定时点(或期间)对特定范围内的人群，以个人为单位收集和描述人群的特征及疾病或健康状况。它是描述流行病学中应用最广泛的方法。

横断面研究又称横断面调查，因为所获得的描述性资料是在某一时点或在一个较短时间内收集的，所以它客观地反映了这一时点的疾病分布及人们的某些特征与疾病之间的联系。由于所收集的资料是调查当时所得到的现况资料，故又称现况研究或现况调查；又因横断面研究所用的指标主要是患病率，又称患病率调查。

(二) 研究目的

(1) 描述疾病或健康状况的三间分布。例如，对高血压进行全国性抽样调查，可以了解我国高血压的总患病率，以及高血压在各地区、城乡、年龄、性别中的分布情况。

(2) 描述某些因素或特征与疾病或健康状况的联系，确定危险因素，为分析流行病学研究提供线索。例如，在对肝硬化的现况调查中发现肝硬化人群中饮酒的比例明显高于非肝硬化人群，从而提出酗酒可能是肝硬化的危险因素。

(3) 确定高危人群。利用普查或筛检等手段，可实现“早发现、早诊断、早治疗”的目的。例如，针对麻风病进行全民普查，发现了大量早期麻风病人，通过及时进行早期治疗，对控制麻风病的流行、降低致残率起到了很大的作用。

(4) 评价疾病监测、预防接种等防治措施的效果。描述性研究可以考核防治措施的效果。在某一特定的人群中利用描述性研究方法长期进行疾病监测，可以对所监测疾病的分布规律和长期变化趋势有深刻的认识和了解。

(三) 应用

(1) 衡量一个国家或地区的卫生水平和健康状况。

(2) 用于卫生服务需求的研究。

(3) 用于社区卫生规划的制订与评估。

(4) 为卫生或检验标准的制订以及卫生行政部门的科学决策提供依据。

(四) 分类

横断面研究根据研究对象的范围可分为普查和抽样调查。

1. 普查(census)

普查是指在一定时间内将一定范围内的全部人群均作为研究对象的调查。这里的“一定时间”应该较短，若时间较长，人群中某种疾病的患病率或健康状况会出现变化，会影响普查质量。"一定范围"可以是某个单位、某个地区或者全国。

普查的优点:能够早发现、早诊断病人,寻找出全部病例,不存在抽样误差,可以全面地描述疾病的分布与特征,为疾病或健康状况的流行因素研究提供线索。

普查的缺点:工作量大,耗费人力、物力、财力,调查可能不够细致,诊断可能不够准确;调查对象多,调查时间短,容易出现重复和漏诊现象;不适用于患病率低、诊断技术复杂的疾病。

2. 抽样调查(sampling survey)

抽样调查是指通过随机抽样的方法,对特定时点、特定范围内某人群总体的一个代表性样本进行调查,来推断该人群总体某种疾病的患病率或健康状况。

抽样调查的目的是以样本统计量估计总体参数所在范围,描述某种疾病或健康状况在时间、空间和人群特征上的分布及其影响因素,衡量人群总体的健康水平,评价防治效果。

抽样调查的优点:与普查相比,抽样调查具有节省人力、物力、财力和时间的优点,工作可以做得细致。

抽样调查的缺点:比普查相比,抽样调查的设计、实施与资料比较复杂,不适用于变异较大的资料,不适用于患病率较低的疾病。

抽样方法采用随机抽样,常用随机抽样方法有单纯随机抽样、系统抽样、分层抽样、整群抽样和多级抽样。

(五)方法

横断面研究常用的方法有面访、信访、电话访问、调查问卷、体格检查和实验室检查等,以及近年来出现的网上调查等新的调查方法。

三、生态学研究

(一)概念

生态学研究(ecological study)是描述性研究的一种类型,它是以群体为观察和分析的单位,通过描述不同人群中某种因素的暴露状况与疾病的频率,研究该暴露因素与疾病之间的关系。疾病测量的指标可以是发病率、死亡率等,暴露水平也可以用一定的指标来测量,例如,各个地区人群的烟草消耗量可以从烟草局等有关部门获得。生态学研究是从许多因素中寻找病因线索的一种方法。

生态学研究与横断面研究不同,它不是以个体为单位而是以群体(如国家、城市、学校等)为单位,对疾病和健康状态资料进行收集,这是生态学研究的最基本特征。

(二)方法

1. 生态比较研究(ecological comparison study)

观察不同人群中某疾病或健康状态的分布,通过比较发病率或死亡率的差异,探索该现象产生的原因,提出病因假设。

2. 生态趋势研究(ecological trend study)

连续观察不同人群中某因素平均暴露水平的改变和(或)某种疾病的发病率、死亡率变化的关系,了解其变动趋势;通过比较暴露水平变化前后疾病频率的变化情况,来判断某因素与某疾病的联系。

(三) 优点和局限性

1. 优点

(1) 应用常规资料或现有资料(如数据库)来研究,因而节省时间、人力和物力。

(2) 可以为病因不明疾病的病因研究提供病因线索,以便深入研究。

(3) 对于人群中变异较小和个体暴露剂量无法测量的研究,生态学研究是唯一可供选择的研究方法,如空气污染与肺癌的关系。

(4) 适用于对人群干预措施的评价。

(5) 在疾病监测工作中,可用来估计某种疾病或健康状况的发展趋势。

2. 局限性

(1) 生态学谬误(ecological fallacy)是生态学研究最主要的缺点,产生的原因是生态学研究的观察和分析单位是由各个不同情况的个体集合组成的,同时存在混杂因素致使研究结果与真实情况不符。

(2) 混杂因素无法控制,例如,某地酒类的消耗量增加与该地居民冠心病的发病率不断升高,从人群中可以看出这种趋势,但并不能说明冠心病一定与喝酒有关,喝酒可能为一项混杂因素。

(3) 生态学研究中的暴露水平是群体的平均水平,不是个体的实际值,因而无法得知个体的暴露与效应(疾病或健康状况)间的关系,难以确定两变量之间的因果联系。

四、筛检

(一) 概念

筛检(screening)是运用简单、快速的试验、检查或其他方法,将健康人群中那些可能有病(或缺陷)但表面健康的人,同那些可能无病的人鉴别开来。它是从健康人群中早期发现可疑病人的一种方法,而不是对疾病作出诊断。图 13-1 为筛检流程图。

(二) 目的

(1) 通过筛检可以发现可疑病人,经过进一步的诊断和治疗,可以达到二级预防的目的,即早发现、早诊断、早治疗。

(2) 确定高危人群,并从病因学的角度采取措施,延缓疾病的发生,实现一级预防。

(3) 了解疾病的自然史,开展疾病的流行病学监测。

(三) 原则

(1) 所筛检疾病或状态应是该地当前重大的公共卫生问题,有可识别的早期临床症状或体征,经确诊后有可行的治疗方法。

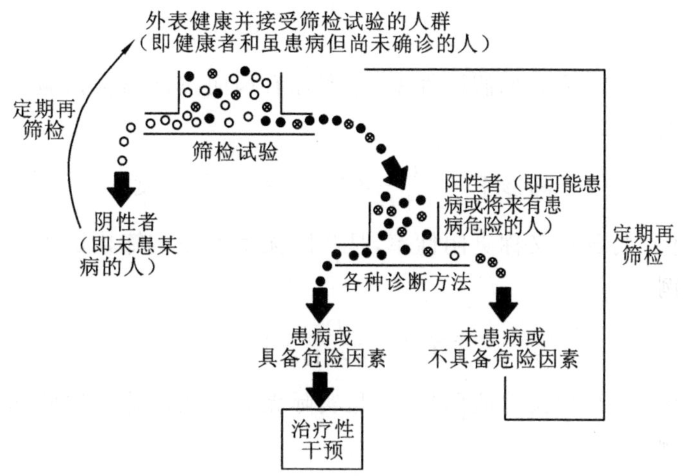

图 13-1　筛检流程图

(2) 对所筛检疾病或状态的自然史有比较清楚的了解，所筛检疾病或状态有较高的流行率。

(3) 所用筛检技术容易被群众接受，对筛检试验阳性者，能实行有效的追踪和干预，提供进一步的诊断及治疗，治疗标准有统一规定。

(4) 用于筛检的试验必须具备快速、经济、有效的特点，整个筛检、诊断与治疗具有比较高的成本-效益比，筛检计划是一个长期连续的过程。

（四）筛检试验的评价

筛检试验的评价要从真实性、可靠性和收益三个方面进行。

1. 真实性(validity)

真实性是指试验结果与实际情况符合的程度。要评价一个筛检试验的真实性，首先要确定一个“金标准”。所谓“金标准”是指当前临床医学界公认的诊断疾病的最可靠方法。使用“金标准”的目的是准确区分受试对象是否为某病病人。确定“金标准”后，将受试对象按照“金标准”分为有病组和无病组，用筛检试验把筛检结果分为阳性和阴性，将所得数据整理成如下的表格，见表 13-1。

表 13-1　筛检试验评价资料整理表

筛检试验	按“金标准”诊断		合计
	有病	无病	
阳性	真阳性 A	假阳性 B	$A+B$
阴性	假阴性 C	真阴性 D	$C+D$
合计	$A+C$	$B+D$	N

评价真实性的常用指标包括灵敏度、漏诊率、特异度、误诊率、约登指数。

(1) 灵敏度　灵敏度又称真阳性率，是实际有病而按该筛检试验标准被正确地诊断为有病的比例。

$$灵敏度=\frac{A}{A+C}\times 100\%$$

（2）漏诊率　漏诊率又称假阴性率，是实际有病而按该筛检试验标准被错误地诊断为无病的比例。

$$漏诊率=\frac{C}{A+C}\times 100\%=1-灵敏度$$

（3）特异度　特异度又称真阴性率，是实际无病而按该筛检试验标准被正确地诊断为无病的比例。

$$特异度=\frac{D}{B+D}\times 100\%$$

（4）误诊率　误诊率又称假阳性率，是实际无病而按该筛检试验标准被错误地诊断为有病的比例。

$$误诊率=\frac{B}{B+D}\times 100\%=1-特异度$$

（5）约登指数　约登指数又称正确指数，表示筛检试验发现真正的病人与非病人的总能力。

约登指数＝灵敏度＋特异度－1＝1－（漏诊率＋误诊率）

2. 可靠性(reliability)

可靠性又称信度或重复性，是指在相同条件下对同一受试对象重复试验，获得相同结果的稳定程度。

评价可靠性的常用指标有变异系数、符合率、Kappa 值。根据资料的不同类型常采用不同的指标进行评价。当试验为定量测定时，可用变异系数来表示可靠性；当试验为定性测定时，可用符合率来表示可靠性；当为评价试验的一致性分析时，可用 Kappa 值分析。

影响筛检试验可靠性评价结果的因素如下。

（1）试验对象的生物学差异　例如，同一测量者多次测量同一个人的血压，其结果会因为生理特征的变化而出现差异。测量不同个体的血压值也会有差异，此为个体间变异。

（2）观察者的差异　不同的观察者对同一个试验结果的判断不一致，同一观察者在不同时间和不同地点对同一试验结果的判断也可能不一致。

（3）试验方法或试验条件的差异　重复试验时，由于试验方法不稳定，以及测量仪器、试剂、时间、温度等试验条件变化等因素，会导致测量结果出现差异。

3. 收益(yield)

收益也称收获量，指经筛检后能使多少原来未发现的病人得到诊断和治疗。评价收益的指标有预测值、似然比、验后概率等。这里介绍反映试验收益最常用的指标——预测值。

预测值(predictive value)是评价筛检试验收益的重要指标，又称为预告值，是表示试验结果判断正确的概率。预测值分为阳性预测值和阴性预测值。

(1) 阳性预测值　阳性预测值又称预测阳性结果正确率，即在筛检试验结果中阳性人数中真阳性人数所占的比例。

$$\text{阳性预测值}=\frac{A}{A+B}\times 100\%$$

(2) 阴性预测值　阴性预测值又称预测阴性结果正确率，即在筛检试验结果中阴性人数中真阴性人数所占的比例。

$$\text{阴性预测值}=\frac{D}{C+D}\times 100\%$$

筛检试验的预测值与试验的灵敏度、特异度及受试对象中所检查疾病的患病率有关。当患病率一定时，试验的灵敏度越高，阴性预测值越高；试验的特异度越高，阳性预测值越高。灵敏度和特异度对阳性预测值的影响比阴性预测值明显。当灵敏度和特异度一定时，受检人群中所检查疾病的患病率越高，阳性预测值越高，阴性预测值越低；受检人群所检查疾病患病率越低，阳性预测值越低，阴性预测值越高。

五、病例对照研究

(一) 基本原理

病例对照研究(case-control study)是根据研究目的，将研究人群中患有某种所要研究疾病的病人作为病例组，以未患该病具有可比性的个体作为对照组，通过调查两组对象过去是否暴露于某些因素和(或)暴露程度，以比较两组的暴露率或暴露比例，进而推断该暴露因素与所研究疾病之间是否存在统计学关联。

病例对照研究是一种回顾性的、由结果推断病因的研究方法，是在疾病发生之后去追溯假定的病因因素的方法。图 13-2 为病例对照研究示意图。

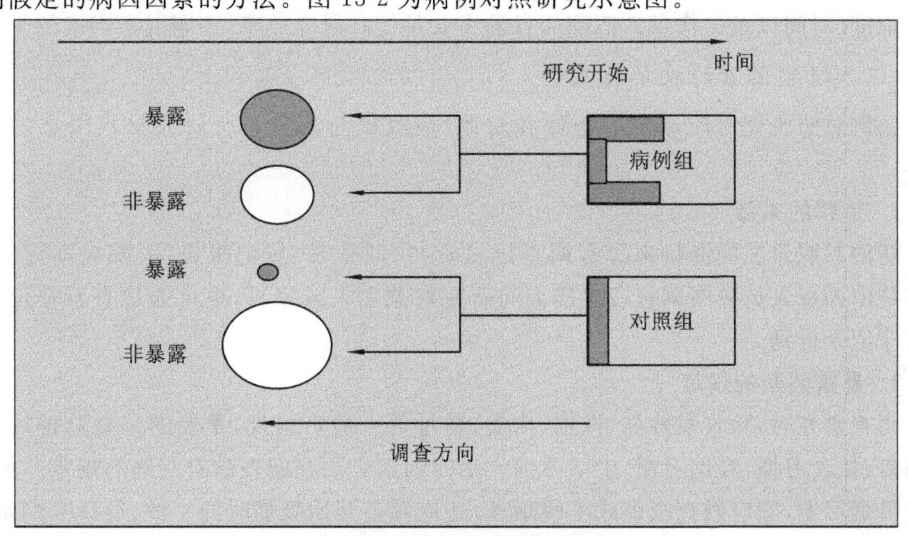

图 13-2　病例对照研究示意图

（二）研究对象的选择

1. 病例的选择

病例对照研究中的病例是指患所要研究疾病同时符合研究对象标准的人。在选择病例时，首先要明确所研究疾病的诊断标准，所有病例都要符合诊断标准。为了控制非研究因素对结果的干扰，应对研究对象的其他特征（如性别、年龄、民族等）作出规定或限制。

病例主要来源于两个方面：①来自医院，从医院中选择病例的优点是方便可行、节省费用、信息完整性和准确性好，对于罕见病有时是唯一可行的方法；缺点是有选择偏倚。②来自社区，从社区人群中选择病例时，可以利用疾病监测资料或居民健康档案选择合格的病例。对于常见病也可以通过调查（如普查、抽样调查等），从社区居民中发现该病的病例。优点是代表性较好，缺点是工作量大、难度大。

2. 对照的选择

如何选择对照是病例对照研究中至关重要的一步，应在产生病例的总体中选择对照，对照必须是未患所要研究疾病（甚至是同一系统疾病）的人，对照和病例应具有可比性。

对照主要来源于以下几个方面：①来自同一或多个医疗机构中诊断的其他病例。②来自病例的邻居或所在同一社区内的健康人或不患有该病的病人。③病例的配偶、同胞、亲戚、同学或同事等。

选择对照时主要采取匹配与非匹配两种方式。确定匹配因素时，应当根据所要研究的疾病灵活确定。进行匹配的变量应该是已知的混杂因素或有充分理由怀疑其为混杂因素，否则不应匹配。匹配的项目不能过多，如果将不起混杂作用的因素作为匹配变量进行匹配，将导致匹配过度（over-matching），不仅会丢失某些重要信息，而且会增加工作难度、时间以及工作量。匹配的目的主要是提高研究效率，控制混杂因素的干扰。

（三）研究因素的收集与测量

病例对照研究对所选定的病例和对照，应收集与测量其所研究暴露因素的信息资料。

1. 资料的来源

病例对照研究的资料来源有调查记录资料、调查表、登记报告、医院病案记录等。大多是由调查人员按照调查表直接询问研究对象本人或家属，也可通过查看登记报告或医疗记录得到。

2. 暴露因素的规定

调查研究时，除收集姓名、性别、年龄、住址等一般资料外，重要的是要取得可疑暴露因素、饮食习惯、吸烟习惯、生活习惯。暴露因素必须在调查前有明确的规定。例如，调查吸烟习惯，除应调查吸烟或不吸烟外，还应调查开始吸烟时的年龄、每日吸烟量、吸烟年数等。

3. 暴露因素的收集

进行调查时，应使用统一制订的调查表。调查表设计中应尽量减少文字记录，用数字代码的方法，便于资料的进一步整理和使用计算机。调查的项目必须包括与发病有关联的因素。

调查时为了保证收集资料的完整性，最好有记录或材料作依据。调查员应经过统一的培训，对待病例组与对照组均应同样认真，以免产生偏倚，影响所得结果。

（四）数据的整理和分析

1. 成组病例对照资料的分析

（1）数据整理　成组病例对照研究资料可按表 13-2 所示的四格表整理。

表 13-2　成组病例对照研究资料整理

暴露	病例组	对照组	合　计
有	a	b	$a+b=n_1$
无	c	d	$c+d=n_2$
合计	$a+c=m_1$	$b+d=m_2$	$a+b+c+d=N$

（2）资料分析

比较病例组和对照组的暴露比，可用四格表卡方检验公式或卡方检验校正公式（具体公式使用条件参考本书医学统计方法中卡方检验部分）。若两组差异有统计学意义，说明该暴露因素与疾病存在联系。

$$\chi^2 = \frac{(ad-bc)^2 N}{(a+b)(c+d)(a+c)(b+d)}$$

$$\chi^2 = \frac{\left(|ad-bc|-\frac{N}{2}\right)^2 \times N}{(a+b)(c+d)(a+c)(b+d)}$$

如果经过假设检验两组差异有统计学意义，需要进一步估计疾病与暴露之间的联系强度，联系强度可用比值比（odds ratio，缩写为 OR）估计。OR 是病例组中暴露人数与非暴露人数的比值除以对照组中暴露人数与非暴露人数的比值，用来反映暴露组患病的危险性是非暴露组的多少倍。OR=1 表示暴露因素与疾病无联系；OR>1 表示暴露因素与疾病存在正相关，是疾病的危险因素；OR<1 表示暴露因素与疾病存在负相关，是疾病的保护因素。

$$\text{OR} = \frac{\text{病例组的暴露比值}}{\text{对照组的暴露比值}} = \frac{a/c}{b/d} = \frac{ad}{bc}$$

前面计算的 OR 值是关联程度的一个点估计值，即用一次研究（样本人群）所计算出来的一次 OR 值。进一步估计总体 OR 的范围，需要用 Miettinen 法，一般选 95%可信区间，根据可信区间是否包括 1 来推断暴露因素与疾病间关联强度的可靠性。如果可信区间不包括 1，则 OR 在与可信区间相同的概率水平有显著意义，可以认为研究因素是研究疾病的危险因素或保护因素；如果可信区间包括 1，则研究因素与所研究疾病无联系。

$$\text{OR 值的 95\% 可信区间} = \text{OR}^{(1 \pm 1.96/\sqrt{\chi^2})}$$

例 13-1 某地进行了一项食管癌危险因素的病例对照研究，共调查 435 例病例，对照 451 例。调查结果见表 13-3，问根据上述资料能否判断吸烟与食管癌有联系，并估计其联系强度的大小。

表 13-3 食管癌与对照的吸烟史比较

	食管癌	对照组	合计
吸烟	309(a)	208(b)	517(n_1)
不吸烟	126(c)	243(d)	369(n_2)
合计	435(m_1)	451(m_2)	886(N)

$$\chi^2 = \frac{\left(|ad - bc| - \frac{N}{2}\right)^2 \times N}{(a+b)(c+d)(a+c)(b+d)} = \frac{\left(|309 \times 243 - 208 \times 126| - \frac{886}{2}\right)^2 \times 886}{435 \times 451 \times 517 \times 369}$$
$$= 55.5$$

$$\text{OR} = \frac{ad}{bc} = \frac{309 \times 243}{208 \times 126} = 2.87$$

$$\text{OR}^{(1 \pm 1.96/\sqrt{\chi^2})} = (2.18, 3.78)$$

$\chi^2 = 55.5$，查卡方界值表得 $P < 0.01$，且 OR 值的 95% 可信区间为(2.18，3.78)不包括 1，说明食管癌与吸烟有关联；OR＝2.87，说明吸烟者患食管癌的危险性是不吸烟者的 2.87 倍，吸烟可能是食管癌的危险因素。

2. 配对病例对照资料的分析

(1) 数据整理 根据每一个病例与其对照构成的每个对子的暴露情况，将资料整理为表 13-4 所示形式。

表 13-4 配对病例对照研究资料整理表

对照	病例		合计
	暴露	未暴露	
暴露	a	b	$a+b$
未暴露	c	d	$c+d$
对子数	$a+c$	$b+d$	N

(2) 资料分析

显著性检验采用配对四格表卡方检验公式或卡方检验校正公式。

$$\chi^2 = \frac{(b-c)^2}{b+c}$$

$b+c<40$ 时用校正公式：

$$\chi^2 = \frac{(|b-c|-1)^2}{b+c}$$

联系强度可用比值比：

$$OR = \frac{c}{b}$$

OR 的可信区间：

$$OR 值的 95\% 可信区间 = OR^{(1 \pm 1.96/\sqrt{\chi^2})}$$

例 13-2 一项研究妊娠前三个月内孕妇风疹与新生儿发生畸形关系的病例对照研究，共调查病例（新生儿发生畸形）40 人，每个病例设置一名对照，分别了解母亲在孕期前三个月内是否患风疹，结果见表 13-5，请对资料进行分析。

表 13-5 妊娠前 3 个月内孕妇风疹与新生儿发生畸形关系的病例对照研究结果

对照	病例		合计
	感染风疹	未感染风疹	
感染风疹	4(a)	6(b)	10($a+b$)
未感染风疹	24(c)	34(d)	58($c+d$)
合计	28($a+c$)	40($b+d$)	68($a+b+c+d$)

$$\chi^2 = \frac{(|6-24|-1)^2}{6+24} = 9.63$$

$$OR = \frac{24}{6} = 4.00$$

$$OR^{(1 \pm 1.96/\sqrt{\chi^2})} = 4.00^{(1 \pm 1.96/\sqrt{9.63})} = (1.66, 9.60)$$

结论：$\chi^2 = 9.63$，查卡方界值表得 $P < 0.01$，且 OR 值的 95% 可信区间为（1.66，9.60）不包括 1，说明新生儿畸形与妊娠前三个月内孕妇风疹有关联；OR＝4.00，说明妊娠前三个月内孕妇患风疹的新生儿发生畸形的危险性是无风疹史的 4 倍，说明妊娠前三个月内孕妇患风疹可能是新生儿发生畸形的危险因素。

（五）常见偏倚及其控制

偏倚（bias）是指在研究设计、实施、分析和解释阶段所出现的系统误差。偏倚一旦产生很难弥补，重在预防。病例对照研究中的偏倚有三种类型，选择偏倚、信息偏倚和混杂偏倚。

1. 选择偏倚（selection bias）

选择偏倚指由于选入的研究对象与未选入的研究对象在某些特征上存在差异，排除或过分代表了某一个类型的个体，使研究的病例或对照不能代表有关人群。不同类型（就研究的暴露、结局特征而言）的个体入选研究的概率不同，从而引入了误差，这种偏倚称选择偏倚。选择偏倚常发生于研究的设计阶段，控制方法是进行科学严密的设计。在选择研究对象时尽量选择新发病例，尽可能在多个医疗单位选择一定期间内连续观察的某种疾病的全部病例或减少随机样本，在与病例相同的多个医院选择多种疾病对照或在人群中选择对照。

2. 信息偏倚(information bias)

信息偏倚又称测量偏倚或观察偏倚。常见的有回忆偏倚和调查偏倚。

回忆偏倚(recall bias)是由于被调查者在回忆过去的暴露史或既往史时,记忆不准确或不完整而造成系统误差引起的偏倚。其控制方法为选择不容易被人们所忘记的重要指标进行调查,并重视问卷的提问方式和调查技巧。

调查偏倚(investigation bias)来自于调查对象或调查者。调查者的询问方式(如方法、态度、深度、广度等)、调查环境与条件的不同等原因都可以产生调查偏倚。其控制方法为选择合适的人选参加调查,在调查前进行技术培训、做好复查等。

3. 混杂偏倚(confounding bias)

混杂偏倚是由于混杂因素的影响,歪曲了所研究的暴露因素与疾病的联系。年龄、性别和许多疾病及许多暴露因素都有联系,所以是最常见的混杂因素。例如,吸烟与肺癌关系的研究中,年龄是一项混杂因素,因为年龄与吸烟有联系,而且年龄是肺癌的危险因素。所以年龄因素会歪曲吸烟对肺癌的影响。控制混杂偏倚的方法是在设计时限制研究对象的入选条件,应用匹配的方法对混杂因素进行控制。

(六)病例对照研究的优点与缺点

1. 优点

病例对照研究不需要太多的研究对象,样本量小,特别适用于少见病、罕见病的研究;省力、省钱、省时间,并且容易组织实施;可同时研究多个因素与某种疾病的联系。

2. 缺点

不适用于研究暴露比例很低的因素,因为需要很大的样本量;容易产生各种偏倚,尤其无法避免回忆偏倚和选择偏倚;不能判断暴露与疾病的时间先后顺序,无法得出因果联系的结论;不能计算疾病的发病率、死亡率等,只能估计相对危险度。

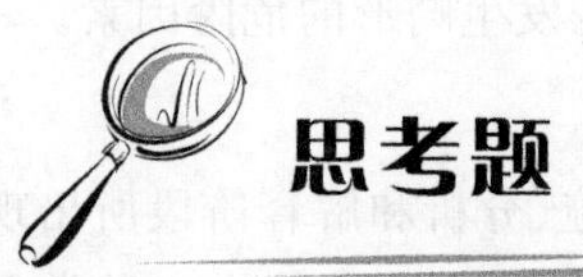

思考题

一、解释下列名词

横断面研究、普查、抽样调查、筛检、病例对照研究

二、问答题

1. 普查与抽样调查各有哪些优缺点?
2. 筛检试验从哪几个方面进行评价?评价真实性的指标有哪些?
3. 病例对照研究的优点与缺点分别是什么?
4. 病例对照研究中有哪些偏倚?

第二节　实验性研究

1. 掌握实验性研究的定义和基本特点、单盲和双盲的定义。

2. 熟悉实验性研究设计的基本原则与内容，包括研究对象的选择原则、实验现场的确定、样本量的估计、随机化分组、对照的设立及盲法的应用。

3. 了解实验性研究的主要类型、资料的收集与分析过程、实验效果的评价指标。

一、概述

实验性研究(experimental study)是指将研究人群随机分为实验组和对照组，研究者向实验组施加某种干预措施，而对照组不施加这种干预措施，然后随访观察一段时间，比较两组人群之间效应的差别，从而判断该干预措施效果的一种方法。

实验性研究里的干预措施是指人为加入或去除某种因素，例如，为了评价疫苗对某种疾病的预防效果，让实验组接种该疫苗而对照组不接种，最后比较两组的发病情况，从而对该疫苗的预防效果进行评价。

实验性研究不同于描述性研究，它是实验法而非观察法，它可以对研究人群人为地施加干预措施，研究人群的分组完全是按照随机化的原则来确定的，并且实验是在严格控制的条件下进行的。因此，提高了结果的可比性，减少了误差。

根据研究目的及研究对象的性质不同，实验性研究一般分为两种类型，即临床试验(clinical trial)和社区试验(community trial)。临床试验是以患病人群为研究对象，社区试验是以某社区人群整体为研究对象。

二、实验设计的基本原则与内容

(一) 明确研究目的

明确研究目的就是明确研究要解决的问题，这是设计的核心和依据。研究目的会影响研究对象及实验方法的选择。通常一次实验只解决一个问题。实验研究是由研究因素、研究对象和实验效应三个基本要素构成的。

(二) 确定研究因素和实验效应

研究因素是根据研究目的而施加的某种干预措施。在确定研究因素时要保持其性质、强度、施加的方法等在整个实验过程中始终保持不变。同时还应找出非研究因素，因为非研究因素可能会导致研究结果的误差。在设计的过程中，要尽量设法消除非研究因素带来的影响，以免影响实验结果的评价。

实验效应是研究因素作用于研究对象的反应，这种效应是通过观察指标显示出来的。观察指标应反映出研究因素的效应，也就是指标的特异性。同时，还要考虑观察指标的真实性、可靠性和可行性。

（三）明确研究对象

研究对象是指符合研究对象入选标准的人群，是实验研究的一项基本要素。研究对象的选择应根据研究目的制订出严格的选入和排除标准，应遵循以下主要原则。

(1) 选择干预措施有效的人群。进行临床试验时，应使用统一、公认的诊断和排除标准。

(2) 选择预期发生率较高的人群。例如，为了评价疫苗的预防效果，应选择在疾病高发的人群中进行实验。

(3) 选择干预措施对其有益或至少无害的人群。例如，新药在进行临床试验时，应排除老人、儿童、孕妇，因这些人容易发生不良反应。

(4) 选择依从性好、乐于接受的人群。依从性是指研究对象能服从实验安排，并且能坚持实验。若研究对象不能遵守实验规则或中途退出实验，将会给实验结果带来偏倚。

（四）确定实验现场

根据不同的实验目的，选择相应的实验现场。在选择时，应注意如下原则。

(1) 实验现场人口相对稳定，流动性小，研究对象的数量要足够。

(2) 所研究的疾病在该地区有较高且稳定的发病率。

(3) 评价疫苗的免疫效果时，应选择在近期内未发生该病流行的地区。

(4) 实验地区有较好的医疗卫生条件，诊断水平较好。

(5) 实验现场的当地领导重视，群众愿意合作。

（五）样本量的确定

从符合研究对象标准的人群中随机抽取的部分研究对象组成了样本，样本中研究对象的数量即样本量。样本量过小，会降低研究结果的可靠性与精确性；样本量过大，会浪费人力、物力和时间。因此，在设计时，就应估计出一个合适的样本。

样本量大小受以下几个因素的影响。

(1) 干预措施实施前、后观察指标在人群中发生的频率。干预前人群中的发生率越高，所需样本量越小；干预后效果越好，所需样本量越小。

(2) 研究结束时两组比较的指标之间的差值。差值越大，所需的样本量越小，反之则越大。

(3) 显著性水平 α 和把握度 $1-\beta$。α 和 β 越小，所需样本量越大。

(4) 单侧检验或双侧检验。单侧检验比双侧检验所需样本量小。

（六）研究对象的随机化分组

随机化分组是指将样本中的研究对象随机分配到实验组与对照组中去。这是实验研究必须遵循的重要原则之一。通过随机化分组可以使每个研究对象有同等的机会进入实验组或对照组，因而可以减少已知或未知的非研究因素对两组结果的影响，提高了可比性，也是控制或消除选择偏倚和混杂偏倚的手段之一。分组时，一般要求两组的例数相等或相近。常用的随机化分组方式如下。

1. 简单随机分组(simple randomization)

将研究对象以个体为单位，采用掷硬币、抽签或随机数字表等简单方法进行分组。该方法的优点是简单易行、随时可用，不需要专门工具。其缺点是要求在随机分组前抄录全部研究对象的名单并编号。研究对象数量大时，工作量大，有时难以做到。

将 10 名研究对象随机分配到甲(实验组)、乙(对照组)两组，先将研究对象编号，然后从随机排列表中任选一行数字，取个位数字后，排列如表 13-6 所示。

表 13-6 随机数字排列示意表

研究对象编号	1	2	3	4	5	6	7	8	9	10
随机数字	6	1	5	4	0	7	8	3	9	2
所属组别	甲	乙	乙	甲	甲	乙	甲	乙	乙	甲

结果编号为 1、4、5、7、10 的研究对象进入甲组，其余的进入乙组，且两组的例数相同。

2. 分层随机分组(stratified randomization)

根据研究目的，按照研究对象的特征，将研究对象按照某些可能影响研究结果的因素(如年龄、性别、病情、病程等)进行分层，然后将每层内的研究对象再按照简单随机分组的方法分到实验组与对照组中去。分层可以增加组间均衡性，提高实验效率，但是需要注意，只有对研究因素有影响的那些非研究因素(如年龄、性别等)才需列为分层因素。

3. 整群随机分组(cluster randomization)

整群随机分组是将研究对象按照社区或团体(如家庭、学校、单位、社区等)为单位进行随机分组。优点是在实际工作中容易为群众接受，抽样和调查比较方便，节约人力、物力。需要注意的是两组资料要有可比性。

4. 区组随机分组(block randomization)

当研究对象的人数较少，而影响实验结果的因素较多时，采用此方法进行分组。方法是根据受试对象的某个特征，将其分成内含相等例数的若干区组，然后再将每个区组内的研究对象随机分配至不同组别。

(七) 设立对照

设立对照是实验研究中必须遵循的一项原则，只有通过比较才能验证干预措施作用的有无及其大小。设立对照是比较的基础，也是排除非研究因素对结果影响的一种有效措施，从而可以科学地反应干预措施的效果。在设立对照的过程中除了干预措施之外，其他能影响结果的条件如年龄、性别、病情、病程等，对照组应与实验组尽可能一致。

设立对照的方式有以下几种：

(1) 安慰剂对照　安慰剂(placebo)通常用乳糖、淀粉、生理盐水等制成，不加任何有效成分，但外形、颜色、大小、味道与试验药物相同或相近。在所研究的疾病目前尚无有效的治疗药物或使用安慰剂后对研究对象的病情或预后没有影响时才可以使用。

(2) 标准方法对照　标准方法对照是以现行最有效或临床上最常用的药物或治疗方法作为对照，进而比较新药或新疗法与现有药物或疗法的效果。

(3) 交叉对照　交叉对照是指在实验过程中将研究对象随机分为两组，在第一阶段，一组人群给予干预措施，另一组人群为对照组，干预措施结束后，两组对换实验。这种对照必须是第一阶段的干预一定不能对第二阶段的干预效应有影响。

(4) 自身对照　即实验前后以同一人群作对比。

(八) 盲法的应用

在流行病学实验研究中，如果研究对象知道自己是处于实验组或对照组，或者研究者知道研究对象的分组情况，可能会由于主观因素的影响而造成偏倚。为了控制这种偏倚可以采用盲法(blinding)，根据盲法程度分为以下几种。

1. 单盲(single blind)

在实验中，研究对象不知道自己是实验组还是对照组，因而可以避免来自这方面的偏倚；而实验的研究者了解分组情况，这可以使研究对象的安全得到保障，但无法避免研究者方面带来的偏倚。

2. 双盲(double blind)

双盲是指研究对象和实验的研究者均不知道实验的分组情况和接受措施的具体内容，因而可以避免来自这两者主观因素的干扰。但这种盲法方法复杂、较难实行，因此，采用这种盲法时，需要有缜密的安排及严格的监督、管理措施。

3. 三盲(triple blind)

三盲是指研究对象、实验的研究者、资料分析者均不知道分组和采取干预的情况。从理论上讲，这种方法可以消除来自实验各方主观因素的影响，但由于实施过程非常复杂、困难，在实际中很难实现。

三、资料的收集与分析

实验资料的收集与分析是整个实验研究过程中的重要阶段之一。收集资料前应根据研究目的设计不同的调查表，在实施过程中仔细记录调查表中的各项内容。收集资料的方法有面访法、信访法或电话访问法。然后，将收集到的数据进行清理、核对，并进行适当地归纳、整理。最后，对资料进行分析处理，得出结论。

(一) 防止偏倚

在整个实验过程中每一阶段均可能产生偏倚，应该注意下列问题。

1. 排除(exclusion)

在随机分组前,先对研究对象进行筛查,排除那些对干预措施有禁忌、以后可能无法追踪或失访、拒绝参加实验等不符合标准的研究对象。经过排除后,可减少偏倚,但同时可能导致研究结果的外推受到限制。

2. 退出(withdrawal)

退出是指研究对象被随机分配后,在实验过程中由于各种原因从实验组或对照组退出。退出不仅会造成原定的样本量不足,使实验研究的效能降低,而且由于实验组与对照组的研究对象退出的数量可能不相等,由此造成的偏倚将使研究的效能进一步降低。退出的常见原因如下。

(1) 不合格(ineligibility) 不合格是指在研究开始前研究对象未被发现问题,但实验开始后一些研究对象由于种种原因不符合标准,于是退出。

(2) 不依从(noncompliance) 不依从是指研究对象在被分入实验组或对照组后,不遵守规定的实验要求。

(3) 失访(loss of follow up) 失访是指在实验过程中,研究对象可能迁出或因为与本病无关的其他原因死亡等。

为了减少退出的发生,在随机分组前就要严格控制研究对象的选择标准。对研究对象进行宣传教育,使其明确实验目的、意义,以取得研究对象的支持与合作。同时要注意设计的合理性,实验期限不宜过长,干预措施应尽量简化。在资料分析时,还要考虑两组退出程度及退出原因不同是否会影响研究结果。

(二) 实验效果的评价指标

评价实验效果的指标应根据实验目的及研究内容的具体性质来选择,应尽可能选用客观的定量指标,同时所选指标要易于观察和测量,容易被受试者所接受。

评价治疗措施效果的主要指标有有效率、治愈率、病死率、生存率等;评价预防措施效果的主要指标有保护率、抗体阳性率、效果指数等。

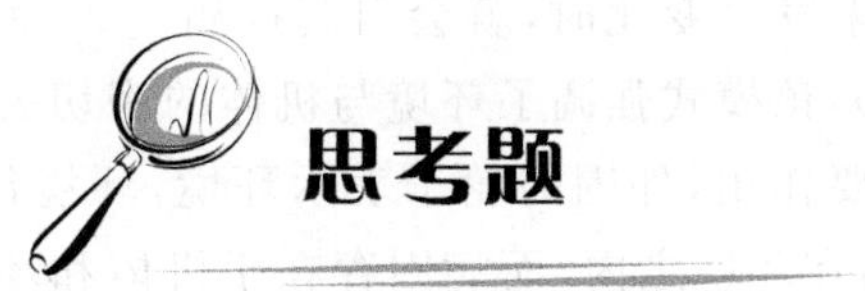

一、解释下列名词

实验性研究、单盲、双盲

二、问答题

1. 实验性研究中确定实验现场时应遵循哪些原则?
2. 实验性研究中设立对照的方式有哪几种?

3. 实验性研究中常用的随机化分组方式有哪几种？

第三节　病因性研究

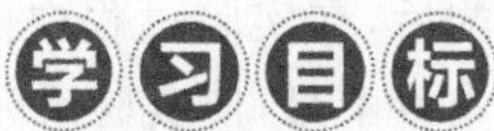

1. 掌握流行病学病因的定义、Mill 准则的内容、因果关联的判断标准。
2. 熟悉病因的分类、病因研究的方法。
3. 了解病因概念的发展过程、病因推导的过程。

一、病因概念

（一）病因概念的发展

流行病学研究的目的之一就是制订预防、控制和消灭疾病及促进健康的策略与措施，要想实现这一目的就要了解疾病产生的原因，这样才能采取相应的干预策略和措施，从而有效地预防和控制疾病。

随着人类社会及科学的发展和进步，人们对病因的认识也有了深入和发展。最初的唯心主义者认为疾病发生的原因是来自鬼神、上帝和天意。公元前 5 世纪，我国祖先即创立了阴阳五行学说，提出疾病的发生与外界物质——金、木、水、火、土有关，这是朴素唯物主义的病因观点。19 世纪，生物学病因开始萌芽，德国学者 Robert Koch 提出了疾病是由“活的传染物”——微生物感染所引起的，不同的微生物可引起不同的疾病。从 19 世纪末期至 20 世纪中期，病因的三角模式逐渐发展成熟(图 13-3)。该模式认为，疾病发生的三要素为病原、环境和宿主，只有当三要素处于相对平衡的状态时，人体才能保持健康；其中一个要素发生变化时，就会引起疾病。20 世纪 80 年代，人们提出了疾病的轮状模式(图 13-4)，该模式强调了环境与机体的密切关系。宿主占据轮轴的位置，其中的遗传物质有重要作用，外围的轮子表示环境，环境包括生物、物质(物理、化学)和社会环境，机体生活在环境之内，而病因存在于机体和环境之中。这种模式更有利于疾病病因的探讨及疾病的防治。

约翰霍普金斯大学的流行病学教授 Lilienfeld 从流行病学角度给出了病因的定义，即那些能使人群发病概率升高的因素，就可认为是病因，其中某个或多个因素不存在时，人群发病概率就会下降。流行病学中的病因广义上来讲泛指那些能够使人群发病概率升高的因素，又称为危险因素。

（二）病因的分类

根据现代流行病学的病因论观点，可将病因分为以下两种。

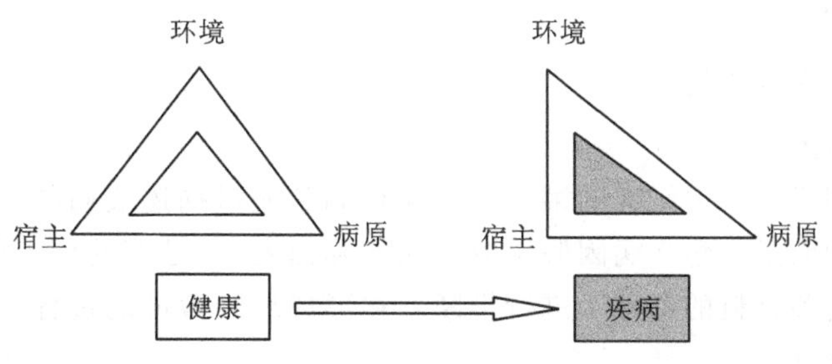

图 13-3 流行病学三角模型

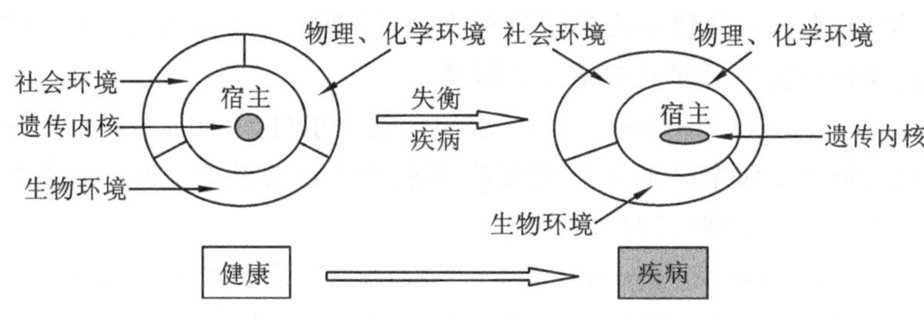

图 13-4 疾病的轮状模式

1. 必要病因(necessary cause)

必要病因是指发生某疾病必不可少的因素,即如果缺乏该因素,该疾病就不会发生。例如,结核杆菌是结核病的必要病因,如果没有感染结核杆菌就不会发生结核病。

2. 促成病因(contributory cause)

促成病因是指某因素的存在可能导致某病发生的概率增加,但该病发生时并非一定具有该因素,则该因素称为促成病因。例如,所有的结核病病人都一定感染了结核杆菌,结核杆菌感染是结核病的必要病因,但并非所有感染结核杆菌的人都一定发生结核病。其他因素如宿主的免疫状况、身体状况、心情、生活方式等都会影响该病的发生。因此,除了必要病因外,其他任何能引起发病概率增加的因素都可以认为是促成病因。

二、病因研究方法

(一) 临床研究

临床医生在日常工作中经常可以发现不明原因的疾病,通过观察、研究和分析,联系疾病的临床特征及病人的某些暴露特征,可以为病因研究提供有价值的线索。对病因的临床研究还处于病因研究的初级阶段,但目前循证医学、临床病因学的快速发展为临床研究提供了更有效的手段。

(二) 实验研究

这里所指的实验研究是基础医学实验研究,它是病因研究的重要方法。实验研究的方法和手段繁多,一般可根据已提出的病因假设选择适宜的方法。实验研究能阐明病因作用的机制,动物实验研究对病因假设有验证作用,因此实验研究在病因研究中有非常重要的作用。

（三）流行病学研究

1. 建立病因假说

建立病因假说是病因研究的第一步。流行病学通过描述疾病的三间分布，进而发现与疾病有关的因素。建立病因假说应该从实际出发，在已有的调查资料及对疾病自然史的了解和有关资料的基础上进行推断。在形成病因假说的过程中，主要应用 Mill 准则进行归纳推理。

(1) 求同法(method of agreement)　求同法是在相同事件(如患同种疾病)中寻找共同因素。例如，在一次食物中毒的暴发调查中，发现所有中毒者都在短期内吃过某种食物，则该食物就可能是引起此次暴发的因素。

(2) 求异法(method of difference)　求异法是在事件发生的不同情况中寻找不同的线索。例如，肺癌发病率高的人群与发病率低的人群相比较，两个人群的吸烟率不同，据此提出吸烟可能是肺癌的病因假说。

(3) 共变法(method of concomitant variation)　当某因素出现的频率或强度发生变化时，某疾病发生的频率与强度也随之变化，则该因素很可能是该病的病因。例如，某地出现散发性脑炎，经调查发现这种散发性脑炎的发生率与当地某种驱虫药的销量一致。据此提出这种驱虫药可能与这种脑炎有关。

(4) 类比法(method of analogy)　已知一种疾病的病因已经清楚，另一种疾病的病因尚不清楚，当两种疾病的分布相似时，可以据此推测这两种疾病的病因可能一致。例如，已有研究表明黄热病是一种由埃及伊蚊传播的疾病，通过调查发现非洲的某种淋巴瘤的分布与黄热病的分布相似，据此推测此种淋巴瘤与黄热病有相同的病因，也可能是一种由埃及伊蚊传播的疾病。

(5) 排除法(method of exclusion)　在流行病学调查与研究中，当病因线索较多时，常用排除法进行逻辑推理，通过缩小研究的范围来形成假设。

在病因假说的逻辑推理过程中，要注意上述方法的灵活使用，同时要注意结合生物学、医学等相关学科的知识与经验。

2. 检验病因假说

病因假说建立以后，需要运用流行病学分析性研究对病因假说进行进一步的验证。常用的分析性研究有病例对照研究和队列研究两种。

3. 证实病因假说

通过分析性研究对病因假说进行检验后，可以通过实验性研究进行验证。

三、病因推导

（一）排除虚假关联和间接关联

1. 虚假关联

在研究过程中，由于各种系统误差即偏倚的存在，可能导致所研究疾病与某因素之间出现了虚假的关联，这样的研究结果并不真实，因而不存在因果关联。因此，病因研究中对于结果的判断要仔细分析整个研究设计、实施和分析的过程，了解是否有偏倚存在。如果怀疑有偏倚存在，则应尽可能进行调整和控制。只有在各种可能偏倚都得到了有效控制的前提下，才能排除虚假关联的可能性。

2. 间接关联

间接关联是指两事件之间本来不存在统计学上的关联，但由于两事件的发生都与另外某个因素有关，从而导致两事件存在统计学上的关联，但是这种关联并不是因果关联。例如，吸烟是肺癌的危险因素，同时吸烟也是高血压的危险因素，从而导致肺癌与高血压存在统计学上的关联。这是一种由混杂因素（吸烟）产生的关联，即高血压与肺癌并不存在因果关系。

只有排除了虚假关联和间接关联后，两事件间的关联才有可能是因果关联，才能进行危险因素与疾病的病因推导。

（二）因果关联的判断标准

1. 关联的时间性

因果关联中，有因才有果。"因"一定先于"果"，这在病因判断中是必需的。在流行病学的研究方法中，在确定前因后果的时间顺序上，队列研究和实验研究中比较容易判断，而病例对照研究或横断面研究中则常难以判断。

2. 关联的强度

关联的强度是两事件发生频率的相对比。关联强度常用相对危险度（RR）或比值比（OR）进行评价。如果某因素与某疾病的关联强度越大，则间接关联和虚假关联的可能性越小，错误推断的可能性就越小，成为因果关联的可能性越大。但是并非弱的关联就一定不是病因，只是这时需要慎重考虑偏倚或混杂作用的可能性，进行合适的因果判断。

3. 关联的可重复性

可重复性是指不同的研究学者在不同地区、不同时间，针对不同人群应用不同的研究方法进行研究均可获得相同的结果。重复出现的次数越多，因果推断越具有说服力。例如，在世界范围内进行吸烟与肺癌关系的流行病学研究，结果发现在各地的研究结果均相似。

4. 剂量反应关系

随着某因素暴露剂量的增加，人群中发生某疾病的危险性随之增加，因果联系的强度增大，则认为该因素与该疾病间存在剂量反应关系。这时该因果关系成立的可能性就较大。关于吸烟与肺癌的研究中，结果表明如果平均每天吸烟量增加，发生肺癌的危险性越大，吸烟与肺癌呈现出明显的剂量反应关系。但是应注意，当不存在剂量反应关系时，不能否认因果关系的存在。

5. 关联的一致性

关联的一致性是指某病的可疑因素与所研究的疾病在时间、空间和人群中的分布相符合。例如,烟草在世界各国的消费量分布与肺癌的死亡率分布一致。

6. 关联的合理性

合理性是指某可疑因素与某种疾病的关联,应当能用现代医学理论进行解释,至少不应当矛盾。例如,吸烟与肺癌的因果关联,与已经被证实的研究结论"香烟或焦油中有苯并芘、一氧化碳等物质,而这些物质有强致癌性"相吻合。但是由于现有的知识理论无法避免会有局限性,因此,看似不合理的因果关系也不一定不成立。

7. 实验证据

在因果关系的判断中,如果有相应的实验证据支持,可以提高判断的说服力。例如,为了验证碘缺乏与甲状腺肿的因果关系,进行流行病学实验性研究。实验组的受试对象食用加碘食盐,对照组的受试对象食用非加碘食盐,经过一段时间后比较两组实验对象的甲状腺肿发生率,对照组明显高于实验组,说明碘缺乏与甲状腺肿之间存在因果关联。

8. 关联的特异性

严格上来讲,特异性是指病因与疾病有严格的对应关系,即特定因素只能引起特定疾病,该疾病只能由该因素引起。这种严格的特异性多见于传染病,而对大多数慢性病而言,特异性并不明显。当关联具有特异性时,认为因果联系成立的可能性较大,但当关联不存在特异性时,不能因此而排除存在因果联系。

在因果联系的判断过程中,没有具体明确的参考标准。上述 8 条原则中,关联的时间性是必需满足的条件,关联的强度、关联的可重复性及剂量反应关系有非常重要的意义,其他原则可作为判断病因时的参考。在因果关系的判断中,应当尽可能多地掌握流行病学证据,联系相关学科知识,结合上述标准进行综合考虑,再慎重地作出因果关系的结论。

知识链接

Mill 准则

Mill 准则主要应用于分析流行病学研究的比较推理,其创始者穆勒(Mill)是试图将因果推理的原则加以系统化的第一人,他提出科学研究四法,后人将同异并用法单列,即科学实验五法:求同法、差异法、同异并用法、共变法和剩余法。Mill 准则原本是用于能控制干扰条件的实验类型,以及假定原因为确定性的必要或充分条件。因此,对于观察性研究或非确定性条件,Mill 准则需要控制混杂因素或做概率性推广。如果病因假说清单没有包括真实的病因,Mill 准则就不能提供任何帮助。

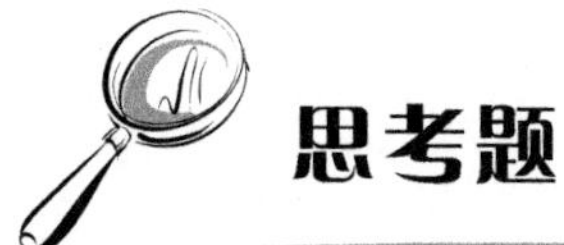

思考题

一、解释下列名词

病因

二、问答题

1. 根据现代流行病学的病因论观点，可将病因分为哪几类？
2. 简述 Mill 准则。
3. 因果关联的判断标准有哪些？

（王璐璐　李　雪）

第五篇

医学统计方法

第十四章 医学统计方法

第一节 概　　述

学习目标

1. 掌握统计学的基本概念:同质与变异、总体与样本、参数与统计量。
2. 掌握统计资料的类型以及统计工作的基本步骤。
3. 熟悉医学统计资料的主要来源以及统计资料的整理过程。
4. 了解学习医学统计学的意义。

一、统计学的基本概念与意义

(一) 统计学的意义

统计学(statistics)是运用概率论与数理统计的原理和方法研究数字资料的收集、整理、分析与推断,从而揭示事物内在客观规律的一门学科。医学统计学(medical statistics)是运用统计学的原理和方法,研究医学科研中有关数据的收集、整理和分析的一门学科。预防医学研究的对象主要是人及与人的健康有关的各种因素。生物现象往往存在着变异,例如,同一地区、相同年龄和性别的健康人,他们的身高、体重、血压、体温、红细胞、白细胞等数值都会有所不同。这些变异既有内在规律,又受到偶然因素的影响。通过运用统计学方法可以透过偶然现象来分析事物的内在规律性。作为医学生,学习和掌握一定的统计学知识具有重要意义。

(二) 统计学的基本概念

1. 同质与变异

同质(homogeneity)是指观察单位所受的影响因素相同。但在医学研究中,观察单位所受的影响因素(如遗传、营养等)往往是难以控制的,甚至是未知的。所以,在统计学中常将同质理解为对研究指标影响较大的、可以控制的主要因素尽可能相同。例如,研究儿童的身高时,要求性别、年龄、民族、地区等影响身高较大的、易控制的因素要相同,而不易控制的遗传、营养等影响因素可以忽略。

同质基础上的个体差异称为变异(variation),如一组同年龄、同性别、同民族、同地区健康儿童的身高、体重各不相同。变异是在同质的基础之上的个体差异,前提为同质。变异是绝对的,同质是相对的。统计学研究的任务就是在同质分组的基础上,通过对个体变异的研究,透过偶然现象反映同质事物的本质特征和规律。

2. 总体与样本

总体(population)是根据研究目的确定的同质观察单位的全体。确切来说,就是同质的所有观察单位某种观察值的集合。例如,要研究某省 2002 年 7 岁健康男孩的身高,那么,观察对象是该省 2002 年的 7 岁健康男孩,观察单位是每个 7 岁健康男孩,观察值(变量值)是身高测量值,则某省 2002 年全体 7 岁健康男孩的身高值构成一个总体。这里的总体包括的观察单位是有限的,并且有明确的时间和空间范围,这类总体称为有限总体。当总体是抽象的,观察单位数是无限的,并且无时间和空间的限制时,这类总体称为无限总体。如:研究某药对高血压的治疗效果,该总体的同质基础是高血压病人,同用某药治疗。该总体应包括用该药治疗的所有高血压病人的治疗效果,没有时间和空间范围的限制,因而观察单位数是无限的,该总体为无限总体。

医学研究中,多数的总体是无限的,直接研究无限总体是不可能的,即使对于有限总体,当观察对象过多时,直接进行研究也是不现实的。实际研究中,我们往往从总体中随机抽取有代表性的一部分观察单位进行研究,来推断总体的特征。样本(sample)是从总体中随机抽取的部分观察对象的某项变量值的集合。抽样必须遵循随机化原则,即保证总体中每一个体都有均等的机会被抽取。

3. 参数与统计量

统计学中把总体的指标统称为参数(parameter),用希腊字母表示,如总体均数 μ、总体率 π、总体标准差 σ 等。由样本计算得到的相应的总体指标称为统计量(statistic),用拉丁字母表示,如样本均数 $\overline{X}$、样本率 p、样本标准差 S 等。统计学研究的目的就是要用样本统计量来估计总体参数,即统计推断。

4. 误差

统计上所说的误差泛指测量值与真值之差,样本指标与总体指标之差,主要有三种,即系统误差、随机测量误差、抽样误差。

(1) 系统误差　在资料的收集过程中,由于仪器不准确、标准不规范等原因,造成观察结果呈倾向性的偏大或偏小,这种误差称为系统误差(systematic error)。系统误差会直接影响资料的准确性,应通过实验设计和技术措施加以消除或控制。

(2) 随机测量误差　在资料的收集过程中,由于非人为的偶然因素,对于同一样本多次测定结果不完全一样,结果有时偏大有时偏小,没有倾向性,这种误差称为随机测量误差(random error of measurement)。随机测量误差不可避免,但应通过改进测定方法,提高操作者的熟练程度使随机测量误差控制在允许的范围内。

(3) 抽样误差　在抽样的过程中,由于总体中的个体之间存在变异,使得样本指标与总体指标不一定相等。从同一总体中随机抽取的多个例数相同的样本,其指标也各不相等。这种由随机抽样所引起的样本统计量与总体参数的差异称为抽样误差(sampling error)。抽样误差是不可避免的。

知识链接

随机抽样方法

1. 单纯随机抽样　单纯随机抽样是以完全随机的方法抽取一部分个体组成样本的抽样方法，如抽签、掷硬币、使用随机数字表等方法。

2. 机械抽样　机械抽样又称系统抽样或等距离抽样，指每隔一定的间隔抽取一个个体的抽样方法，如按学号或门牌号码每隔一定的距离进行抽样。

3. 分层抽样　先将总体按性质或类别进行分组，统计学上称为"层"，然后从每一个层内按比例抽取一定数量的观察单位，各层的观察单位合计组成样本。

4. 整群抽样　将总体按某种与研究目的无关的分布特征(如不同的团体、不同的地区、不同的病种等)分为若干个群组，每个群组包括若干观察单位，然后随机抽取一个或多个群组。

5. 概率与频率

频率(frequency)是指某事件实际发生的强度。概率(probability)又称几率，是描述随机事件发生可能性大小的数值，常用符号 P 表示。概率的取值在 0 到 1 之间，即 $0 \leqslant P \leqslant 1$。$P$ 越接近 1，表示该事件发生的可能性越大，反之越小。$P=1$ 为必然事件，$P=0$为不可能事件。如：某院妇产科在 1 个月内出生婴儿 30 名，其中男婴 18 名，占新生儿数的 18/30，这叫频率。大量统计表明，人口中男女的比例基本上是 1∶1。这是个较稳定的常数，即概率的近似值。于是，在婴儿分娩前，我们就可用它作为尺度，预计是男婴的概率为 1/2(0.5 或 50%)，是女婴的概率也为 1/2(0.5 或 50%)。

统计学中将 $P \leqslant 0.05$ 或 $P \leqslant 0.01$ 称为小概率事件，表示其发生的可能性很小，一般我们认为在一次抽样中几乎不可能发生。

二、统计资料的类型

医学统计资料是由医学研究的观察结果组成的，这些变量的观察结果称为变量值(value of variable)。根据研究指标的性质将统计资料分为数值变量资料和分类变量资料两大类。变量资料的类型不同，其分布规律亦不同，对它们采用的统计分析方法也不同。

(一) 数值变量资料

数值变量资料(numerical variable data)又称定量资料或计量资料，指用定量的方法测定观察对象的某项指标数值大小，所得到的资料称为数值变量资料。数值变量资料多有度量衡单位，如身高（cm）、体重（kg）、血压（kPa）、脉搏（次/分）和白细胞计数（$\times10^9$/L）等，其组成的资料为数值变量资料。

（二）分类变量资料

分类变量资料（categorical variable data）又称定性资料，指将观察对象按某种属性或类别分组，统计各组的观察单位数，所得的资料称为分类变量资料。分类变量资料的变量值是定性的，表现为互不相容的类别或属性。根据属性的特点又可分为如下两类。

(1) 无序分类（unordered categories） 无序分类是指所分类别之间无程度和顺序上的差别。包括：①二项分类，如性别（男、女）、药物反应（阴性和阳性）等；②多项分类，如血型（O、A、B、AB）、职业（工、农、商、学、兵）等。无序分类资料没有量的差异，只有质的不同，又称计数资料。

(2) 有序分类（ordinal categories） 有序分类是指各类别之间有程度的差别，且排列有序。如：尿糖化验结果按－、±、＋、＋＋、＋＋＋分类；疗效按治愈、显效、好转、无效分类。有序分类资料也称等级资料。

（三）变量间的转化

变量类型不是一成不变的，根据研究目的的需要，各类变量之间可以进行转化。例如，由血红蛋白量（g/L）组成的资料，原属数值变量资料，若按血红蛋白正常与偏低分为两类时，可按无序分类资料分析；若按重度贫血、中度贫血、轻度贫血、正常、血红蛋白增高分为五个等级时，可按有序分类资料分析。有时也可将分类变量资料数量化，如可将病人的恶心反应等级以 0、1、2、3 表示，则可按数值变量资料分析。

三、统计工作的基本步骤

医学统计工作有四个基本步骤，即统计设计、收集资料、整理资料和分析资料。这四个步骤是相互联系、不可分割的。

（一）统计设计

设计（design）是医学统计工作中的第一步，也是最重要的一步，是对统计工作全过程的计划和统筹安排。统计设计的首要任务是确定研究目的，然后根据研究目的确定研究对象、观察单位、观察指标，并在现有的客观条件下确定资料的收集方法和整理方法，以及用何种统计分析方法进行分析。统计设计的目的是尽可能用较少的人力、物力和时间获得准确、可靠的结论。

（二）收集资料

收集资料（collection of data）是根据设计的要求，通过合理可靠的手段或渠道获得研究所需的原始资料，是统计分析的基础，是统计分析结果准确的重要保证。医学统计资料主要来自以下四个方面。

1. 统计报表

统计报表是医疗卫生机构根据国家规定的报告制度定期逐级上报的有关报表，如法定传染病报表、出生死亡报表、医院工作报表等，报表要完整，上报要准确、及时。

2. 医疗卫生工作记录

医疗卫生工作记录包括病历、医学检查记录、卫生监测记录等。这些记录是医学研究的重要原始资料，医疗卫生部门应严格要求，认真填写，保持资料的准确性和完整性。

3. 专题调查或实验研究

专题调查或实验研究是根据研究目的确定的，收集资料有明确的目的性和针对性，是医学科研资料的主要来源。

4. 统计年鉴和统计数据

可在相关出版物中查阅。

（三）整理资料

整理资料(sorting data)是运用科学的方法，将收集到的原始资料进行审查、检验、分类、汇总，使其系统化和条理化，便于进一步的计算和分析。整理资料的过程如下。

1. 审核

认真检查、核对，保证资料的准确性和完整性。

2. 分组

将完整准确的原始资料归纳分组，分组的方法有两种：①质量分组，即将观察单位按类别或属性分组，如按性别、职业等分组。②数量分组，即将观察单位按数值的大小分组，如按年龄大小分为若干组。

3. 汇总

根据设计的要求对分组后的资料进行汇总，整理成统计表。原始资料较少时用手工汇总，当原始资料较多时，可使用计算机汇总。

（四）分析资料

分析资料是根据设计的要求，对整理后的数据进行统计学分析，结合专业知识，作出科学合理的解释。统计分析包括以下两大内容。

1. 统计描述(statistical description)

统计描述主要是描述样本的特征。将计算出的统计指标与统计表、统计图结合，全面描述资料的数量特征和分布规律。

2. 统计推断(statistical inference)

统计推断是用样本数据来推断总体特征。通过样本统计量进行总体参数的估计和假设检验，以达到了解总体的数量特征及其分布规律的目的。

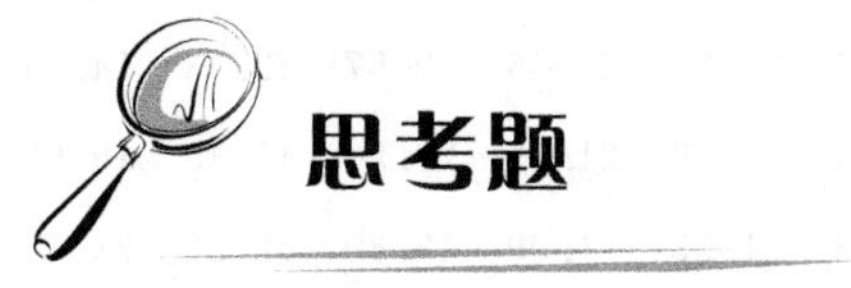

思考题

一、解释下列名词

同质与变异、总体与样本、参数与统计量

二、问答题

1. 统计上所说的误差主要有哪几种?

2. 统计资料分为哪几种类型?

3. 医学统计工作有哪几个基本步骤?

第二节　数值变量资料的统计分析

1. 掌握频数分布表的编制步骤,描述数值变量资料集中趋势的常用指标(算术均数、几何均数、中位数)的计算方法和适用条件,描述定量资料离散趋势的常用指标(全距、四分位间距、方差、标准差、变异系数)的计算方法和适用条件。

2. 掌握正态曲线下面积的分布规律及医学参考值范围的确定。

3. 掌握均数的 t 检验、大样本均数 Z 检验的分析与计算过程,包括每种检验方法的适用条件。

4. 熟悉正态分布的概念和特征。

5. 熟悉假设检验的思维逻辑、假设检验的基本步骤、假设检验的两类错误之间的区别与联系。

一、数值变量的频数分布

(一) 频数分布表

频数分布表(frequency distribution table)是通过变量值分布在其取值范围内各组段中的频数大小来揭示资料的分布规律。了解资料的分布规律对于我们选择合理的统计方法来分析资料大有帮助。下面以例 14-1 来介绍频数分布表的编制步骤。

例 14-1　为研究健康成年男性血清铁含量,随机抽取某地 120 名 18～35 岁健康男性居民血清铁含量(μmol/L),结果如下,试编制血清铁含量的频数分布表。

7.42	8.65	23.02	21.61	21.31	21.46	9.97	22.73	14.94	20.18	21.62	23.07
20.38	8.40	17.32	29.64	19.69	21.69	23.90	17.45	19.08	20.52	24.14	23.77
18.36	23.04	24.22	24.13	21.53	11.09	18.89	18.26	23.29	17.67	15.38	18.61
14.27	17.40	22.55	17.55	16.10	17.98	20.13	21.00	14.56	19.89	19.82	17.48
14.89	18.37	19.50	17.08	18.12	26.02	11.34	13.81	10.25	15.94	15.83	18.54
24.52	19.26	26.13	16.99	18.89	18.46	20.87	17.51	13.12	11.75	17.40	21.36

17.14	13.77	12.50	20.40	20.30	19.38	23.11	12.67	23.02	24.36	25.61	19.53
14.77	14.37	24.75	12.73	17.25	19.09	16.79	17.19	19.32	19.59	19.12	15.31
21.75	19.47	15.51	10.86	27.81	21.65	16.32	20.75	22.11	13.17	17.55	19.26
12.65	18.48	19.83	23.12	19.22	19.22	16.72	27.90	11.74	24.66	14.18	16.52

1. 计算全距

全距(range)又称极差，用 R 表示，是最大变量值与最小变量值之差。本例 R=最大值－最小值=(29.64－7.42) μmol/L=22.22 μmol/L。

2. 确定组数和组距

组数通常取 10～15 组，本例将组数初步定为 10。组距即组间距离，用 i 表示。组距可通过极差除以组数求得，一般取方便阅读和计算的数字。本例 i=22.22/10=2.222≈2，故组距为 2。

3. 确定各组段的上下限

每个组段的起点称为“下限”，终点称为“上限”。每个组段规定为从本组段“下限”开始，不包含本组段的“上限”，最后的组段写出上限。起始组段和最后组段应分别包含全部变量值的最小值和最大值。本例中第一个组段可定为[6,8)，最后一个组段为[28,30]，共分 12 个组段。详见表 14-1 第(1)列。

4. 列表归组　各组段的频数见表 14-1 第(2)列，然后求频数合计，完成频数分布表。

表 14-1　120 名健康成年男子血清铁含量(μmol/L)频数分布表

组段 (1)	频数 (2)	频率/(%) (3)	累计频数 (4)	累计频率/(%) (5)
6～	1	0.83	1	0.83
8～	3	2.50	4	3.33
10～	6	5.00	10	8.33
12～	8	6.67	18	15.00
14～	12	10.00	30	25.00
16～	20	16.67	50	41.67
18～	27	22.50	77	64.17
20～	18	15.00	95	79.17
22～	12	10.00	107	89.17
24～	8	6.67	115	95.84
26～	4	3.33	119	99.17
28～30	1	0.83	120	100.00
合计	120	100		

（二）频数分布图

频数分布图是频数分布表的直观表达，又称直方图(histogram)。例 14-1 的频数分布图如图 14-1 所示。

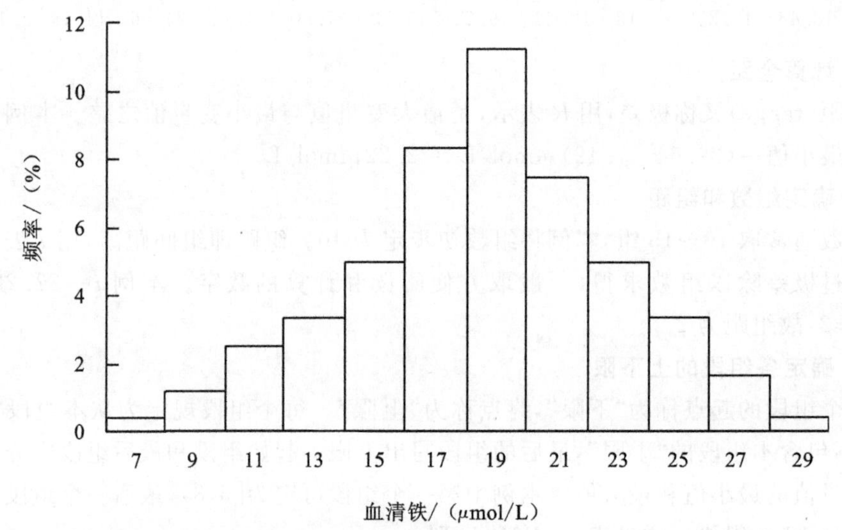

图 14-1　120 名健康成年男子血清铁含量(μmol/L)频数分布图

（三）频数分布特征

从图 14-1 中可以看出频数分布有两个特征：①120 名健康成年男子中大多数人的血清铁含量向中央集中，为集中趋势(central tendency)；②少部分人的血清铁含量较高或较低，向两侧减少，为离散趋势(tendency of dispersion)。集中趋势和离散趋势是频数分布的两个重要特征，可以从不同角度反映被研究的事物。

（四）频数分布类型

频数分布有正态分布和偏态分布两种类型。

1. 正态分布

正态分布是最常见的对称分布，在频数分布图上表现为多数频数集中在中央位置，两端的频数分布大致对称。医学上常见的正态分布有体温、身高、体重、脉搏等的频数分布。

2. 偏态分布

偏态分布即不对称分布，频数集中的位置偏向一侧。偏态分布根据频数集中的位置又分为正偏态分布和负偏态分布。若频数多集中在观察值较小的一侧，称为正偏态分布，如正常人体中某些非必需的微量元素的频数分布。若频数多集中在观察值较大的一侧，称为负偏态分布，如大多数恶性肿瘤等慢性病病人的年龄分布。

（五）频数分布表和频数分布图的应用

频数分布表和频数分布图可以将原来相对杂乱的数据以相对直观、有序的表格或图形的形式描述，揭示资料的分布特征和分布类型，便于进一步计算指标和统计分析。同时，可以发现某些特大或特小的可疑值，以便进一步检查和核对。

二、集中趋势指标

平均数(average)是统计学中描述数值变量资料的集中趋势，反映资料的平均水平或集中位置最常用、最重要的指标体系。常用的平均数有算术均数、几何均数和中位数。

(一) 算术均数

算术均数简称均数(mean)。总体均数用希腊字母 μ 表示，样本均数用 $\overline{X}$ 表示。算术均数适用于描述对称分布，尤其是正态分布或近似正态分布的数值变量资料的平均水平。计算方法如下。

1. 直接法

将所有变量值相加求和除以变量值个数。公式为：

$$\overline{X}=\frac{X_1+X_2+X_3+\cdots+X_n}{n}=\frac{\sum X_i}{n}\quad(i=1,2,\cdots,n)\qquad(14\text{-}1)$$

式中：$X_1,X_2,\cdots,X_n$ 是各变量值；n 为变量值的个数；$\sum$ 是希腊字母(读作 sigma)，为求和符号。

例 14-2 测得 8 只正常大鼠血清总酸性磷酸酶含量(U/L)为 4.20、6.43、2.08、3.45、2.26、4.04、5.42、3.38。试求其算术均数。

代入式(14-1)得：

$$\overline{X}=\frac{4.20+6.43+\cdots+3.38}{8}\ \text{U/L}=3.9075\ \text{U/L}$$

2. 频数表法

适用于频数分布表资料求均数。公式为：

$$\overline{X}=\frac{f_1X_1+f_2X_2+f_3X_3+\cdots+f_kX_k}{f_1+f_2+f_3+\cdots+f_k}=\frac{\sum f_iX_i}{\sum f_i}\quad(i=1,2,\cdots,k)\qquad(14\text{-}2)$$

式中：k 为组段；$f_1,f_2,\cdots,f_k$ 为每组段的频数；$X_1,X_2,\cdots,X_k$ 为每组段的组中值，组中值等于本组段的下限和上限相加除以 2。

例 14-3 用频数表法计算例 14-1 的均数。

首先确定各组段的组中值 X_0，见表 14-2 的第(2)列。然后计算第(2)、(3)两列的乘积，其结果列在第(4)列。

代入式(14-2)得：

$$\overline{X}=\frac{\sum f_iX_i}{\sum f_i}=\frac{1\times7+3\times9+\cdots+1\times29}{1+3+\cdots+1}\ \mu\text{mol/L}=18.57\ \mu\text{mol/L}$$

表 14-2 频数表法计算均数

组段	组中值/X_0	频数/f	fX_0
(1)	(2)	(3)	(4)=(2)×(3)
6～	7	1	7
8～	9	3	27
10～	11	6	66
12～	13	8	104
14～	15	12	180
16～	17	20	340
18～	19	27	513
20～	21	18	378
22～	23	12	276
24～	25	8	200
26～	27	4	108
28～30	29	1	29
合计		120	2228

（二）几何均数

几何均数(geometric mean)用 G 表示，适用于描述各变量值之间呈倍数关系（等比数列），或偏态分布资料的变量值经对数变换后呈正态分布（简称对数正态分布）资料的平均水平。计算方法如下。

1. 直接法

适用于小样本数据，公式为：

$$G = \sqrt[n]{X_1 \cdot X_2 \cdot X_3 \cdots X_n} \tag{14-3}$$

式(14-3)可写成式(14-4)：

$$G = \lg^{-1}\left(\frac{\lg X_1 + \lg X_2 + \lg X_3 + \cdots + \lg X_n}{n}\right) = \lg^{-1}\left(\frac{\sum \lg X}{n}\right) \tag{14-4}$$

式中：$\lg^{-1}$ 表示 lg 的反函数。

例 14-4 现有 7 份血清的抗体效价为：1∶2、1∶4、1∶8、1∶32、1∶32、1∶64、1∶64。求其平均效价。

为简化计算，用抗体效价的倒数为 X 代入式(14-4)得：

$$G=\lg^{-1}\left(\frac{\lg 2+\lg 4+\lg 8+\cdots+\lg 64}{7}\right)=\lg^{-1}(1.204)=10^{1.204}\approx 16$$

得到的 G 是平均效价的倒数，该 7 份血清的平均抗体效价为 1∶16。

2. 频数表法

适用于有较多观测值的资料或频数分布表资料。公式为：

$$G = \lg^{-1}\left(\frac{f_1\lg X_1 + f_2\lg X_2 + f_3\lg X_3 + \cdots + f_n\lg X_n}{f_1 + f_2 + f_3 + \cdots + f_n}\right) \tag{14-5}$$

$$= \lg^{-1}\left(\frac{\sum f\lg X}{\sum f}\right)$$

式中：X 是变量值或组中值，f 为各组所对应的频数。

例 14-5 52 例慢性肝炎病人的 HBsAg 滴度数据如表 14-3。试计算滴度的几何均数。

表 14-3 52 例慢性肝炎病人 HBsAg 滴度资料

抗体滴度	频数/f	滴度倒数/X	$\lg X$	$f\lg X$
1∶16	2	16	1.20412	2.40824
1∶32	7	32	1.50515	10.53605
1∶64	11	64	1.80618	19.86798
1∶128	13	128	2.10721	27.39373
1∶256	12	256	2.40824	28.89888
1∶512	7	512	2.70927	18.96489
合计	52			108.06977

代入式(14-5)得：

$$G=\lg^{-1}\left(\frac{108.06977}{52}\right)=119.74705$$

52 例慢性肝炎病人的 HBsAg 滴度的几何均数为 1∶119.74705。

（三）中位数

中位数(median)用 M 表示，是将一组变量值按从小到大的顺序排列，位次居中的变量值即为中位数。中位数适用于各种资料，但常用于描述如下资料：①偏态分布资料；②分布状态不明的资料；③变量值中有特大、特小值的资料；④端点无确定数值资料的平均水平。计算方法如下。

1. 直接法

适合例数较少的资料。先将所有变量值从小到大排序，当例数为奇数时，居中的变量值即为中位数；当例数为偶数时，居中的两个变量值相加除以 2 即为中位数。公式为：

$$n\text{ 为奇数时}，M = X_{(\frac{n+1}{2})} \tag{14-6}$$

$$n\text{ 为偶数时}，M = [X_{(\frac{n}{2})} + X_{(\frac{n}{2}+1)}]/2 \tag{14-7}$$

例 14-6 某传染病病人 9 例，他们的潜伏期分别为：6、5、4、7、12、4、5、7、9 天。求中位数。

首先排序：4、4、5、5、6、7、7、9、12。本例 $n=9$ 为奇数，用式(14-6)得：

$$M = X_{(\frac{9+1}{2})} = X_5 = 6$$

例 14-7 若例 14-6 增加潜伏期为 20 天的 1 例。求中位数。

首先排序：4、4、5、5、6、7、7、9、12、20。本例 $n=10$ 为偶数，用式(14-7)得：

$$M = [X_{(\frac{n}{2})} + X_{(\frac{n}{2}+1)}]/2 = (X_5 + X_6)/2 = 6.5$$

2. 频数表法

适用于频数分布表资料。公式为：

$$M = L + \frac{i}{f_M}(\frac{n}{2} - \sum f_L) \tag{14-8}$$

式中：L 为中位数所在组段的下限；f_M 为中位数所在组段的频数；i 为该组段的组距；$\sum f_L$ 为小于 L 的各组段累计频数；n 为总例数。

要想判断出中位数所在组段，可从频数分布表中先计算累计频数或累计频率，再利用 $n/2$ 或 50%找出中位数所在组段，最后代入式(14-8)求中位数。

例 14-8 某研究者测得某年某市 308 名 6 岁以下儿童的尿铅值，见表 14-4 的第(1)、(2)列，求其中位数(即平均尿铅值)。

表 14-4 308 名 6 岁以下儿童的尿铅值(mmol/L)的中位数及百分位数计算表

尿铅值 (1)	频数/f (2)	累计频数/$\sum f$ (3)	累计频率/(%) (4)=(3)/n
0～	27	27	8.77
25～	54	81	26.30
50～	95	176	57.14
75～	55	231	75.00
100～	39	270	87.66
125～	21	291	94.48
150～	12	303	98.38
175～	5	308	100.00
合计	308	—	—

求出累计频数和累计频率，见表 14-4 的第(3)、(4)列。

本例 $n/2=308/2=154$，累计频数 176 刚好包含 $n/2$，则中位数落在 176 所在的第三组段；累计频率 57.14%刚好包含 50%，则中位数落在 57.14%所在的第三组段。

则 $L=50$，$i=25$，$f_M=95$，$\sum f_L=81$。代入式(14-8)得：

$$M = 50 + \frac{25}{95}(\frac{308}{2} - 81)\ \text{mmol/L} = 69.21\ \text{mmol/L}$$

308 名 6 岁以下儿童的尿铅值中位数为 69.21 mmol/L。

【附】百分位数

百分位数(percentile)是一组从小到大排列的观测值的百等份分割值。它和中位数一样,都是位置指标。中位数是一个特定的百分位数,即 $M=P_{50}$,百分位数的计算公式为:

$$P_X = L + \frac{i}{f_X}(n \cdot X\% - \sum f_L) \tag{14-9}$$

式中:L 为 P_X 所在组段的下限;f_X 为该组段的频数;i 为该组段的组距;$\sum f_L$ 为小于 L 的各组段累计频数。

例 14-9 某传染性疾病的潜伏期(天)见表 14-5,求平均潜伏期 M 和潜伏期的第 25、75 百分位数 P_{25}、P_{75}。

表 14-5 某传染性疾病的潜伏期(天)的中位数及百分位数计算表

潜伏期 (1)	频数(f) (2)	累计频数($\sum f$) (3)	累计频率/(%) (4)=(3)/n
2～	26	26	23.64
4～	48	74	67.27
6～	25	99	90.00
8～	6	105	95.45
10～	3	108	98.18
12～	2	110	100.00
合计	110	—	—

首先根据表 14-5 的第(4)列累计频率,累计频率 67.27%刚好包含 25%,则 P_{25} 落在 67.27%所在的第二组段。

则 $L=4$,$i=2$,$f_X=48$,$\sum f_L=26$。代入式(14-9)得:

$$P_{25} = 4 + \frac{2}{48}(110 \times 25\% - 26) = 4.06$$

同理可知,P_{75} 落在第三组段,则 $L=6$,$i=2$,$f_X=25$,$\sum f_L=74$。代入式(14-9)得:

$$P_{75} = 6 + \frac{2}{25}(110 \times 75\% - 74) = 6.68$$

三、离散趋势指标

本章前面讲授的频数分布有集中趋势和离散趋势两个特征，说明描述资料的全面变化规律需把二者结合起来，才能对资料有全面的认识。通过下例可说明这个问题。

例 14-10 现有三组健康女大学生的口腔温度(℃)测得值如下，试分析其集中趋势和离散趋势。

1 组：36.8　36.9　37.0　37.1　37.2　　$\overline{X}_1=37.0$

2 组：36.5　36.9　37.0　37.1　37.5　　$\overline{X}_2=37.0$

3 组：36.5　36.7　37.0　37.3　37.5　　$\overline{X}_3=37.0$

三组学生的平均口腔温度都是 37.0 ℃，即集中趋势相同，但是三组学生的口腔温度值参差不齐的程度各不相同。第 1 组数值较为集中，第 2、3 组数值较为发散，说明三组数据的离散趋势是不相同的。

统计学中常用的描述离散趋势的指标包括极差、四分位数间距、方差、标准差和变异系数等。

（一）极差

极差又称全距，用 R 表示。极差是所有变量值中最大值与最小值之差，它反映了变量值的变异范围大小。极差大变异程度大，极差小变异程度小。

例 14-10 中，$R_1=37.2-36.8=0.4$，$R_2=1.0$，$R_3=1.0$。说明第 1 组数据的离散趋势比第 2、3 组小。极差计算简便，但粗略、不稳定。例 14-10 中，$R_2=R_3=1.0$，并不能说明两组数据的离散趋势一样，由此可见极差易受最大值或最小值的影响。

（二）四分位数间距

四分位数(quartile)是特定的百分位数。第 25 百分位数(P_{25})称为下四分位数，常用 Q_L 表示；第 75 百分位数(P_{75})称为上四分位数，常用 Q_U 表示。四分位数间距(quartile range)即 Q_U 与 Q_L 之差，用 Q 表示。四分位数间距可用于各种分布的资料，特别适用于偏态分布资料，尤其是有特大或特小值及分布末端无确切数值的资料。四分位数间距虽比极差稳定，但仍未考虑所有变量值的变异程度。

例 14-11 用表 14-5 资料计算四分位数间距 Q。

在前面百分位数中已求得 $P_{25}=4.06$，$P_{75}=6.68$，则四分位数间距 Q 为：

$$Q=Q_U-Q_L=6.68-4.06=2.62$$

（三）方差

方差(variance)是常用的变异指标。总体方差用 σ^2 表示，样本方差用 S^2 表示。总体方差的公式为：

$$\sigma^2=\frac{\sum(X-\mu)^2}{N} \tag{14-10}$$

式中：μ 为总体均数；N 为总体中个体的总数；$(X-\mu)$ 称为离均差；$\sum(X-\mu)^2$ 称为

离均差平方和。

在实际工作中，总体均数 μ 往往未知，因而用样本均数 $\overline{X}$ 作为 μ 的估计值，用样本例数 n 代替 N ，但是按式(14-10)计算出的结果比实际值小，统计学家建议用 $n-1$ 代替 n 计算 S^2，$n-1$ 称为自由度(degree of freedom)。

$$S^2=\frac{\sum(X-\overline{X})^2}{n-1} \tag{14-11}$$

（四）标准差

标准差(standard deviation)是方差的平方根。方差和标准差都适用于描述对称分布，尤其是正态分布或近似正态分布的数值变量资料的变异程度。因方差使度量衡单位变成平方，故对方差开平方根恢复原单位就得到标准差。总体标准差用 σ 表示，样本标准差用 S 表示。计算公式为：

$$\sigma=\sqrt{\frac{\sum(X-\mu)^2}{N}} \tag{14-12}$$

$$S=\sqrt{\frac{\sum(X-\overline{X})^2}{n-1}} \tag{14-13}$$

离均差平方和 $\sum(X-\overline{X})^2$ 的展开式为 $\sum(X-\overline{X})^2=\sum X^2-\frac{\left(\sum X\right)^2}{n}$，将上述展开式代入式(14-13)则得到直接由原始数据求标准差的公式：

$$\text{直接法：}S=\sqrt{\frac{\sum X^2-\left(\sum X\right)^2/n}{n-1}} \tag{14-14}$$

$$\text{加权法：}S=\sqrt{\frac{\sum fX^2-\left(\sum fX\right)^2/\sum f}{\sum f-1}} \tag{14-15}$$

式(14-14)中：$\sum X^2$ 是变量值平方的和；$\left(\sum X\right)^2$ 是变量值和的平方。式(14-15)中：X 是各组段的组中值，f 是相应的频数。

例 14-12 求例 14-10 三组数据的各自标准差。

求得第 1 组的 S_1：

$$\sum X^2=36.8^2+36.9^2+37.0^2+37.1^2+37.2^2=6845.1$$

$$\left(\sum X\right)^2=(36.8+36.9+37.0+37.1+37.2)^2=185^2=34225$$

$$S_1=\sqrt{\frac{\sum X^2-\left(\sum X\right)^2/n}{n-1}}=\sqrt{\frac{6845.1-(185)^2/5}{5-1}}=0.158\ ℃$$

同理得：$S_2=0.361$ ℃；$S_3=0.412$ ℃。

（五）变异系数

变异系数(coefficient of variation)简记为 CV，是标准差与均数之比，适用于比较

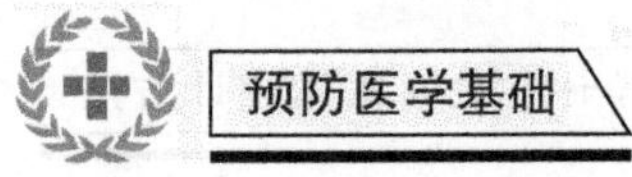

度量衡单位不同的或均数相差悬殊的多组资料的变异程度。其公式为：

$$CV = \frac{S}{\bar{X}} \times 100\% \qquad (14\text{-}16)$$

例 14-13 某地 7 岁女孩身高均数为 120.25 cm，标准差为 4.42 cm；胸围均数为 56.63 cm，标准差为 2.91 cm。试比较该地 7 岁女孩身高与胸围的变异程度。

身高 $$CV = \frac{4.42}{120.25} \times 100\% = 3.68\%$$

胸围 $$CV = \frac{2.91}{56.63} \times 100\% = 5.14\%$$

说明该地 7 岁女孩胸围的变异程度比身高的变异程度大。

例 14-14 某地调查 150 名女大学生身高均数为 162.05 cm，标准差为 4.67 cm；体重均数为 50.10 kg，标准差为 4.98 kg。试比较该地女大学生身高与体重的变异程度。

身高 $$CV = \frac{4.67}{162.05} \times 100\% = 2.88\%$$

体重 $$CV = \frac{4.98}{50.10} \times 100\% = 9.94\%$$

说明该地女大学生的体重变异程度比身高的变异程度大。

四、正态分布和医学参考值范围

（一）正态分布

在实际应用中，对于某些频数表资料绘制成的直方图，如果不断地加大样本并细分组段，则图中的直条将逐渐变窄并且锯齿形上缘就会趋近某一光滑的曲线，该曲线的形态为开口向下的钟形，两头低，中间高，左右对称，它近似于正态分布曲线（normal distribution curve），如图 14-2 所示。

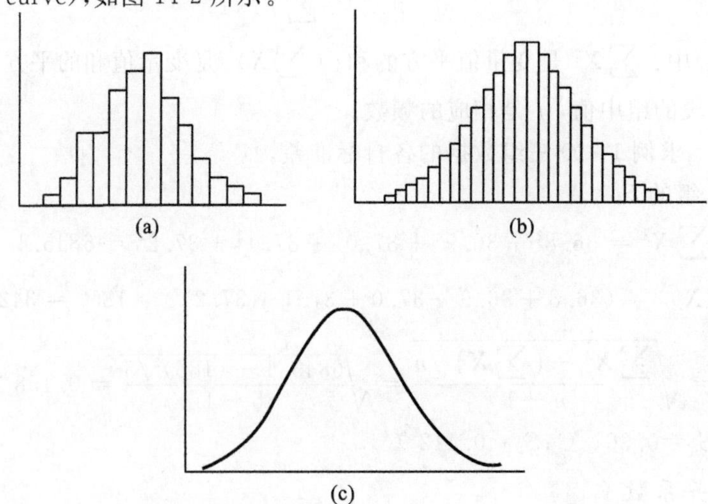

图 14-2 频数分布逐渐接近正态分布示意图

1. 正态分布的概念

正态分布(normal distribution)是一种重要的连续分布。正态分布的函数式表达如下:

$$f(X)=\frac{1}{\sigma\sqrt{2\pi}}e^{-\frac{(x-\mu)^2}{2\sigma^2}},-\infty<X<+\infty \tag{14-17}$$

式中:μ 是总体均数;σ 是标准差;π 为圆周率;e 是自然常数(e=2.71828)。

2. 正态分布的图形

利用正态分布密度函数可以绘制其图形,即正态分布曲线,见图 14-3。曲线呈开口向下的钟形;以过均值的垂线为轴,曲线左右完全对称;其两侧尾端沿横轴的方向左右无限伸展,但永不与横轴相交。

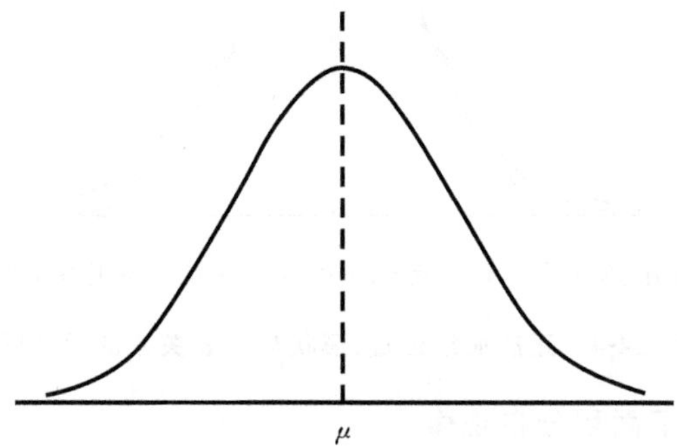

图 14-3 正态分布曲线

3. 正态分布的特征

由图 14-4 可以看出正态分布的特征:①正态分布以均数为中心,左右对称,均数位于曲线最高点。②正态分布具有 μ(均数)与 σ(标准差)2 个参数。③μ 确定曲线在坐标系中的位置。μ 越大,曲线沿横轴越向右移动;μ 越小,曲线沿横轴越向左移动。σ 确定曲线的形状。σ 越大,曲线越平缓;σ 越小,曲线越尖峭。一般用 $N(\mu,\sigma^2)$表示均数为 μ,方差为 σ^2 的正态分布。④正态分布曲线下的面积分布有一定规律。

4. 标准正态分布的生成

正态分布是一族分布。每一对参数 μ 与 σ 都能确定一个正态分布。当 $\mu=0,\sigma=1$ 时,是正态分布的最简单形式 $N(0,1)$,便于研究与应用。$N(0,1)$被称为标准正态分布(standard normal distribution)。任何一个正态变量都可以通过下述变换:

$$Z=\frac{X-\mu}{\sigma} \tag{14-18}$$

经此变换得到的变量 Z 的密度函数为:

$$f(Z)=\frac{1}{\sqrt{2\pi}}e^{-\frac{Z^2}{2}},-\infty<Z<+\infty \tag{14-19}$$

变换后的 Z 值仍然服从正态分布,其总体均数为 0,总体标准差为 1,即标准正态分布。

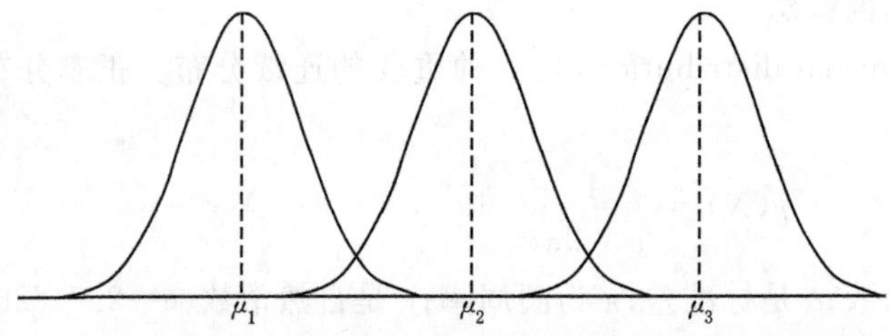

(a)标准差相同，均数不同（$\mu_1<\mu_2<\mu_3$）的三条正态曲线

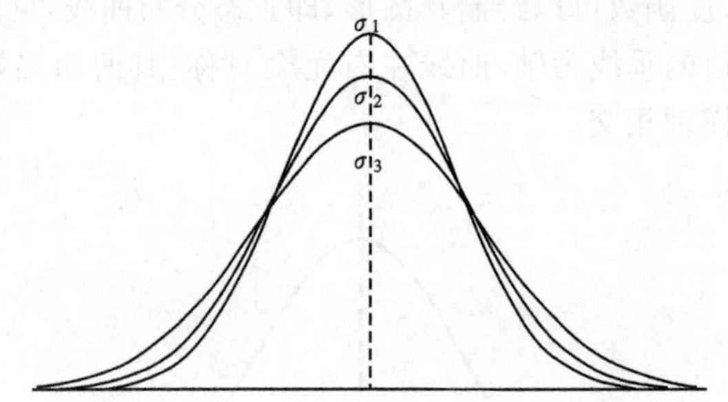

(b)均数相同，标准差不同（$\sigma_1<\sigma_2<\sigma_3$）的三条正态曲线

图 14-4　正态曲线位置、形状与 μ、σ 关系的示意图

5. 正态分布曲线下面积分布规律

在实际应用中，通过正态曲线下横轴上一定区间的面积占总面积的百分数，可以估计该区间的例数占总例数的百分数或变量值落在该区间的概率。通过图 14-5 可以看出正态分布曲线下面积分布有如下规律：①正态曲线下的总面积为 100%或 1。②区间 $\mu\pm\sigma$ 的面积为 68.27%；区间 $\mu\pm1.96\sigma$ 的面积为 95.00%；区间 $\mu\pm2.58\sigma$ 的面积为

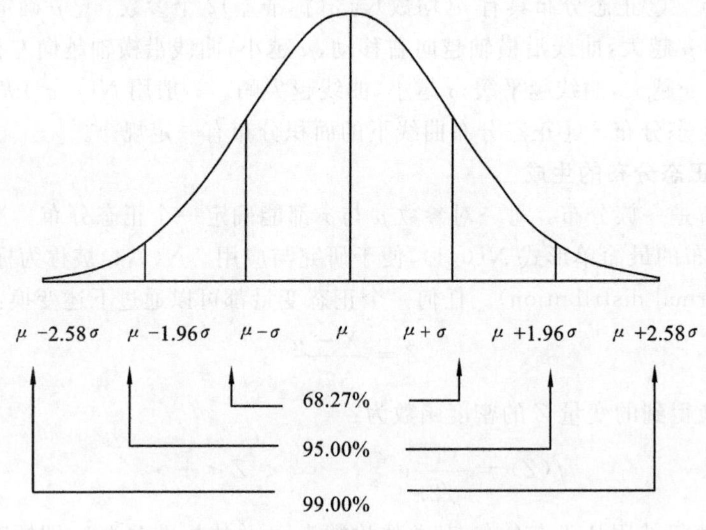

图 14-5　正态分布曲线下的面积分布

99.00%。为方便应用，统计学家制定了标准正态分布曲线下面积分布表，通过查表可以找出正态曲线下某区间的面积占总面积的比例。

正 态 分 布

正态分布又名高斯分布，是一个在数学、物理及工程等领域都非常重要的概率分布，在统计学的许多方面有着重大的影响力。若随机变量服从一个位置参数为 μ、尺度参数为 σ 的概率分布，记为 $N(\mu,\sigma^2)$，则其概率密度函数为正态分布的期望值等于位置参数，决定了分布的位置；其方差的开平方（标准差）等于尺度参数，决定了分布的幅度。正态分布的概率密度函数曲线呈钟形，因此人们又经常称其为钟形曲线。我们通常所说的标准正态分布是位置参数为 0、尺度参数为 1 的正态分布。

（二）医学参考值范围的估计

医学参考值范围(reference ranges)又被称为正常值范围，是指绝大多数正常人的生理、生化等指标的波动范围。医学参考值范围是临床上检验个体某项指标正常与否的常用辅助标准。

1. 制定医学参考值范围的注意事项

(1) 选择足够数量的"正常人"　"正常人"的健康水平应有明确的界定，所谓正常人不是指机体任何器官、组织的形态和功能都正常的人，而是指符合特定健康水平的人。例如，研究某市成人血铅的参考值范围，是以在该市居住一年以上、无明显肝肾疾病、无铅作业或接触史的成人作为被研究的正常人总体。参照样本含量的确定没有统一的标准，一般认为应在 100 例以上，但也不宜过多。

(2) 根据专业知识确定单、双侧范围　当所研究的指标过低或过高均有病理意义时需要确定下限和上限，为双侧范围。一般生理指标多为双侧，如血压值。当所研究的指标过低(或过高)有病理意义时，需要确定下限(或上限)，为单侧范围。一般毒物指标则多为单侧，如尿铅值。

(3) 选择适当的百分数范围　参考值范围是指绝大多数正常人(参照总体)的测量值所在的范围。所谓的"绝大多数"究竟是多少，取决于资料的性质和研究目的所规定的百分界限。最常用的百分界限是 95%，也可以选 80%、90%、99%等。

2. 医学参考值范围的计算方法

根据资料的分布类型可选择正态分布法或百分位数法计算医学参考值范围。以确定 95%医学参考值范围为例说明。

(1) 正态分布法：适用于正态分布或近似正态分布的资料。双侧界限为 $\overline{X}\pm1.96S$，单侧上限为 $\overline{X}+1.645S$，单侧下限为 $\overline{X}-1.645S$。

(2) 百分位数法：常用于偏态分布资料。95%医学参考值范围的双侧界限为

$(P_{2.5}, P_{97.5})$；单侧上限为 P_{95}，单侧下限为 P_5。

例 14-15 某地调查正常成年男子 144 人的红细胞数（近似正态分布），得均数为 55.38×10^{12}/L，标准差为 0.44×10^{12}/L。试估计该地成年男子红细胞数的 95%医学参考值范围。

因红细胞数过多或过少均为异常，故应求双侧范围。资料近似正态分布，用正态分布法计算如下：

下限为：$\overline{X} - u_{0.05}S = (55.38 \times 10^{12} - 1.96 \times 0.44 \times 10^{12})/\text{L} = 54.52 \times 10^{12}/\text{L}$

上限为：$\overline{X} + u_{0.05}S = (55.38 \times 10^{12} + 1.96 \times 0.44 \times 10^{12})/\text{L} = 56.24 \times 10^{12}/\text{L}$

该地成年男子红细胞数的 95%医学参考值范围为(54.52×10^{12}/L，56.24×10^{12}/L)。

五、均数的假设检验

（一）假设检验的思维逻辑

假设检验(hypothesis test)是统计推断中另一类非常重要的方法，是统计学中应用最广泛的方法。其意义和思维逻辑可通过下面的例题说明。

例 14-16 根据大量调查，已知正常成年男子脉搏均数为 72 次/分。某医生在某山区随机抽查了 25 名健康成年男子，求得其脉搏均数为 74.2 次/分，标准差为 6.0 次/分。能否认为该山区成年男子脉搏均数高于一般成年男子脉搏均数？

如图 14-6 所示，本例的目的是判断是否 $\mu_0 = \mu$。以所给的条件来看，样本均数 $\overline{X}$ 与已知总体均数 μ_0 不等，造成两者不等的原因有二：①该山区成年男子脉搏均数确实高于一般成年男子脉搏均数，即非同一总体($\mu_0 \neq \mu$)；②因抽样误差导致两者不等，即为同一总体($\mu_0 = \mu$)。

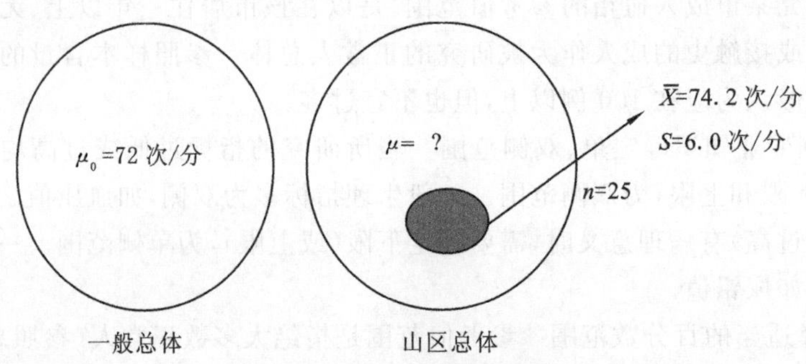

图 14-6 例 14-16 示意图

如何作出判断呢？按照逻辑推理，如果第一种可能性较大，可以接受它，统计学上称差异无统计学意义；如果第一种可能性较小，可以拒绝它而接受后者，统计学上称差异有统计学意义。假设检验就是根据这种思维逻辑建立起来的。

（二）假设检验的基本步骤

1. 建立检验假设

检验假设有两种：

(1) $\mu_0=\mu$,即检验假设(hypothesis under test),又称零假设、原假设,用 H_0 表示。通常为某两个(或多个)总体参数相等,或某两个总体参数之差等于 0 等。本例则为 $H_0:\mu=\mu_0$。

(2) $\mu_0\neq\mu$,即备择假设(alternative hypothesis),又称对立假设,用 H_1 表示。H_1 与 H_0 对立。H_1 的内容可反映出检验的单双侧。本例中 $H_1:\mu>\mu_0$ 为单侧检验。$H_1:\mu\neq\mu_0$ 则为双侧检验。单双侧的选择在检验之前由专业知识确定。

2. 确定检验水准

检验水准是假设检验判断结论的标准,是预先确定的概率值,常常取小概率事件标准。用 α 表示,实际工作中 α 常取 0.05。

3. 选定检验方法和计算检验统计量

应根据变量或资料的类型、分析的目的、设计的方案、检验方法的适用条件等选择检验方法。检验统计量是在 H_0 假设的条件下,由统计学家推导出的可由样本指标计算出来用于推断结论的数值。检验方法常用检验统计量的名称命名,如 t 检验中的 t 统计量、χ^2 检验中的 χ^2 统计量等。

4. 确定 P 值

P 值的统计学含义是指从 H_0 规定的总体随机抽得等于及大于(或等于及小于)现有样本获得的检验统计量的概率。通俗地讲,P 值就代表了 H_0 成立与否的概率。当求得检验统计量后,一般可根据有关统计用表查得 P 值。

5. 做出推断结论

将 P 值与检验水准 α 进行比较得出推断结论。推断结论应包含统计结论和专业结论两部分。若 $P\leqslant\alpha$,则按 α 检验水准拒绝 H_0,有统计学意义(统计结论),可认为……不同或不等(专业结论)。若 $P>\alpha$,则按 α 检验水准尚不拒绝 H_0,无统计学意义,还不能认为……不同或不等。

(三) 均数的 t 检验

1. 单样本 t 检验

t 检验是医学统计学中应用较多的一种假设检验方法,其应用条件是随机样本且来自正态分布总体,均数比较时,要求两总体方差齐(方差相等)。用于一组定量资料的样本均数代表未知的总体均数 μ 和已知的总体均数 μ_0(一般为理论值、标准值或经大量观察所得的稳定值)进行比较。其检验统计量按下式计算:

$$t=\frac{|\overline{X}-\mu_0|}{S_{\overline{X}}}=\frac{|\overline{X}-\mu_0|}{S/\sqrt{n}},\nu=n-1 \tag{14-20}$$

现对例 14-16 进行 t 检验。

(1) 建立检验假设,确定检验水准

$H_0:\mu=\mu_0$,即该山区成年男子脉搏均数与一般成年男子脉搏均数相同。

$H_1:\mu>\mu_0$,即该山区成年男子脉搏均数高于一般成年男子脉搏均数。

$\alpha=0.05$,单侧检验。

(2) 计算检验统计量

本例 $n=25$, $\overline{X}=74.2$, $S=6.0$, $\mu_0=72$,代入式(14-20)得:

$$t=\frac{|\overline{X}-\mu_0|}{S_{\overline{X}}}=\frac{|\overline{X}-\mu_0|}{S/\sqrt{n}}=\frac{|74.2-72|}{6.0/\sqrt{25}}=1.833,\nu=25-1=24$$

(3) 确定 P 值,做出推断结论

$\nu=24$,查单侧 $t_{\alpha,\nu}=t_{0.05,24}=1.711$,现求得 $t=1.833>1.711$, $P<0.05$,按 $\alpha=0.05$ 水准拒绝 H_0,有统计学意义。可认为该山区成年男子脉搏均数高于一般成年男子脉搏均数。

2. 配对设计资料的 *t* 检验

配对 t 检验,适用于配对设计的计量资料。配对设计是将受试对象按照某些重要特征(如性别等可疑混杂因素)配成对子,再将每对中的 2 个受试对象随机分配到两处理组。在医学科研中,配对设计主要有以下形式:①两同质受试对象配成对子分别接受两种不同的处理;②同一受试对象(如同一份血液样品)分别接受两种不同处理。

配对 t 检验的实质与单样本 t 检验相同。以上述第一种情况,两同质受试对象配对分别接受两种不同处理为例。若两处理效应相同,即 $\mu_1=\mu_2$, $\mu_1-\mu_2=0$(当成已知总体均数 μ_0)。因此可将此类资料看成是差值的样本均数 $\overline{d}$ 所代表的未知总体均数 μ_d 与已知总体均数 $\mu_0=0$ 的比较,其检验统计量可按式(14-20)构造如下:

$$t=\frac{|\overline{d}-\mu_0|}{S_{\overline{d}}}=\frac{|\overline{d}-0|}{S_d/\sqrt{n}}=\frac{\overline{d}}{S_d/\sqrt{n}},\nu=n-1 \qquad (14\text{-}21)$$

式中:d 为每对数据的差值,$\overline{d}$ 为差值的样本均数,S_d 为差值的标准差,$S_{\overline{d}}$ 为差值样本均数的标准误,n 为对子数。

例 14-17 某医生随机抽取 10 名健康女大学生,午饭后休息 1 h,测试口腔温度,体温表分别在口腔中放置 4 min 和 7 min,测试结果见表 14-6。试比较两种放置时间测试结果是否相同。

表 14-6 10 名健康女大学生口腔温度测试结果

学生序号	4 min 口腔温度	7 min 口腔温度	d	d^2
(1)	(2)	(3)	(4)=(3)−(2)	(5)=(4)×(4)
1	36.70	37.05	0.35	0.1225
2	36.70	36.85	0.15	0.0225
3	36.90	37.05	0.15	0.0225
4	36.90	36.85	−0.05	0.0025
5	36.90	37.00	0.10	0.0100
6	36.65	36.90	0.25	0.0625
7	37.05	37.30	0.25	0.0625
8	36.75	37.05	0.30	0.0900

续表

学生序号 (1)	4 min 口腔温度 (2)	7 min 口腔温度 (3)	d (4)=(3)-(2)	d^2 (5)=(4)×(4)
9	36.80	37.10	0.30	0.0900
10	36.55	36.80	0.25	0.0625
合计			2.05	0.5475

(1) 建立检验假设,确定检验水准

$H_0:\mu_d=0$,即两种放置时间测试结果相同。

$H_1:\mu_d\neq0$,即两种放置时间测试结果不同。

$\alpha=0.05$,双侧检验。

(2) 计算检验统计量

$$\bar{d}=\frac{\sum d}{n}=\frac{2.05}{10}=0.205$$

$$S_d=\sqrt{\frac{\sum d^2-\left(\sum d\right)^2/n}{n-1}}=\sqrt{\frac{0.5475-(2.05)^2/10}{10-1}}=0.1189$$

$$t=\frac{\bar{d}}{S_d/\sqrt{n}}=\frac{0.205}{0.1189}\times\sqrt{10}=5.45$$

(3) 确定 P 值,做出推断结论

$\nu=n-1=10-1=9$,查双侧 $t_{\alpha,\nu}=t_{0.05,9}=2.262$,现求得 $t=5.45>2.262$,$P<0.05$,按 $\alpha=0.05$ 水准拒绝 H_0,有统计学意义。可认为测试时间长短对测试结果有影响,7 min 测试结果高于 4 min。

3. 两组独立样本资料的 t 检验

两组独立样本 t 检验用于完全随机设计的定量资料的两样本均数的比较,目的是推断两样本均数各自所代表的总体均数 μ_1 和 μ_2 是否相等。完全随机设计是指分别从两个研究总体中随机抽取样本,然后比较两组的总体指标。

当两样本的总体方差相等(即方差齐)时,其检验统计量的计算公式为:

$$t=\frac{|\overline{X}_1-\overline{X}_2|}{S_{\overline{X}_1-\overline{X}_2}}=\frac{|\overline{X}_1-\overline{X}_2|}{\sqrt{S_c^2\left(\frac{1}{n_1}+\frac{1}{n_2}\right)}}=\frac{|\overline{X}_1-\overline{X}_2|}{\sqrt{\frac{(n_1-1)S_1^2+(n_2-1)S_2^2}{n_1+n_2-2}\left(\frac{1}{n_1}+\frac{1}{n_2}\right)}},$$

$$\nu=n_1+n_2-2 \tag{14-22}$$

式中:$S_{\overline{X}_1-\overline{X}_2}$ 为两样本均数之差的标准误,S_c^2 为两样本合并方差。

例 14-18 某护士在 15:00 至 16:00 间测得 20 名健康成年人的口腔温度,得:$\overline{X}_1=36.98$ ℃,$S_1=0.19$ ℃。又测得 21 名成年甲亢病人的口腔温度,得:$\overline{X}_2=37.13$ ℃,$S_2=0.18$ ℃。问甲亢病人的口腔温度是否与健康人不同?

本试验属于完全随机设计的两样本均数的比较。由于 S_1 与 S_2 非常接近,故可认为满足方差齐性，可选用式(14-22)进行假设检验。

(1) 建立检验假设，确定检验水准

$H_0:\mu_1=\mu_2$，即甲亢病人的口腔温度与健康人相同。

$H_1:\mu_1\neq\mu_2$，即甲亢病人的口腔温度与健康人不同。

$\alpha=0.05$，双侧检验。

(2) 计算检验统计量

$$t=\frac{|\overline{X}_1-\overline{X}_2|}{\sqrt{\frac{(n_1-1)S_1^2+(n_2-1)S_2^2}{n_1+n_2-2}(\frac{1}{n_1}+\frac{1}{n_2})}}$$

$$=\frac{|36.98-37.13|}{\sqrt{\frac{(20-1)0.19^2+(21-1)0.18^2}{20+21-2}(\frac{1}{20}+\frac{1}{21})}}=2.5959$$

(3) 确定 P 值，做出推断结论

$\nu=n_1+n_2-2=20+21-2=39$，查双侧 $t_{0.05,39}=2.023$，现求得 $t=2.5959>2.023$，$P<0.05$，按 $\alpha=0.05$ 水准拒绝 H_0，有统计学意义。可认为甲亢病人的口腔温度高于健康人。

4. 两组大样本均数的 Z 检验

当两组资料的样本含量均较大时(n_1、$n_2>50$)，两样本均数的比较应用 Z 检验，其检验统计量的计算公式为：

$$Z=\frac{|\overline{X}_1-\overline{X}_2|}{S_{\overline{X}_1-\overline{X}_2}}=\frac{|\overline{X}_1-\overline{X}_2|}{\sqrt{S_{\overline{X}_1}^2+S_{\overline{X}_2}^2}}=\frac{|\overline{X}_1-\overline{X}_2|}{\sqrt{\frac{S_1^2}{n_1}+\frac{S_2^2}{n_2}}} \tag{14-23}$$

式中：$S_{\overline{X}_1-\overline{X}_2}$ 为两样本均数之差的标准误，$\overline{X}_1$、$\overline{X}_2$、S_1、S_2、n_1、n_2 分别为两样本的均数、标准差、样本含量。

例 14-19 某社区医生在该地随机抽查了 25～35 岁健康人群的红细胞数，其中男性 150 人，均数为 $4.623\times10^{12}/L$，标准差为 $0.571\times10^{12}/L$；女性 120 人，均数为 $4.211\times10^{12}/L$，标准差为 $0.385\times10^{12}/L$。问该地健康人群红细胞数有无性别差异？

本题属于来自两个不同总体的两样本均数的比较。由于 $n_1=150$ 与 $n_2=120$ 均大于 50，故可用两组大样本均数的 Z 检验。

(1) 建立检验假设，确定检验水准

$H_0:\mu_1=\mu_2$，即该地健康人群的红细胞数无性别差异。

$H_1:\mu_1\neq\mu_2$，即该地健康人群的红细胞数有性别差异。

$\alpha=0.05$，双侧检验。

(2) 计算检验统计量

$$Z=\frac{|\overline{X}_1-\overline{X}_2|}{\sqrt{\frac{S_1^2}{n_1}+\frac{S_2^2}{n_2}}}=\frac{|4.623-4.211|}{\sqrt{\frac{0.571^2}{150}+\frac{0.385^2}{120}}}=7.057$$

(3) 确定 P 值，做出推断结论

已知双侧 $Z_{0.05}=1.96$，现求得 $Z=7.057>1.96$，$P<0.05$，按 $\alpha=0.05$ 水准拒绝 H_0，有统计学意义。可认为该地健康人群红细胞数有性别差异，男性高于女性。

(四) Ⅰ型错误和Ⅱ型错误

由于假设检验的推断结论是以概率作为保证的，因此无论是拒绝 H_0 还是接受 H_0，都有可能发生以下两种错误之一，即Ⅰ型错误和Ⅱ型错误，详见表 14-7。

Ⅰ型错误(type Ⅰ error)：拒绝了实际上是成立的 H_0，又称“弃真”错误。其概率大小用 α 表示，和检验水准一致，也是小概率事件的标准。如图 14-7 所示，假设检验为 $H_0:\mu=\mu_0$ 和 $H_1:\mu>\mu_0$。若 μ 确实等于 μ_0，则 H_0 实际上是成立的，但由于抽样的偶然性，得到了较大的 t 值，因为 $t\geqslant t_\alpha$，$P\leqslant\alpha$，按所取检验水准 α 拒绝 H_0，接受 H_1，结论为 $\mu>\mu_0$，此结论当然是错误的。α 的意义：如果原假设 H_0 成立，重复抽样 100 次，检验结论中平均有 100α 次拒绝 H_0(犯Ⅰ型错误)。

表 14-7　假设检验可能发生的两类错误

实际情况	假设检验的结果	
	拒绝 H_0	不拒绝 H_0
H_0 成立	Ⅰ型错误(α)	结论正确($1-\alpha$)
H_0 不成立	结论正确($1-\beta$)	Ⅱ型错误(β)

Ⅱ型错误(type Ⅱ error)：接受了实际上是不成立的 H_0，又称“存伪”错误。其概率大小用 β 表示。如图 14-7 所示，假设检验为 $H_0:\mu=\mu_0$ 和 $H_1:\mu>\mu_0$。若 μ 确实大于 μ_0，则 H_0 实际上是不成立的，但由于抽样的偶然性，得到了较小的 t 值，因为 $t<t_\alpha$，$P>\alpha$，按所取检验水准 α 接受 H_0，结论为 $\mu=\mu_0$，此结论当然是错误的。β 的意义：如果 H_0 并不成立，而 H_1 成立，重复抽样 100 次，检验结论中平均有 100β 次不拒绝 H_0(犯Ⅱ型错误)。β 的大小很难确切估计，仅知当样本含量确定时，α 愈小，β 愈大；反之 α 愈大，β 愈小。若要同时减小 α 与 β，唯一的办法是增加样本含量，如图 14-7 所示。

(五) 假设检验需要注意的问题

1. 要有合理、严密的科研设计

合理、严密的科研设计是假设检验的前提。在抽样研究中，研究设计、收集数据和统计分析是一个整体。每一种假设检验方法都是与相应的研究设计相联系的。

2. 正确选用假设检验方法

应根据分析的目的、资料的类型和分布特点、研究设计的方法、样本含量的大小等选用适当的检验方法。需要熟悉每种假设检验方法的适用条件及该方法的特点。

3. 合理选用单双侧检验

应根据分析的要求，结合专业知识确定假设检验的单双侧，单侧还是双侧应在假设检验之前确定。

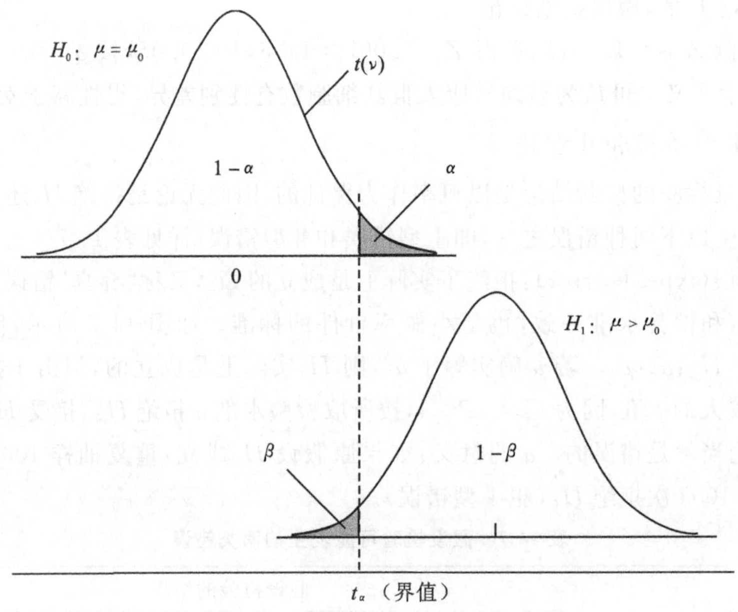

图 14-7　Ⅰ、Ⅱ型错误示意图（以单侧 t 检验为例）

4. 正确理解差别的统计学意义

当 P 值很小时“拒绝 H_0，接受 H_1”，但是不要把很小的 P 值误解为总体参数间差异很大。P 值代表的是假设检验的推断结论的概率大小，而不代表推断结论中的总体指标的差别大小。如果 $P<\alpha$，应说差异“有统计学意义”。有统计学意义不等于有专业意义或临床意义，统计结论必须和专业结论结合起来，才能得出符合客观实际的最终结论。

5. 统计结论不能绝对化

假设检验的结论是依据概率大小作出的，不可能百分之百正确，应避免使用“肯定”“一定”“绝对”等词语下结论。

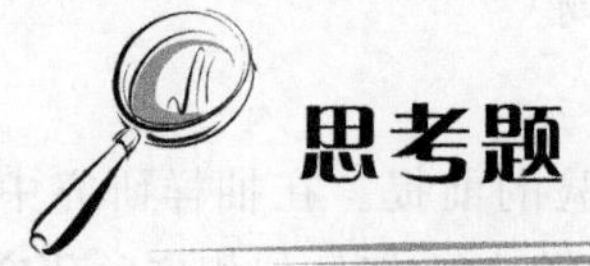

思考题

一、解释下列名词

医学参考值范围、Ⅰ型错误、Ⅱ型错误

二、问答题

1. 描述数值变量资料的集中趋势的常用指标有哪些？

2. 描述数值变量资料的离散趋势的常用指标有哪些？

3. 假设检验的基本步骤是什么？

4. 两样本均数的 t 检验应当满足什么条件？

5. 假设检验两类错误之间的区别与联系是什么？

第三节　分类变量资料的统计分析

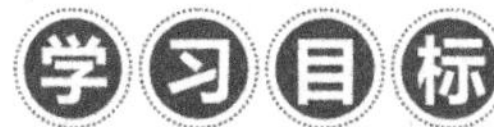

1. 掌握常用的相对数指标、样本率的 u 检验及应用条件、成组设计四格表资料和配对设计四格表资料 χ^2 检验的计算方法及应用条件。

2. 熟悉常用相对数指标的区别、行×列表的 χ^2 检验方法及应用条件。

3. 了解相对数应用时的注意事项、χ^2 检验的基本思想、行×列表资料 χ^2 检验应注意的问题。

一、相对数

（一）概念

相对数(relative number)是描述分类变量资料的统计指标。数值变量资料常见的数据形式是绝对数，如某病的出院人数、感染人数、死亡人数等，但绝对数通常不具有可比性。在实际工作中，事物之间的比较不宜用绝对数，需计算相对数。例如，要比较甲、乙两个医院治疗某病的水平，当两医院治疗某病病人的人数不同时，比较两医院该病治愈的人数没有意义，因此需要在绝对数的基础上计算相对数。相对数是两个有联系的指标之比。

（二）常用的相对数指标

1. 频率型指标

频率型指标用来说明某事件发生的频率，常以百分率(%)、千分率(‰)、万分率(‱)、十万分率(‱0)等表示。计算公式为：

$$\text{频率}=\frac{\text{发生某事件的观察单位数}}{\text{可能发生某事件的观察单位总数}}\times 100\%(\text{或 }1000‰\cdots) \qquad (14\text{-}24)$$

例 14-20　某地健康检查，发现 40 岁以上的男子有 401 人患糖尿病，该年龄段男子受检者 3503 人，试算出该地 40 岁以上男子糖尿病患病率。

按式(14-24)可算得：

某地 40 岁以上男子糖尿病患病率＝401/3503×100％＝11.45％

2. 强度型指标

强度型指标用来说明单位时间内某事件发生的频率。强度型指标与频率型指标的区别在于“单位时间”的限定。计算公式为：

$$强度 = \frac{发生某事件的观察单位数}{\sum(可能发生某事件的单位数 \times 观察时长)} \times 100\%(或 1000‰\cdots) \tag{14-25}$$

例 14-21 某单位 2010 年有 1983 名职工，该单位每年都对职工进行体检，2010 年新发生糖尿病病人 10 例，试算出该单位 2010 年职工糖尿病发病率。

按式(14-25)可算得：

$$某单位 2010 年职工糖尿病发病率 = \frac{10}{1983 \times 1} \times 1000‰ = 5.04‰$$

3. 相对比

相对比用来说明两个有关指标之比，常用倍数或百分数表示。计算公式为：

$$相对比 = \frac{甲指标}{乙指标} \times 100\% \tag{14-26}$$

两个对比指标可以是绝对数、相对数或平均数等。如：某地的男女性别比即为绝对数之比；两地区的某病死亡率之比即为相对数之比；两地区 7 岁男童的平均身高之比即为平均数之比。

例 14-22 2000 年某医院出生婴儿中，男性婴儿为 380 人，女性婴儿为 368 人，试计算该医院出生婴儿性别比。

按式(14-26)可算得：

$$该医院出生婴儿性别比 = \frac{380}{368} \times 100\% = 103\%$$

说明该医院 2000 年每出生 100 名女性婴儿，就有 103 名男性婴儿出生。性别比通常以男性人数作为分子，女性人数作为分母。

（三）相对数应用时的注意事项

1. 计算相对数时分母不宜过小

在计算相对数时，分母常意味着样本例数的多少，只有当样本例数足够多时，计算出的相对数才稳定，才能正确反映客观实际。样本例数少，偶然性就大，则可靠性差。

2. 正确计算合计率

当各组例数不相等而要计算几个率的平均率时，应该将各个率的分子、分母分别相加后计算，不能将各率直接相加平均算得。例如，用某疗法治疗肝炎，A 医院治疗 150 人，治愈 30 人，治愈率为 20%；B 医院治疗 100 人，治愈 30 人，治愈率 30%。A、B 两医院合并治愈率应该是[(30＋30)/(150＋100)]×100%＝24%。若将其算为(20%＋30%)÷2＝25%是错误的。

3. 对资料进行比较时，应注意可比性

对资料进行比较时，除了研究因素(即要比较的因素)外，其余的影响因素应尽可能相同或相近。

4. 对样本的相对数进行统计推断时，应做假设检验

由于样本的相对数也有抽样误差，当对样本的相对数进行统计推断时，应当做假设检验。

二、u 检验

前面一章介绍了数值变量资料均数的假设检验，对于分类变量资料同样也需要对总体率进行假设检验。比较两组以内的样本，并且样本率满足正态近似条件时可用 u 检验。样本率用 p 表示，总体率用希腊字母 π 表示。

（一）单个样本率与总体率的比较

单个样本率与总体率的假设检验的目的是推断样本率所代表的未知总体率 π 与已知总体率 π_0 是否相等，应用条件为 $np \geqslant 5$ 且 $n(1-p) \geqslant 5$，其检验公式为：

$$u = \frac{|p - \pi_0|}{\sigma_p} = \frac{|p - \pi_0|}{\sqrt{\dfrac{\pi_0(1-\pi_0)}{n}}} \tag{14-27}$$

例 14-23 根据以往的经验，一般溃疡病病人有 20% 发生胃出血症状，现某医院观察 65 岁以上溃疡病病人 304 例，其中 96 例发生胃出血症状，出血率为 31.6%，试问老年病人胃出血情况与一般病人有无不同？

首先讨论应用条件：$np \geqslant 5$ 且 $n(1-p) \geqslant 5$

本例：$np = 304 \times 0.316 = 96$，$n(1-p) = 304 \times (1-0.316) = 208$

（1）建立假设，确定检验水准

$H_0: \pi = \pi_0$，即老年人胃溃疡出血率与一般胃溃疡病人相同。

$H_1: \pi \neq \pi_0$，即老年人胃溃疡出血率与一般胃溃疡病人不同。

$\alpha = 0.05$，双侧检验。

（2）计算检验统计量

本例 $n = 304$，$\pi_0 = 0.2$，$p = \dfrac{96}{304} = 0.316$

$$\sigma_p = \sqrt{\frac{\pi_0(1-\pi_0)}{n}} = \sqrt{\frac{0.2(1-0.2)}{304}} = 0.0229$$

$$u = \frac{|p - \pi_0|}{\sigma_p} = \frac{|0.316 - 0.2|}{0.0229} = 5.07$$

（3）确定 P 值，做出推断结论

已知双侧 $u_{0.05} = 1.96$，现求得 $u = 5.07 > 1.96$，故 $P < 0.05$，按 $\alpha = 0.05$ 水准，拒绝 H_0，接受 H_1，认为老年病人胃出血情况与一般病人有所不同，较易发生胃出血。

（二）完全随机设计两样本率的比较

完全随机设计两样本率比较的假设检验的目的是推断两样本所来自的两总体的总

体率是否相等。应用条件为 $n_1p_1 \geqslant 5$ 且 $n_1(1-p_1) \geqslant 5$，$n_2p_2 \geqslant 5$ 且 $n_2(1-p_2) \geqslant 5$，其检验公式为：

$$u=\frac{|p_1-p_2|}{\sqrt{p_c(1-p_c)(\frac{1}{n_1}+\frac{1}{n_2})}},\quad p_c=\frac{X_1+X_2}{n_1+n_2} \tag{14-28}$$

例 14-24 某单位调查了 50 岁以上吸烟者 205 人中患慢性支气管炎者 43 人，不吸烟者 134 人中患慢性支气管炎 13 人。试问吸烟者与不吸烟者的慢性支气管炎患病率有无差别？

首先讨论应用条件：$n_1p_1 \geqslant 5$ 且 $n_1(1-p_1) \geqslant 5$，$n_2p_2 \geqslant 5$ 且 $n_2(1-p_2) \geqslant 5$

本例：$n_1p_1=43$，$n_1(1-p_1)=162$

$n_2p_2=13$，$n_2(1-p_2)=121$

(1) 建立假设，确定检验水准

H_0：$\pi_1=\pi_2$，即吸烟者与不吸烟者的慢性支气管炎患病率相同。

H_1：$\pi_1\neq\pi_2$，即吸烟者与不吸烟者的慢性支气管炎患病率不相同。

$\alpha=0.05$，双侧检验。

(2) 计算检验统计量

本例 $n_1=205$，$n_2=134$，$p_1=\frac{43}{205}=0.2098$，$p_2=\frac{13}{134}=0.0970$

$$p_c=\frac{X_1+X_2}{n_1+n_2}=\frac{43+13}{205+134}=0.1652$$

$$S_{p_1-p_2}=\sqrt{p_c(1-p_c)(\frac{1}{n_1}+\frac{1}{n_2})}$$

$$=\sqrt{0.1652(1-0.1652)(\frac{1}{205}+\frac{1}{134})}$$

$$=0.04125$$

$$u=\frac{|p_1-p_2|}{S_{p_1-p_2}}=\frac{|0.2098-0.0970|}{0.04125}=2.735$$

(3) 确定 P 值，做出推断结论

已知双侧 $u_{0.05}=1.96$，现求得 $u=2.735>1.96$，故 $P<0.05$，按 $\alpha=0.05$ 水准，拒绝 H_0，接受 H_1，有统计学意义，可以认为吸烟者的慢性支气管炎患病率高于不吸烟者的慢性支气管炎患病率。

三、卡方(χ^2)检验

对于分类变量资料的假设检验，可以用率的 u 检验，此方法只适用于两组以内的样本率的比较，并且样本率需要满足正态近似条件。对于多组(两组以上)样本率或构成比的比较，不能用率的 u 检验两两进行比较的需要用 χ^2 检验。

χ^2 检验(Chi-square test)是分类变量资料中最常用、用途较广的假设检验方法。它不但可以推断两个及多个总体率或总体构成比之间的差异，而且还可检验两种属性或两个变量之间有无关联性等。

(一) 四格表(2×2 列联表)的χ^2检验

例 14-25 某研究者为探讨 A、B 两种治疗方法对某种疾病的疗效收集资料，收集的资料见表 14-8。问 A、B 两种治疗方法的疗效是否有统计学差异？

表 14-8 A、B **两种疗法比较**

药物	治愈人数	未治愈人数	合计	治愈率/(%)
A	11(a)	89(b)	100($a+b$)	11.0
B	31(c)	79(d)	110($c+d$)	28.2
合计	42($a+c$)	168($b+d$)	210(n)	20.0

1. χ^2检验的基本思想

以两样本治愈率比较的χ^2检验为例，介绍χ^2检验的基本思想。

表 14-8 内只有 4 个数 a、b、c、d 是该表的基本数据，其他数据都是根据这 4 个基本数据算出来的，称为四格表(fourfold table)资料。对于此种类型的资料既可以用 u 检验，也可以用χ^2检验，$u^2=\chi^2$。χ^2检验的统计量为χ^2，基本公式为：

$$\chi^2 = \sum \frac{(A-T)^2}{T}, \nu = (\text{行数}-1)(\text{列数}-1) \tag{14-29}$$

式中：A 为实际频数，四格表内的 4 个数据就是实际频数；T 为理论频数，是根据检验假设推断出来的。在例 14-25 中，H_0是 A、B 两种治疗方法的疗效相同，即两组的总体治愈率相等，均等于合计的治愈率 20%。

理论上 A 疗法按此治愈率将得到下述治愈数：

$$100\times\frac{42}{210}=100\times 20.0\%=20$$

理论上 B 疗法按此治愈率将得到下述治愈数：

$$110\times\frac{42}{210}=110\times 20.0\%=22$$

由此可得出理论频数 T 的计算公式为：

$$T_{RC} = \frac{n_R \cdot n_C}{n} \tag{14-30}$$

式中：T_{RC}为第 R 行、C 列的理论数，n_R为 T_{RC}所在行的合计，n_C为T_{RC}所在列的合计。

由式(14-29)可以看出：χ^2值反映了实际频数与理论频数的吻合程度。若检验假设 H_0成立，实际频数与理论频数的差别不会很大，则χ^2值也会小；反之，若检验假设 H_0不成立，实际频数与理论频数的差值会大，则χ^2值也会大。由式(14-29)还可以看出：χ^2值的大小还取决于自由度的大小。χ^2检验时，要根据自由度查χ^2界值表，当检验水准为 α

时，若 $P \leqslant \alpha$，就说明 H_0 成立是一个小概率事件，因而拒绝 H_0；若 $P > \alpha$，则尚不能拒绝 H_0。

2. χ^2 检验的基本步骤

以例 14-25 为例说明。

(1) 建立假设，确定检验水准

$H_0: \pi_1 = \pi_2$，即 A、B 两种治疗方法的疗效相同。

$H_1: \pi_1 \neq \pi_2$，即 A、B 两种治疗方法的疗效不同。

$\alpha = 0.05$，双侧检验。

(2)

$$\text{因为 } T_{12} = \frac{n_1 \cdot n_2}{n} = \frac{9 \times 33}{71} = 4.18,$$

$n = 71 > 40$，需要用校正公式计算 χ^2 值。

$$\chi^2 = \sum \frac{(A-T)^2}{T} = \frac{(11-20)^2}{20} + \frac{(89-80)^2}{80} + \frac{(31-22)^2}{22} + \frac{(79-88)^2}{88} = 9.66$$

$$\nu = (\text{行数}-1)(\text{列数}-1) = (2-1)(2-1) = 1$$

(3) 确定 P 值，做出推断结论

$\nu = 1$，查 χ^2 界值表，$\chi^2_{0.05,1} = 3.84$。今求得 $\chi^2 = 9.66 > 3.84$，则 $P < 0.05$，按 $\alpha = 0.05$ 水准拒绝 H_0，差异有统计学意义。可认为 B 种疗法的疗效高于 A 种疗法。

3. 四格表 χ^2 检验的专用公式

将四格表中的 4 个绝对数(a、b、c、d)代入式(14-29)简化后得到四格表专用公式：

$$\chi^2 = \frac{(ad-bc)^2 \cdot n}{(a+b)(c+d)(a+c)(b+d)} \tag{14-31}$$

用四格表专用公式来求例 14-25 的 χ^2 值如下：

$$\chi^2 = \frac{(ad-bc)^2 \cdot n}{(a+b)(c+d)(a+c)(b+d)} = \frac{(11 \times 79 - 31 \times 89)^2 \times 210}{100 \times 110 \times 42 \times 168} = 9.66$$

该结果与四格表基本公式(式(14-29))的结果相同。实际中常用四格表专用公式求 χ^2 值，因为此式不必求理论频数即可求 χ^2 值。

4. 四格表 χ^2 检验的连续性校正

χ^2 界值表是数理统计根据连续性理论分步计算出来的，只是一种近似。在自由度大于 1、所有理论频数都大于 5 时，这种近似很好；当自由度为 1 时，尤其当 $1 \leqslant T < 5$，而 $n > 40$ 时，应用以下校正公式：

$$\chi^2 = \sum \frac{(|A-T| - 0.5)^2}{T} \tag{14-32}$$

连续性校正的四格表专用公式为：

$$\chi^2 = \frac{\left(|ad-bc| - \frac{n}{2}\right)^2 \cdot n}{(a+b)(c+d)(a+c)(b+d)} \tag{14-33}$$

四格表χ^2检验的使用条件如下。

①当 $n \geqslant 40$ 且每一格的 $T \geqslant 5$ 时，不需要校正，用χ^2检验公式。

②当 $n \geqslant 40$ 且有一格的 $1 \leqslant T < 5$ 时，需用χ^2检验的校正公式。

③当 $n < 40$ 或有一格的 $T < 1$ 时，不能用χ^2检验，需用 Fisher 确切概率法。

例 14-26 某医生用甲、乙两种药物治疗小儿腹泻，结果见表 14-9。试问甲、乙两种药物的疗效是否有统计学差异？

表 14-9 两种药物对小儿腹泻疗效的比较

药物	痊愈数	未愈数	合计	痊愈率/%
甲	26	7	33	78.79
乙	36	2	38	94.74
合计	62	9	71	87.32

（1）建立假设，确定检验水准

$H_0: \pi_1 = \pi_2$，即甲乙两种药物的疗效相同。

$H_1: \pi_1 \neq \pi_2$，即甲乙两种药物的疗效不同。

$\alpha = 0.05$，双侧检验。

（2）计算检验统计量

表 14-9 的格子中，最小的理论频数为：

$T_{12} = \dfrac{n_1 \cdot n_2}{n} = \dfrac{9 \times 33}{71} = 4.18 < 5$，$n = 71 > 40$，需要用校正公式计算$\chi^2$值。

$$\chi^2 = \frac{\left(|ad - bc| - \frac{n}{2}\right)^2 \cdot n}{(a+b)(c+d)(a+c)(b+d)} = \frac{\left(|26 \times 2 - 36 \times 7| - \frac{71}{2}\right)^2 \times 71}{62 \times 9 \times 33 \times 38} = 2.75$$

$$\nu = (\text{行数} - 1)(\text{列数} - 1) = (2-1)(2-1) = 1$$

（3）确定 P 值，做出推断结论

$\nu = 1$，查χ^2界值表，$\chi^2_{0.05,1} = 3.84$。今求得$\chi^2 = 2.75 < 3.84$，则 $P > 0.05$，按 $\alpha = 0.05$ 水准尚不能拒绝 H_0，差异无统计学意义。认为甲乙两种药物的疗效相同。

（二）配对设计四格表的χ^2检验

对于配对设计的分类变量资料，可把数据整理成如表 14-10 的形式，此表常称配对四格表。

表 14-10 配对四格表的基本结构

甲法	乙法		合计
	+	−	
+	a	b	$a+b$
−	c	d	$c+d$
合计	$a+c$	$b+d$	n

从配对四格表中可以看出，a 是甲、乙两法均是阳性的频数，d 是甲、乙两法均是阴性的频数，b 是甲法阳性、乙法阴性的频数，c 是甲法阴性、乙法阳性的频数。若比较甲、乙两法有无差别，只需推断 b 和 c 分别代表的总体是否相等即可，其检验统计量的计算公式为：

$$\chi^2 = \frac{(b-c)^2}{b+c}, \nu = 1 \tag{14-34}$$

式(14-34)的适用条件为 $b+c \geqslant 40$，当 $b+c < 40$ 时，应作连续性校正，见式(14-35)。

$$\chi^2 = \frac{(|b-c|-1)^2}{b+c}, \nu = 1 \tag{14-35}$$

例 14-27 某研究者用甲、乙两种试剂检验 132 份 HBsAg 阳性血清，结果见表 14-11。试问甲、乙两种试剂检验结果有无差别？

表 14-11 两种试剂检测 HBsAg 结果

甲试剂	乙试剂		合计
	+	−	
+	80	10	90
−	31	11	42
合计	111	21	132

本例为分类变量资料配对设计的四格表，故可用配对四格表 χ^2 检验，又已知 $b+c=31+10=41>40$，不需要校正。

(1) 建立假设，确定检验水准

$H_0: \pi_1 = \pi_2$，即甲乙两种试剂的检验结果相同。

$H_1: \pi_1 \neq \pi_2$，即甲乙两种试剂的检验结果不同。

$\alpha = 0.05$，双侧检验。

(2) 计算检验统计量

$$\chi^2 = \frac{(b-c)^2}{b+c} = \frac{(10-31)^2}{10+31} = 10.76$$

(3) 确定 P 值，做出推断结论

$\nu=1$，查 χ^2 界值表，$\chi^2_{0.05,1}=3.84$。现求得 $\chi^2=10.76>3.84$，则 $P<0.05$，按 $\alpha=0.05$ 水准拒绝 H_0，差异有统计学意义。可以认为甲乙两种试剂的 HBsAg 检出率不同，乙试剂高于甲试剂。

(三) 行×列表的 χ^2 检验

1. 行×列表的 χ^2 检验的公式

当多个样本率或多组构成比进行比较时，可构成多行多列的表，称为行×列表，又称 $R\times C$ 表。将理论频数的公式代入 χ^2 检验的基本公式(式(14-29))，化简得下式。

$$\chi^2 = n\left(\sum \frac{A^2}{n_R \cdot n_C} - 1\right) \tag{14-36}$$

式中：n 为总例数，A 为每个格子的实际数，n_R、n_C 分别为某格子实际频数 A 对应的行合计数和列合计数。

例 14-28 某医院研究急性白血病病人与慢性白血病病人的血型构成情况，数据资料见表 14-12。问急、慢性白血病病人的总体血型构成是否相同。

表 14-12 急、慢性白血病病人的血型构成情况

病　型	A	B	O	AB	合计
急性白血病	58	49	59	18	184
慢性白血病	43	27	33	8	111
合计	101	76	92	26	295

（1）建立假设，确定检验水准

$H_0:\pi_1=\pi_2$，急性和慢性白血病病人的血型构成相同。

$H_1:\pi_1\neq\pi_2$，急性和慢性白血病病人的血型构成不同。

$\alpha=0.05$，双侧检验。

（2）计算检验统计量

$$\chi^2=295\left(\frac{58^2}{101\times 184}+\frac{49^2}{76\times 184}+\cdots+\frac{8^2}{26\times 111}-1\right)=1.84$$

$$\nu=(R-1)(C-1)=(2-1)(4-1)=3$$

（3）确定 P 值，做出推断结论

$\nu=3$，查 χ^2 界值表，$\chi^2_{0.05,3}=7.81$。现求得 $\chi^2=1.84<7.81$，则 $P>0.05$，按 $\alpha=0.05$ 水准尚不拒绝 H_0。认为急、慢性白血病病人的总体血型构成相同。

2. 行×列表资料 χ^2 检验注意事项

（1）行×列表 χ^2 检验的适用条件为不能有理论频数 $T<1$，或 $1\leqslant T<5$ 的格子数不应超过总格子数的 1/5。由于公式 14-36 没有校正公式，当条件不满足时有下列三种处理方法：①增大样本例数使理论频数变大；②删去理论频数太小的行或列；③将理论频数太小的行或列与邻行或邻列合并，以此使理论频数变大。

（2）多个样本率比较时，如果所得统计推断为拒绝 H_0、接受 H_1 时，只能认为各总体率之间总的来说有差别，但不能说明任两个总体率之间均有差别。要进一步推断哪两个总体率之间有差别，需进一步做多个样本率的多重比较（见相关统计书籍）。

医学统计学

医学统计学是运用统计学的原理和方法，研究医学科研中有关数据的收集、整理和分析的一门学科。医学统计学是医学科学研究的重要工具，通过运用医学统计学方法可以透过偶然现象来分析事物的内在规律性，并以此来指导医学的理论和实践。学习医学统计学方法可以培养科学的统计思维，理性地分析和判断结果。

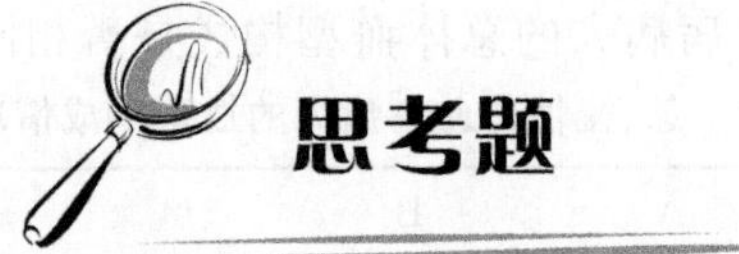

思考题

一、解释下列名词

频率型指标、强度型指标、相对比

二、问答题

1. 常用的相对数指标有哪些？它们在意义和计算上有何不同？
2. 两个样本率 u 检验的适用条件是什么？
3. 四格表χ^2检验的应用条件有哪些？

（王璐璐　李　雪）

第十五章 统计表与统计图

统计表与统计图是统计描述的重要方法，是收集、整理资料及对比分析研究结果的重要工具。它们具有简单、明了、易于理解和接受的优点，而且便于比较和分析。同样的事实，用文字描述可能需要进行长篇大论的解释，而且还受语言不同的限制，而用统计表或统计图则可一目了然。

第一节 统 计 表

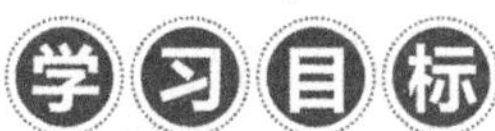

1. 掌握统计表的基本结构。
2. 熟悉编制统计表的原则和基本要求。
3. 了解统计表的种类。

在科研报告或论文中，常将统计分析的指标及其结果用表格的形式列出，称为统计表(statistical table)。统计表用简明的表格形式，有条理地将数据和统计量罗列出来，代替冗长、单调的文字叙述，方便阅读、计算、分析和比较。

一、统计表的结构

统计表主要由标题、标目、线条、数字和备注组成。其结构如下所示。

表序 标题

	纵标目……	合计
横标目		
⋮	表体(数字)	
合计		

二、统计表的种类

统计表通常根据分类标记的多少分为简单表和复合表。

1. 简单表

简单表由一组横标目和一组纵标目组成，如表 15-1 所示。

2. 复合表

复合表是由一组横标目和两组及以上纵标目组成的统计表，如表 15-2 所示。

表 15-1　某省三个地区花生的黄曲霉毒素 B_1 污染率比较

地区	污染数	未污染数	合计	污染率/%
甲	23	6	29	79.31
乙	14	30	44	31.82
丙	3	8	11	27.27
合计	40	44	84	47.62

表 15-2　某工厂 1994 年、1998 年三项检测指标异常检出率

检测指标	1994 年			1998 年		
	受检人数	异常人数	检出率/%	受检人数	异常人数	检出率/%
血压	519	55	10.60	582	38	6.53
心率	519	44	8.48	582	39	6.70
麝香草酚浊度试验	519	36	6.94	582	23	3.95
谷丙转氨酶	519	20	3.85	582	16	2.75

三、编制统计表的原则和基本要求

制作统计表的总体原则如下：重点突出，简明扼要；逻辑合理，层次分明；数据真实，准确可靠。一张统计表最好只包含一个中心内容，不要面面俱到；纵、横标目的安排既要符合专业要求，又要逻辑分明。

针对统计表的各组成部分，具体的制表基本要求如下。

1. 标题

统计表的标题要能概括表的中心内容，必要时应注明时间和地点，标题写在表体的上端中央。注意标题不要过长，也不要太简略，更不要不写。

2. 标目

标目是用来说明表格内的项目。

(1) 横标目　横标目列在表的左侧，一般用来表示事物的性质或类别。横标目下部可列合计项，合计与横标目之间一般不用短线分隔，如表 15-1 所示。

(2) 纵标目　纵标目列在表的上端，一般用来说明各项指标或某种分类。有单位的指标要注明单位，如表 15-1 中的“污染率/(%)”。纵标目上可以再列总标目，二者用短线分隔，如表 15-2 中的年份与检出情况之间用短线隔开。

标目的顺序可以按照时间先后、数字从小到大、事物的重要性等规则排列。

3. 线条

线条不宜过多，常用三条横线表示，称为“三线表”。表的上下两条边线即顶线和底线一般用粗线，其余用细线。表线只能用横线，不能用竖线，也不能用斜线。

4. 数字

表内的数字用阿拉伯数字表示，要求准确无误，数字不标单位。同一指标的数字应该数位对齐，小数位数要一致。表内不宜有空项。如果数据缺失、不详或未记录时，可用“…”表示，不该有数字处可用“—”表示。数字是“0”均填“0”。

5. 备注

当表中有某个对象需附加或特殊说明时，可先在该对象的右上角用“＊”或其他特殊符号标示，再在表的底线下面左侧用该符号引导写出具体内容。例如，表 15-3 下方说明 TTT 和 GPT 指的是什么。

表 15-3　某工厂 1994 年、1998 年三项检测指标异常检出率

检测指标	1994 年			1998 年		
	受检人数	异常人数	检出率/(%)	受检人数	异常人数	检出率/(%)
血压	519	55	10.16	582	38	6.25
心率	519	44	0.48	582	39	6.70
TTT*	519	36	6.94	582	23	3.95
GPT#	519	20	3.85	582	16	2.75

*：TTT(麝香草酚浊度试验)

#：GPT(谷丙转氨酶)

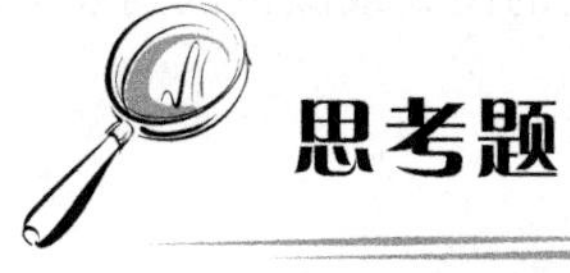

思考题

一、解释下列名词

统计表

二、问答题

1. 统计表的结构包括什么？
2. 统计表的种类有哪些？
3. 制作统计表的总体原则是什么？

第二节 统 计 图

1. 掌握统计图的种类、特点及表述方式，统计图的制图原则和基本要求。
2. 掌握制作统计图的原则，各种统计图的制作方法。
3. 熟悉各种资料适用的统计图类型，能用所学知识绘制常用统计图。

统计图是用点的位置、线段的升降、直条的长短或面积的大小等形式表达统计资料的一种方法，它可以把资料的特征以形象直观的方式表现出来。统计图容易理解，能醒目地给读者留下深刻印象。常用的统计图有直条图、百分条图、圆图、线图、半对数线图、散点图、直方图等。

一、绘制统计图的基本要求

(1) 按照资料的性质和分析目的，选用最合适的统计图。

(2) 每个统计图要有标题，用简明扼要的文字说明图的中心内容，必要时写明时间和地点，标题写在图体的下端中央。

(3) 条图、线图、散点图、直方图都有纵、横坐标轴，坐标轴要注明尺度，纵轴尺度自下而上，横轴尺度自左而右，数量都从小到大，并等距标明。条图与直方图的纵坐标必须从 0 开始，并标明 0 点。统计图的纵、横坐标长度比例一般为 5∶7。

(4) 比较不同事物时，应选用不同的图案或颜色区别表示，并附图例说明。

二、常用统计图及其绘制方法

1. 直条图(bar chart)

直条图指用等宽直条的长短来表示相互独立的各指标的数值大小。直条图有单式条图和复式条图两种。单式条图的样例见图 15-1，复式条图的样例见图 15-2。

直条图的绘制方法如下。

(1) 一般以横轴为基线，表示被研究的事物，纵轴表示研究指标。当分析的事物较多时，可颠倒设置。

(2) 纵轴尺度必须从 0 开始，一般为等间距，中间不能折断。

(3) 各直条的宽度相等，间隙宽度也应相等，间隙宽度通常与直条宽度相等或为其一半。

(4) 为了便于对比，通常将被比较的指标按大小顺序排列。

(5) 复式条图每组内的直条间不留间隙，各直条应以不同的图案或颜色区别表示，

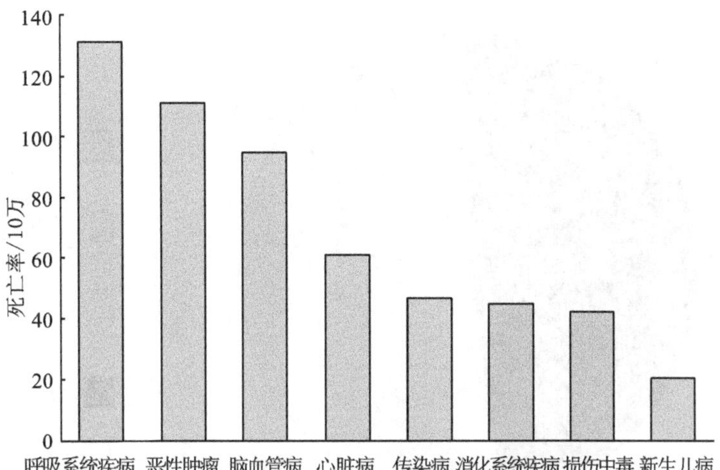

图 15-1　某地 1998 年几种疾病的死亡率

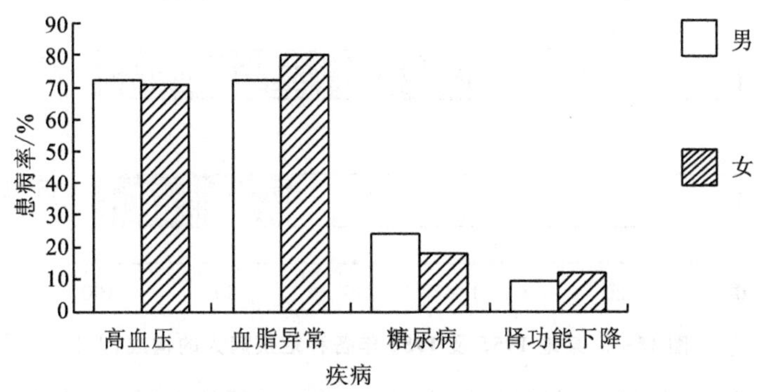

图 15-2　2005 年北京市某区 60 岁以上不同性别常住居民慢性病患病率

并附以图例说明。

2. 圆图(pie chart)

用圆的面积代表事物的全部,用各扇形的面积代表事物的构成比,如图 15-3 所示。

圆图的绘制方法如下。

(1) 先绘制一个圆形,1%相当于 3.6°,每个构成比乘以 3.6 即得该构成比应占的圆心角度数。

(2) 将每个构成比换算成圆心角度数,利用量角器绘制出各个构成比的扇形面积。

(3) 扇面一般以 9 点或 12 点位置作始点,顺时针排列。

(4) 各扇面需用不同的图案或颜色区分,并附图例说明。

3. 百分条图(percent bar chart)

用一个长条的面积代表事物的全部,条内分段的面积代表事物的构成比。如图 15-4。

百分条图的绘制方法如下。

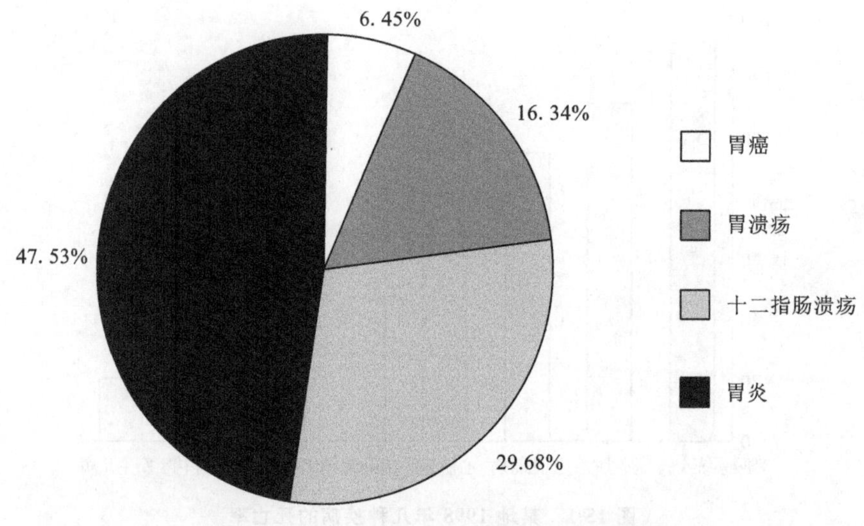

图 15-3　某地 2006 年患各种胃病的构成分布

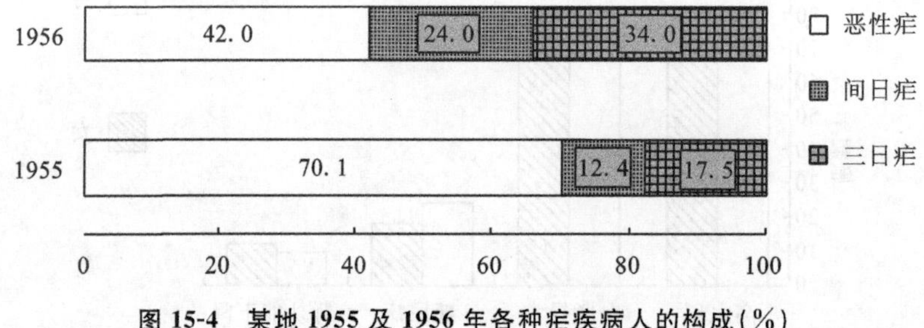

图 15-4　某地 1955 及 1956 年各种疟疾病人的构成(%)

(1) 先绘制一个标尺，一般以横轴为标尺，尺度必须从 0 到 100 标记。

(2) 绘制一直条，长度必须与标尺一致，宽度可任意，全长代表全部构成。

(3) 以各自构成比的大小划分各自条宽。

(4) 各条段需用不同的图案或颜色区分，并附图例说明。

(5) 若比较几种性质相同的资料，可在同一标尺上绘制多个直条，以便于分析比较。

4. 线图(line chart)

用线段的升降来说明事物在时间上的发展变化。线图根据横纵轴的尺度可分为普通线图和半对数线图。普通线图的横轴和纵轴都是算术尺度，如图 15-5 所示。半对数线图的横轴是算术尺度，纵轴是对数尺度，常用于作不同指标变化速度的比较，如图 15-6所示。

线图的绘制方法如下。

(1) 先建立一个坐标系，一般以横轴表示时间，纵轴表示率或数值大小。普通线图的纵轴一般以 0 点作起点，否则需做特殊标记或说明。

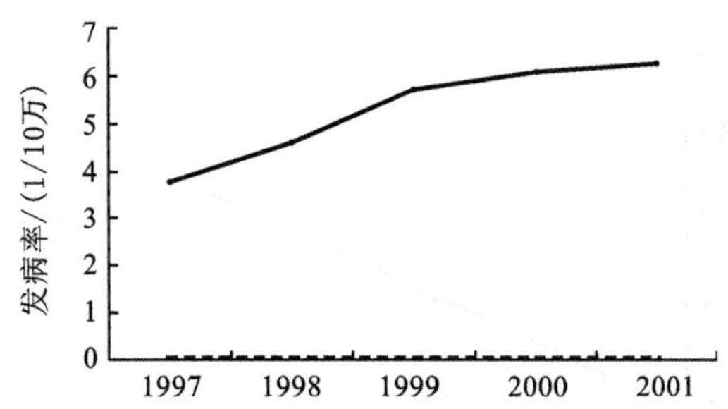

图 15-5　某地 1997—2001 年梅毒发病率

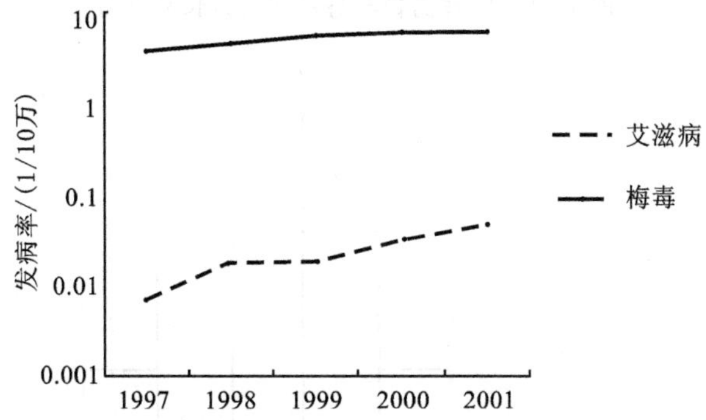

图 15-6　某地 1997—2001 年艾滋病和梅毒发病率的变化趋势

(2) 根据每个时间点的指标大小确定点的位置，用短线连接各点即成。一般不将折线绘制成平滑的曲线。

(3) 复式线图需用不同的图案或颜色区分，并附图例说明。

(4) 半对数线图一般在半对数坐标纸上绘制，如果用普通坐标纸，需先将数据转化为对数，再按线图绘制方法绘制即可。

5. 散点图(scatterplot)

用点的密集程度和变化趋势表示两种现象之间的相互关系，适用于双变量资料。散点图的样例见图 15-7。

散点图的绘制方法与线图相同，只是点与点之间不用连线即可。

6. 直方图(histogram)

用各矩形的高度或面积代表各组段的频数或频率，各矩形的面积总和为总频数或100%，用以表示连续型资料的频数分布情况。直方图适用于连续型的频数分布表资料，如图 15-8 所示。

直方图的绘制方法如下。

(1) 横轴表示组段，纵轴表示频数或频率，纵轴的刻度从 0 点开始。

(2) 各矩形的高度为频数或频率，宽度为组距。各组段的组距必须相等，若不等，要折合成等组距，折合时只能由多化少。

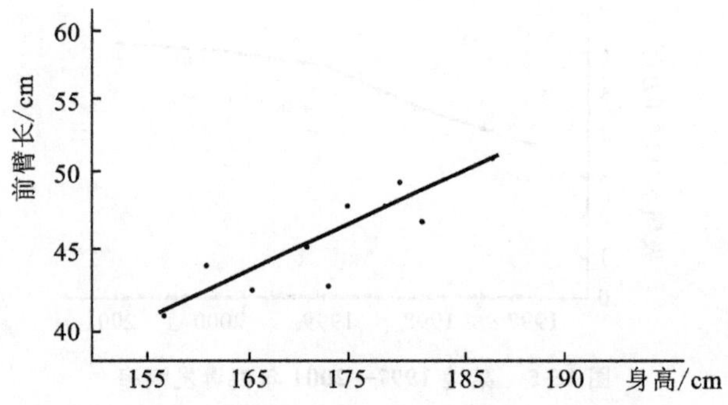

图 15-7　20 岁男青年身高与前臂长散点图

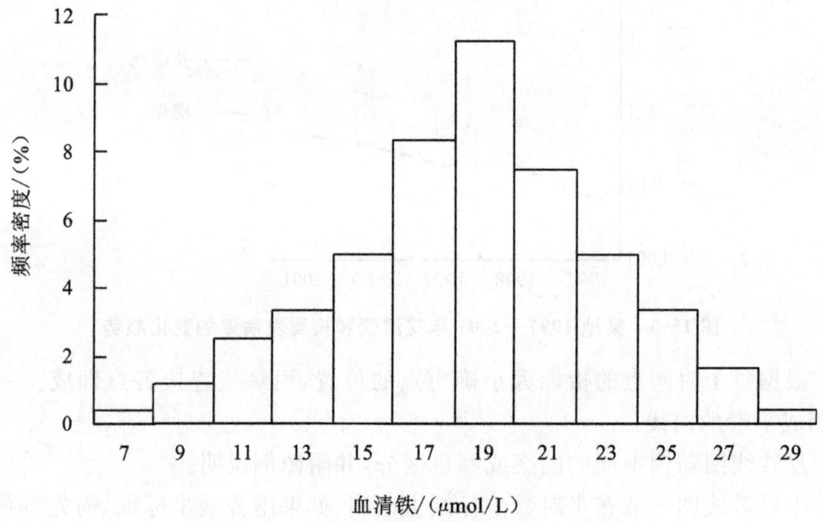

图 15-8　120 例健康成年男子血清铁含量分布

温哥华格式

为了统一生物医学期刊手稿的书写格式，美国、加拿大和英国的一些主要医学期刊的编辑们于 1978 年 1 月在加拿大温哥华召开会议，起草了文件，其中对生物医学期刊参考文献的书写格式提出了统一要求，简称温哥华格式。其后该组织发展为国际医学期刊编辑委员会(International Committee of Medical Journal Editors)，并于 1981 年再次开会对此格式略作修改，发表了以《生物医学期刊手稿的统一要求》为名的文件。目前世界上已有较多国家的主要生物医学期刊均已采用温哥华格式书写参考文献。

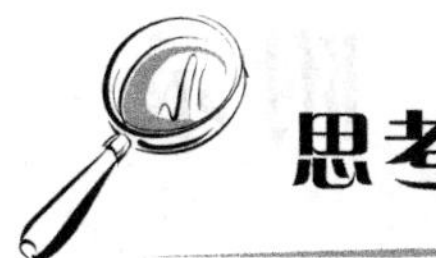

思考题

一、解释下列名词

统计图

二、问答题

1. 常用的统计图有几种？它们的适用条件是什么？
2. 普通线图与半对数线图的区别是什么？

（李　雪　王璐璐）

附录

附录 A　生活饮用水卫生标准(GB 5749—2006)

指　　标	限　值
1. 微生物指标[a]	
总大肠菌群/(MPN/100 mL 或 CFU/100 mL)	不得检出
耐热大肠菌群/(MPN/100 mL 或 CFU/100 mL)	不得检出
大肠埃希氏菌/(MPN/100 mL 或 CFU/100 mL)	不得检出
菌落总数/(CFU/mL)	100
2. 毒理指标	
砷/(mg/L)	0.01
镉/(mg/L)	0.005
铬(六价)/(mg/L)	0.05
铅/(mg/L)	0.01
汞/(mg/L)	0.001
硒/(mg/L)	0.01
氰化物/(mg/L)	0.05
氟化物/(mg/L)	1.0
硝酸盐(以 N 计)/(mg/L)	10 地下水源限制时为 20
三氯甲烷/(mg/L)	0.06
四氯化碳/(mg/L)	0.002
溴酸盐(使用臭氧时)/(mg/L)	0.01
甲醛(使用臭氧时)/(mg/L)	0.9
亚氯酸盐(使用二氯化氯消毒时)/(mg/L)	0.7
氯酸盐(使用复合二氧化氯消毒时)/(mg/L)	0.7
3. 感官性状和一般化学指标	

续表

指　　标	限　　值
色度（铂钴色度单位）	15
浑浊度（散射浑浊度单位）/NTU	1 水源与净水技术条件限制时为 3
臭和味	无异臭、异味
肉眼可见物	无
pH	不小于 6.5 且不大于 8.5
铝/（mg/L）	0.2
铁/（mg/L）	0.3
锰/（mg/L）	0.1
铜/（mg/L）	1.0
锌/（mg/L）	1.0
氯化物/（mg/L）	250
硫酸盐/（mg/L）	250
溶解性总固体/（mg/L）	1 000
总硬度（以 $CaCO_3$ 计）/（mg/L）	450
耗氧量（COD_{Mn} 法，以 O_2 计）/（mg/L）	3 水源限制，原水耗氧量＞6 mg/L 时为 5
挥发酚类（以苯酚计）/（mg/L）	0.002
阴离子合成洗涤剂/（mg/L）	0.3
4. 放射性指标[b]	指导值
总 α 放射性/（Bq/L）	0.5
总 β 放射性/（Bq/L）	1

[a]：MPN 表示最可能数；CFU 表示菌落形成单位。当水样检出总大肠菌群时，应进一步检验大肠埃希氏菌或耐热大肠菌群；水样未检出总大肠菌群，不必检验大肠埃希氏菌或耐热大肠菌群

[b]：放射性指标超过指导值，应进行核素分析和评价，判定能否饮用

附录B 中国法定职业病目录

[卫生部、劳动和社会保障部卫法监发(2002)108号](节录)

一、尘肺

1.矽肺 2.煤工尘肺 3.石墨尘肺 4.炭黑尘肺 5.石棉肺 6.滑石尘肺 7.水泥尘肺 8.云母尘肺 9.陶工尘肺 10.铝尘肺 11.电焊工尘肺 12.铸工尘肺 13.根据《尘肺病诊断标准》和《尘肺病理诊断标准》可以诊断的其他尘肺

二、职业性放射性疾病

1.外照射急性放射病 2.外照射亚急性放射病 3.外照射慢性放射病 4.内照射放射病 5.放射性皮肤疾病 6.放射性肿瘤 7.放射性骨损伤 8.放射性甲状腺疾病 9.放射性性腺疾病 10.放射复合伤 11.根据《职业性放射性疾病诊断标准(总则)》可以诊断的其他放射性损伤

三、职业中毒

1.铅及其化合物中毒(不包括四乙基铅) 2.汞及其化合物中毒 3.锰及其化合物中毒 4.镉及其化合物中毒 5.铍病 6.铊及其化合物中毒 7.钡及其化合物中毒 8.钒及其化合物中毒 9.磷及其化合物中毒 10.砷及其化合物中毒 11.铀中毒 12.砷化氢中毒 13.氯气中毒 14.二氧化硫中毒 15.光气中毒 16.氨中毒 17.偏二甲基肼中毒 18.氮氧化合物中毒 19.一氧化碳中毒 20.二硫化碳中毒 21.硫化氢中毒 22.磷化氢、磷化锌、磷化铝中毒 23.工业性氟病 24.氰及腈类化合物中毒 25.四乙基铅中毒 26.有机锡中毒 27.羰基镍中毒 28.苯中毒 29.甲苯中毒 30.二甲苯中毒 31.正己烷中毒 32.汽油中毒 33.一甲胺中毒 34.有机氟聚合物单体及其热裂解物中毒 35.二氯乙烷中毒 36.四氯化碳中毒 37.氯乙烯中毒 38.三氯乙烯中毒 39.氯丙烯中毒 40.氯丁二烯中毒 41.苯的氨基及硝基化合物(不包括三硝基甲苯)中毒 42.三硝基甲苯中毒 43.甲醇中毒 44.酚中毒 45.五氯酚(钠)中毒 46.甲醛中毒 47.硫酸二甲酯中毒 48.丙烯酰胺中毒 49.二甲基甲酰胺中毒 50.有机磷农药中毒 51.氨基甲酸酯类农药中毒 52.杀虫脒中毒 53.溴甲烷中毒 54.拟除虫菊酯类农药中毒 55.根据《职业性中毒性肝病诊断标准》可以诊断的职业性中毒性肝病 56.根据《职业性急性化学物中毒诊断标准(总则)》可以诊断的其他职业性急性中毒

四、物理因素所致职业病

1.中暑 2.减压病 3.高原病 4.航空病 5.手臂振动病

五、生物因素所致职业病

1.炭疽 2.森林脑炎 3.布氏杆菌病

续表

六、职业性皮肤病 1.接触性皮炎　2.光敏性皮炎　3.电光性皮炎　4.黑变病　5.痤疮　6.溃疡　7.化学性皮肤灼伤　8.根据《职业性皮肤病诊断标准(总则)》可以诊断的其他职业性皮肤病
七、职业性眼病 1.化学性眼部灼伤　2.电光性眼炎　3.职业性白内障(含辐射性白内障、三硝基甲苯白内障)
八、职业性耳鼻喉口腔疾病 1.噪声聋　2.铬鼻病　3.牙酸蚀病
九、职业性肿瘤 1.石棉所致肺癌、间皮瘤　2.联苯胺所致膀胱癌　3.苯所致白血病　4.氯甲醚所致肺癌　5.砷所致肺癌、皮肤癌　6.氯乙烯所致肝血管肉瘤　7.焦炉工人肺癌　8.铬酸盐制造业工人肺癌
十、其他职业病 1.金属烟热　2.职业性哮喘　3.职业性变态反应性肺泡炎　4.棉尘病　5.煤矿井下工人滑囊炎

附录C　中国居民膳食能量和蛋白质的RNIs及脂肪供能比

年龄/岁	能量[=]				蛋白质		脂肪占能量百分比/(%)
	RNI/MJ		RNI/kcal		RNI/g		
	男	女	男	女	男	女	
0～	0.4 MJ/kg		95 kcal/kg[*]		1.5～3 g/(kg・d)		45～50
0.5～							35～40
1～	4.60	4.40	1100	1050	35	35	
2～	5.02	4.81	1200	1150	40	40	30～35
3～	5.64	5.43	1350	1300	45	45	
4～	6.06	5.83	1450	1400	50	50	
5～	6.70	6.27	1600	1500	55	55	
6～	7.10	6.67	1700	1600	55	55	
7～	7.53	7.10	1800	1700	60	60	25～30
8～	7.94	7.53	1900	1800	65	65	
9～	8.36	7.94	2000	1900	65	65	
10～	8.80	8.36	2100	2000	70	65	
11～	10.04	9.20	2400	2200	75	75	
14～	12.00	9.62	2900	2400	85	80	25～30
18～							20～30
体力活动PAL[▲]							
轻	10.03	8.80	2400	2100	75	65	
中	11.29	9.62	2700	2300	80	70	
重	13.38	11.30	3200	2700	90	80	
孕妇		＋0.84		＋200		＋5、＋15、＋20	
乳母		＋2.09		＋500		＋20	
50～							20～30
体力活动PAL[▲]							
轻	9.62	8.00	2300	1900			
中	10.87	8.36	2600	2000			

续表

年龄/岁	能量#				蛋白质		脂肪占能量百分比/(%)
	RNI/MJ		RNI/kcal		RNI/g		
	男	女	男	女	男	女	
重	13.00	9.20	3100	2200			
60～					75	65	20～30
体力活动 PAL▲							
轻	7.94	7.53	1900	1800			
中	9.20	8.36	2200	2000			
70～					75	65	20～30
体力活动 PAL▲							
轻	7.94	7.10	1900	1700			
中	8.80	8.00	2100	1900			
80～	7.74	7.10	1900	1700	75	65	20～30

注：#为各年龄组的能量的 RNI 与其 EAR 相同。*为 AI，非母乳喂养应增加 20%。PAL▲为体力活动水平(凡表中数字缺如之处表示未制定该参考值)

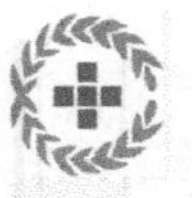

附录 D　中国居民膳食维生素的推荐摄入量或适宜摄入量

年龄/岁或生理阶段	VA /(μgRAE/d)		VD /(μg/d)	VE(AI) /(mgα-TE/d)	VK (AI) /(μg/d)	VB_1 /(mg/d)		VB_2 /(mg/d)		VB_6 /(mg/d)	VB_{12} /(mg/d)	泛酸 (AI) /(mg/d)	叶酸 /(μgDFE/d)	烟酸 /(mgNE/d)		胆碱 (AI) /(mg/d)		生物素 (AI) /(mg/d)	VC /(mg/d)
	男	女				男	女	男	女					男	女	男	女		
0～	300(AI)		10(AI)	3	2	0.1(AI)		0.4(AI)		0.2(AI)	0.3(AI)	1.7	65(AI)	2(AI)		120		5	40(AI)
0.5～	350(AI)		10(AI)	4	10	0.3(AI)		0.5(AI)		0.4(AI)	0.6(AI)	1.9	100(AI)	3(AI)		150		9	40(AI)
1～	310		10	6	30	0.6		0.6		0.6	1.0	2.1	160	6		200		17	40
4～	360		10	7	40	0.8		0.7		0.7	1.2	2.5	190	8		250		20	50
7～	500		10	9	50	1.0		1.0		1.0	1.6	3.5	250	11	10	300		25	65
11～	670	630	10	13	70	1.3	1.1	1.3	1.1	1.3	2.1	4.5	350	14	12	400		35	90
14～	820	620	10	14	75	1.6	1.3	1.5	1.2	1.4	2.4	5.0	400	16	13	500	400	40	100
18～	800	700	10	14	80	1.4	1.2	1.4	1.2	1.4	2.4	5.0	400	15	12	500	400	40	100
50～	800	700	10	14	80	1.4	1.2	1.4	1.2	1.6	2.4	5.0	400	14	12	500	400	40	100
65～	800	700	15	14	80	1.4	1.2	1.4	1.2	1.6	2.4	5.0	400	14	11	500	400	40	100
80～	800	700	15	14	80	1.4	1.2	1.4	1.2	1.6	2.4	5.0	400	13	10	500	400	40	100
孕妇(早)～		+0	+0	+0	+0	—	+0	—	+0	+0.8	+0.5	+1.0	+200	—	+0	—	+20	+0	+0
孕妇(中)～		+70	+0	+0	+0	—	+0.2	—	+0.2	+0.8	+0.5	+1.0	+200	—	+0	—	+20	+0	+15
孕妇(晚)～		+70	+0	+0	+0	—	+0.3	—	+0.3	+0.8	+0.5	+1.0	+200	—	+0	—	+20	+0	+15
乳母～		+600	+0	+3	+5	—	+0.3	—	+0.3	+0.3	+0.8	+2.0	+150	—	+3	—	+120	+10	+50

附录E　t 界值表

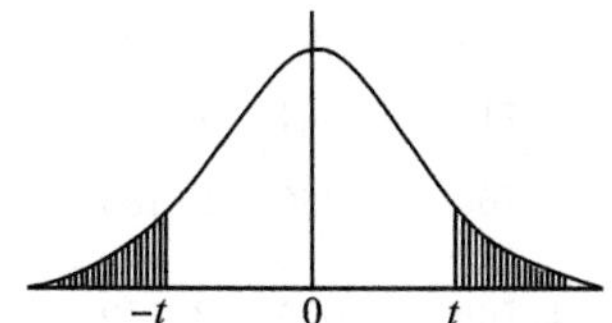

自由度(ν)		概率(P)								
	单侧：	0.25	0.10	0.05	0.025	0.01	0.005	0.0025	0.001	0.0005
	双侧：	0.50	0.20	0.10	0.05	0.02	0.01	0.005	0.002	0.001
1		1.000	3.078	6.314	12.706	31.821	63.657	127.321	318.309	636.619
2		0.816	1.886	2.920	4.303	6.965	9.925	14.089	22.327	31.599
3		0.765	1.638	2.353	3.182	4.541	5.841	7.453	10.215	12.924
4		0.741	1.533	2.132	2.776	3.747	4.604	5.598	7.173	8.610
5		0.727	1.476	2.015	2.571	3.365	4.032	4.773	5.893	6.869
6		0.718	1.440	1.943	2.447	3.143	3.707	4.371	5.208	5.959
7		0.711	1.415	1.895	2.365	2.998	3.499	4.029	4.785	5.408
8		0.706	1.397	1.860	2.306	2.896	3.355	3.833	4.501	5.041
9		0.703	1.383	1.833	2.262	2.821	3.250	3.690	4.297	4.781
10		0.700	1.372	1.812	2.228	2.764	3.169	3.581	4.144	4.587
11		0.697	1.363	1.796	2.201	2.718	3.106	3.497	4.025	4.437
12		0.695	1.356	1.782	2.179	2.681	3.055	3.428	3.930	4.318
13		0.694	1.350	1.771	2.160	2.650	3.012	3.372	3.852	4.221
14		0.692	1.345	1.761	2.145	2.624	2.977	3.326	3.787	4.140
15		0.691	1.341	1.753	2.131	2.602	2.947	3.286	3.733	4.073
16		0.690	1.337	1.746	2.120	2.583	2.921	3.252	3.686	4.015
17		0.689	1.333	1.740	2.110	2.567	2.898	3.222	3.646	3.965
18		0.688	1.330	1.734	2.101	2.552	2.878	3.197	3.610	3.922
19		0.688	1.328	1.729	2.093	2.539	2.861	3.174	3.579	3.883
20		0.687	1.325	1.725	2.086	2.528	2.845	3.153	3.552	3.850
21		0.686	1.323	1.721	2.080	2.518	2.831	3.135	3.527	3.819
22		0.686	1.321	1.717	2.074	2.508	2.819	3.119	3.505	3.792

续表

自由度(ν)	概率(P) 单侧:	0.25	0.10	0.05	0.025	0.01	0.005	0.0025	0.001	0.0005
	双侧:	0.50	0.20	0.10	0.05	0.02	0.01	0.005	0.002	0.001
23		0.685	1.319	1.714	2.069	2.500	2.807	3.104	3.485	3.768
24		0.685	1.318	1.711	2.064	2.492	2.797	3.091	3.467	3.745
25		0.684	1.316	1.708	2.060	2.485	2.787	3.078	3.450	3.725
26		0.684	1.315	1.706	2.056	2.479	2.779	3.067	3.435	3.707
27		0.684	1.314	1.703	2.052	2.473	2.771	3.057	3.421	3.690
28		0.683	1.313	1.701	2.048	2.467	2.763	3.047	3.408	3.674
29		0.683	1.311	1.699	2.045	2.462	2.765	3.038	3.396	3.659
30		0.683	1.310	1.697	2.042	2.457	2.750	3.030	3.385	3.646
31		0.682	1.309	1.696	2.040	2.453	2.744	3.022	3.375	3.633
32		0.682	1.309	1.694	2.037	2.449	2.738	3.015	3.365	3.622
33		0.682	1.308	1.692	2.035	2.445	2.733	3.008	3.356	3.611
34		0.682	1.307	1.691	2.032	2.441	2.728	3.002	3.348	3.601
35		0.682	1.306	1.690	2.030	2.438	2.724	2.996	3.340	3.591
36		0.681	1.306	1.688	2.028	2.434	2.719	2.990	3.333	3.582
37		0.681	1.305	1.687	2.026	2.431	2.715	2.985	3.326	3.574
38		0.681	1.304	1.686	2.024	2.429	2.712	2.980	3.319	3.566
39		0.681	1.304	1.685	2.023	2.426	2.708	2.976	3.313	3.558
40		0.681	1.303	1.684	2.021	2.423	2.704	2.971	3.307	3.551
50		0.679	1.299	1.676	2.009	2.403	2.678	2.937	3.261	3.496
60		0.679	1.296	1.671	2.000	2.390	2.660	2.915	3.232	3.460
70		0.678	1.294	1.667	1.994	2.381	2.648	2.899	3.211	3.435
80		0.678	1.292	1.664	1.990	2.374	2.639	2.887	3.195	3.416
90		0.677	1.291	1.662	1.987	2.368	2.632	2.878	3.183	3.402
100		0.677	1.290	1.660	1.984	2.364	2.626	2.871	3.174	3.390
200		0.676	1.286	1.653	1.972	2.345	2.601	2.839	3.131	3.340
500		0.675	1.283	1.648	1.965	2.334	2.586	2.820	3.107	3.310
1000		0.675	1.282	1.646	1.962	2.330	2.581	2.813	3.098	3.300
∞		0.6745	1.2816	1.6449	1.9600	2.3263	2.5758	2.8070	3.0902	3.2905

注:表上方图中的阴影部分表示概率 P

附录F χ^2界值表

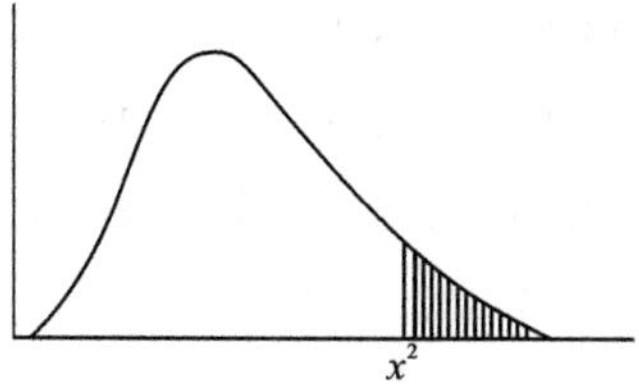

自由度(ν)	概率(P) 0.995	0.990	0.975	0.950	0.900	0.750	0.500	0.250	0.100	0.050	0.025	0.010	0.005
1					0.02	0.10	0.45	1.32	2.71	3.84	5.02	6.63	7.88
2	0.01	0.02	0.05	0.10	0.21	0.58	1.39	2.77	4.61	5.99	7.38	9.21	10.60
3	0.07	0.11	0.22	0.35	0.58	1.21	2.37	4.11	6.25	7.81	9.35	11.34	12.84
4	0.21	0.30	0.48	0.71	1.06	1.92	3.36	5.39	7.78	9.49	11.14	13.28	14.86
5	0.41	0.55	0.83	1.15	1.61	2.67	4.35	6.63	9.24	11.07	12.83	15.09	16.75
6	0.68	0.87	1.24	1.64	2.20	3.45	5.35	7.84	10.64	12.59	14.45	16.81	18.55
7	0.99	1.24	1.69	2.17	2.83	4.25	6.35	9.04	12.02	14.07	16.01	18.48	20.28
8	1.34	1.65	2.18	2.73	3.49	5.07	7.34	10.22	13.36	15.51	17.53	20.09	21.95
9	1.73	2.09	2.70	3.33	4.17	5.90	8.34	11.39	14.68	16.92	19.02	21.67	23.59
10	2.16	2.56	3.25	3.94	4.87	6.74	9.34	12.55	15.99	18.31	20.48	23.21	25.19
11	2.60	3.05	3.82	4.57	5.58	7.58	10.34	13.70	17.28	19.68	21.92	24.72	26.76
12	3.07	3.57	4.40	5.23	6.30	8.44	11.34	14.85	18.55	21.03	23.34	26.22	28.30
13	3.57	4.11	5.01	5.89	7.04	9.30	12.34	15.98	19.81	22.36	24.74	27.69	29.82
14	4.07	4.66	5.63	6.57	7.79	10.17	13.34	17.12	21.06	23.68	26.12	29.14	31.32
15	4.60	5.23	6.26	7.26	8.55	11.04	14.34	18.25	22.31	25.00	27.49	30.58	32.80
16	5.14	5.81	6.91	7.96	9.31	11.91	15.34	19.37	23.54	26.30	28.85	32.00	34.27
17	5.70	6.41	7.56	8.67	10.09	12.79	16.34	20.49	24.77	27.59	30.19	33.41	35.72
18	6.26	7.01	8.23	9.39	10.86	13.68	17.34	21.60	25.99	28.87	31.53	34.81	37.16
19	6.84	7.63	8.91	10.12	11.65	14.56	18.34	22.72	27.20	30.14	32.85	36.19	38.58
20	7.43	8.26	9.59	10.85	12.44	15.45	19.34	23.83	28.41	31.41	34.17	37.57	40.00

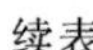
续表

自由度(ν)	概率(P)												
	0.995	0.990	0.975	0.950	0.900	0.750	0.500	0.250	0.100	0.050	0.025	0.010	0.005
21	8.03	8.90	10.28	11.59	13.24	16.34	20.34	24.93	29.62	32.67	35.48	38.93	41.40
22	8.64	9.54	10.98	12.34	14.04	17.24	21.34	26.04	30.81	33.92	36.78	40.29	42.80
23	9.26	10.20	11.69	13.09	14.85	18.14	22.34	27.14	32.01	35.17	38.08	41.64	44.18
24	9.89	10.86	12.40	13.85	15.66	19.04	23.34	28.24	33.20	36.42	39.36	42.98	45.56
25	10.52	11.52	13.12	14.61	16.47	19.94	24.34	29.34	34.38	37.65	40.65	44.31	46.93
26	11.16	12.20	13.84	15.35	17.29	20.84	25.34	30.43	35.56	38.89	41.92	45.64	48.29
27	11.81	12.88	14.57	16.15	18.11	21.75	26.34	31.53	36.74	40.11	43.19	46.96	49.64
28	12.46	13.56	15.31	16.93	18.94	22.66	27.34	32.62	37.92	41.34	44.46	48.28	50.99
29	13.12	14.26	16.05	17.71	19.77	23.57	28.34	33.71	39.09	42.56	45.72	49.59	52.34
30	13.79	14.95	16.79	18.49	20.60	24.48	29.34	34.80	40.26	43.77	46.98	50.89	53.67
40	20.71	22.16	24.43	26.51	29.05	33.66	39.34	45.62	51.81	55.76	59.34	63.69	66.77
50	27.99	29.71	32.36	34.76	27.69	42.94	49.33	56.33	63.17	67.50	71.42	76.15	79.49
60	35.53	37.48	40.48	43.19	46.46	52.29	59.33	66.98	74.40	79.08	83.30	88.38	91.95
70	43.28	45.44	48.76	51.74	55.33	61.70	69.33	77.58	85.53	90.53	95.02	100.42	104.22
80	51.17	53.54	57.15	60.39	64.28	71.14	79.33	88.13	96.58	101.88	106.63	112.33	116.32
90	59.20	61.75	65.65	69.13	73.29	80.62	89.33	98.65	107.56	113.14	118.14	124.12	128.30
100	67.33	70.06	74.22	77.93	82.36	90.13	99.33	109.14	118.50	124.34	129.56	135.81	140.17

参 考 文 献

[1] 陈丙卿,刘志诚,王茂起.现代食品卫生学.北京:人民卫生出版社,2001.

[2] 何志谦.人类营养学[M].2版.北京:人民卫生出版社,2000.

[3] 李立明.流行病学[M].4版.北京:人民卫生出版社,2001.

[4] 朱道林.卫生理化检验技术[M].北京:高等教育出版社,2006.

[5] 郑玉荣,全贞雪,郎延梅.中老年饮食营养与保健[M].延吉:延边大学出版社,2009.

[6] 袁聚祥,毕力夫.预防医学[M].3版.北京:北京大学医学出版社,2008.

[7] 刘紫萍.预防医学[M].北京:高等教育出版社,2009.

[8] 肖荣.预防医学[M].3版.北京:人民卫生出版社,2013.

[9] 孙贵范.预防医学[M].2版.北京:人民卫生出版社,2010.

[10] 凌文华.预防医学(供本科护理学类专业用)[M].2版.北京:人民卫生出版社,2006.

[11] 王翔朴.卫生学[M].4版.北京:人民卫生出版社,1996.

[12] 郭新彪.环境医学概论[M].北京:北京医科大学出版社,2002.

[13] 李春昌.全科医师岗位培训教材(一)[M].北京:华夏出版社,2007.

[14] 吕姿之.健康教育与健康促进[M].2版.北京:北京大学医学出版社,2002.